U0380303

人文医学新论

A New Perspective on Humanistic Medicine

刘　虹　姜柏生　主编

东南大学出版社

·南京·

图书在版编目(CIP)数据

人文医学新论/刘虹,姜柏生主编.—南京:东
南大学出版社,2020.8
ISBN 978-7-5641-8992-1

Ⅰ.①人… Ⅱ.①刘… ②姜… Ⅲ.①医学—人文科
学—文集 Ⅳ.①R-05

中国版本图书馆 CIP 数据核字(2019)第 119307 号

人文医学新论
Renwen Yixue Xinlun

主　　编:刘　虹　姜柏生
出版发行:东南大学出版社
社　　址:南京四牌楼 2 号　邮编:210096
出 版 人:江建中
网　　址:http://www.seupress.com
经　　销:全国各地新华书店
印　　刷:兴化印刷有限责任公司
开　　本:700 mm×1 000 mm　1/16
印　　张:25.75
字　　数:491 千字
版　　次:2020 年 8 月第 1 版
印　　次:2020 年 8 月第 1 次印刷
书　　号:ISBN 978-7-5641-8992-1
定　　价:85.00 元

本社图书若有印装质量问题,请直接与营销部联系。电话:025-83791830

序

杜治政

  医学与医学人文是同根相伴而生的。但提出将医学人文作为一个独立概念，据张大庆教授《医学人文学的三次浪潮》(载于《医学与哲学》2015 年 7A)一文提供的资料，是 1919 年由奥斯勒首次提出的，至今已有一百余年的历史；而人文医学概念的出现，据何小菁发表于《医学与哲学》(2015 年 6A)的《基于文献计量学的人文医学与医学人文论文分析》一文，是 Civerira 于 1975 年发表在 *Folia Clinica Internacional*(1975 年第 25 卷第 11 期)上的一篇题为"Humanistic medicine in internal medicine，Some forms of its dehumanization (author's transl)"的文章；医学人文概念的出现早于人文医学。何文还就中国学者从 1990—2014 年发表的全部期刊和核心期刊中的论文分别进行了检索，精确包含"人文医学"的结果为：期刊论文数为 827 篇，其中核心期刊论文数为 160 篇，约占 19%；精确包含"医学人文"的结果为：期刊论文数为 180 篇，其中核心期刊数为 58 篇，约占 32%。这就是说，医学人文与人文医学，无论是国外或国内，都是伴随着医学的发展先后出现、同时存在，并且是学者们研究的主题，不存在替代和取消的根据，但两者在研究范围、研究内容、作用与意义、使用场域等方面存在明显的差异。近日，本人应邀讲授"医学人文与人文医学的区别与联系"专题，再次就这一问题进行了梳理，感觉两者在以下 8 个方面存在着明显的差异。

  第一，发生背景与渊源的差异。医学人文是与医学相伴而生的。医学是随着人类痛苦最初表达和减轻痛苦的最初愿望而诞生的。人类痛苦的表达和减轻痛苦的愿望就是人文，尽管医学人文这个名词于1919年才由奥斯勒首次提出，1975年才有医学人文的论文出现。人文医学是医学发展到一定时期的产物。20世纪中期以来，社会和医学界认识到，由于对患者权益的重视，特别是许多医学新技术的出现，如知情同意、医学新技术和新药物的开发与应用，需要基于医学人文形成的规则，由是而集蓄许多知识和理念形成了一批人文医学学科并融入了医学体系之中。

第二，两者内涵的差异。医学人文往往与思想、精神、理念相连，它表现为贯穿于医学发展全程中对生命呵护和关爱的精神与品格，它与医学专业相对应，是作为医学双重品格的另一品格面世的，它重在价值判断，并常孕育于医学的种种实践中；人文医学则是当代医学为完善其功能的内在需要而形成的学科，是医学构成要素中的社会人文因素的反映，是医学人文精神适应医学实践的具体化、对象化，表现为一门门的系统知识、医疗程序，有的甚至形成为某种医学体制，如各种类型的伦理委员会。

第三，两者的范围、对象的差异。医学人文是属概念，领域远比人文医学广阔，凡属医学中人文问题都可纳入，如医学语言、医学文化、医学逻辑、医学地理、医学经济、医学人物等，都是医学人文的课题，而人文医学则是种概念，是培养医学生成为医生必须了解、掌握，甚或是必须学会操作的规程和技巧（如心理支持、心理抚慰的技巧），其范畴远比医学人文小、窄，是受辖于医学人文的。从学制和学时的情况出发，目前我国一般将医学伦理学、医学心理学、医患沟通学、医学法学、医学社会学、医学哲学、医学史列为人文医学课程，真正普遍到位的主要是前四门课。

第四，两者落脚点和目标的差异。医学人文的落脚点和目标是人文，它关心医学中的人文在何处，解析医学人文的价值和意义，以及如何培育人文情怀，如何排除对它的干扰，特别是技术、资本和权力对人文的干扰。人文医学的落脚点是医学，它的对应方是生物医学，其目标是填补生物医学缺乏的心理、社会的部分，使人文医学成为现代医学的组成部分。

第五，两者使用的语境、学术范畴的差异。医学人文使用的语境，一般是作为人文素质、价值理念判断的范畴，它与技术主义、唯技术论、技术至上相对应；人文医学的出发点是将自身视为医学中的另类学科，使用语境一般是作为学科建设、学术研究的范畴，博士点、硕士点培养大多是以人文医学为依据的。没有学科定位，难以培养出这些领域的高级人才。

第六,两者使用的场域与情境的差异。就加强医学的人文品格、提高医务工作者的人文素质而言,使用"医学人文"一词更为恰当一些。因为医学人文的内容十分广阔,可以容纳各种不同情境下的人文,从医生的处方、手术、打针、发药、引流、包扎、标本采取,乃至卫生政策的制定等,都涉及人文要求,各种不同的医学人文问题均可包括进去。就培养医学生的教育而言,学制是有时限的,课程的学时也是一定的,医学生培养目标对医学人文的基本要求有明确规定,这些要求是通过必要的课程实现的。这种情境下必须使用"人文医学"一词。

第七,两者的哲学基础的差异。一般说来,医学人文的哲学基础是人道主义,即把人看成是最高价值并保护人的自由和全面发展的观点,也即关怀人、尊重人、维护人的权利,颂扬以人为中心的观点。人文医学因其归宿点在医学,医学当然也是人道主义的事业,但医学是以人体生命为其专业基础的,因而有学者认为,人文医学的哲学基础是身体哲学。身体哲学视身体为身与心的统一体,身体感受是知识(也包括医学知识)的起点,而医学人文则不一定有这种要求。

第八,人文学者与医学专家的视角的差异。由于上述种种差异,人文学者与医学专家在对医学人文的认知视角和热衷点上,也有差异。人文学者更多关注的层面是挖掘医学中的人文,著书立说,阐述其意义,而医学专家更多的关注点是医学人文对医疗实践、提高诊疗效果的作用和意义。一个医学人文学者,研究种族、民族的医学观念的差异,研究不同阶层的人们对医学需求的不同,是有意义的人文课题,但这样的课题,对一个职业医生来说,他不一定有兴趣,至少不会是职业医生普遍关心的。

摆在我们面前的这本《人文医学新论》,首次就"人文医学"这一概念,从内涵、思想渊源、研究方法、基础理论、理论范畴、实践范畴和实践路径,做了全面、深入的探讨,为人文医学作为医学体系中的新成员,作为医学体系中的一个基础性学科存在的合理性和必要性,提供了充分的论证,它有利于医学的完善,有利于人文医学进一步健康发展,有利于医学更好地服务于人类的健康事业,尤其是有利于在医学受到医疗资本化和技术主体化严重冲击、医学人文精神日益淡薄的情势下,张扬医学人文正气,还医学关爱生命和健康的本色。

是否需要将医学人文与人文医学加以区分,或者说这种区分有没有实际意义,目前在国内部分学者间仍存在不同认识。这是正常的,也有利于学界对这一问题的进一步讨论和研究,而且随着研究和讨论的深入,人们会逐步取得共识的。关于医学人文与人文医学的区别,本书作者从学科属性和研究内容两方面作了全面分析,论证了将人文医学作为医学人文思想中的一个独立概念和医学体系中新学科群的理由。我在《人文医学教学中若干问题的再认识》(《医学与哲学》2019 年第 7 期)一文中对医学人文与人文医学提出了 6 点差异,这也许是我国医学人文学者的创新。借此机会,我想再强调一下这种区别的必要性和紧迫性。

众所周知,生物—心理—社会医学模式是由 G.L.恩格尔于 1977 年在《科学》杂志第 196 卷第 4286 期发表的一篇文章中提出的(中文摘译载于《医学与哲学》1980 年第 3 期,译者黎风,邱仁宗的笔名)。此文的发表,意味着学者们已经认识到,仅仅从生物学的层面认识生命、疾病和健康,已经不够了,生物医学存在重大缺陷与不足,需要从心理、社会等层面加以补充,中国医学界从开始犹豫到逐步接受,经历了一段时间,目前已得到整个医学界的认可。适应当代医学实践的需要,医学伦理学、医学心理学、医患沟通学、医学法学、医学哲学、医学史等人文医学学科,从 20 世纪 90 年代开始相继在许多医学院校开设。但医学界,特别是临床医学界,对如何实践生物—心理—社会医学模式,直到最近十几年,才有了一些实质性的进展,如医学科学研究的伦理审查,器官移植中的器官收集与分配,慢性病诊治中的人文关怀,安宁疗护中的心灵抚慰与支持,对 ICU 患者痛苦的关照,医患沟通和共同决策的倡导,等等。这表明新医学模式中的心理、社会因素对疾病和健康的重要作用,正在日益受到重视,并引起了越来越多临床学界的关注,他们不断探索在诊疗中如何纳入人文、社会等诸多因素,如何实现人性化的医疗,由此而出现了双心门诊、灵性关怀、人文护理、为无法治愈的患者提供人文关照、肿瘤患者人文关怀的"天坛模式"等创新。在这种形势下,更需要举起人文医学这面旗帜,将实践新医学模式的种种经验加以总结,丰富到已经形成的人文医学学科中;或创立新的人文医学学科,从而较为彻底地克服生物医学的"短腿",使人文医学学科真正成为当代医学中如同基础医学、技术医学、公共卫生等学科一样构成医学整体的一个独特的学科群。针对生物医学的不足加速人文医学学科的建设,是摆在我国从事医学人文的学者也是整个医学界的迫切任务。从这个意义上说,《人文医学新论》一书的出版,是恰逢其时的。

《人文医学新论》一书的一个引人注目的亮点,是对作为人文医学基础理论的当代身体理论作了充分的讨论和解析,为从事人文医学研究的学者提供了一个崭新的视野。

人类的身体,是生物医学的基础,但同时也是人文医学的基础。生物医学研究的身体，是身体的自然属性，即身体的组织、结构、功能。生物医学对疾病和健康的解释，也是从人体的自然属性的角度去认识和说明的；但人体的组织、结构和功能是发生在有思想、意识、情感和灵性的身体之上，而隐匿在身体之中的思想、意识、情感和灵性却无时无刻不对人体发生这样或那样的影响，撇开这些因素认识身体的组织、结构和功能是不全面的。现代医学已经认识到医学的这种弊病，并且正在努力弥补由此带来的种种缺陷。人文医学的研究对象同样也以身体为对象，但它侧重基于身体的自然属性的思想、意识、情感和灵感方面。本书的作者扼要地介绍了由胡塞尔、海德格尔、福柯开启，完成于梅洛·庞蒂的身体哲学的基本思想。本书的作者认为，庞蒂的身体哲学思想，可以集中概括为两点：一是身体本体论，将人的存在确定为身体的存在，身体的存在是人类世界存在的前提，身体的存在是一切存在的存在；二是身体的感受性是身体存在的核心标志，身体自身的生命运动、身体与外部世界的接触，都是在身体感受这一平台上实现的。对感受性和患者感受性的论述是本书的精华，对医学人文的研究具有十分重要的意义。作者认为，身体感受是思维逻辑的起点，是世俗生活的主要内容，是社会身份的影响因素，是生命质量、执业状态和工作动因的重要制约因素。就患者的感受而言，大量医疗实践表明，感受是患者情绪的温度计，是患者对自身病患的认知起点，是医生了解病史的开端，是印证诊断的重要对照指标，也是衡量治疗效果不可缺少的参照项。患者的感受，是患者在患病、医病过程中身与心的认知与体验的集中表达。患者的感受，是医生与患者联结的起点，它贯穿于诊疗实践的始与终，在一定意义上说，是临床医学的核心。不了解患者罹患疾病的感受，不重视患者接受诊疗的感受，不观察、不聆听患者对治疗结果的感受，难以成为好的医生，也难以认为是好医学。医学人文所倡导的一切，包括人文关怀及其他，最终都要通过患者的感受反映出来。医学人文的宗旨，在一定意义上，就是探讨患者的感受，就是和医生一起，共同努力为患者提供好的感受。患者的好感受，就是患者的快乐，就是患者的幸福。书中对患者感受的内涵与分类的研究，诸如良性感受与不良感受、一维感受与多维感受、可承受感受与不可承受性感受、医学技术与管理事件感受和医学人文感受，以及对患者感受的基本特性与特征、感受源的研究，都属于医学人文基础性的研究，有助于医学人文实践效用的提高。

值得指出的是，本书将身体哲学的观点，引申到伦理学、社会学、人类学、心理学等领域，提出了身体伦理学、身体社会学、身体人类学、人本主义心理学的课题,也是富有创意的。就身体伦理学而言,作者认为,身体伦理学以身体哲学为理论基础,强调理论与实践的具身性,强调患者的整体性身体,强调身体感受;以身体为本体选择,以患者感受为话语方式,以身体现象学为方法进路,是身体伦理学的三个特征;作者从身体哲学的观点出发,认为医学伦理学强于普适伦理法则的颁行,弱于对身体感受和情境事件的回应;生命伦理学依旧没有走出笛卡尔普遍理性的窠臼,失察于身体的伦理意义,生命伦理学原则在实践中面对着失能、失效、失范的尴尬。这些对医学伦理学的批评,有待学界进一步研究。在讨论身体社会学时,本书作者认为,传统社会学是从社会整体概念出发,通过社会关系和社会行为研究社会结构、功能、发生发展的规律,无论是社会客观事实还是主观事件,都对身体视而不见。忽视社会身体存在,是以往社会学的不足。其原由系来自心身二元论的禁锢,对身体的整体属性存在误读,认为身体是属于医学、生物学研究的范围;社会学的非生物主义的假设,使得任何对身体的论述都要冒着被诬蔑为生物主义的危险。作者认为,社会学需要向身体社会学转向,身体应当成为社会学研究的中轴,同时介绍了国外有关学者关于身体社会学的研究内容,讨论了身体社会学的研究进路。这些讨论,对于改进医学社会学的研究,具有启发性的意义。

本书将人文医学的理论范畴区分为基础理论范畴、学科理论范畴、本体理论范畴和认知理论范畴,尽管这种区分似有讨论的余地,但这种思路引导我们思考人文医学一些深层次的问题,有益于将人文医学研究推进到一个新的阶段,避免停留在一些老问题上转圈圈。在此书的这部分内容中,即书的第五章,其中许多问题都是值得深入探讨的。如以病人为中心的思想、人文医学的价值、医学人文与医学科学的关系、医学中的还原论与系统论的关系、医学的专科分化与医学整合、医学的精确与模糊、医学的确定性与或然性,这些既是学科的重要理论范畴,同时也是关涉医学人文实践的重要关口,对于实践、落实医学人文精神具有重要意义。拿以病人为中心的思想为例,据《叙事医学:尊重疾病的故事》一书的作者丽塔·卡伦称:"以患者为中心的医疗是一项起源于美国和英国的理念和临床运动,强调在医疗卫生的全过程中要囊括患者的视角和要求,尊重患者的选择,关注患者对疾病的信息和教育的渴求,鼓励患者家属和朋友的参与,保证治疗的连贯性和合作,直面疾病中的情感因素。运动的领导人之一毛艾拉·斯图尔特(Moira Stewart)写道:'患者喜欢以患者为中心的医疗……寻求对患者整个世界的整体认识——也就是他们的整个人、情感需求、生活中的问题,能够在整体上找到问题之所在,并一致同意对这些问题采取的管理措施……能够增强医生和患者之间的持久关系.'以患者为中心的医疗实际上就是没有分歧的医疗。"这是现今看到的对以患者为中心思想的全面诠释和说明。从这些说明可以知道,以患者为中心的思想,远不是目前我们医院的一些理解和做法,如安排医导,在病房、走廊的墙上贴些以病人为中心的标语,营造关爱病人的医院环境等。以病人为中心的医疗思想,很值得人文学者和医生们进一步挖掘和探索如何实践。

再以还原论与系统论的关系为例,本书做了很好的论述,特别是对还原论的几点误读的分析,很贴合实际。早些年,一些人文学者对还原论有大举讨伐之势。其实,还原论,不论过去、现在还是将来,始终是医学不可缺少的方法与工具,没有还原的方法,就不可能有医学的今天,但还原论的确有它的局限性。还原论不能还原活生生的生命,不能还原时刻变化的生命,不能还原医学、生命、健康中的不能科学化的种种因素,如生活、心理、情感、关爱、环境、习性等对疾病与健康的影响,还原论不能复制身心结合与互动展示生命的真实。医学的还原论需要医学系统论,或者准确地说,需要系统医学补充。而在这方面,医疗实践已经开始有了良好的开始。如金观涛、凌锋、鲍遇海等人编的《系统医学原理》一书,基于北京宣武医院神经外科提供的大量病例实践,就如何建立系统医学提供了经验。他们从法国生理学家贝尔纳关于内环境的恒定是自由和独立的生命赖以维持的条件的认识出发,认为内环境的稳态是人体生命系统的标志,医疗干预的一切措施都不能破坏内稳态。他们以内稳态作为人体系统为总纲,提出一切的医疗干预,都要在维护内稳态的前提下进行,据此总结了许多维护内稳态的疗法,如医疗干预必须保持内稳态的最大不变性;对人体的干预,必须服从人体超级稳态的全局,干预必须整合到每一个病人独特的内稳态系统中;对危重病人的抢救,首先考虑的不是治愈,也不是放弃治疗、与病共存,而是迅速控制内稳态偏离的不断扩大,斩断不稳态链,防止稳态崩溃,实现维生稳态,等等。如果人文学者和医学专家相结合,对医疗实践中种种系统论与还原论结合的实践进行总结,将极大地促进医学的进步,极大地提高医学的人文性,使人性化的医疗前进一大步。

摆在我们面前的《人文医学新论》这本书分为两篇,前部分是理论篇,后部分是实践篇。实践篇讨论了医学人文关怀、医学专业精神与专业态度、叙事医学与平行病历、临床共同决策、患者公众教育、医院人文管理与人文医院建设、人文医学的教育与教学等诸多课题,大大超出了人文医学的范围,几乎囊括了医学人文的所有领域。在这些章节中,既有许多精彩的论述,如就人文关怀的论述,就有不少引人注目的新意,也有一些需要进一步深入讨论的问题。总之,这是一部规模较为宏大的书。但此书的属性,似乎介于作为人文医学导论(或概论)、人文医学全论(大全)和探索人文医学新问题三者之间。目前,已经出现了一个人文医学学科群,医学伦理学、医学心理学、医患沟通学、医学哲学、医学法学、医学社会学、医学史等,都是这个学科群的成员。面对如此众多的人文医学学科,写一本人文医学的导论或概论,就人文医学出现的背景、要回答的问题、使命,以及那些独立的人文医学学科很难纳入的课题加以讨论,为医学生和医师提供对人文医学的总体认识,似乎是有必要的。但纵观此书,似乎超出了这个范围,它将已成为某些人文医学学科的内容也收集进来,如书中对某些医学哲学讨论的内容,在本书占了相当比重。而在人文医学学科群中占有重要地位的医学伦理学,却涉及甚少,如医学伦理学中的生命神圣与生命价值、自主、义务与责任、道义与功利、不伤害与有利、公平与正义、伦理冲突、利益冲突、资源共享与分配、共济与共赢等,既是学科的理论基础和重要范畴,又是涉及实践医学人文精神的重要概念。所以说,如果把此书作为人文医学的大全,又嫌不足。当然,本书的命名是"人文医学新论",也可以探讨人文医学领域中的新课题定位,这也是十分有意义的,而目前读到的内容,的确也体现了本书的特点。但书中提出的某些课题,如医患沟通与共同决策的问题,近些年国内外学界对它的讨论和研究大大向前深入了。先前的医患沟通,主要是从调节医患关系、改进沟通的技艺角度讨论的,可如今的医患沟通是和共同决策连在一起的。共同决策成为医患沟通的主题,而共同决策又和患者主体意识相连,和患者赋权相连。患者赋权的理论是美、英、加、德等国学者于 2010 年以来讨论的一个概念,主旨是企图彻底摆脱生物医学专业权威主义的束缚,破除患者是纯粹的消费者的思想,推动以患者为中心的理念落地。赋权是一个旨在提高个人处理日常问题的能力,是人们掌控自己生活的一个过程。就医疗而言,患者赋权实际上就是医患之间权力的再平衡。通过患者赋权,可以更好地激发患者潜藏的意识,鼓励患者积极参与医疗保健服务活动,为实现医患双方的共同价值铺平道路。患者赋权的主旨,在于唤醒、培育患者参与决策的主体意识,为医患共同决策营造良好的环境和条件。在英国,甚至提出了"专业化患者"(expert patient)政策,以便建立良好的医患关系,使患者参与到医疗保健活动中来。在患者赋权理念影响下,患者的权益远不只限于知情、同意、选择、拒绝,而是全面参与保健活动。患者赋权就是在医患之间建立价值共创(value cocreation)的伙伴关系。医学伦理学面临许多新情况,如政策伦理、机构伦理、责任伦理的缺失，德性伦理未被重视，使得伦理效用大打折扣，如此等等，均是值得深入探讨的课题。

我国医学人文或者说人文医学已有 40 年的历史，虽然较某些西方国家起步晚了一点，但由于国家大、历史久，再加领导重视和人文学者的努力，我们的成绩是可圈可点的。比如，我们积累了一些较为丰富的经验。如医学人文必须落地，必须深入临床等医疗、公共卫生的实践中去，为实践服务，不能悬在空中，否则是无所作为的；医学人文的对立面或者说影响医学人文的主要因素来自医学技术主体化和资本主体化。医学人文与医学技术原本是密不可分的，医学技术是医学人文的载体，没有医学技术，医学人文何以立锥？但将医学技术视为医院和医生追求的主要目标，将医学技术作为实现医学宗旨的工具，变成医学的目的，这种认识较之技术至上、技术就是一切的观点更加远离医学人文了。作为国家主办的公立医院，应当是公益性的。由于种种原因，医院按市场机制经营，医院成为追逐资本的工具。但医学需要资本是为了实现医学的宗旨，而不是将资本作为医学追逐的目标。当前医学人文就是要回归技术与资本服务于医学宗旨的初始目的。尽管在这方面医学人文面临的任务仍然艰巨，但不能畏难，不能有任何退缩。医学人文与人文医学的最终目标是实现人性化医疗，人性化医疗既体现了医学的根本宗旨，迎合了广大患者和全体人群对医学的渴求，又针锋相对地将矛头指向干扰医学宗旨的技术主体化和资本主体化，它已成为广大医务工作者和人文学者的共同追求。人文医学教育应当适应临床医生和其他专业医生从业的需要，紧扣当前面临的各种实际问题，而不能游离和徘徊于医学生的培养目标。医学人文和人文医学必须有医学专家的参与，和他们一起组织成一支联合大军。医学人文学者和人文医学老师孤军奋战是难成气候的，医学人文学者和人文医学老师必须扭转当前势单力薄的局面。医学人文和人文医学必须面向现实，紧跟时代的步伐，站在时代的最前面，时刻关注医学发展的新进展，关注时代大局的变化，敏锐地察觉、发现新进展和时代大局变化提出的种种新的人文课题，以时代精神为基准处理传统与现代的关系，而不是将时代精神屈服于传统。这些几十年来我国人文学者和医学界共同积累的认识和经验，也是值得《人文医学新论》研究和总结的。

医学人文不是世外桃源，医学人文、人文医学和时代紧密相连。诸如技术作为一种支配权力的作用急速上升；信息化、智能化给包括医学在内的各种事业带来的变化和提出的问题；人群差别包括贫富差距的扩大，给人际关系包括医患关系带来的影响;国与国之间的竞争和不同价值观的碰撞,对包括医学人文在内的整体精神道德建设提出的新要求,都是思考当代医学人文不能回避的。再如,技术作为一种权力作用的上升,在当前我国医院发展和医生的追求中,不是表现得淋漓尽致吗?医生作为社会精英阶层中的一员,其地位的不断巩固与发展,难道不正在影响着医患之间的关系吗?尽管当前民粹主义和狭隘的民族主义风靡一时,但由于技术的无所不入和资本的全球流动形成国与国之间的关系密切化和全球化,是不可逆的。医学在全球范围内相互竞争与合作,不也提出了种种人文课题吗?我们不仅要像希腊人那样重视应当过什么样的生活,同是也要研究如何在一起。只有好好地在一起,才能过好的生活。这一点,对于医患间、医疗行业内部间、医疗行业与外部其他行业间,也莫不如此。在当今时代,只有相互共济,才能相互共赢。2011 年,英国智库纳菲尔德生命伦理学理事会发表了由 Barbara Prainsack 和 Alena Buyx 撰写的报告——《共济:对一个在生命伦理学正在兴起的概念的反思》,认为最近在英国以及世界其他地方,尤其是在经济危机和政治气候不佳时越来越多地讨论共济(solidarity)的概念,及其与个人、家庭、社群和社会责任的关系。生命伦理学的决策围绕个人,同时也围绕集体或国家的关系,以及如何处理个人各种关系,各方的义务、权利和诉求。近些年由于技术进步带来社会人群的分裂,收入差距的扩大,关系问题更为突出。该报告认为,共济概念存在于下述 4 类不同语境之内:在公共卫生语境内,共济被认为是能够为国家预防、公共卫生辩护的一种价值;在医疗卫生制度的公正和公平语境中提到共济;在全球健康的语境内为贫困国家提供援助时援引共济;欧美不同的价值观的语境内。欧洲的医疗卫生制度以共济价值为基础,美国的医疗卫生制度以自主性为基础。起草报告的作者对共济提出了新的理解,认为共济是反映某种集体承诺的共享实践(shared practices),这种承诺是承担经济、社会、情感或其他的代价来帮助他人。共济在这里被理解为一种实践,而不仅是一种内在的感情或抽象的价值,而是行动和承诺。共济与公平相关,但公平偏重于资源分配、资源共享等,多由政府主导,共济是人群间的互助。由于财富积累更多且更容易在少部分掌握高端知识技能人群中形成,人群贫富差别越来越大,而贫困差别的扩大必然造成社会的动荡不稳,从而威胁整个社会的安定。提倡富有者济贫以减少财富占有悬殊给社会带来的压力,应成为当代处理社会人群之间关系的重要原则。共济不是富有者的施舍,而是富有者对自己、对他人、对社会的一种责任。共济填补了公平的不足,是公平的重要补充。但人类不应止于共济,还应进而追求共赢。医学人文、医学伦理不能满足于公正、自主,也不能止于共济,还应追求共赢。医学人文的目标,应当为营造医学共同体与医患共同体而努力,不能满足于维护医患双方的合理权益,而且还需要共赢。共济与共赢不仅限于公共卫生领域,在整个医疗实践中都有存在的广阔空间,值得重视。英国智库纳菲尔德生命伦理学理事会发表的这篇报告,为我们研究医学人文和人文医学提供了启示。

南京医科大学医学人文团队是我国医学院校医学人文团队十分活跃而且较有实力的团队,近些年来,为我国医学人文建设作出了许多贡献。他们先后参与了全国性的医学整合、医学技术主体化、关于 SCI 的评价的讨论和研究;特别是为开好第一次全国医学人文院校负责人的联席会议,对全国医学人文团队建设情况作了全面的调查,为会议起草了报告,提出了改革人文医学建设工作的建议,这些是人所共知的。现在这个团队又推出了由刘虹、姜柏生两位学者主编的《人文医学新论》,是十分可喜的。我们相信,此书的出版一定能够促进人文医学的研究和发展,将医学人文和人文医学的研究向前推进一步。

2019 年 10 月

目　录

基本理论篇

基本理论篇

第一章　人文医学内涵分析

人文医学是当代医学的基本组成部分，与生物医学相互交织，构成当代医学"双螺旋"。人文医学是体现医学人文本质的理论与实践建构，是 1979 年广州医学辩证法讲习会召开以来，中国医学人文运动风起云涌 40 年的主要学术成果，是实现医学进步的显著标志。

第一节　人文医学的研究对象

我国人文医学创建人、著名人文医学学者杜治政教授指出："人文医学与医学人文之间存在的不是名词之争，而是存在内容、特征与价值方面的区别之实。"[1]厘清人文医学与医学人文的关系，阐明人文医学的本质特征与独特价值，是人文医学存在与发展的基础。

人文医学研究有三个问题无法回避：一是人文医学与生物医学的联系与区别，二是人文医学与医学人文的联系与区别，三是人文医学与医学人文学科的联系与区别。其中，第二和第三个问题是关键。

一、人文医学的概念

人文医学是以医学人文精神和医学人文关怀为研究对象，涉及医学价值世界和身体感受性的医学分支学科，是当代医学体系的重要组成部分。对人文医学研究对象的表述中，为什么采用"医学人文关怀"而不是"医学人文实践"？现代关怀理论认为，"关怀"是包含情感和态度的行为，不仅仅止于关心、关注，不仅仅局限为理论的表现形式。"医学人文关怀"是包含着人文情怀的人文行为，包含"医学人文实践"的内涵，凸显了人文情怀和人文行为。

人文医学的概念有两种含义，一是指一门独立的学科，二是指一个学科群。作为一门独立学科意义上的人文医学，具有独立的研究对象、研究内容和研究进路。作为一个学科群意义上的人文医学包括医学伦理学、医学法学、医学心理学、医患沟通学、医学哲学、医学社会学、医学史等。人文医学作为一个独立学科与作为一个学科群在研究对象、内容、方法等方面，尤其是研究视角和学术定位方面是有区别的。医学法学、医学伦理学、医学史等，分科清晰，都是从特定专业角度研究发生在医学场域中具体的专业问题。如医学法学是从法学专业的角度，研究发生在医学实践中的医学法学问题。可以这么说，作为独立学科的人文医学是从总体的视角研究人文医学一般性问题的学科，是总论性质的学科；作为学科群的人文医学，由医学伦理学、医学哲学等诸学科组成，是从各自专业的角度研究发生在医学场域中的专业性问题的学科团队。

二、人文医学研究对象、内容和进路的特征

人文医学研究对象的特征是以求善为目标。当代医学体系庞大，分化精细，以生物医学为主干，都以求真为目的。唯有人文医学将涉及医学本质的医学人文精神和医学人文关怀作为自己的研究对象，以求善为目标。医学因具有医学人文精神和医学人文关怀而具有人的属性，人文医学因以医学人文精神和医学人文关怀为研究对象而得以显现其在现代医学体系中的价值。

人文医学研究内容的特征是以追问医学世界的价值为使命，从总体的视角研究医学之善、医学之美、医学之圣、医学之爱、医学平等、医学和谐等医学价值形态，澄清医学的大是大非问题，回答什么样的医学、医院和医生是"好"的，是体现医学人文本质的？什么样的医学、医院和医生是"坏"的，是违背医学人文本质的？

人文医学研究进路的特征是以身体的整全性为方法论亮点。医学体系中各学科如基础医学、应用医学和技术医学都是从不同方面研究躯体，以躯体某一结构或功能方面出现的临床问题为研究进路；唯有人文医学将身体作为躯体与心灵、物性与神性、感性与理性、自然与社会的整全统一体，研究医学对身体感受的人文关怀。人文医学是医学体系中唯一全方位地、整全性地研究身体的学科。

三、人文医学的主要内容

（一）厘清概念，追根溯源

厘清人文医学、医学人文、人文医学学科群、医学人文学等概念及其关系是人文医学正名立足的基本工作。基本概念准确清晰是学科体系的逻辑基础，否则可能导致以名乱名、以实乱名、以名乱实的后果。厘清概念是人文医学学科建设和发展的基础工作，也是人文医学不可或缺的内容。

人文医学是医学在当代社会情境中产生的新的医学形态，是一门正在成长和发展中的年轻医学，但人文医学的思想源远流长。发掘、梳理和传承中外医学思想史中的人文医学思想，探寻人文医学的思想根源，揭示人文医学发展的历史脉络，是人文医学正本清源之举。

（二）研究人文医学的基础理论

医学是研究身体的学科，人文医学说到底是研究医学与身体关系的学科。因此，人文医学的基础理论应该包括如下的维度。

1. 生物医学身体学说

人文医学是医学的分支，生物医学关于身体的研究成果，毫无疑问是人文医学的理论基础之一。建立在生物医学基础之上的人文医学才能更为透彻地开展关于身体感受和行为的研究，才能更为准确地研究医学人文精神的实质和医学人文关怀的实施。

2. 当代哲学—社会科学的身体理论

关于身体的哲学—社会科学理论研究近几十年来在全球范围内方兴未艾，学术成果颇丰。具有代表性的有身体哲学、身体伦理学、身体人类学、身体社会学、关怀理论，等等。身体哲学是人文医学的哲学基础。身体哲学是在存在主义哲学、现象学哲学基础上发展起来的，以关注生命体的存在和感受性为特点的哲学思潮。关注身体的感受、倾听身体的呼声是人文医学的本真和使命，从这个意义上而言，关注身体和身体感受的身体哲学对人文医学最具有亲和力，更适合作为人文医学之元哲学。

3. 人本主义心理学与人文医学相关的理论

身体不仅是躯体的存在，更是心理和精神的存在。人本主义心理学对于人文医学有着独特的价值和意义。人本主义心理学的研究成果如突出人的本性与价值、突出人的动机系统、突出身体高级需要的重要作用等，对人文医学研究身体的精神现象、心理现象具有重要意义。

（三）人文医学的核心内容

医学人文精神和医学人文关怀是人文医学研究的核心内容。

1. 医学人文精神是医学世界的统领

医学人文精神存在于医学本体之中。身体间的对话、身体与世界的对话、追寻身体的价值、反思身体的行为是医学人文精神活动的主要内容。医学与身体结缘，就与医学人文精神有涉。没有医学人文精神的身体只是肉体，没有医学人文精神的医生只是医匠，没有医学人文精神的医学不是人的医学。如果缺乏形而上的高度，医学就无法亲近身体，无法洞悉患者的心灵，无法走出就事论事的浅表，无法保持正确的发展方向。

医学人文精神研究触及生离死别场景中身体的痛苦体验，触及对终极利益的死守与放弃的挣扎，触及医患身体间性的种种精神现象，是人类精神现象中最具有人性的部分。深入研究医学人文精神是人文医学理论研究之纲，也是人文医学的历史使命。

2. 医学人文关怀是医学人文精神的归属

人文医学的价值，甚至可以说整个医学的价值最终要在医学人文关怀上才能得以显现。医学人文关怀是医学人文本质的可见端、可感态、可触面；医学人文精神通过医学人文关怀得以落实之时，就是医学人文精神的花朵绚烂绽放于医学园地之日。

医学人文关怀涉及医学诊疗、医学技术和医学服务的各个层面，深入研究医学人文关怀，如研究如何从医学伦理学、医学法学、医学心理学、医患沟通学等不同角度分析医学人文关怀中存在的问题，研究医学专业态度中如何体现医学人文关怀，研究叙事医学、医患共策、公众教育、医院人文管理、人文医学教育教学中的医学人文关怀问题等，具有重要的现实意义。

3. 人文医学的核心内容是通过一系列范畴展现的

在人文医学基础理论范畴部分，阐述身体哲学视域中的患者身体、患者具身认知、患者具身感受、患者人格、患者情绪和行为、患者环境等问题；在学科理论范畴部分，系统阐述医学人文精神、医学人文属性、医学人文价值、医学人文境界等范畴；在本体理论范畴部分，重点阐述医学模式与医学目的、医者与患者、生理与心理、健康与疾病、医学与社会等主要范畴；在认识理论范畴部分，重点阐述整体与局部、还原与系统、精确与模糊、简单与复杂等范畴。这些范畴集中体现了人文医学的整体观、系统观和复杂性思想。

在人文医学临床实践范畴部分,着重阐述医学关怀、医学技术关怀、医学服务关怀、医学人文关怀、医院人文管理和医学社会工作等范畴。这一组范畴的内在联系是,医学关怀、医学技术关怀、医学服务关怀和医学人文关怀是人文医学走向实践的显要问题,医院人文管理是落实医学人文关怀的体制保证,医学社会工作是医学人文关怀的外部工作机制。

(四)人文医学的研究方法

人文医学的研究方法包括方法论思想和研究方法两部分内容。

1. 人文医学方法论思想

方法论思想的高度决定着学科发展的高度。人文医学方法论思想主要汲取身体哲学方法论、现象学方法论、结构主义方法论、后结构主义方法论的思想。这些思想各具特色和亮点,虽然带有时代的痕迹,却给人文医学的研究以深刻的启蒙与启迪。

2. 人文医学研究方法

研究方法的力度决定着学科发展的成熟度。人文医学研究方法主要借力于历史主义的方法、思辨研究方法、质性研究方法和量性研究方法等。

第二节 医学人文的内涵与学科

一、医学人文的内涵

1. 医学人文的定义

医学人文是 20 世纪兴起的以反思医学目的、维护医学尊严、坚守医学良知等为内容的学术思潮、教改实践和文化运动。[2]抽象至学理的高度,可以这样界定:医学人文是体现医学人文本质的医学哲学范畴。[3]

2. 医学人文的显现

医学人文,无论是学术思潮、教改实践还是文化运动,主要通过以下方面体现医学本质。

高扬医学人文属性。肯定并高扬医学人文属性是保持医学发展的正确方向的前提。医学必须与人文紧密结合,才能保持正确的发展方向,真正造福人类。[4]

彰显医学人文精神。医学人文精神是医学现代化的关键词,是对生命的终极关怀的精神。医学人文精神的核心是敬畏生命、关爱生命、护卫生命,因此,医学现代化的一个必要的标志就是医学活动本身具有对生命的终极关怀的精神体现。技术只有在这样的精神境界下才有意义和价值,生命只有在这样的氛围下才具有尊严,医生(人医)只有在这样的精神支撑下才能区别于兽医。[5]

铸造医学人文素质。医学人文素质是医务人员素质结构中的核心。一个人从学医那天开始,不仅要学习自然科学和医学知识,而且要拿出相当多的时间来学习社会、人文和管理知识。教育关键在于人,没有合适的人,手术刀就危险了。[6]

提供医学人文关怀。医本仁术,医学是一门以心灵温暖心灵的科学。医生之于患者应该像子女之于父母,其首要不在于手术做得如何漂亮,如何名扬四方,而在于如何向患者传递亲人般的温情。[7]这里的以心灵温暖心灵、向患者传递亲人般的温情,表达的都是医学人文关怀。医学人文关怀,是医学人文运动的根本价值所在。

建构和谐医患关系。中华医学会处理的医患纠纷和医疗事故中,半数以上是由于医患之间缺乏沟通引起的。没有沟通、不会沟通、沟通不恰当,都在不同程度上加剧了医患之间的紧张、对立情绪。医学的人文精神不仅包括医德医风,还涉及待人处事。一名优秀的医生除了有责任感、对患者的关爱之心外,更重要的是学会与患者沟通。[8]

二、医学人文学科

(一)人文学科概念辨析

"人文学科"一词,来自于"humanities"这个英语单词。"humanity"作为复数时,有如下意思:①人的各种属性;②仁慈的行为;③人文学科,关于人的学问。《简明不列颠百科全书》认为人文学科是关于人类价值和精神表现的人文主义的学科,包括现代与古典语言、语言学、文学、历史学、哲学、考古学、艺术史、艺术批评、艺术理论、艺术实践等研究范畴。[9]

(二)医学人文学科与医学人文学概念辨析

"医学人文学科"来自于"medical humanities"这个英语词组,也可以译为"医学人文学"。一般认为,医学人文学科或医学人文学是指采用人文主义的方法论对医学人的所有活动及相关关系进行研究的学科[10]，是从人类社会、人类文化的视角，从总体上研究医学与人类社会、人类文化的互动，揭示医学发展规律和趋势的学科群。[11]或者可以被定义为运用人文社会科学的知识与方法对医学的本质与价值、卫生保健的目的与意义、医疗保障的公平与公正等问题进行探究的活动。[12]目前，对于"医学人文学"的学科性质、研究对象、研究方法和学科归属，学术界尚未形成趋同的意见。

第三节　人文医学与医学人文的关系

一、人文医学与医学人文的逻辑关联

人文医学与医学人文的关系呈现出逻辑与历史的一致特征。从历史发展的角度看，医学人文是有医学以来就有的，但作为一种思潮，则是由于医学技术的突飞猛进和医疗的市场化运作，于20世纪后半期才涌现的；而人文医学的出现，则是晚近几十年的事情。以下着重分析人文医学与医学人文的逻辑关系。

人文医学与医学人文两概念是双交叉关系与双真包含关系的复合逻辑关系。

（一）双交叉关系

医学与人文是一组交叉概念。医学与人文的研究内容既有各自独立的部分，又有相互交叉的部分，用欧拉图表示如图1-1。

人文医学与医学人文是另一组交叉概念。人文医学与医学人文的研究内容既有各自独立的部分，又有相互交叉的部分，用欧拉图表示如图1-2。

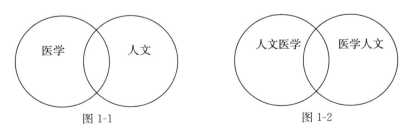

图1-1　　　　　　　　　　　　　　图1-2

（二）双真包含关系

医学是人文医学的上位概念（属概念），两者是真包含关系，用欧拉图表示如

图 1-3；人文是医学人文的上位概念（属概念），两者是真包含关系，用欧拉图表示如图 1-4。

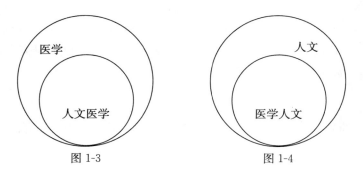

图 1-3   图 1-4

（三）双交叉关系与双真包含关系的复合

将医学与人文、人文医学与医学人文双交叉关系与双真包含关系整合，双真包含关系与双交叉关系复合的逻辑关系得以还原显示出来，用欧拉图表示如图 1-5。

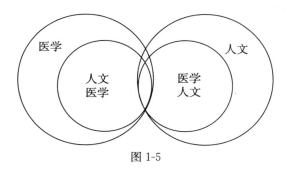

图 1-5

（四）人文医学与医学人文的逻辑归属

将医学体系和人文体系的其他下位概念（种概念）整合，人文医学与医学人文的逻辑位置和关系用欧拉图表示如图 1-6。从图 1-6 可以看出，医学与人文、人文医学与医学人文交叉的部分是人文；是医学中的人文或人文中的医学。

逻辑归属为医学的，其表达形式是偏正结构"X＋医学"，如基础医学、应用医学、技术医学、人文医学等。人文医学概念中的修饰词"人文"，一是用之说明这种医学具有有别于基础医学、技术医学和应用医学的人文特征，二是用之说明这种医学的研究角度、研究对象、理论体系和实践路径具有人文属性。因此，人

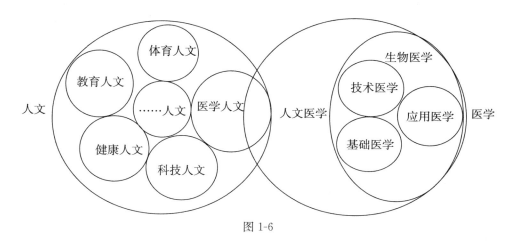

图 1-6

文医学的逻辑归属归根到底属于医学,其原本就是医学的组成部分。

逻辑归属为人文的,其表达形式是偏正结构"Y+人文",如体育人文、教育人文、科技人文、医学人文等。医学人文概念中的修饰词"医学",一是用之说明这种人文具有有别于体育人文、科技人文等的专业特征,二是用之说明这种人文的研究角度、研究对象、研究内容涉及医学。因此,医学人文的逻辑归属归根到底属于人文,只是因为其是用人文视野研究的医学而与医学有了相交叉的研究语境。

二、人文医学与医学人文的区别

(一)学科属性的区别

人文医学与医学人文具有涉医性的属性关联,两者不同程度地与医学有着这样或那样的联系,但两者在学科属性方面各自具有特征。

从外察性与自省性的角度分析,人文医学与医学是局部与整体的关系,人文医学是医学自身对人文的追求和研究,是从医学自身、自省、自察的角度,对医学的人文性进行自省性检视、反思和建设,具有内在自省属性。医学人文是人文学者们通过从不同层面、不同角度、不同学科观察与评说医学当否,是否具有人文性的外察性的审视、评说和建议,具有外在评判属性。

从自洽性和相容性的角度分析,人文医学具有独特的研究对象,其理论体系具有自洽性,但同时与医学人文学科之间又具有相容性。对于人文医学而言,在致力于自身学科建设的拓展、专注于自身研究内容的深入的同时,对医学人文学科的问题域研究、学科切入视角应予以关注,对其有价值的学术成果应予以援用,对其适用的研究方法应予以借鉴,对其批判性思想和建议应予以采纳,形成一个人文医学内省性研究与医学人文外察性研究既各自独立、自立,又相互辉映、交融的学术构架。

（二）研究内容的区别

人文,作为人文医学与医学人文的交集结与共在,使得两者研究内容交叉或重叠的表征掩盖了两者研究内容实质的区别。

人文医学的研究内容,重点是要落脚到医学上,是医生和医学家看医学,是探索在医学中落实人文的问题,人文医学的研究内容是医学的组成部分;在医生的眼里,是医学(包括医学中的各科和各种新技术)中哪些处所需要人文? 缺乏人文医学,是否难以实现该项医学干预的目的? 医者研究人文医学,重在医学中如何运用人文。

医学人文的研究内容,重点是要落脚到人文上,是人文学者看医学,医学人文的研究内容是人文学的组成部分。在人文学者的眼里,是人文在医学中有多少? 在哪里? 有多么重要? 人文学者研究医学人文,重在发现医学中的人文。

总之,人文医学、医学人文、医学人文学科三者因都涉及人文和医学而相互关联,但三者在研究对象、研究内容、学科属性和逻辑归属等方面具有实质意义上的区别:人文医学是在研究对象、理论体系、研究内容和研究进路等方面具有显著特征的实体学科;医学人文是一种学术思潮、教改实践和文化运动;医学人文学科是由涉医的部门学科、专门学科或应用学科组成的学术共同体。医学人文和医学人文学科均非一种实体学科。

（刘　虹）

参考文献:

[1]刘虹.人文医学引论[J].医学与哲学,2019(7A):1-4.

[2]张大庆.医学人文学的三次浪潮[J].医学与哲学,2015(7A):31-35.

[3]刘虹.医学哲学范畴[M].北京:科学出版社,2014:56.

[4]韩启德.提高医生的人文素质[J].中国矫形外科杂志,2007(11):5.

[5]吴阶平.医学人文讲演录[M].北京:商务印书馆,2005:序.

[6]巴德年.医生不该是只会拿手术刀的工匠[N].中国青年报,2007-03-07(4).

[7]吴孟超.苍生大医　妙手仁心[J].中国老年保健,2006(8):58-59.

[8]钟南山.医生与患者是鱼与水[N].健康报,2007-3-8:02.

[9]中国大百科全书出版社《简明不列颠百科全书》编辑部.简明不列颠百科全书[Z].北京:中国大百科全书出版社,1986:76.

[10]段之光.医学人文学导论[M].石家庄:河北人民出版社,2008:15.

[11]王亚峰.医学人文学导论[M].郑州:郑州大学出版社,2008:1.

[12]张大庆.医学人文学导论[M].北京:科学出版社,2013:2.

第二章　人文医学思想溯源

人文医学的思想源远流长。发掘、梳理和传承中外医学思想史中的人文医学思想，探寻人文医学的思想根源，研究中外不同历史时期、不同历史人物的人文医学思想，揭示人文医学发展的历史脉络，是人文医学正本清源之举。

第一节　中国人文医学思想溯源

一、中国传统医学的人文特征与人文医学思想

(一)冲破巫术的禁锢

《说文解字》云："巫，祝也。女能事无形，以舞降神者也。"在原始社会，人们由于对自然认知还很有限，出于恐惧、敬畏甚至崇拜，幻想出能够主宰一切的超自然力量"神灵"，而巫正是沟通人与鬼神的人。当时，人们认为疾病是鬼神作怪引起的，于是由巫来治疗疾病，《山海经》就有"有灵山，巫咸……巫罗十巫从此升降，百药爰在"的记载。这一时期，医学与巫术关系密切，甚至浑然一体。但是随着社会生产力的发展和阶级的产生，医术与巫术逐渐分化。

春秋战国时代，随着医疗实践和医药知识的丰富，人们逐渐总结出疾病的病因和治疗方法。在病因上，秦国名医医和用阴阳风雨晦明"六气"解释各种疾病的原因，《周礼》记载了"七情"致病的概念，《墨子》则认为疾病的产生与居住环境、饮食卫生有密切的关系。在治疗上，出现了食养、药物、针灸、按摩、洗浴等多

种治疗方法。这些中医理论以及医疗方法破除了"鬼神治病"的迷信,否定了求神拜鬼的有效性。

这一时期,医生从巫师中分离出来,成为独立的职业,出现了专门为人治疗疾病的医家。其中,最著名的医家当属是扁鹊,他的"六不治"原则,其中一条便是"信巫不信医"。扁鹊反对迷信鬼神的观念,也对患者产生了影响,在当时有一定的反响。此外,《黄帝内经》也指出:"拘于鬼神者,不可与言至德;恶于针石者,不可与言至巧。"表明医学应摆脱巫术,确立自身价值的标志。

中国传统医学冲破巫术的禁锢,除了使中国传统医学摆脱了神秘主义色彩,而且使得其关注对象由"鬼神"转向了"人"本身,《黄帝内经》中明确表明"天覆地载,万物悉备,莫贵于人",体现了中国传统医学的人本思想及对人主体性的重视,是中国传统医学人文的起始。

(二)强调身与心的和谐

中国传统医学认为,先有人的生命、形体,然后才有心理活动产生。《灵枢·天年》记载:"血气已和,荣卫已通,五藏已成,神气舍心,魂魄毕具,乃成为人。"《素问·宣明五气》中"心藏神,肺藏魄,肝藏魂,脾藏意,肾藏志,是谓五脏(五藏)所藏"表明脏腑功能是情绪、意识产生的物质基础。《素问·阴阳应象大论》提出五脏对于情志各有所主,"人有五藏化五气,以生喜怒悲忧恐",并指出五脏受到刺激时所形成的主要情绪表现:肝在志为怒,心在志为喜,脾在志为思,肺在志为忧,肾在志为恐。因此,中医认为脏腑有病时就会出现精神情志的变化,例如《素问·逆调论》中的"胃不和则卧不安",《灵枢·本神》中的"肝藏血,血舍魂,肝气虚则恐,实则怒。……心气虚则悲,实则笑不休"。

中国传统医学认为,"心"对"身"有重要影响。《素问·阴阳应象大论》就讲到"怒伤肝,喜伤心,思伤脾,忧伤肺,恐伤肾"。《灵枢·口问》有"悲哀愁忧则心动,心动则五藏六府皆摇"。《素问·举痛论》说:"怒则气上,喜则气缓,悲则气消,恐则气下,惊则气乱,思则气结。"意为忿怒使得情绪亢奋,思维受阻,在体表现为面红目赤,急躁易怒;过度喜悦会导致精神涣散,在体表现为喜笑不休,神不守舍;过于悲伤会意志消沉,在体表现为闷闷不乐,精神不振;惊恐会导致情绪紊乱,在体表现为心中疑虑,畏惧不安;过度思虑会导致神聚志凝,难以分散,在体表现为抑郁寡欢,食滞不化。这从病理上详细解释了"心"对"身"的影响。

总之,中国传统医学理论强调人身心和谐。《素问·上古天真论》有云:"恬惔虚无,真气从之。精神内守,病安从来。"强调精神安静、完足是形体健康的保证,在治疗过程中提倡通过鼓励、解释、安慰等方法,调整患者的精神状态。《灵枢·师传》云"告之以其败,语之以其善,导之以其所便,开之以其所苦",表现了中国传统医学不仅仅是对疾病,更是对人本身的关注。

（三）强调人与自然的和谐

中国传统医学认为人生于天地,人与天地相通应。《素问》记载了"人以天地之气生,四时之法成""天食人以五气,地食人以五味";古代中医学认识到,自然界的变化可以影响到人体,人体会随自然界的变化产生相应的反应。《灵枢》记载了"人与天地相参也,与日月相应也""春生、夏长、秋收、冬藏,是气之常也,人亦应之",意即人的阴阳气血会随着季节、气候进行着相应的调节。《灵枢·五癃津液别》云:"天暑衣厚则腠理开,故汗出……天寒则腠理闭,气湿不行,水下留于膀胱,则为溺与气。"说明春夏季节,阳气发泄,气血容易趋向于体表,皮肤松弛,疏泄多汗;秋冬季节,阳气收敛,气血趋向于内里,皮肤致密,少汗多尿。人体对应四季的变化,还表现在脉象上。《素问·脉要精微论》也提到"持脉有道,虚静为保。春日浮,如鱼之游在波;夏日在肤,泛泛乎万物有余;秋日下肤,蛰虫将去;冬日在骨,蛰虫周密,君子居室"。

古代中医学对疾病与自然的关联性也有深刻的认知,例如《素问·金匮真言论》云:"春善病鼽衄,仲夏善病胸胁,长夏善病洞泄寒中,秋善病风疟,冬善病痹厥。"表明在不同的季节,由于气候的变化过于急剧,人体若不能与外界气候的变化相适应,就会产生相应的疾病。《灵枢·顺气一日分为四时》的"夫百病者,多以旦慧昼安,夕加夜甚"则表明昼夜晨昏的阴阳变化,对于疾病的发生发展亦有一定的影响。此外,《素问·异法方宜论》还提到"北方者,天地所闭藏之域也,其地高陵居,风寒冰冽,其民乐野处而乳食,藏寒生满病……南方者,天地所长养,阳之所盛处也,其地下,水土弱,雾露之所聚也,其民嗜酸而食胕(腐),故其民皆致理而赤色,其病挛痹……"表明地区的气候差异及生活习惯等与疾病的产生也有密切关系。

中国传统医学正是认识到人与自然界存在着统一的整体关系,人体的生理、病理受到自然界的制约和影响,所以中医理论才特别强调人与自然的和谐,追求"天人合一"。中国传统医学在辨证论治过程中,就十分注意把握人体外在环境与内在环境的整体有机联系,从而进行有效的治疗。《素问·五常政大论》强调"必先岁气,无伐天和",《素问·异法方宜论》说:"医之治病也,一病而治各不同,皆愈,何也……地势使然也。"

（四）强调人与社会的和谐

人不仅生活在自然环境中，而且生活在社会环境中，社会环境对人的健康也有非常重要的影响。中国传统医学在一开始就注意到人的社会性，注意到社会环境对疾病的影响。比如在《素问·疏五过论》讲道："故贵脱势，虽不中邪，精神内伤，身必败亡。始富后贫，虽不伤邪，皮焦筋屈，痿躄为挛"，阐明了从富贵到贫贱社会环境的改变对人的心理、生理产生了巨大影响，从而导致疾病的发生。还提到"凡未诊病者，必问尝贵后贱……尝富后贫，名曰失精……"因此《素问·徵四失论》认为"不适贫富贵贱之居……不别人之勇怯"是"治之失也"。表明在诊断疾病时一定要能辨清患者的社会状况，否则便是医者诊治时的过失。

在治疗疾病时，中国传统医学要求充分考虑社会因素。《素问·著至教论》强调"上知天文，下知地理，中知人事，以可以长久"。《素问·疏五过论》也明示"从容人事，以明经道"。《素问·方盛衰论》称"诊可十全，不失人情"；明代张介宾作注说"不失人情，为医家最一难事。而人情之说有三，一曰患者之情，二曰旁人之情，三曰同道人之情"；这些都强调了医者除了知晓疾病，更要明细人情，全面了解患者，才能够做出正确的诊疗，蕴含了丰富的人文情怀。

社会与人的健康具有密切关系，中国传统医学强调追求人与社会的和谐。《灵枢·逆顺肥瘦》提出了"圣人之为道者，上合于天，下合于地，中合于人事"的原则。《素问·上古天真论》要求人们在社会上生活要做到"志闲而少欲，心安而不惧，形劳而不倦，气从以顺，各从其欲，皆得所愿"。人人"美其食，任其服，乐其俗，高下不相慕"，从而"嗜欲不能劳其目，淫邪不能惑其心，愚、智、贤、不肖不惧于物，故合于道。所以能年皆度百岁而动作不衰者，以其德全不危也"。要求人们能够法于阴阳、和于术数、饮食有节有常、不妄作劳、恬淡虚无、精神内守，以此达到长寿的理想境界，这也是中国传统医学对珍视生命、完善道德人格的追求。

二、中国传统医学伦理与人文医学思想

（一）医乃仁术，视患者如亲人

"仁"是儒家伦理思想的结晶，其基本观点是"爱人、行善、慎独"。"仁术"一词首见《孟子·梁惠王上》："无伤也，是乃仁术。"中国传统医学的形成与发展，与中国古代人文哲学思想息息相关，受儒家思想影响，"仁"自然成为中国传统医学的重要组成部分。北宋以后，理学中人传播仁爱思想，而医学蕴涵有博爱济众的特征，医学便被称为"仁术"。在中国文化传统中，"医乃仁术"表达的是一种真

诚、同情的态度和尊重他人并以仁爱之心帮助病痛之人的行为,这也是中医人文精神的实质体现。

中国古代许多医家以医践仁,将仁爱作为行医的宗旨。汉代张仲景"上以疗君亲之疾,下以救贫贱之厄,中以保身长全,以养其生",表现了作为医学大家的仁心仁德,后人尊称他为"医宗之圣"。晋代杨泉在《物理论·论医》中提出:"夫医者,非仁爱之士,不可托也。"唐代孙思邈的《大医精诚》写道:"凡大医治病,必当安神定志,无欲无求,先发大慈恻隐之心,誓愿普救含灵之苦。"明代夏良心在《重刻本草纲目序》中写到:"夫医之为道,君子用之以卫生,而推之以济世,故称仁术。"明代医家龚廷贤也在《万病回春·医家十要》中将仁心列在十要之首,提出"一存仁心,乃是良箴,博施济众,惠泽斯深。……当存仁义,贫富虽殊,药施无二。"赋予医学以仁慈至善的精神内涵。清代喻昌在《医门法律·问病论》中指出:"医,仁术也。仁人君子,必笃于情。笃于情,则视人犹己,问其所苦,自无不到之处"。

中国古代许多医家视患者如亲人。孙思邈在《大医精诚》中提出:"若有疾厄来求救者,不得问其贵贱贫富,长幼妍媸,怨亲善友,华夷愚智,普同一等,皆如至亲之想。"对患者要一视同仁,不分亲疏贵贱,将患者当作自己的亲人,全力救治。宋代钱乙医术高超,为人治病,不分贵贱,"自是戚里贵室,逮士庶之家,愿致之,无虚日"(宋·刘跂《钱仲阳传》)。龚廷贤同样强调贫富虽殊,但药施无二,他在所著的《万病回春·医家病家通病》中对当时治病"每于富者用心,贫者忽略"的不良之风予以批判,并指出:"医乃生死所寄,责任匪轻,岂可因贫富而我有厚薄哉!"中国传统医学中这种平等博爱、一视同仁,视患者如同亲人的伦理道德是其人文关怀的集中体现。

(二)省病诊疾,至意深心

中国传统医学要求医家在诊察疾病时,要审慎细致,不可有丝毫马虎,临证省察、辨证、处方、用药是一个至精至微的诊断施治过程,这是对患者的高度负责,是中国传统医学伦理的重要组成部分。

在诊断辨证方面,《黄帝内经》指出:"善诊者,察色按脉,先别阴阳。审清浊,而知部分,视喘息,听音声,而知所苦;观权衡规矩,而知病所主。按尺寸,观浮沉滑涩,而知病所生。以治无过,以诊则不失矣。"还指出:"切脉动静而视精明,察五色,观五藏有余不足,六府强弱,形之盛衰,以此参伍,决死生之分。"要求医者运用视、触、嗅、听对患者进行全面察病,综合分析。孙思邈的《大医精诚》明确

"省病诊疾,至意深心,祥察形候,纤毫勿失,处判针药,无得参差"。宋代的《小儿卫生总微方论·医工论》也记载了"善诊切,精察视,辨真伪,分寒热,审标本,识轻重",表明诊断应当全面观察,精确细致,仔细辨证。明代李梴在其所编撰的《医学入门·习医规格》中指出诊断时要"先问证起何日。从头至足,照依伤寒初症、杂症及内外伤辨法,逐一详问",查脉时,"先单看,以知各经隐曲;次总看,以决虚实死生"。"如有察未及者,直令说明,不可牵强文饰",通过观察还有不清楚的,应当让患者详细介绍说明,绝不能将自己未见的牵强附会,加以文饰。

在用药方面,宋代寇宗奭《本草衍义》中说:"夫用药如用刑,刑不可误,误即干人命。用药亦然,一误即便隔生死。然刑有鞫司,鞫成然后议定,议定然后书罪,盖人命一死,不可复生,故须如此详谨。"用药和用刑一样,不能有丝毫的错误,一旦失误,就可置人于死地,所以需要谨慎。清代潘楫辑录的《医灯续焰》也明确指出:"用药之际,须兢兢业业,不可好奇而妄投一药,不可轻人命而擅试一方,不可骋聪明而遽违古法。"

古代医家对临证的粗疏、轻率行为进行了严厉谴责,明代龚信在其所著《庸医箴》中,把"病家不审,模糊处治,不察病原,不分虚实,不畏生死,孟浪一试……误人性命,希图微利"的不负责任的医者称为庸医,斥其"可耻、可忌",对于胡乱用药给予了强烈批判。明代肖(一说"萧")京所撰《轩岐救正论》中斥"有等粗工庸手,不习经书脉理,不管病证重轻,轻易投剂,陷人垂死,反谤正道,负(怙)恶不悛"。

（三）谦和谨慎,举止安和

谦和谨慎,举止安和,既是中国传统医学对医者自身人文素养的要求,也是对于医患之间、医者之间关系处理的伦理规范,体现了浓重的人文底蕴。中国传统医学很早就注重医家的言谈举止、修养,《黄帝内经》就提出"是以诊有大方,坐起有常,出入有行,以转神明,必清必静","持针之道,欲端以正,安以静",要求医者仪表端庄,举止大方,安静、安祥地诊治疾病。

医者的言行举止,直接影响到患者情绪,关系到医者能否得到患者的信任,甚至影响到诊疗效果。对医者信任,患者才能毫不隐瞒地述说病情,医者才能够更好诊断、治疗。孙思邈在《大医精诚》中讲道:"夫大医之体,欲得澄神内视,望之俨然,宽裕汪汪,不皎不昧。"即作为医者,诊治患者时应聚精会神,目不旁视,端庄大方,不卑不亢。《小儿卫生总微方论·医工论》里提出:"凡为医者,性存温雅,志必谦恭,动须礼节,举止和柔,无自妄尊,不可矫饰。"龚廷贤在其《万病回春·医家病家通病》里明确,"凡病家延医,乃寄之以生死,礼当敬重,慎勿轻藐",而应当"自尽其诚"。明代医家李中梓在其《医宗必读》中强调,医者诊治时须"举动安和,言无轻吐,目无乱观,忌心勿起"。

除了要求医者对待患者要温和、尊重以外,中国传统医学对同道之间的相处也提出了"勿相嫉害""谦虚相待"的要求。孙思邈认为:"夫为医之法,不得多语调笑,谈谑喧哗,道说是非,议论人物,炫耀声名,訾毁诸医,自矜己德。偶然治瘥一病,则昂头戴面,而有自许之貌,谓天下无双,此医人之膏肓也。"孙思邈反对诋毁同道、炫耀自己、骄傲自大的不道德行为,并将其视为医者本身的膏肓之疾。明代刘纯在其《杂病治例》也强调:"同道中切宜谦和,不可傲慢于人。年尊者恭敬之,有学者师事之。倘有医头,但当义让,不可攘夺,致招怨谤。"同道之间谦和相处,彼此尊重,才能互相学习、磋商医术,促进医学的发展。

三、中国传统医学思维与人文医学思想

(一)上医医国

"上医医国",最早见于《国语·晋语》。晋平公有疾,秦景公使医和视之,文子曰:"医及国家乎?"对曰:"上医医国,其次疾人,固医官也。"这个时候,医学还没有完全独立,医国与医人被视为一体。中国传统医学是在古代哲学思想指导下形成的理论体系,这就使得中国传统医学的医理受到儒家思想的深刻影响。《礼记·大学》指出,儒家最高人生目标是"格物、广知、诚意、正心、修身、齐家、治国、平天下",而医家的济世救人的目标与之有着相同的内涵。孟子曰:"古之人,得志,泽加于民;不得志,修身见于世。穷则独善其身,达则兼善天下。"儒家文化的深刻影响是医家追求"上医医国"的根源之所在,唐代孙思邈在《千金要方·诊候》说:"古之善为医者,上医医国,中医医人,下医医病。"

《灵枢·师传》讲到医学可以"上以治民,下以治身,使百姓无病,上下和亲,德泽下流,子孙无忧,传于后世,无有终时"。张仲景的《伤寒杂病论》中提到"上以疗君亲之疾,下以救贫贱之厄,以保身长全,以养其生",孙思邈的"誓愿普救含灵之苦",这些论述无不表明医学要使百姓健康、家庭亲睦、人伦有序,以此达到国家社会的长治久安,治国与治病是相通的。

治病治国论不仅对医家产生了重大影响,文人之中也不乏以此言志者。黄庭坚在"见子瞻粲字韵诗和答"中说:"诚求活国医,何忍弃和缓。"邵雍在《有病吟》中说:"身之有病,当求药医,药之非良,其身必亏。国之有病,当求人医;人之

非良,其国必危。"陆游在《小疾偶书》中说:"胸次岂无医国策,囊中幸有活人方。"辛弃疾在其《菩萨蛮·赠张医道服为别且令馈河豚》中说:"万金不换囊中术,上医元自能医国。"而范仲淹更是掷地有声地感叹"不为良相,便为良医"。

中国医学史上有很多医学家因种种原因由儒而医。如东汉张仲景、唐朝王冰,南北朝陶弘景、宋代朱肱、许叔微,金元时期的成无己、张元素,明代戴思恭、王肯堂、高武等,成为"上医"是他们的人格追求,而"上医医国"也成为古代医家人格价值的理想追求。

(二)医者意也

"医者意也",首见于《后汉书·郭玉传》,原句为"医之为言,意也",后经过演变成了"医者意也"。"医者意也"虽然仅仅只有四个字,但是却有着丰富的内涵。

《旧唐书·许胤宗传》记载了"医者,意也,在人思虑",表明医生诊病时要重视深思熟虑,分析病情。《外台秘要》称:"陶隐居云:'医者意也'。古之所谓良医,盖以其意量而得其节,是知疗病者皆意出当时,不可以旧方医疗。"认为良医要根据病情灵活辨证,要知常达变,不能墨守成规。元代朱震亨在《局方发挥》中写道:"古人以神、圣、工、巧言医,又曰医者意也。以其传授虽的,造诣虽深,临机应变,如对敌之将,操舟之工,自非尽君子随时取中之妙,宁无愧于医乎? 今乃集前人已效之方,应今人无限之病,何异刻舟求剑,按图索骥?"认为医者临证时必须灵活应变,刻板守旧就会贻误病情。孙思邈曾言:"若夫医道之为言,实惟意也。固以神存心手之际,意析毫芒之里,当其情之所得,口不能言,数之所在,言不能谕。"(《千金翼方·序》)强调的是医家诊疗时要专心细致,体察入微。明代王文禄在《医先·论证》中云:"医者意也。度时致病者意起之,立方医之,若天时圣教不同也。……是以医贵审运气,察人情及致病之原。"医者治病应该懂运气变化并能体察人情世故,方能查出致病根源。清代叶天士《临证指南医案·李序》中有"夫医者意也,方者法也。神明其意于法之中,则存乎其人也,父子不相授受,师弟不能使巧也",其中包含了只可意会不可言传之意,强调医者的悟性。

总之,"医者意也"中的"意"包含了知识的广博、技艺的精湛、临证时的灵活机变、诊疗时的细致入微,对于医道的悟性,体现了中国传统医家的医学思维方式与逻辑。

(三)用药如用兵

《孙子兵法》为春秋末期齐将孙武所著,被称为"兵学圣典",产生了广泛的影响,中国传统医学理论体系的形成和发展同样受到了兵法的影响。

《灵枢·玉版》记载,岐伯曾用军事用语比喻治疗疾病:"……故两军相当,旗帜相望,白刃陈于中野者,此非一日之谋也。能使其民令行,禁止士卒无白刃之难者,非一日之教也,须臾之得也。夫至使身被痈疽之病,脓血之聚者,不亦离道远乎?夫痈疽之生,脓血之成也,不从天下,不从地出,积微之所生也,故圣人自治于未有形也,愚者遭其已成也。"《灵枢·逆顺》说到:"兵法曰,无迎逢逢之气,无击堂堂之阵。刺法曰,无刺熇熇之热,无刺漉漉之汗,无刺浑浑之脉,无刺病与脉相逆者。"后世医家出于认识疾病、掌握用药规律的需要,亦重视用兵家的思想来指导临床实践,并归纳成一句话叫"用药如用兵",治疗病症如同作战一样,指挥官既要胆大心细,多算善感,又要善于奇正相生,计谋百出。这也是中国古代临床医家治疗疾病时的普遍心理。

清代著名医家徐大椿著有《用药如用兵论》,他说:"是故兵之设也以除暴,不得已而后兴;药之设也以攻疾,亦不得已而后用,其道同也……孙武子十三篇,治病之法尽之矣。"对于用药,徐大椿讲道:"以草木之偏性,攻脏腑之偏胜,必能知彼知己,多方以制之,而后无丧身殒命之忧。是故传经之邪,而先夺其未至,则所以断敌之要道也。横暴之疾,而急保其未病,则所以守我之严疆也……"用药治病,如同用武器来打仗,一定要知己知彼,避免伤及自身。疾病一旦转变规律,用药及时阻断其传变,这就像打仗时截断敌方要道;疾病凶暴时,及时保护未受病的脏腑,如同战争中守城之战。

(顾加栋)

第二节　西方人文医学思想溯源

一、西方史诗与神话中的人文医学思想

早在原始社会时期的人类,在物质生产活动过程中,为了生存和发展,需要采取防治内疾、救治外伤的行为,这是本能的医疗行为,出于生存本能的互助则是医学人文精神最原始的形式体现,因为这种互助不但包括肉体上的,还包括精神层面的互相关怀、安慰。

人们在遭受疾病时,会把病因归结为恶魔附身,此时巫医扮演了"医生"的角色。荷马在《奥德赛》中描写的"医生"唱诵驱邪的符咒止住黑红色的血流,从而

对病患进行治疗;在其后所写的《伊利亚特》中,同样提到了巫术医疗。[1]同其他古代文明一样,西方文明的早期阶段同样是把疾病看作是神的一种惩罚形式,因此治疗疾病是采取一种用魔法的仪式去乞求神的帮助。[2]医神阿斯克勒庇俄斯在全世界数百座庙宇中被供奉,其手持一根饰有代表道德形象及医学象征的蛇缠杖,患者通过在神庙中或是被暗示睡眠,或是沐浴按摩来治疗疾病。"医学首先是为解除和减轻人类的痛苦而产生的。"[3]虽然巫术医疗和神话崇拜充满了神秘的色彩,但在当时看来确实为部分病患解除了痛苦,而这里解除病痛的作用就包括通过精神层面上的信仰、抚慰所产生的。这为后来科学医学的产生提供了思辨的反思。

二、古希腊的人文医学思想

(一)希腊自然主义哲学与希波克拉底的医学理念

在古代希腊,率先研究哲学问题的是自然哲学家。他们留给希腊人一种思维方式,即到自然之中寻找自然的原因。当时的希腊哲学与希波克拉底医学直接相关的思想大致如下:第一,宇宙是一个自然的整体,它由不同的部分组成,而各部分的构成有诸多原因,当然也有终极原因。宇宙的整体和部分、原因和结果之间有不可分割的联系,在表面原因和现象背后,存在着支配宇宙的普遍法则,这是宇宙的自然法则。第二,由于一切自然现象都服从于某种自然法则,所以一切自然现象之间都存在着相互补充,这是部分能够形成整体的根本前提,哲人把这一现象称作相辅相成,或者相反相成。第三,与上述法则密切相关,自然或有机体健康的状况是各种要素的平衡状况,这种平衡就是相辅相成的结果,平衡也就是和谐。希波克拉底的著作和托名著作,清晰地展示了这三类理念。

在《论空气、水和所在》中,希波克拉底指出:"谁若想准确地研究医学,谁就应该这样去做:第一,考虑一年的四季,它们会产生什么影响,因为四季是不同的,而且变化很大。第二,考虑冷风和热风,各地共有的和某一地区特有的都在考虑之列。第三,我们也必须考虑水的性质,因为水的味道和重量是不同的,因此它们的性质也有很大的差别。第四,当一个人进入一个陌生的城邦,他应该考察该城邦的位置,它处于什么样的季风中以及日出情况,因为太阳在北还是南,日出还是日落,影响是不一样的。"一个医生进入某个城市,首先要注意这个城市的方向、土壤、气候、风向、水源、水等与人的健康和疾病有密切关系的自然环境。在一个陌生的城邦,一个医生若想成功地治好患者,需要认识这个城邦的自然环境及生活在这个城邦中的人的习惯。这意味着自然是人们生活的物理环境,人是自然的一部分,只有在人与自然的关系中才能知道患者,从而知道疾患。

在冠以希波克拉底之名的著作中,"四体液"说是其最主要的理论贡献。这一理论的提出,显然受到了恩培多克勒和毕达哥拉斯学派的理论影响,是古希腊人的和谐观念在医学理论方面的体现。

当时的自然哲学对希波克拉底的医学思想产生了很大影响,自然哲学追寻本原,探究整体与部分的关系,归纳总结宇宙背后的普遍规律和自然法则以及追求和谐,都成为希波克拉底探索疾病成因和保持身体健康的重要思考方式。在自然哲学"元素"学说的理论基础上,希波克拉底提出,水、火、土、气四种因素构成了人的血肉之躯,并且分别与冷、热、干、湿四种习性相对应。由此形成了人体的四种液体:血液、粘液、黄胆汁和黑胆汁。这四种体液的不同配合使人们有不同的体质,具体而言,血液从心来,代表热;粘液从脑来,散布到全身,代表冷;黄胆汁由肝脏分泌出来,代表干;黑胆汁从脾胃来,代表湿。应该说,希波克拉底的"四体液"说清楚地显示了其与自然哲学的理论关联,体现了古希腊自然哲学崇尚对立统一的基本观点。

自然哲学家们十分重视比例与和谐,这在希波克拉底的"四体液"学说中也表现得十分明显。希波克拉底认为,构成人体的四种元素,在不同的比例下,会形成人的疾病和健康状态。这与毕达哥拉斯学派的思想一脉相承。例如毕达哥拉斯学派的阿尔克迈翁认为,健康就是身体湿和干、冷和热、苦和甜等各种因素按比例的融合后,达到平衡的状态。[4] 毕达哥拉斯也认为,当四种元素的数量、力量、体积达到完美比例时,人就享有最完善的健康状态。[5] 而当某种元素欠缺或过剩,人就会感觉到痛苦。虽然希波克拉底的"四体液"说历经千年辉煌,最终被解剖学和微生物学所取代,其很多观点已经无可争辩地被证伪,但是,希波克拉底及其"四体液"说却是医学人文传统的第一块基石。因为,虽然希波克拉底的"四体液"学说以及著作中记载的各种病例和观察治疗手段,在今天看来近乎荒谬,但无论如何,正是希波克拉底把医学与巫术分离开来,人们才开始利用自身的观察能力和理性思维——而不是诉诸神秘力量——探寻人体和疾病的奥秘。这在当时巫医盛行的时代,显然是个"无论怎样估计都不为过分"的壮举。[6] 今天的医学,同样是从自然本身来看待人的健康与疾病,同样把人的肌体看作一个自然存在,常常将疾病产生的原因归结于人体内环境失调,这些看法和做法,恰是起源于希波克拉底。

寻找疾病的自然原因是医学与巫术分离的重大标志,是人认识自然的理性尝试,是对人自身认识能力的肯定。在希波克拉底看来,人的疾病并非神的降罪,人能够通过自身的理性认识疾病,并治疗疾病。在诸多关于希氏与神汉巫术斗争的故事中,我们看到了这种冲突,虽然由于其文献来源的可疑性,削弱了这种趋势的可信度,但是诸多哲学家的记载却为我们提供了侧面的证明,例如在柏拉图的对话录中,就将希波克拉底的理性知识作为其知识论的现实例证。这种思想的产生,本身体现的就是一种对人的崇尚和尊重,是人文主义的核心价值。对医学的信任,本身代表的就是对人的能力的信任和肯定。

(二)古希腊医学人文思想的内涵

一是平等待患。古希腊医学先贤倡导对患者一视同仁的行医准则与职业态度。希波克拉底指出:"凡入病家,无论患者是自由人还是奴隶,尤均不可虐待其身心,无论到了什么地方,也无论需要诊治的患者是男是女、是自由民是女婢,对他们我一视同仁,为他们谋幸福是我唯一的目的。""在各种社会关系中,都应该公正,公正必然能使人作出伟大的贡献。"[7]古希腊医学家将这种思想应用于医疗实践,同时践行了平等的内容。尽管古希腊在整个社会层面不可能普遍实现平等待患,但医学家们的职业理念和身体力行仍然发挥了积极的作用和影响。

二是规范行医。古希腊人规范了从医者的行为。希波克拉底在《预后论》中强调,谁要想准确地预测哪些人会恢复,哪些人会死亡,病情拖延的日子多于或少于多少天,都必须彻底了解全部症状并有能力评论。他在《急性病摄生论》中对疾病的治疗有明确的论述:"若肋部出现疼痛,无论发现早晚,首先用热敷法使之消散,先垫以柔软物,以免不适。"亚里士多德认为:医生不能偏私,不能够受情绪的影响。[8]医生应当具有理性和不偏私的精神,在医疗行为中不能够受到任何消极情绪的影响,且须做到客观、审慎。医学判断就是要特别强调具有客观性。

三是精研医术。希波克拉底强调,要想成为一个合格医生必须抓紧时间钻研业务。他在《箴言》中指出,医学如果经过屡次挫折仍毫无进展那是一种耻辱。他以"时间之中有机会,而机会之中却没有多少时间"这样一种哲学观点来阐述如何行医,认为痊愈需要时间,但有时也需要机会,而机会主要来自医生的医术,精湛的医术则来自于刻苦的钻研。他主张医生的业务必须是全面的,治疗不仅是药物和手术,还包括心灵的修炼。柏拉图也提到:"医生是用心灵医治身体,如果心灵变坏了,他们就不可能很好地医病了。"[9]因此,医生要有良好的教育、丰富的经验,用心灵来治病,而非仅仅是一种简单的技术操作,这就要求从医者必须拿出时间认真精研业务。

四是利他原则。希波克拉底为从医者设定了较高的道德标准。"无论何时登堂入室,我都将以患者安危为念,远避不善之举。"[10]他在其《箴言》中强调:"我之唯一目的,为病家谋幸福。"这实质上是表达了医生要有利他的道德标准。古希腊哲学家也主张要尊重患者权利。亚里士多德在《政治学》中说:患者要是怀疑医师受贿于他的仇敌将有所不利于他时,他可查考药书的疗法和方剂。[8]亚里士多德提出的患者在受到损害时有知晓病情和治疗方案的权利,这既体现了古希腊人本主义的传统,也成为后来西方生命伦理中利他原则的源头和核心内容。现代意义上的利他原则要求医生对服务对象实施有利的医学行为,要尊重患者的权利,对缓解当今医患关系紧张的形势有重要启示。

五是注重仪表。仪表是素养和品位的体现,是积极心态的外在表现。正式的、得体的、优雅的仪表能够增加自信并以乐观心态影响周围的人,去积极面对现实,处理生活中所遇到的各种矛盾、困难和问题。因此,医疗卫生职业尤其要强调仪表。希波克拉底在《礼仪论》中详细地描述了一个理想医生所具备的品格。他强调,医生在实际医疗工作中一定要预先准备全面,接触患者要注意坐姿,说话果断、简明、沉着、镇静。现代医务工作者良好的仪表不仅可以促进医院的行风建设,树立良好的职业形象,而且可以使患者对社会大众产生信任和安全感。

三、古罗马的人文医学思想

虽然罗马在早期与希腊常有接触,但早期的罗马医学几乎以巫术为基础:卡纳、塞拉斯、马尔斯、美腓提斯、鲁西娜、穆塔斯-图塔纳斯等均为罗马人信奉的保护健康的神灵,之后对阿斯克来皮斯的崇拜随着疫病的流行也从希腊传入罗马。自伟大的圣者希波克拉底之后,希腊医学和希腊医生频繁出现在罗马,医生成为一种重要的职业,随之出现不同的医学派别。至公元 2 世纪中期,盖伦脱颖而出,并使罗马医学的光辉在数个世纪内得以延续。

毫无疑问,盖伦是古罗马医学的代表,盖伦的医学思想也是整个古罗马医学思想的体现。盖伦的医学传世巨著《论身体各部分的功能》是西方医学的经典之作和医师的必读书籍,同时也是蕴含深刻人文思想的一部著作。通过解读《论身体各部分的功能》,我们可以看到,古代医生对身体的认识与灵魂教化密不可分。医生作为身体的治疗者同时参与到灵魂教化的工作中,成为和哲学家、诗人一样的城邦教育者。其中的主要人文思想包括：

（一）身体是灵魂的工具

在《论身体各部分的功能》开篇，盖伦写道：所有部分的用处都关涉灵魂，因为身体是灵魂的工具。因此，由于灵魂不同，动物的部分间存在很大的差别。有些动物勇敢，有些怯懦，有些顽劣，有些却温顺，有些好像是城邦中的一员，和大家一起为城邦工作，而有些则孤僻、不具有社会性。在每一种情况下，身体都适合灵魂的习性和功能。

盖伦的这一观点有其传统渊源。《灵魂论》中，亚里士多德就有与之类似的表述："一切自然物体（sōmata）都是灵魂的工具（organa），对于动物的物身而言为诚然，于植物物身而言，也诚然如此，它们统统都是为了灵魂而存在的（活着的）。"[11]盖伦虽然和亚里士多德一样，把身体看作灵魂的工具，但是在《论身体各部分的功能》中，盖伦没有像《灵魂论》中那样，从质形关系和潜能与实现的关系上来思考身体与灵魂，而是通过对身体功能的具体讨论考察身体与灵魂的关系。当盖伦讲"身体是灵魂的工具"时，他试图强调，身体结构是为了适合灵魂功能而被建造的，对身体构造的考察服务于对灵魂功能的考察。盖伦对灵魂功能的考察基于他所持有的灵魂三分的观点。因为身体的构造符合灵魂的功能，所以对身体部分的考察除了涉及手、足、头、眼等器官外，还会涉及与灵魂三分功能直接相关的神经、动脉、静脉等人体组织。盖伦认为，自己通过解剖观察所得出的灵魂三分的观点与柏拉图讲述的灵魂三分正好吻合，可以为其论证提供有力、可靠的依据。因为身体是灵魂的工具，所以通过解剖所获得的对身体的认识可以帮助我们认识灵魂。同时，因为身体从属于灵魂，所以灵魂的功能决定身体的构造。当盖伦把对灵魂三分的讨论和对身体构造的讨论结合起来的时候，他其实是把哲学家的工作和医生的工作结合了起来。盖伦像哲学家们那样讨论灵魂问题，但他在其中加入了医生们所熟悉的解剖观察结果，把对身体的考察引入对灵魂的考察之中；他也像医生们那样讨论身体问题，但他更多的是关注灵魂功能在身体上的实现，更热衷思考哲学家们讨论的灵魂和身体的关系问题。

（二）医疗与教化一致

在指出"身体是灵魂的工具"之后，盖伦对身体如何体现为灵魂的工具进行了解释："因此，由于灵魂不同，动物的部分间存在很大的差别。有些动物勇敢，有些怯懦，有些顽劣，有些却温顺，有些好像是城邦中的一员，和大家一起为城邦工作，而有些则孤僻，不具有社会性。在每一种情况下，身体都适合灵魂的习性和功能。"在这一段讲述之后，盖伦举了很多具体动物的例子，讲解拥有不同灵魂的动物有着怎样与灵魂相应的身体构造。人作为有理性的动物也在盖伦的讨论之列。从盖伦所举的例子里，我们看到，不同灵魂表现出的差异体现在动物（包括人）的品性上，和如何在城邦中生活的问题上。盖伦认为，灵魂在习性和能力上的不同带来了这些差异，而身体所要适应的也就是灵魂的习性和能力。灵魂能力（dumamis）不同造成行为和情感上的差别，而习性（ēthos）讲的则是灵魂的惯常状态。[12] 由灵魂的习性所体现出的是人（或动物）的个性，比如有的勇敢，有的怯懦等。ēthos 除了可以指人的习性之外，还可以指地方风俗。同时，ēthos 作为词根构成了 ēthikos（伦理的）。现代西方语言中的"伦理（ethic、ethik）"一词便源自这一希腊文。当盖伦在这里把 ēthos 和 dumamis 放在一起来谈论灵魂的时候，他对灵魂的讨论更多关注的是人的伦理政治生活。既然身体适合灵魂的习性和能力，那么对身体的考察也就自然被置于伦理生活的背景之下。

在《论身体各部分的功能》中，盖伦讨论的重点是身体的构造和能力。至于这些与身体相关的认识如何在伦理生活中发挥作用，盖伦并没有具体展开。不过，他在全书开始部分所讲的这段话对整本书来说却有重要的意义，为后面的讨论定下了一个基调：对身体的考察不是孤立的，而是与对灵魂的考察联系在一起的，其最终目的服务于"如何才能过幸福生活"的伦理政治问题。盖伦在进行解剖活动的时候，还是进行医疗实践的时候，这一伦理政治关怀始终伴随其左右。

当盖伦讲灵魂三分时，他试图通过灵魂三分理论来解释人的行为和习惯，同时讨论如何才能使人行为恰当、性情良好。盖伦认为，通过他人及自我的教化和训练，我们可以获得好的习惯，从而使灵魂中的非理智部分听从于理智部分。在治疗灵魂疾病的讨论中，盖伦一方面重视理性在灵魂各部的统治地位，通过教化和训练使得灵魂中的各部能够处于合适、恰当的位置；另一方面，他也重视身体对灵魂的影响，重视对身体的调养在教化和训练中所起的作用。

除了人文思想，盖伦更是最早具有人文关怀理念和行为的医学家之一。盖伦医学人文关怀的理念和行为表现在诸多方面。

一是用心倾听与详问病史。盖伦在诊疗过程中十分重视认真倾听患者倾诉，并且强调用患者可以听得懂的话来进行交流，而不是使用专业词汇。盖伦认为病史往往包含着病因、发病机制、情绪困扰、迁移旅行或者饮食改变。[13]478 一位患者向盖伦求治，盖伦经过详细问诊和用心倾听患者叙述得知患者饮用水是由仆人从喷泉流出的水取回的。结合病史和症状，盖伦准确地判断患者吞下了一条水蛭。盖伦指出,欲寻找引起症状的原因从而解释疾病,识别病史中的事件,与患者对话是至关重要的。一名患者陷入一种近乎致命的高热,盖伦用心倾听患者及知情亲友讲述患者的近况,深入了解病史,得出准确的判断:患者的高热是由于迁徙旅行体温升高引起脱水导致。[13]478

二是安慰和爱抚。盖伦是最早提出关怀和安慰患者的医学家。盖伦发现,一些临床问题纯粹起源于"情感问题"或是一种精神症状。在盖伦看来,由于过多的黑胆汁在大脑中集聚,导致谵妄、侵略性或自杀行为和其他心理问题,患者已经变成忧郁症。盖伦认为,愤怒和焦虑的情绪通常是疾病的一个原因,可能导致或加重癫痫发作;与饮食、气质、生活方式和环境因素一起,可以引发严重的失眠综合症和发烧并转变成忧郁。难能可贵的是,盖伦提出对患者要给予多种方式的安慰和爱抚。文献记载,盖伦会为患者调制食物并亲自给患者喂食,为男性患者沐浴和按摩。[13]479盖伦已经具有临终关怀的理念,他认为不应该拒绝为患者治疗,哪怕被认为是患有绝症的患者,也应该依循希波克拉底的建议告知患者的预后;同时,盖伦也注意到某些治疗可能缩短临终患者的生命或造成不必要的痛苦。[13]479

四、中世纪时期的人文医学思想

(一)中世纪医学发展的文化背景

随着西方基督教取得统治地位,神道取代人道,人成为上帝的奴仆,人的主体性消失,神的道德代替了人的道德。这种以神道取代人道的思想从一个侧面培养了人的敬畏之感与仁爱之心,促进了美德文化的形成。基督教道德对医学人文思想影响最大的当属原罪、爱神和爱人等几个方面。

原罪 基督教的原罪观念使人有负罪感,从而培育人的谦逊之感。"自耶稣和保罗以来,基督教一直强调基督徒应当谦卑,……谦卑是人服从上帝、爱上帝的前提,也是人获得拯救的前提。爱上帝的人首先表现为服从上帝,表现为在上帝面前的谦卑。"[14]奥古斯丁从婴儿的恼怒、嫉妒,少年的嬉戏、撒谎等行为,推导出"恶"是人类与生俱来的品格,人要克服掉与生俱来的"恶",就要对神、对人、对自然怀有谦卑之心、敬畏之义。

爱神 耶稣教诲人们要"尽心、尽性、尽意爱主你的神"。按照奥古斯丁的看法,肉体靠灵魂生活,"我的灵魂,我告诉你,你高出一筹,你给肉体生命,使肉体生活,而没有一种物质能对另一种物质起这种作用。但天主却是你生命的生命"[15]。爱上帝是基督教的基本出发点,从而也埋下了人人平等的种子,因为不论你的财富多少、地位高低、职业如何,大家都平等地是上帝的子民,大家所做的事情都是为同一个上帝服务。为上帝服务是每个人的义务,而为上帝服务的表现之一便是为人服务。

爱人　无论是在东方还是在西方,各种宗教都是以宣传人与人之间的互爱甚至是人对其他生命的爱为重点和出发点的。基督教的爱也是一种精神的爱,"它尤其强调爱人如己。所谓爱人如己是说人都是自爱的人。人爱自己胜过爱他人。……要爱上帝并且像爱自己那样爱他人,这就是著名的基督教的邻人之爱"[14]。邻人之爱意味着一种崇高的、善良的美德。人为他人付出情感、献上爱,而且不论其爱的对象是他的亲人、朋友,还是敌人、仇人,这种爱都是只付出不求回报的。

（二）神灵关照下的医学人道主义

在中世纪,受神学影响,科学发展停滞,但"基于医学是一种所有人具有个人兴趣的艺术,它不可能像其他世纪的学问一样完全被宗教控制"[16]4。医学尽可能地从世俗领域转入寺庙和修道院,作为一种实践和工匠传统逐渐保留下来并有所发展。基督教认为"访问病人是僧侣的义务的一部分"[16]21,基督教的关怀精神和对人精神的关注以及对暴饮暴食和酗酒的抵制使医学不仅从理论上而且从实践中得到了发展,特别是医院的建立以及医学课程进入大学,使古代的医学传统得以继承。

虽然基督教思想统治下的中世纪对医学的发展造成了极大的阻力,但基督教的精神却成为了医学人道主义的重要精神财富。"当神成了世俗道德规范的立法者、监督者和审判者时,信徒们就会把自己的言行与神的奖惩联系起来,产生相应的宗教感受,从而接受世俗道德的约束。"[17]近代耶稣教会的教团成员有文化、严于律己、不辞劳苦地献身于基督教事业,将严格的道德规范与精湛的医术结合在一起,并通过传教活动将这种带有神性色彩的医学人道思想传播到了世界各地。基督教的"原罪"要求对神、人和自然怀有谦卑、敬畏之心,这也是医学"敬畏生命"的重要思想渊源。

作为一名医生,更应当对个体生命时时存有敬畏之心和诚爱之意,这是医务人员职业道德的首要出发点。基督教"爱神"的思想则从一个侧面蕴含了"服务"的思想,这种服务思想中实际上蕴含着医学作为一种义务的义利观念。而基督教以普爱为基础的"爱人"思想甚至超越了希波克拉底的医德精神,据说希波克拉底曾拒绝为波斯国王医病,因为他是希腊的"敌人"[18],显示出其"爱有差等"的观念。

《迈蒙尼提斯祷文》由中世纪犹太哲学家、医生、神学家迈蒙尼提斯所写,他长期行医并从事哲学研究,他写的祷文正是中世纪时期神学统治下医学人道主义精神的充分体现,其中,"事功艰且巨,愿神全成功。若无神佑助,人力每有穷。启我爱医术,复爱世间人。存心好名利,真理日沉沦。愿绝名利心,服务一念成。神清求体健,尽力医病人。无分爱与憎,不问富与贫,凡诸疾病者,一视如同仁"已成为医学伦理学史上的名句。而迈蒙尼提斯爱医术、爱病人的精神,仍为今人所赞颂。

(三)以人文教育为基础的专业化教育的开始

中世纪最伟大的人文成就莫过于大学的诞生,这一体制的典型模式就是以人文教育为基础的专业教育体制。而大学的初始阶段,正值经院哲学的鼎盛时期,因此,经院主义方法不仅深刻地影响到大学的神学教育,而且还深刻地影响到各专业学院的教育,医学教育正是在这样的大学体制中,在经院主义方法的影响下诞生和发展起来的。

大学(university)一词由拉丁语 universitas 而来,而 universitas 本意为"综合体",它是由介词 versus(往,朝向)与名词 unum(统一,单独)构成,本身就具有"朝向统一"的意思。在欧洲,大学原本是起始于培养神职人员的主教堂附属学校,起初只进行神学教育,附带传授一些基本文化知识。到了 12 世纪,随着市民社会的发展,城市和行业组织的形式也影响到教育领域。由于知识体系的扩展和学术的发展,出现了很多名师,他们广收门徒,仿效当时的同业行会,组成师生行会(universitas scholarium)。其中,所有的教师联合成特殊的组织即专业行会,称为系或教授会(faculty),它是由拉丁语 facultas 而来,本意为才能,即教授某种科目的能力,后来才开始把这个名词理解为教授某部门知识的大学分部。到了 13—14 世纪,巴黎大学声名显赫,人才鼎盛,学校分为四个学院:文学院、法学院、神学院和医学院。每个学生必须完成文学院的课程,接受"七艺"训练,达到了一定的水准,才能进入专业的医学院、法学院或神学院学习。学生在文学院学习阶段所受到的思维训练,所学习到的知识和态度,势必会为他今后的专业学习打下良好的基础。这样一种以人文通识教育为基础的专业教育模式,其优越性是十分明显的。因此,尽管早期也存在单科独进式的教育模式,例如,那时的撒勒诺医学校就只发展医学教育,但是这一形式很快就被综合大学里的医学教育所取代,可见,人文通识教育在医学教育的起始阶段就已经显示出了它的优势。此外,中世纪大学统一用教会的官方语言———拉丁语作为教学语言,这就使得欧洲各地的学生可以聚集一起共同学习,来自于欧洲各地的教师也都聚集到大学授徒,使得大学在一开始就具有了很强的国际性。这就使得在基督教、犹太教和伊斯兰教文化交融背景下的医学教育能够从各种文化中吸取营养,经过大学培养的医学人才,也就能够以相对统一的标准为社会提供医疗服务,这对于西方的医学体系发展成为一种具有普遍意义的知识系统是极为重要的。

中世纪大学是在以进行神学教育为主的教堂附属学校的基础上发展起来的,而大学诞生之初,又正是经院哲学大行其道的时期,因此,在教学方法上各大学也沿用神学院所使用的"经院主义方法"来培养和训练学生。所谓的"经院主义方法"主要包括讲授和辩论两个方面。讲授是让学生先阅读指定的书籍,由教师诵读教科书原文及其注解,学生逐字逐句地做笔记,授课的内容则被记录、整理为"注释集"。辩论分为两种:一种是课堂上的问题辩论,由教师主持,教师首先提出问题或者论点,再由学生针对问题或论点发表正反两种意见,经过论证与反驳,最后由教师对课题作出结论。另一种是自由辩论,这种辩论在公开场合进行,辩论的问题可以是学术性的,也可以是非学术性的,但是,即使是非学术性的问题,也必须要依照问题辩论的"正反合"模式予以回答。自由论辩一般是在降临期的第二周和四旬斋期的第四周、第五周举行,辩论的规模很大,参加的人包括学生、教师以及其他著名的访问学者。辩论的题目最后整理、汇集为"问题集",各种题目的问题集则进一步汇总为"大全"。它的写作方式也遵从辩论时的"正反合"模式,围绕一个题目提出一系列问题,每一问题都有"赞成"和"反对"两种意见,作者先列举维护这些意见的理由,然后陈述自己的观点,最后逐一反驳其中一种意见的各种理由,并论证另一种意见的各种理由。这样的"问题集"或"大全"则成为新的知识来源。这样一种由"讲授""问题辩论"和"自由辩论"所构成的经院主义方法实际上是十分适合作为经验科学的医学教育的。在医学教育发展中,这样三种教学方式分别演化成理论学习、验证性实验、见习与实习等环节,直到今天它们依然是医学教育的主要途径。

中世纪医学教育与哲学的紧密关系告诉我们,医学教育的诞生与发展,离不开文化交融的大的人文背景,也得益于哲学思潮对于理性和对于人的生命的重视,而以通识教育为基础推行专业教育的大学体制以及"经院主义方法"也对医学教育的诞生与发展作出了积极的贡献。回顾医学教育起始阶段的这一特征,不仅使我们更加清楚地认识到人文教育在医学生培养过程中的重要作用,而且还使我们认识到,兼容并包的学术态度、缜密的逻辑思维方法、对生命意义的尊重、博雅的素质修养、理论与实际相联系的能力,这些都应成为当今医学生人文素质教育所应追求的基本目标。

五、文艺复兴之人文运动与医学人文

文艺复兴构成了西方现代思想的源泉,也是西方人道主义的源头,无论是从词源上还是从内容上讲都是这样的。这个时期的文学人文主义、科学人文主义以及医学人文主义均有着共同的精神气质,表现在其探索精神、求真精神和世俗精神上。

探索精神 文艺复兴时期的文学人文主义者带来的人性观的变革,使人性得到肯定,追求富足的生活和人的快乐不再是罪恶的,满足好奇心和改造自然以提高生活水平自然成为人们的现实要求。无论是为了寻找一卷稀有的古代抄本,还是为了获得一件稀罕的动植物标本,走进大自然去发现、去寻找、去探索成为那个时期的一个主题。丹麦的人文学家彼德·泽伦森(Petrus Severinus)在他的巨著《医学哲学理念》中鼓动人们摒弃一切成见,走向自然寻求真正的知识。[19]正是基于这种探索精神的激励,探索人体的奥秘与探索自然的秘密一样受到人们的推崇。

求真精神 文艺复兴时期的人文主义者从宗教转向哲学,从天堂转向人间,基督教在神学和伦理方面都已失去约束意大利人文主义者的力量。文艺复兴的"核心是文学和艺术。就艺术而言,其风格是从枯槁、僵硬、类型化的圣像绘制,转向自然、逼真的创作表现;其观念是从表达对天国之思慕、仰望,转向表达活生生的'人',包括其形体和内心——因为他是上帝所创造之最尊贵者"[20]。艺术中追求真实的观念与医学中追求真理的宗旨不谋而合,艺术家要研究大自然(包括人)的结构,医生也具有了"艺术家"的气质。文艺复兴时期的画家致力于人体比例的测量、分析、统计,开创了人体测量学和统计学。

世俗精神 文艺复兴时期的人道主义包括两个互相抵触的主题,一是古代文化的复兴,一是世俗的哲学。文艺复兴时期西方的人道,更多地表现为一种对宗教政权的反抗和对心灵自由的追求,是一种新的世俗人道主义。人可以独立认识世界,而不需要上帝、神作为中介,人们可以独立地与上帝交流,而不需要神父和教皇转达。在机械唯物主义哲学指导下,启蒙运动理性的复兴孕育了一批

"无神论者"或"自然神论者",他们从世界的机械性和物质性解释自然和疾病,一方面使医学科学活动去除了宗教传统的干预从而使医学迅速科学化和世俗化,另一方面也满足了广大教民以及神职人员的虚荣心与"心灵的安宁",上帝的灵光与医学的效力往往交织在一起。

关于人的认识不仅是哲学的重要课题,也是医学研究的重要领域,因为医学正是以人为对象的。虽然西方的文艺复兴运动发端于文学、艺术领域,而且当时的医学还延续着古希腊和古罗马的传统,但正是文艺复兴运动带来的"看待人"的思想的变革,促进了医学的进步,特别是技术的进步,使医学逐步成为科学,提升了医学的人道主义"能力"。与此同时,也对医学道德产生了间接的影响。似乎可以这样认为,文艺复兴时期的人文主义者不以严密的、系统的逻辑体系为基础,从而打破了经院哲学的桎梏,为文学艺术创造了自由的空间,从而为科学研究(认识自然和人)创造了自由的环境,促进了自由竞争,活跃了思想自由。正是在这个认识过程中,发现了新的"秩序",而逻辑成为新秩序的工具。

六、实验医学兴起与人文医学思想

18—19世纪是人类历史发展的重要时期。18世纪英国实现工业革命,法国发生大革命,美国爆发独立战争。继英国完成工业革命后,西方国家等主要资本主义国家相继完成工业革命。工业革命的到来,使各大城市日益呈现出富庶、繁荣的景象,人们以层出不穷的政治运动来反抗现实制度,这种解放运动的精神动力来自当时崇尚自然科学与精密科学的思想意识。18世纪,牛顿力学成为近代科学的基础,物理学、化学、天文学、数学、生物学等自然科学也都取得了巨大发展,尤其是物理学的实验方法取得了重大突破,以至于各学科纷纷引入实验方法,这也促进了实验医学的兴起。力学的观念,实验的方法,都进一步促使了生物医学模式的诞生,对现代医学诊疗模式产生了深远的影响。甚至今天,以还原论思想和还原论方法为基础的生物医学模式在医学领域还占据着统治地位。而拉·梅特里的"人是机器"的思想,则为近代生物医学模式的形成打下了深厚的哲学理论基础。总体来看,生物医学模式是不重视人文的,但其"人是机器"的思想理论最初却是在解决身心关系的问题中诞生的,是对宗教压制人性的反抗,而非出于对人文思想的否定。

拉·梅特里是18世纪法国唯物主义哲学的早期代表人物,出身于一个富商家庭。他先学习神学,后改学医学,师从医学家波尔哈维。1745年,因发表《心灵的自然史》一书,得罪了当时的宗教势力和政府,被迫逃离法国,来到荷兰。1748 年,又因发表著作《人是机器》,再次触犯了僧侣和贵族而逃亡到普鲁士,成为普鲁士国王腓特烈二世的御医。1751 年,因亲身试验新药物,导致中毒身亡。[21]拉·梅特里的哲学思想的生成绝非偶然,其唯物主义哲学思想的产生与当时的社会历史条件和先前哲学家们打下的哲学理论根基有着不可分割的联系。17—18 世纪,欧洲资本主义制度已经初步确立,资本主义经济获得了迅速发展。但是当时的封建专制制度依然存在,封建统治阶级用经院哲学和神学思想对人们进行思想统治,并对一些进步思想实施残酷的迫害和打压,以巩固其政权。这与资本主义经济的发展极不适应,资本主义制度和封建制度间的矛盾愈演愈烈,要求摆脱封建制度束缚的呼声也越来越高。拉·梅特里的不幸遭遇和当时的社会背景有密切的关系,这也使得他开始思考自己的人生价值和社会责任,也因此走上了与宗教神学的斗争之路。而当时的反封建斗争,除了要揭开封建制度的外衣外,还要解决人的心灵到底是否依附于上帝而独立于物质,也就是身心关系的问题。[22]拉·梅特里所从事的医学职业特性,使其对这个问题具有更清晰的认识和理解,也使其更清楚地知道应该如何将人们从神圣观念和宗教观念中引回正路,"使他们一开始就怀疑这些观念,信心就立刻消失,因而与宗教也就立刻永别了"[23]。

拉·梅特里认为健全的身体是人的首要美德,认为心灵是依赖于身体的,不管是什么样的心灵状态,都要和身体状态密切相关联。如果没有这种依存关系的存在,就不用提怎么去认识人性或道德了。就像机器一样,如果某个零件坏了或者整个机器瘫痪了,那么,这台机器就无法再运转下去,也就不可能进行生产并创造价值。因此,他认为机体组织健全才是人的首要美德。为了证明这个观点,他以各种不同的动物为佐证并进行比较,比如通过比较人的大脑与其他动物大脑的体积、稠硬度、脑沟纹等情况的差别,证明身体健全、强壮的必要性。人的心灵正是因为机体的成熟和发展而变得强大和成熟起来,并随着机体健全、强壮程度的加深而日益获得更多的聪明才能。机体组织的健全也是一种可贵的自然品质,人的学问、道德、能力等都要来自于这种自然品质,离开了这种品质,一切都是徒劳无益的。对此,人们要珍惜这种自然之赐,并善于节制和利用它,同时也要关爱那些没有从自然得到这样禀赋的人。可以说,在拉·梅特里的思想中已经体现出了人文关怀的精神,这也是作为一名医生所应具备的仁爱情怀和人道主义的品质。

　　机体组织的健全也是一切其他美德的源泉,有了这个前提后,再通过接受教育和学习,那么人就会变成一个完整的、有思想、有道德和有能力的人,就像一块肥沃的并且很好地播了种的土地,将会百倍地把它所接纳的又重新生产出来。人们的思想或创造力,在受到教育或艺术的熏陶后,会取得惊人的效果。可见,拉·梅特里非常重视机体组织的完整性,这既体现了其与此前有的哲学家不一样的身心关系思想,也体现出其作为一名医生具备职业特性,那就是要医治人的身体,使人体各组织能正常运转。

　　此外,拉·梅特里所提倡的节制饮食的健康教育思想,气候与健康的关系,人与人、人与自然和谐相处的生态关系思想等,也颇具人文精神,对今天仍具有重要的启发意义。

　　拉·梅特里作为医学家和哲学家所具备的责任意识和历史担当精神,本身就是人文精神的最大体现。为了批判宗教神学的错误思想,拉·梅特里不惜冒着各种危险,哪怕是牺牲自己,也要找出事实来论证自己的观点。然后用真理去影响他人,使人们摆脱愚昧,并与宗教势力作斗争,一定程度上也为资本主义经济的发展提供了思想基础。这种追求真理的精神,充分体现了一个科学家对人类实现自由、全面解放和发展的关怀与社会责任,这种关怀超越了人的自我现实生存状况,是人的本质和自由意志的回归。19 世纪是医生职业地位确立的时代,由于医学技术的迅猛发展和医疗机械设备的不断更新完善,医生在疾病和死亡面前发挥的作用越来越主动,社会地位显著提高,社会角色实现了功能性转换,医学作为一个正式独立的学科以更科学的姿态登上历史舞台。19 世纪的欧洲面临空前变革,工业革命造成大都市人口的大量聚集,为大规模的传染病流行创造了有利条件,城市卫生医疗环境面临严峻冲击。在此背景下,现代西方医学技术取得了突破性发展,临床医疗、学理研究与药品开发都获得迅速发展。外科手术的精进、麻醉药品的开发与临床使用、公共卫生观念的建立、传染病的研究与防治、精神疾病的分析与治疗、医疗体系的制度化基本都在 19 世纪的后半叶实现了。当时整个西方社会浸润在迷恋一切科学事物的氛围中,科学革命给思想界带来一场名副其实的风暴。但同时,一些有识之士看出其中的危害,并发出了自己对医学人文精神的召唤。19 世纪美国结核病专家爱德华·特鲁多医生有一个著名的墓铭:有时可治愈,常常会有缓解,总是应安慰。同时期哈佛大学的奥利弗·霍姆斯也曾写道:"如果现在把药物都沉入海底,对人类将是一件天大的好事,只是害了鱼类。"说的是过去医学的无奈和关怀的温情。早在 19 世纪

20 年代,德国病理学家魏尔啸就提出自己的观点:"与其说医学是一门自然科学,不如说它是一门社会科学。"20 世纪 50 年代,西方一位著名的医学史家亨利·西格里斯对魏尔啸的观点做了进一步的阐释:"当我说医学是一门自然科学,不如说它是一门社会科学的时候,我曾经不止一次地使医学听众感到震惊。医学的目的是社会的。它的目的不仅是治疗疾病,使其个体机体康复,它的目的是使人调整以适应他的环境,作为一个有用的社会成员。为了做到这一点,医学经常要应用科学的方法,但最终目的仍然是社会的,每一个医学行动始终涉及两类当事人:医生和病人,或者更广泛地说,医学团体和社会。医学无非是这两群人之间多方面的联系。"

七、当代人文医学思想的发展——以美国为例

20 世纪 30 年代是现代医学的发端。由于现代科学包括基础生物医学乃至医学试剂和器械研究的迅猛发展,临床医学迅猛崛起。现代医学发展的主要特征是向着微观和人体内部方向探索,开创了一个与既往几千年以群体卫生和预防为主导的相反和互补方向发展的时代,进入了一个以个体诊断和治疗为主导的时期。今天如果无仪器几乎无法看病。医学干预不断地推进着其前沿阵地,从宏观到微观到再微观,即从身体的外部到身体的内部,到器官、组织,到细胞、分子,医学开辟的新阵地越来越多。关于个体的诊断和治疗变得前所未有的强盛。

但生物医学不仅是治疗救人的学问,在法西斯的手中也可以成为杀人的工具。因此,没有伦理学指导的医学是不可以被接受的,鉴于大屠杀和不人道的人体实验的教训,为规范医疗行为,西方国家对于科研和临床医学建立了一整套非常严格的法律和法规。如 1946 年的《纽伦堡法典》、1964 年的《赫尔辛基宣言》、1976 年的《贝尔蒙报告》等,都是具有普世价值的国际医学伦理学纲领性文件,其中的原则被国际医学界普通接受。这些原则和规范及其背后的理念正是人文医学学科群得以建立的基础。在这一方面,美国走在了世界的前列,因此,我们不妨以美国的人文医学思想发展为例,一窥其究竟。

1. 社会背景

一是各类权利运动的蓬勃发展。美国人在 20 世纪中叶经历了一场革命,这场革命的矛头指向社会生活的各个层面:生活方式、两性关系、种族关系、道德和科学等。当然,这场革命是由一系列运动组成的,包括黑人运动、妇女运动、学生

运动与新左派运动、反正统文化运动以及工人运动。黑人运动既是这一系列运动的主体,又是其先导。这些运动都有着各自不同的成因,但都集中反映了美国社会不平等的现实。社会各阶层希望通过运动的方式来满足自身的权利,并表达其对平等、自由与民主的渴望。

二是新政策的实施。肯尼迪总统的"新边疆"施政纲领与阿波罗登月计划,正是对黑人民权运动与科技革命的最好回应。1964 年,约翰逊签署了比肯尼迪原法案还要强硬的民权法,而且正式提出了向贫困宣战的口号,这些为 1965 年的"伟大社会"立法奠定了基础。他在 1965 年 1 月的国情咨文中,正式提出"伟大社会"的施政纲领,并在随后的 6 个星期内向国会提交了 83 个特别咨文,要求国会在教育、医疗、环境保护、住房、反贫困和民权等领域采取广泛的立法行动,使美国 20 世纪 60 年代的自由主义改革进入高潮。这些法案包括 1965 年的高等教育法、医疗照顾法和医疗援助法。后两个法案极大地减轻了老年人和穷人的医疗负担,扩大了医疗保险的覆盖面,1967 年享受医疗援助的穷人达 520 万。此外,约翰逊还使国会通过 40 多个其他医疗法案。在教育与医疗改革上的成功,使约翰逊自诩为"教育总统"和"医疗总统"。

2. 医学背景

第二次世界大战对美国的医学发展起到了极大的推动作用。战争中,大量的医学家以及医学科研工作者到美国寻求庇护,这也在一定程度上加快了美国医学技术的发展。

(1) 疾病谱系的变化

二战后,美国医学的一个显著变化表现在疾病谱系的变化上。在这一阶段,老龄人口激增,继之而来的社会与疾病问题主要为退行性疾病的大量出现,包括癌症、心脑血管疾病、肾脏疾病、中风以及其他脏器疾病。这些疾病的出现意味着对医院设施、健康保险系统和福利项目需求的增长。老年人及其家人面对这些疾病时,他们所感到的往往是痛苦、无助和对药物的依赖。面对这一变化,"高技术"的医学也显得无能为力。这一时期,剧烈的社会变革广泛地引发了人们的焦虑心理。

(2) 医学技术的发展

20 世纪中叶是现代医学发展的转折时期。在基础医学领域,分子生物学的兴起,为医学家探索生命与疾病的奥秘开辟了新路径,关于遗传、神经、免疫、内分泌等生命现象的研究获得重大突破。在临床医学领域,抗生素、激素、化学药物、心脏外科、器官移植、人工器官等的应用,让医生相信现代医学什么都能做也应当做。由于疾病谱系的变化,相应的医学技术也逐步发展。生命维持技术在这一时期得到了充分的发展,对于慢性退行性疾病的维持治疗技术也得到了发展。技术的发展,造成了医患之间关系的疏离,旧有的田园牧歌式的医患关系被医院中陌生人的关系所取代。医患之间不再是平等的主体之间的关系,而变成了以医生为中心、以疾病为中心的单纯的、科学化的模式。可以说,这一时期,生物医学模式的发展达到了顶峰。

（3）医学教育的进展

正如亨利·E. 西格里斯特（Henry E. Sigerist）所指出的,医学的观念是随着时间而变化的,并不断地进化。因此,医学教育不会达到确定的形式,而只会去适应变化的环境。每一个社会都要求其医生拥有知识、技能以及献身于患者的品质。但是,医生在社会中的位置、其所负担的任务以及行为规范在每一个阶段都随着社会的发展而变动。在巴比伦时期,医生就是牧师;在古希腊,医生则是工匠;在中世纪早期,医生是牧师,而晚期医生则是学者。自然科学的兴起又使医生成为科学家。很明显,对医生的要求以及医学教育的任务在各个阶段都是不同的。我们必须知道社会需要的医生的理想模型,即医学教育的目的是由两个主要因素确定的:当时的社会经济结构和医学科学所使用的技术方法。

这一时期的医学教育为了适应社会经济结构和医学科学技术的发展,也作出了相应的调整。美国国立卫生研究院在全美兴办了 9 个医学中心,并进行医学课程改革的试点工作。西部储备大学的医学院将课程改革的重点置于以下几个基本概念之上,即疾病的机理、继续自我教育、科学批判的发展、优雅的技巧以及理念的教导。这些课程改革调整了必修与选修课程之间的比例,同时设置了相应的医学人文课程以供备选。Henry E. Sigerist 在 1939 年做过一次调查,表明医学史唯在约翰·霍普金斯学院获得系科地位,其余的院校只是由各系成员偶尔以讲座的形式开设课程。而 30 年后,全美已经有 16 所院校拥有全职医学史教授,其中几所还拥有研究生计划（项目）,可以培养高学历的人才。医学人文课程在 14 所学校中为必修课程,另有 25 所院校作为选修科目开设。

3. 人文主义思想背景

20 世纪中叶的美国,正是工业文明飞速发展的时期。伴随着技术的进步,科技理性逐步与人文主义精神相背离。此时,世俗人文主义、新人文主义与生态人文主义,先后以不同的方式呈现于反思与批判工业与科技文明的历史行程之中。世俗人文主义的代表人物库尔茨关注人本身的道德经验,反对超自然的宗教形式;萨顿的新人文主义从其专业科学史出发力图在科学与人文间架起一座桥梁;卡森的生态人文主义思想正是对工业社会破坏性的有力批判,也是对当时的生态危机、自然的价值危机的一种拯救。

不难看出,人文主义思想在 20 世纪中叶的发展是对技术理性、工业社会、科学权力的一种批判,同时,也是对人性的一种关怀与诉求。

4. 医学人文学发展概况

社会科学和行为科学工作者加入到医学教育与研究中始于 20 世纪 50 年代,并不断地增加。对医学的认识需要一个整体的框架,其中包括与人的生物学属性及其所处的物质环境相关的人类行为的心理、社会和文化层面;强调从整体上理解医学科学与卫生保健,促使医学寻求社会科学的帮助,尤其是与预防医学、公共卫生和心理学相关的方面。可以说,20 世纪中叶美国医学与社会的发展都处于深刻的变革之中,两者之间需要互相调整以适应各自的发展。这种调整与适应的工作恰恰需要医学人文学来完成,而此时,人文社会科学的理论发展渐趋成熟,可以胜任这一工作。

以美国为例,20 世纪初,美国著名医学教育改革家弗莱克斯纳发表报告,在卡内基基金与洛克菲洛基金的资助下,部分大学展开了改革试验。其特点主要是:医学生要求从完成四年制大学的毕业生中招录,医学院实行四年学习制,前两年进行以学科为主的生物医学教育,后两年实行以医院为基础的见习生制度。这种制度避免了医学院校的片面发展,有利于医学生人文精神的培育。医学教育的改变使得医学人文精神的培育也随之变化。20 世纪 80 年代美国对医学院校的课程进行了改革,发表了《为二十一世纪培养医生》和《美国医学教育未来的方向》的报告,确立了美国医学教育的重点,美国国会于 1993 年 4 月通过了克林顿政府提出的《2000 年目标:美国教育法》,在美国历史上第一次将历史、艺术、语言与教学、自然科学并列为教育核心学科,即相当于我国中学的主科或大学的必修课程。在这种时代环境下,美国高等医学教育的人文精神培育纷纷在各医学院开展起来,具体做法表现在:首先,进一步使医学教育与变化中的医疗卫生服务需求相适应,加强预防医学教育,加强增进健康和初级保健医生的培养。其次,强调对招录医学生资格的要求,医学生须通过均衡地学习自然科学、社会科学与人文知识,为接受专业的医学教育做好准备。最后,改革入学考试制度,提倡具有社会科学与人文知识背景的学生报考医学院,入学考试强调应试者的辩证思维能力、交流技能和处理问题的能力。

以国际公认的一流医科大学哈佛大学医学院为例,为培养出复合型医学人才,该院在课程安排上进行了改革:医学生在入学第一年就开始接触患者,课程采用小组讲授讨论的方式,以便锻炼医学生与患者的沟通技巧,从而进一步了解医生应担负的社会责任感。同时学生还可根据个人兴趣同时选修与社会医学有关的课程,这间接扩大了医学生的知识面,使他们对人性价值有更深入的认识与了解,从而在诊治过程中更有耐心,更易获得患者的信任。课程设置方面实行核心课程计划,核心课程包括文学、艺术、历史研究、道德推理、社会分析、科学等,其中大部分属于人文社会科学课程,这些课程需占据大量学习阶段的时间,使医学生能够具有优秀的人文素质基础。加强人文精神培育的着眼点主要有:专业人才与复合型人才教育相结合;进行课程改革并扩大人文课程比例;注重在临床实践中对医患关系的教育。这种做法对西方医学院改革起到了引导、启示的作用,掀起了医学教育人文课程改革的高潮。

各地医学院纷纷展开人文课程改革,具有代表性的有纽约大学医学院什斯隆·克拉科夫(Sharon K. Krakcov)博士等人在美国医学教育杂志上发表的报告,其用几个具有代表性的项目例证了该院人文精神培育的情况及其在课程领域采取的有效措施。通过课程入门、职业素养入门、优秀生项目、文学出版物四种途径进行人文精神的培育。首先为刚入学的一二年级医学生开设"医生、病人和社会"作为入门课程,其目的是从理论上学习同患者交流的技能,并在医疗实践中同患者建立良好的关系。整个教学过程中,医学生要逐渐学习作为医生的职责和人本主义的医疗方法。这门课程包括有关伦理学、沟通技巧、行为医学、预防医学、文化多样性、卫生政策、慢性病和疼痛处理以及家庭暴力等方面的实质性内容。为三年级的学生开设"医学教育的人本主义"方面的课程,其目的是通过提供各种机会让他们去识别和探索在职业生涯时期出现的问题,帮助在内科轮转见习的医学生确认他们是否具有成为一名富有人性的执业者的能力。其次是职业素养入门。纽约大学医学院于2002年成立了职业素养委员会,目标是强化逐渐成长的大学文化教育,使师生理解并接受这种文化价值,对医学职业的价值作出了较好的回应。再次是优秀生项目。纽约大学医学院于2000年设置了优秀生项目,目的是保证人本主义始终是在当代富有挑战性的环境中提供医疗保健的基本内容,就像强调正确掌握科学知识和诊断技巧一样。该项目以各主要学社为中心,分别是生物医学与健康科学学社、医学信息和生物技术学社、卫生政策与公共卫生学社、生物伦理学与人权学社、艺术与医学人文学社。医学生可根据各自的爱好选择一个学社参加活动。最后是文学出版物。优秀生项目于 2002 年秋出版了《对话：关于医学、人本主义和职业素养的反思》，主要刊登学生创作的有关医生和患者体验的文章、诗歌等艺术作品的汇集，以及教师给予的评语，该杂志扩大了在医学院校范围内传统的师生沟通渠道。

不仅美国在医学教育中注重对人文精神的培育，20 世纪中叶后，英国、德国、加拿大等西方发达国家也在人文精神的培育上采取了改革措施，医学人文类如医学哲学、医学伦理学、医学逻辑学、医学史等学科重新受到重视，并相继成立了专业学术团体与研究机构，专业类杂志日见其多。医学人文精神培育注重在个人的情感体验中得到心灵境界的升华。

（夏媛媛）

参考文献：

[1]卡斯蒂廖尼.医学史[M].程之范,译.桂林:广西师范大学出版社,2003:83.

[2]程之范.西方古代医学[J].中华医史杂志,1994(1):56.

[3]杜治政.医学伦理学魂归何处?——医学伦理学 30 年的回顾与思考之二[J].医学与哲学(人文社会医学版),2010(11):1.

[4]汪子嵩,范明生,陈村富,等.希腊哲学史[M].北京:人民出版社,1988:68.

[5]Plato.Phaedo[M].Translated by Harold North Fowler.Cambridge,MA:Harvard University Press,2014:85E-86D.

[6]杜丽燕.希波克拉底精神与西方人文医学理念[J].自然辩证法通讯,2006(6):12-16,111.

[7]希波克拉底.希波克拉底文集[M].赵洪钧,武鹏,译.北京:中国医药出版社,2007:138.

[8]亚里士多德.政治学[M].吴寿彭,译.北京:商务印书馆,1965:171-173.

[9]柏拉图.理想国[M].郭斌和,张竹明,译.北京:商务印书馆,1986:118.

[10]Hippocrates.Aphorisms,in Great Books of the Western World[M].Chicago:William Benton,1980:131.

[11]亚里士多德.灵魂论及其他[M].吴寿彭,译.商务印书馆,1999:96.

[12]Singer P N.Galen:Selected Works[M].Oxford:Oxford University Press,1997:150-176.

[13]Mattern S.Galen and His Patients[J].Lancet,2011,378(9790).

[14]杜丽燕.爱的福音:中世纪基督教人道主义[M].北京:华夏出版社,2005:272.

[15]奥古斯丁.忏悔录[M].周士良,译.北京:商务印书馆,1996:191.

[16]Gordon B L.Medieval and Renaissance Medicine[M].London:Peter Owen,1959.

[17]吴倬,韦正翔.宗教道德与社会主义道德[J].学习与探索,2001(3):29-33.

[18]King H.The Power of Paternity:The Father of Medicine Meets the Prince of Physicians [M]//Cantor D.Reinventing Hippocrates.Aldershot:Ashgate,2002:31-32.

[19]Shackelford J.The Chemical Hippocrates:Paracelsian and Hippocratic Theory in Petrus Severinus' Medical Philosophy[M]//Cantor D.Reinventing Hippocrates.Aldershot:Ashgate,2002:64.

[20]陈方正.在科学与人文之间:理性的成功、限度与蜕变[J].科学文化研究,2004(1):35-71.

[21]丹尼斯·于斯曼.法国哲学史[M].冯俊,郑鸣,译.北京:商务印书馆,2015:377.

[22]梁景时.论拉·梅特里的机械唯物主义哲学的传承[J].通化师范学院学报(人文社会科学),2015(2):68-75.

[23]拉·梅特里.人是机器[M].顾寿观,译.北京:商务印书馆,2009:1.

第三章　人文医学研究方法

人文医学的研究方法可分为三类：第一类是狭义实证方法，如以统计计量为特征的方法；第二类是广义实证方法，如史料研究法、文献研究法等；第三类是非实证方法，如哲学现象学方法、结构主义方法等。

实证方法的适应域在人文医学不同的学科中是有差异的。人文医学从总体而言是研究身体的学科而非研究物体的学科，因此，人文医学具有显著的非实证性。身体、人性、心理、思维、身体间性等有很多非实证的元素，这些都是狭义实证方法的盲点。人文医学方法论的特征是体悟、洞悉、理解，而不是观察、实验、实证。

第一节　人文医学方法论思想

一、现象学方法论思想

（一）现象和现象学

"现象"（phenomenon）一词来自希腊文的拉丁词"αινομξνονλογος"。这个词由两个组成部分"αινομξνον"（显现者）与"λογος"（逻各斯）构成，意思是显现之物的表象。现象学（phenomenology）是 20 世纪兴盛并影响至今的哲学思潮。狭义的现象学指由 E. 胡塞尔（Edmund Husserl）创立的哲学流派。

在神学的语境中，"现象"是一个神学词汇。"现象"具有的"显现"的含义，主要是指上帝的"显现"或"奇迹",上帝的"显现"只有选民才能看到。"现象"是神的启示,其蕴含的意义的重要性不言而喻。神学家认为,哲学研究的任务就是找到一种正确理解神的启示的方法。

在现象学的语境中,"现象"就是得以显现之物。而"显现"总是意识的显现。实际上,现象学正是通过意识的自我显现来揭示事物本身,也就是说,显现于我之物即事物本身,现象恰恰是最本质、最深刻的。

(二)胡塞尔和海德格尔的现象学方法

胡塞尔认为哲学是"最高的、最严格的科学"。作为最严格的科学,哲学就应该摆脱一切预先被给予的东西,达到彻底的无前提性。胡塞尔提出的现象学的方法论主要由两部分组成:现象学的还原方法和现象学的描述方法。现象学的还原方法过滤与还原研究对象,把不能达到"严格科学"所要求的绝对自明性的研究材料与预设排除出现象学研究范围,把研究材料还原到其本来应属的层次。现象学描述方法则可以使隐藏在研究对象中的事物本身显现出来,从而使现象学真正"朝向事物本身"。

现象学的还原方法有广义和狭义之分。广义的现象学还原方法是现象学所有方法的总称;狭义的现象学还原方法是指从自然科学的认识还原到思维的直观认识,从超越的认识还原到内在的认识,亦即还原到纯粹的主体性上去。还原方法的具体步骤是悬置。所谓悬置,指的是阻止已有的判断,停滞一切偏见甚至是前见。悬置的内容包括已有的科学观念、形而上学、理性、客观主义等前见。悬置的过程是,将外部实在世界是否存在存而不论,将其排除在研究领域之外;在对象被中立化之后,进一步使得被认识者作为显现者显现。也就是说,悬置之后仍能依靠自身而显现出来的东西就成为现象学的研究领域。意向性问题是现象学的核心。意向性表明人的意识总是指向一个对象,悬置之后,现象学的意向活动的范围就被限定在纯粹意识内在性领域之中。胡塞尔指出,现象学的还原方法是一种意识范围内的反思。总之,胡塞尔的现象学还原方法就是从这个客观对象之物向原初意义域回溯,把研究对象还原到纯粹的意识领域,而把不能在意识中直接呈现出来的现象排除在研究范围之外。

现象学的描述方法是对所探讨的对象进行忠实的描述。现象学描述方法为什么强调如实地描述对象本身?胡塞尔企图以此批判17世纪自然科学和哲学的研究方法。17世纪自然科学家们大都倡导"简单性原则"或"思维经济原则",致力于寻找最简单的基本要素并用以解释世界,将极其复杂而又变化无常的异质的自然现象简化为"原子""粒子"等,并以量的大小来解释其质的差别。而当时西方的哲学家们则继承了古希腊哲学传统,认为哲学家的任务应当透过事物的外表去寻找事物的本体或本质,并且认为,真理、美、善的规范就存在于"理念世界"或"绝对精神世界"。因此,从根本上说,现象学描述方法正是为了反抗自然科学方法和传统形而上学方法而提出来的。现象学的描述方法实质即在现象学的描述中,事物能够如其所是的、以其明晰或模糊的样态被展现出来。总之,现象学描述方法是描述每个意识的构成行为,对在意识中直接呈现出来的"纯粹现象",尽可能地做出如其所是的描述。

胡塞尔没有能够有效地摆脱近代哲学传统的影响,虽然他为了寻求坚实的哲学起点而诉诸无可置疑性,但是,这与笛卡儿普遍怀疑的方法异曲同工,而他最终向自我意识的回归也与笛卡尔殊途同归,他的现象学始终没有超越意识哲学,最终转向了笛卡儿主义。胡塞尔甚至将自己的现象学称为"新笛卡尔主义"。深受传统思想影响的胡塞尔并未能充分理解由他自己创设出来的哲学新倾向的意义,这个任务是由海德格尔完成的。海德格尔将现象学方法的革命性内涵充分地挖掘出来,并使之结出了丰硕的思想成果。海德格尔一直坚守着"面向事物本身"的诉求,将之作为现象学方法的基本取向。在这一基本取向指引下,海德格尔成功地将现象学的本身的革新潜能释放了出来,从而超越了近代哲学传统,开辟出了全新的思想天地。海德格尔认为,胡塞尔的现象学还原方法中没有人的整体存在,仅仅是将意识割裂出来加以分析,违背了面向事物本身的根本原则。只有在人的整体存在的基础上才能真正把握意识意向性的实质。现象学的真正事实就是实际生命经验本身。现象学的描述方法就是要"如存在者就其本身所显示的那样展示存在者","现象学描述的方法论意义就是解释",即诠释[1],在"解释学处境"中找到所解释者本身就具有的意义。

(三)莫里斯·梅洛-庞蒂的身体现象学方法

现象学方法是指通过人的实践去展现存在的本质然后再加以描述的方法,其基本特征是:排除任何成见;面向事物本身;现象展现本质;直观把握现象;描述阐述事物。胡塞尔现象学方法突破了自然科学与传统哲学的束缚,卸下自然科学和传统哲学研究方法和成见的重压,为沉闷的意识哲学研究堡垒打开了通向身体之窗。海德格尔现象学更是指出,现象学在意识窠臼中绕圈子是没有出路的,现象学的研究方法要指向生命整体而不仅仅是意识。在这样的条件下,莫里斯·梅洛-庞蒂的身体现象学呼之欲出。

胡塞尔的还原使一种对世界的认识获得了有根据的保证:世界的根据在于意识;海德格尔以来的还原导向是一种本真的此在在世,世界的根据在于生命此在;莫里斯·梅洛-庞蒂将目光聚焦于知觉和身体,世界的元素是"肉"。

莫里斯·梅洛-庞蒂认为,现象学还原的关键是要返回到意识与世界的原初关联,回到现象或原初知觉经验。返回知觉正是莫里斯·梅洛-庞蒂所理解的现象学还原。知觉经验是最原初的经验,是一切科学和认识的基础;知觉就是"身体—主体"与世界之间的一种直接对话和作用关系。由此,当下哲学的任务恰是返回我们的存在元场所——知觉与身体。知觉是莫里斯·梅洛-庞蒂学术研究的最关键主题。他赋予知觉一个哲学上源发的首要地位。在其看来,知觉是我们和世界打交道的最原初的方式,只有通过对知觉的重新描述才能返回存在本身。在莫里斯·梅洛-庞蒂哲学中,身体、物体和世界都是被知觉联系在一起的,甚至可以说它们只有作为知觉的身体、物体和世界才必然是在世存在的人的身体、物体和世界。在知觉身体的基础上,整合存在与理性的关系,从而使得认识论和身体本体观交接在一起,既承认人在世存在的身体自在,又不否定意识对人类世界的建构自为。身体概念是莫里斯·梅洛-庞蒂现象学的核心概念。对他来说,人就是他的身体。主体性的真正含义不是意识,而是超越了主客、心物对立的或者说是心物交融的身体。因此,意向性的真正的本质是身体的运动和表达,"它不仅适用于我们的意识活动,并且构成我们对世界的全部关系以及我们对他人的'行为'的基础"[2]。

莫里斯·梅洛-庞蒂现象学方法具有鲜明的反笛卡尔二元论的特征。莫里斯·梅洛-庞蒂的抱负就是发展一种非笛卡尔式的现象学。正是为了超越笛卡尔主义的身心二元论,莫里斯·梅洛-庞蒂才提出了非心非物、亦心亦物的"身体"这一核心范畴,用身体的表达代替"我思"以及相应的在胡塞尔那里的纯粹意识的意向性。

（四）现象学方法的意义

1. 突破意识哲学二元论的模式定位

现象学方法悬置了意识哲学思维与存在关系的争论,以意向性确证世界,面向事实本身,在生活世界现象中统一传统形而上学的精神与物质、理性与感性、灵与肉等二元对立项,这就突破了近代哲学主客截然对立的非此即彼的二元模式,而将主、客体均统一于纯粹内在的意识之中,更确切地说即统一于主客关系的基础的意向行为—意向对象这一意向性结构之中;而描述方法则不断拓展问题的广度和深度,不断揭示出更深入的问题,激励人们进行新的探索,这是一种不断开启新的思想领域的方法。这些为身体哲学新方法、新观念、新视角的运用与实践提供了思路和途径。

2. 奠定人文医学的元哲学方法

莫里斯·梅洛-庞蒂的身体哲学方法颠覆了意识哲学重心贬身的传统,彻底解开二元论哲学对人类哲学捆绑的死结,将知觉、感受、身体、身体间性等作为哲学研究的基本单元,开启了以身体为本来面目、以知觉为基本介面、以感受为基本状态、以身体间性为基本关系的哲学认知方式的革命,为人文医学理论体系的建构提供了元哲学、元方法,为人文医学的实践提供了元动力、元途径。

(刘　虹)

二、结构主义方法论

从 20 世纪 50 年代开始,具有独特思想和方法论的结构主义,在哲学、人类学、历史学、社会学、语言学、文学理论等领域引起了极大的反响和深刻的变革。无论是作为哲学层面上的世界观和方法论,还是作为人文社会科学领域的研究方法和范式,结构主义实际上已经对西方的教育研究产生了重大影响。[3]49 人文医学的学科构架、理论范式、研究方法等也亟待审慎地梳理与讨论。结构主义方法无疑在人文医学学科建设的多层面讨论中可以为我们提供一个比较好的视角与方法。

(一)结构主义的产生

发端于 19 世纪的结构主义方法论(structuralism),最初由瑞士语言学家索绪尔(Ferdinand de Saussure)创立,他去世后,其《普通语言学》由学生整理并出版,该书对结构主义思潮产生了深远的影响。人们把索绪尔敬称为"结构主义之父"。

索绪尔认为当时的主流语言学——比较语言学在研究方法中有一些弊端,它虽然对一些语言事实进行了历史性比较,但忽视了语言要素之间相互制约、相互依赖的关系,即忽视了语言是一个系统的整体。区别于比较语言学的观点,索绪尔把具体的语言行为("言语")和人们在学习语言中所掌握的深层体系("语言")区别开来,把语言看作是一个符号系统。产生意义的不是符号本身,而是符号的组合关系,研究符号组合规律之学问是语言学的主旨。这里索绪尔所使用的"系统"一词与"结构"一词,意思是一样的。他把语言的特点看作是意义和声音之间的关系网络,是纯粹的相互关系的结构,而该关系与结构正是语言学的研究对象。

20世纪40年代末,法国人类学家列维-斯特劳斯在自己的人类学研究中引用了语言学中的结构分析方法,并在《语言学与人类学中的结构分析》中提出了一套全新的概念体系,从而正式开创了结构主义这个学派。这个学派最重要的特征就是将各种文化视为可以对其成分之间的结构关系进行分析的系统。并且,他认为社会文化现象具有深层的结构体系,而具体的习俗、故事都是作为"语言"之元素而存在。他对于原始人的逻辑、图腾制度和神话所做的研究就是为了建立一种"具体逻辑"。他不靠社会功能来说明个别习俗或故事,而是把它们看作一种"语言"的元素,看作一种概念体系,因为人们正是通过这个体系来组织世界。

列维-斯特劳斯钟情于结构主义人类学,在他所理解的语言结构主义体系中,人类的思想就像一个大的贮存库,里面装满了各种自然物质,从中选择成对的成分,就可以形成各种结构。对立的两种成分,可以分开,各成单一成分,这些单一成分又可构成新的对立成分。列维-斯特劳斯认为,结构主义人类学领域除了包括索绪尔所说的聋哑人的字母、象征仪式、礼节形式、军事信号等自然符号外,还应加入许多别的符号系统,如神话语言、构成礼仪的口语和手语符号、婚姻规则、亲属制度、习惯法以及经济交换的某些形式。[4]

列维-斯特劳斯提出结构主义人类学并进行系统研究后,结构主义很快在学术舞台(尤其在法国)崭露头角,并对世界范围内的人文学科研究产生了重要的影响。提到20世纪的重要社会理论必然要关注结构主义,其思想方法渗入社会学、语言学、人类学、发展心理学和生物学等众多专业学科,而且每种专业学科视角对结构主义的理解都迥然不同。

(二)结构主义方法论

要理解结构主义,首先要关注"结构"这个概念。从拉丁词源上说,"结构"是指"部分构成整体的方式"。[5]序7结构主义认为整体大于要素与部分,结构整体对要素有制约作用。皮亚杰指出,结构是一个包含着若干个转换的体系,而不是某个"静止"的"形式";结构具有相对封闭性,因为它是本身自足的,理解一个结构不需要求助于和它本性无关的任何因素;结构又是普遍的,具有整体性、转换性和自身调整性。[6]2

我们不能以传统的哲学流派去理解结构主义,它更多的是体现了一种方法论。结构主义将语言学中的结构分析方法当作学术研究的普遍方法,以个体所处的客观存在的结构(如语言结构、社会结构等)作为其思考的原点,力图超越传统的主体性形而上学和实证主义的理论框架。正因如此,皮亚杰认为,结构主义不是一种学说而是一种方法或者方法论。[6]2 当然,结构主义方法论中的"结构"是一种深层的"结构",列维-斯特劳斯称为"超越经验的深远的存在"[3]50。尽管看不见,但却是一种根本性的、决定性的存在。

结构主义可被看作是一种具有许多不同变化的概括研究方法。广泛来说,结构主义企图探索一个文化意义是透过什么样的相互关系(也就是结构)被表达出来的。根据结构理论,一个文化意义的产生与再创造是透过作为表意系统(systems of signification)的各种实践、现象与活动,来找出一个文化中意义是如何被制造与再制造的深层结构。结构主义带有一定的科学主义和客观主义的色彩,注重社会(系统、秩序)对个人的影响,重视对认识论的研究,结构主义方法的中心课题就是从复杂多变的现象背后找出稳定不变的秩序或者结构来。[3]49

在 20 世纪 60 年代,结构主义为什么在法国特别盛行呢? 结合历史背景可以追寻其背后的原因:结构主义可以被看作社会和语言危机的表现以及对这种危机的反应。二战后的法国和其他曾经将版图延伸到国土之外其他土地上的老牌资本主义国家一样,因为第三世界国家的觉醒与独立,法国的学者们已不能自由地出入曾经是他们殖民地的第三世界国家进行实地考察,重视调研的实证研究方法开始受限,而重视思辨的结构主义方法的出现,正好弥补了这一缺陷。另外,二战后法国经济快速地恢复与发展,慢慢消解了之前存在主义哲学生根、发展的土壤,"个人""存在""自我意识"等这些存在主义的概念不再受到人们的追捧,在这种背景下,存在主义退潮,而作为其否定性存在——结构主义思潮在学术界登台亮相。在结构主义那里,"中心"根本不存在,包括"我"、主体等,既不是自己的中心,也不是世界的中心。

结构主义的方法论价值越来越受到重视,也日益成为人文科学家和社会科学家在各自的专业领域里共同应用的一种研究方法,其目的就是试图使人文科学和社会科学也能像自然科学一样,达到精确化、科学化的水平。

(三)结构主义方法论之特征

结构主义方法论包括两个最基本的特征。

其一,整体性优先于部分。结构主义认为,整体较之于部分具有逻辑上的优先性。任何事物都是一个复杂的统一整体,其中任何一个组成部分的性质都不可能孤立地被理解,而只能把它放在一个整体的关系网络中,即把它与其他部分联系起来才能被理解。正如霍克斯所说:"在任何情境里,一种因素的本质就其本身而言是没有意义的,它的意义事实上由它和既定情境中的其他因素之间的关系所决定。"再如索绪尔认为:"语言既是一个系统,它的各项要素都有连带关系,而且其中每项要素的价值都只能是因为有其他各项要素同时存在的结果。"[7]160 因此,整体性、系统性是对语言学研究的出发点,我们不应当离开特定的符号系统去研究孤立的词。列维-斯特劳斯也认为,社会生活是由经济、技术、政治、法律、伦理、宗教等各方面因素构成的一个有意义的复杂整体,其中某一方面除非与其他联系起来考虑,否则便不能得到理解。所以,结构主义方法的本质和首要原则在于,它力图研究联结和结合诸要素的关系的复杂网络,而不是研究一个整体的诸要素。

其二,对共时性的强调。索绪尔对语言学研究的重大贡献之一就是对共时性研究方法的强调。索绪尔指出:"共时'现象'和历时'现象'毫无共同之处:一个是同时要素间的关系,一个是一个要素在时间上代替另一个要素,是一种事件。"[7]194 索绪尔认为语言是一个表达观念的符号系统,系统内部各要素之间的关系是相互联系、同时并存的,因此作为符号系统的语言具有共时性的特征。至于一种语言的历史,也可以看作是在一个相互作用的系统内部诸成分的序列。对应于共时性的语言系统,索绪尔提出一种与之相适应的共时性研究方法,共时性研究方法主要从两个层面展开研究:一是系统内同时存在的各成分之间的关系,二是各成分与整个系统之间的关系。在索绪尔的语言学中,整体性必然带来共时性,共时性更加突出整体性,而系统性是主线,共时性和整体性相辅相成。

(四)结构主义方法论与人文医学

人文医学引入结构主义方法论,在主要构架上脱离主体中心论、实证主义和经验主义等方法,通过对"结构"的探寻,达到对整个人类社会与世界的深层理解。因为结构分析是一种无主体的思考方式,它强调主体的离心化,注重整体思维和关系思维;同时,结构分析把语言学与符号学作为重要的分析工具;结构主义强调共时分析,其重要的任务就是建构起一个具有自我调节转换特征的模型,以便解释事物的各种现象及其变化。[5]47

结构主义方法论提出四个系统性要求,而这四个具体要求正是我们所强调的,一是倡导"整体论"观点,主要主张是一个系统的不同部分不应相互独立地加以分析研究;二是始终以探寻稳定不变的社会结构为主要目标,基本主张是社会结构决定社会行动和意义;三是反对实证主义理论和方法论,基本主张是可观察的社会现象背后存在更深层次的结构;四是最重要特征是社会结构约束性质,主张社会结构广泛和深刻地制约着人们的行动与思想。[8]

从结构主义方法论的视角看,人文医学范畴在不同语境下其本质内涵的阐发必须依赖其内涵结构建构和认同,透过其内涵结构中各元素的相互关系得到阐扬。人文医学引进结构主义方法,尤其要注意结构主义者所说的整体并非事物本来的整体,而是分析事物、精研各元素后再组合而成的整体。一方面,人文医学需要对其子范畴作分析,作深入研究;另一方面,与结构主义哲学结构整体性特征相一致,人文医学子范畴的性质不可能孤立地被理解,而只能把它放在人文医学范畴整体的关系网络中才能明确;与结构主义哲学结构共时性特征相一致,只有人文医学范畴内涵结构各单元同时并存、耦合放大,才能显露其不可替代的学术价值。[9]在人文医学内涵结构层次中,医学人文信仰彰显医学位格,医学人文属性体现医学本质,医学人文精神蕴含医学大爱,医学人文价值诉说医学意义,医学人文素质承载医学责任,医学人文关怀呈现医者能力,医学人文知识构成人文医学的核心元素。

综前所述,结构主义方法论之下的人文医学和社会学与社会理论有一个明显的共同点,即强调社会结构的功能与作用。顾名思义,结构主义的人文医学是指从社会结构角度理解人们的医学人文观念与行为规范的学科视角。

三、后结构主义方法论

20世纪60年代后期正是结构主义运动盛行之时,但其内部却日渐产生分化,许多曾追崇"结构主义"的学者主动放弃了结构主义的基本原则和方法,开始转向后结构主义,形成解构主义的思潮。福柯、德里达、巴尔特、利奥塔、德勒兹等相继在其著作里提出批判或超越结构主义的思考。法国哲学史家弗朗索瓦·多斯在其宏篇巨著《从结构到解构——20世纪法国思想主潮》一书中,对这一历程作了最为生动、精彩的总结:"结构主义及解构主义时代,法国知识界激情燃烧的岁月。法国知识分子经历了痛苦的磨难。……他们最终创造了一个崭新的知识王国,重绘了人类的知识地图,改变了世界的知识走向,成为20世纪最具冲击力的思想之源。"[5]44

(一)后结构主义简述

后结构主义(Poststructuralism)是一种世界观,属哲学范畴,其核心是强调从多重观点和多角度建构意义。它认为知识是由人和团体构建的,现实是从多角度观察的,科学和其他的人类行为是充满价值的。[10]

后结构主义即对结构主义的反思,是结构主义觉醒后思想的颠覆性刷新,它试图去了解这个无法挽回地被分割成数个体系的世界。后结构主义对于结构主义最明显的颠覆是抛弃了结构主义擅长的简化主义方法论。

我们在理解后结构主义时,往往不能割裂它与结构主义之间的关系。后结构主义与结构主义存在着双重关系。一方面,后结构主义对结构主义而言,有着明显的亲缘关系和继承性:第一,两者都站在了批判人道主义(如存在主义和现象学)的"主体""自我"与"意识"的立场上。第二,两者都采用了语言学和符号学的视角对社会和文化进行理解。第三,两者都承认无意识、潜隐的结构或社会历史因素对我们行为的束缚与统治,这种共同的理解都来自弗洛伊德的影响。

另一方面,两者又有着很大的不同:第一,结构主义致力于通过对结构进行较为静态的共时分析来抹掉历史;而后结构主义重新对批判性的历史书写产生兴趣,强调历时分析,指出结构的突变、转换、动态性和不连续性。第二,结构主义有着明显的科学化抱负;而后结构主义通过在认识论上引进反基础主义,以及在解释学上强调多元视角主义,来反对科学主义、理性主义和现实主义。在这一点上,后结构主义者们(如福柯、德里达等)显然是继承了海德格尔的技术批判思想。第三,与结构主义的"中立"立场明显不同的是,后结构主义者有着强烈的社会政治批判倾向。第四,两者最显著的不同之处在于,对于结构主义来说,最重要的概念是"结构",具有明显的总体化倾向;但对于后结构主义来说,与之相对应的最重要的概念是"差异"———除了差异还是差异,差异的背后一无所有,主张向一切总体化开战。

(二)福柯的后结构主义

后结构主义的代表人物之一福柯(Michel Foucault)反对启蒙运动将理性、解放和进步等同起来,认为控制与统治是现代性之实质,主体和知识等都是被它构造出来的产物。他从各个方面对这种控制形式作了深入研究,包括病理学、医学、监狱和性学等。他的计划旨在对我们的历史时代进行批判,即对知识、理性、社会制度和主体性的现代形式进行质疑和揭示。

福柯认为这些看似自然的东西实际上是在一定社会和历史条件下的特定产物,而且具有权力和控制结构。这些观点在他的著作中都有体现,如《癫狂和非理性:古典时代疯狂史》(1961年)、《临床医学的诞生》(1963年)、《词与物》(1966

年)、《知识考古学》(1969 年)、《规训与惩罚》(1975 年)、《性经验史》(1976 年、1984 年、1984 年)等。

福柯把现代性分为两个时期:古典时期(1660—1800)和现代时期(1800—1950)。在古典时期,一种强有力的控制人类的方式开始形成,并在现代时期达到高峰。启蒙运动所宣扬的历史进步的观念其实只是控制和塑造人的权力机制和技术日臻完善。福柯认为现代理性是一种强制力量,他集中关注个人在社会制度、话语和实践中被控制和被塑造成社会主体。在古典时期,人的理性从神学束缚中被解放,它试图在一片混乱和狼藉中重建社会秩序。它用知识系统和话语实践来区分和规范各种经验形式。启蒙的理性神话用"求全求同"的虚妄来掩饰和压制多元性、差异性和增殖性。福柯运用不可沟通性、差异性和离散性来对抗现代性的理性压抑。在他早期的思想中,他将自己所研究的学科定义为"知识考古学"。

这一考古学方法既不同于解释学方法,也与结构主义划清了界限。福柯认为那些组装我们话语理性的各种规则并不是普遍和不变的,它们都将随历史的变迁而变化,并且只对特定时期的话语实践有效。这些规则只是知识、知觉和真理的历史的先验条件。它们构成了以知识为基础的文化的基本代码,决定了特定历史时期里各种经验秩序和社会实践。

考古学方法关注一个"推论的空间",即研究在推论空间中各种要素如何历史地被整合到某一规范结构之中,而后这一结构又如何解体和被新的结构所取代。因此,福柯反对黑格尔和马克思的历史进步观,认为历史进步观下的历史只是历史中离散的、重组的元素的水平膨胀,没有任何指导历史的终极目标。

(三)后结构主义的特征

后结构主义方法有两个主要的特征:第一个特征是话语解构与权力批判,运用了福柯式的方法对各个领域的各种经典、权威或流行话语进行解构,从而达到权力批判的目的等。第二个特征是更加微观的研究,如果说结构主义者关注的是作为整体的制度、体系与功能研究,后结构主义者则把目光投向了更加具体微观的领域,更加关注具体的知识、主体的塑造与解放等问题,用后结构主义方法和思想工具对各个领域的建构过程进行解构和重构。

(四)后结构主义与人文医学

结构主义方法论中对于整体的强调,已经进入人文医学学科的建构过程,而后结构主义也势必对人文医学的发展产生重要影响。后结构主义对于人文医学发展的影响主要在于其方法论可以成为建构学科体系的重要基础:关注理论和模型是为人服务的;有助于学科结构打破常规,进而达到结构化、有序化但是不僵化;关注细微、具体的理论基础,将原理置于程序之上;关注身体,关注主体的存在,等等。这些都称为人文医学发展过程中的有益方法。

(郭玉宇)

第二节 人文医学研究方法

一、历史主义的方法

(一)历史主义的定义与基本思想

历史主义是一种和启蒙运动所标榜的自然法体系观念相对立的思想,它设定人的本性只有在人的活动中才能说清楚,研究历史是探究人类事务的唯一方式。历史主义在反对宗教史学的同时,针对人文主义和启蒙运动也进行着理性的分析,从而产生了关注人类活动中的创造的历史学。因此,历史主义本身从诞生之初就与人文主义、人文思想有着千丝万缕的联系。

历史主义的基本思想是:历史是由人的活动构成的,而人的活动受到人有目的的思想的支配,因而人的活动是特殊的。由于人的活动是特殊的,人的活动构成的历史事实、历史事件、历史时代也是特殊的,特殊性是历史的基本属性。认识历史,要从认识历史的特殊性开始。另外,历史主义还认为,人的活动处于各种相互联系中,不存在孤立发生的人的活动。每一历史事实、历史事件、历史时代之间都存在相互联系、相互作用,这些相互联系、相互作用形成了历史的普遍性或必然性。历史特殊性中内含着历史普遍性,在弄清历史特殊性的基础上,就有可能真正认知历史的普遍性或必然性。历史主义研究权威迈纳克指出:"个体与个体发展结合在一起,乃是使历史研究具有特色的两种基本观念,它们在最好的意义上就被称之为历史主义。"[11]436

历史主义史学提出:历史研究不能从观念出发,以观念为归宿;只能从事实出发,并以事实为归宿。它主张,事实都是个别的,事实构成历史,因而每一时代也是个别的。每一时代都有自己的特殊性,这是其他时代无法混同的。但时代的个别性并不排除普遍性,而是和普遍性结合在一起。这是因为,历史是延续的,个别时代的影响会延伸进其他时代之中,而一旦它对其他时代产生了作用,其个别性就不再是个别的了,而是具有了普遍性。在这一意义上,历史的普遍性存在于事实之中,存在于个别之中。"个别的就是普遍的"这一历史主义史学的主导概念由此发端和形成。

（二）历史主义的几个关键概念

围绕着"个别的就是普遍的"主导概念,历史主义史学认为,历史研究就是研究事实,而事实只应说明和叙事,说明事实就是证明历史客观性,历史客观性中体现着历史真理,具有历史真理的认识就是科学的历史学。从而形成如下关键概念:历史事实、说明、叙事、历史客观性、历史真理、历史科学性。

历史事实 这一概念在历史主义史学中指涉多种含义:一是指涉事实是实体性构成,如指涉历史事件、历史人物等;二是指涉事实的载体是史料,史料证明历史事实的存在;三是指涉事实的表述。时间、空间、原因、过程、结果等为构成事实的要素,用来指涉事实的状态和表现。历史主义史学认为,得到确定的历史事实就成为历史知识。在历史主义史学中,用来指涉历史事实的做法,习惯上体现于对历史的定义中,即把历史定义为过去发生的事。在这一定义中,包含了历史由事实构成,研究事实就是研究历史,事实是历史研究的出发点和目的等含义。历史事实这一词汇是历史主义史学定义历史的关键概念。历史是过去发生的事这一定义还界定了事实的形式——它是过去的,即事件是已发生的过往。历史不仅与事实画等号,还与过去画等号。历史主义史学将人类的过去作为研究对象。

说明 由于把事实作为历史的根据,历史主义史学主张研究历史只能用"说明"的方法。事实是存在,对于存在只能说明。作为方法,说明的特质是用证据证明。在历史主义史学那里,研究历史就是研究事实,研究事实就是用证据做出证明。由兰克提出并为历史主义史学一直奉为信条的"如实直书"概念,在方法论的层面上表达的就是这一意思。它指的是:在历史研究中应避免用概念作为框架去剪裁史实,而应在事实中探究历史的相互关系。论证问题时,以事实为据,没有事实则不予论述或搁置不议。由此,叙述的方式是事实证明式的。历史主义史学主张,在历史研究中"证据比阐释更为重要"[12]18。在进行论证时,往往从事实中存在的疑问起头,指出问题之所以发生是因为与事实不符,继而分析问题与事实不符的原因,并用新发现的事实或是对原有事实作出新的解释。解决问题所得出的结论也是用事实表述,以事实立论。历史主义史学所用的"说明"

概念贯穿了反映事实、再现历史之义。

叙事 在历史研究主要是说明事实和再现历史之观点的影响下，叙事自然成为历史主义史学的表述方式。它的特殊性在于，它不是用概念而是通过提供证据和叙述事实进行表达。如，在历史写作实践中，历史主义史学家们把"事件的发生依照时间顺序来安排，这时，先前还很模糊的原因和结果就会变得一目了然"[12]68。为了满足揭示因果关系的要求，叙事要求区分什么事实是重要的，什么事实是关键的，什么事实应该着重叙述，什么事实可以一笔带过。选择和安排事实被认为是史学家科学研究能力的基本素质，是历史写作中"最重要的过程，是最困难、最棘手、最容易出错，也是艺术性最强的部分"[12]60。选择是叙事的真谛。

历史客观性 在历史主义史学中，历史客观性既指历史是独立于历史认识主体之外的存在，无论主观的历史认识主体是否意识到，只要是发生过的事，就是客观存在的；也指历史研究的结果只有符合事实才是客观的，追求历史客观性是历史研究的目的。兰克如实直书的概念也包含着这一层意思，他主张历史学家的任务就是根据发现的事实讲述发生的事件。

历史真理 历史真理指历史研究结论符合事实的提法。这一概念主张历史的因果关系存在于事实中，从历史认识真理就是从事实说明因果关系的存在。历史主义史学认为，这是历史研究的科学价值所在。在历史主义史学那里，历史真理与历史客观性是同义词，主张只要叙述了客观的历史，就是揭示了历史真理。历史主义史学认为，历史事实是客观存在的，历史认识的真理性存在于历史事实中，历史研究产生的认识如果符合历史事实，那就是历史真理。

历史科学性 主张历史研究要以真实的事实为依据，考订事实的真伪是历史研究的科学基础。历史主义史学强调，历史学是叙述真实的历史事实的科学。历史主义史学提出，历史研究的客观性应使它的读者永远不知道作者是一个共和主义者还是君主主义者，是个自由主义者还是保守派。人类只有一种科学，这就是以事实为起点和归宿的历史研究。这是历史主义史学把历史事实作为历史学的科学性看待的最终表达。

（三）历史主义的关键原则

在历史主义史学实践中，以下关键原则主导着历史主义史学的研究行为。

第一，要尽量使用第一手资料，建立资料的权威性，以满足如实直书的"实"的要求。布克哈特也强调：与整理性文献相比，原始资料具有绝对优势。原始资料把事实原原本本地呈现在我们面前,用比较接近事实起源的形式来反映事实。"只要我们以正确的方式在资料上下工夫,那么资料中蕴藏着的重要信息一定会在某个重要的时刻或者命中注定的时间作为回报向我们招手。"[13]

第二,要让历史的启示隐藏在事实中,让事实本身做出证明。兰克在解释他的《拉丁和日耳曼民族史》一书的科学价值时,这样说道:"历史学被认为有判断过去、为未来指导现在的职能,对这样的重任,本书不敢企望。它只想说明:什么确确实实地发生了。"[11]223 兰克对历史学家的任务做了界定:根据发现的事实讲述发生的事件。历史主义史学主张,历史研究应该以弄清事实、再现过去为直接目的,而不应当在一开始时,就以某种具体的政治目的或道德戒律为追求。历史的政治性、道德性,是隐藏在历史事实中的,也就是隐藏在过去人类的行为和经验中,把事实叙述出来,其中自然包含着政治或道德,无须有意识地把政治或道德作为研究目的去追求。

第三,要以当时当地的视野为准绳,注重历史和现实的联系,把事实放在历史条件下分析,而不以历史学家的主观性为标准裁量他们。历史主义史学坚信,分析历史事实的因果关系时应注重将它描述为一个过程,在前后相继的事实中找出原因,对其不得不如此发生和演变的趋势作出说明和描述,使结论具有客观的事实性,防止主观意图对历史事实的侵害。

第四,要让历史的普遍性在历史事实的相互作用中呈现出来,避免用概念去指涉他们。也就是在探求普遍性时,应注重历史事实之间的相互联系与相互作用,从他们当中寻找答案。历史学家的研究结论不应直接地用概念解说出来,而是应该在对历史事件的叙述中,让事实本身来说明。历史主义史学经常关注的相互联系与相互作用是:背景与事态、事态与事实、事实与演变、内部与外部、部分与部分、局限性与时代性等。

（四）历史主义与人文医学研究

历史主义认为,历史是探究人类事务的唯一方式。那么对于人类的医学事业,医学事业中的人文医学,历史也是唯一的,也是我们更好地认识医学的方式。在人文医学所包涵的所有学科中,医学史无疑是离历史主义最近的。医学史中对于个别史实的叙事、说明,包含的客观性、历史真理,都是历史主义的集中体现。对于医学在进程中出现的偏差、人文的缺失、信仰的崩塌,通过历史主义的核心理念与原则来进行重新梳理和认识,则可以指导我们在人文医学领域内进行正确的研究:

第一,疾病随着时间变化,不仅仅是疾病的定义,还有诊断上的操作,同时还包括疾病带来的损失。对于疾病全面的理解包括对机制的了解,可分为两个方面:疾病带来的负担的决定因素以及回溯疾病对个体和社会带来影响的种类。

第二,医学史是历史的产物,即医学知识、技术和实践都是在特殊的社会、经济和政治系统下产生、实施和评估的。史学推动了对知识生产和传播的偶然性的批判性视角的产生。它证明医学创新并不一定是进步的,相反医学创新会带来不可预料的成本和后果。好的医疗处理依靠对变化的价值观的理解和对成功的治疗学的理解。这种认识促进临床医师容忍模糊性,并能在未获得完整知识的情况下做决定。

第三,健康不平等将持续存在,同时发生在疾病带来的损失和治疗的介入和结果中。人群变得脆弱是因为医学教育、科研和实践在不一致的地位和权力中发生。史学提供了核心的分析视角,让我们了解生物学和社会进程中如何对民族、种族、性别和阶级进行分类,并提供重要观点,帮助我们理解持续的不平等并找出解决方法。

第四,保健制度在持续地变动中,包括医生的角色、他们所在的机构和执业的社会背景。每一个组成部分,包括从业者、医学院、医院和公共卫生都是长期政治斗争和妥协的结果。同时,患者展示了在动态的、多元的医疗市场中的寻求健康的复杂行为。史学解释了现有(保险制度)的结构及其局限性和改革的方向。

第五,医学研究上的伦理困境是取决于特异性的历史和社会背景。史学揭示了特异性的社会、经济和政治力量如何形塑伦理判断及其后果。它为理解和教授医学伦理提供了重要方法。

正如鲁道夫·魏尔肖在 1848 年指出的:"医学是一种社会科学,从更大范围说,医学就是一种政治。"[14]史学分析在强调社会科学与医学研究和临床实践之间的相关性方面仍然是独特且有重大意义的。

(夏媛媛)

二、实证方法与非实证方法

（一）人文医学的实证方法

1. 实证方法的概念

"实证"一词源于"positive"，有"肯定""明确""确定"的含义。实证方法（empirical approach）不同于实证主义方法，实证主义方法更多的是形而上的哲学方法，而实证方法更多的是形而下的分析和获取资料的方法。但实证作为一个研究范式，与实证主义向后实证主义发展过程中研究方法的蜕变有着不可分割的渊源关系。孔德的实证主义方法是经验主义的发展，主张从经验出发，拒绝通过理性把握感觉材料。[15]实证主义方法的基本原则是：知识必须建立在来自观察和实验的经验事实的基础上。19世纪30年代之后实证主义迅速发展，方法论上出现了定性研究与定量研究的分歧和冲撞。到70年代，社会学研究者偏重于定量性质的研究方法已经形成新的规制，主张用定量研究方法替代定性研究方法并引发了持续近30年的激烈争论。

实证方法被国际社会研究机构广泛采用后，产生了非常积极的社会影响。美国兰德公司进行了长期缜密的实证研究，其研究成果深得各国政府和客户的信赖；美国波士顿顾问公司运用实证方法卓有成效，被公认为是战略管理顾问的先驱；英国最大的独立社会科学研究机构——国家社会研究中心坚持以定量的社会调查为主要手段，在国际上也享有盛誉。

19世纪末，实证主义受到来自德国的历史主义、人文主义思潮的批判。历史主义的主要代表人物狄尔泰认为人类生活是具有价值和意义的追求过程，而以自然科学原则为基础的实证主义原则无法真正理解人生的意义，必须建立一门有别于实证主义方法的人文科学，其基本方法是理解和移情，以期通过内部达至人的心理深处和意义世界。[16]19世纪90年代初形成的后实证主义主张：为了科学地研究一个问题，根据需要用多元性的方法论去指导实践研究。实证主义向后实证主义在研究方法上的转向，对人文医学履行研究方法多元化路线具有重要的借鉴和警示价值。

2. 实证方法的分类

在人文医学的视域中，实证方法有狭义和广义之分。实证方法的典型方式是通过实地考察、统计、普查、抽样调查、建立数学模型等，用统计计量方法对研究对象相关数据进行处理和分析。这种意义上的实证方法可称为狭义实证方法。人文医学常用的实证方法还包括案例研究法、史料研究法、比较研究法、历史考察法、文献研究法、人物访谈法、规范分析法等。这些方法研究具有"肯定""明确""确定"性质的信息,通过非计量的手段揭示其中的实证元素,揭示研究对象的客观性和真理性,可称为广义实证方法。

由是观之,我们应该清醒地认识到,实证方法在人文医学研究中占有重要地位,发挥着不可忽视的作用;但同时也不能忽视的是,人文医学的交叉学科性质决定了其研究方法的多元化。

（二）人文医学的非实证方法

1. 实证方法适应域差异性的现象分析

所谓研究方法的适应域是指某种研究方法能够满足某种学科研究需要的区间,是度量研究方法对解读研究对象信息有效程度的标识。研究方法的适应域小,意味着这种研究方法对解析特定研究对象信息有效程度不佳。在人文医学的不同学科、同一学科研究的不同问题,对某种研究方法的适应域具有差异性。

在人文医学学科群中,实证方法适应域较广的是医学社会学。19 世纪,以统计计量为特征的狭义实证方法在英国社会学研究中占据主导地位。1894 年美国医学家 C.麦克英泰尔发表题为《医学社会学研究的重要意义》的论文,首先提出了"医学社会学"的概念。社会学的各种研究方法在医学社会学研究中得到应用,包括实证方法和非实证方法。

史料研究方法是广义实证方法的重要形式,是医学史研究的特征性方法。史料研究法包括文献史料、实物史料和口述史料三种形式,这些都属于实证研究。医学史的实证研究方法与胡适的"大胆假设,小心求证"有区别也有联系。胡适的方法实质上是中国传统文人考据、训诂一类的研究方法,虽然主要体现了从书本到书本的所谓"论从史出"的学术传统,却也不无实证的元素。

实证方法在医学心理学、医学伦理学等人文医学学科的研究中占据着重要地位。医学心理学常用的实证方法有量表测验法、实验研究法等,医学伦理学和医患沟通学在知情同意、患者满意度等问题研究中运用的问卷调查、计量统计分析等,也都属于实证方法。

实证方法可用于某些问题的深度研究。医学法学的研究可以借鉴美国米兰达判决的实证研究对卫生法的实践效果做深层次测评。米兰达判决是美国联邦最高法院作出的最著名也最有争议的判例之一。美国学者围绕米兰达规则运行的实际效果进行了一系列实证研究。其中保罗·G.卡塞尔和理查德·福尔斯在研究米兰达判决的影响时,选择了破案率作为衡量指标,通过相关的统计数据,揭示了米兰达判决作出后几年内破案率大幅下降的现象。并通过多元回归分析法,确定米兰达判决是造成破案率大幅下降的主要原因。[17]

毫无疑问,实证方法的适应域在人文医学的某些学科如医学哲学研究中应用较小;实证方法的适应域在人文医学研究某些问题时作用不大,如人文医学的各个学科都有一些元理论的问题需要研究。这些抽象程度较高的问题,用描述性的、实证的方法显然无法推进。

2. 人文医学非实证方法分析

人文医学从总体而言是研究身体的学科而非研究物质的学科,因此,人文医学具有显著的非实证性。狭义实证研究方法要达到人文医学上的客观性远远比自然科学困难得多。身体、人性、心理、思维、身体间性等很多非实证的元素,这些都是狭义实证方法的盲点。人文医学探讨医学实践语境下的理念形态、价值选择、思维方式、心理活动、情感世界时,难以通过经验的检验、数据的统计予以证实或证伪。人文医学方法论的特征是体悟、洞悉、理解,而不是观察、实验、实证;人文医学建构价值体系、塑造精神家园、追求人文境界,这些精神形态从本质而言就是非实证的;人文医学对现实扬弃、对理想构思的合理性,在当下现实中得到普遍必然性检验和证明的希冀很难实现。医学哲学的研究对象是医学中形而上的问题,这些问题往往都具有非实证性的特征。反思和思辨的方式、批判性思维的方法、价值分析的方法,是哲学和医学哲学特征性的方法,也是人文医学诸多学科进行理论研究时必须采用的方法。

讨论狭义实证方法适应域差异性的存在和原因,不是否定狭义实证方法的作用,不是反对以经验事实为依据,而是反对照搬自然科学方法或者滥用数量分析方法,探讨在研究中如何注意针对人文医学的特点,更好地运用实证方法。本书提出以下三点意见予以讨论。

第一,人文医学部分研究内容具有不确定性。人文医学的研究对象不是生物的、机械的、物理的、化学的过程,其中的变量以及它们之间关系的或然性明显,运用狭义实证方法要注意复杂的社会制约因素和人文活动的特点。

第二,人文医学部分研究内容具有不可计量性。不是任何人的任何社会行为都是可计量或可凭经验观察的,也从来没有统一的、可靠有效的测量工具能够度量人类的社会行为。人不是如霍布斯所言的如钟表一样的机械制造物,而是有血有肉有感情的动物。"人们无法完全从外部和用物理方法描述人的活动,同时人们又很难充分了解赋予人类行动以丰富意义的主观特征"[18]，这部分内容难以用计量的手段和方法来研究它。

第三，人文医学部分研究内容具有不可重复、不可预测性。科学知识的取得在某种程度上依赖于现象的重复性和可预测性，"可重复原则是科学事实成立的重要判据，是科学确定性、普遍性的奠基石"[19]。自然科学中的物质实验在一定条件下可以重复，但人文医学的研究对象不会像物质实验那样完全重演，人文医学具有部分非实证性的特征。

3. 人文医学的非实证性与客观真理性

人文医学的部分非实证性是人文医学方法论研究值得关注的问题。人文医学的研究对象具有部分非实证性，并非意味着人文医学研究内容不具有客观真理性。对医学本质的揭示、对医学精神家园的建构、对临床思维方式的探索、对新医学模式的倡导，已经产生客观社会效果，形成了鲜明的客观性和实践性；人文医学的真理性集中体现在，人文医学研究目标正是使医学活动和医学发展具有合理性和人文性，从而达到关爱生命、呵护生命和造福生命的境界。谁人敢言如此的人文医学不具有客观真理性？人文医学部分的非实证性不但不是什么缺陷，而恰恰因其透过医学视窗对人性、人心、人情的合理解读和深切理解而应受到尊重！法国社会学家迪尔凯姆认为社会学的"实证方法"是把社会事实作为"物"来研究，以纯粹客观的态度对作为"物"的"社会事实"进行客观的观察描述、分析比较、实验验证，以求得关于社会秩序和运动的纯粹客观规律。[20]这种理论对于人文医学包括医学社会学而言，失之简单。毕竟，身体和人的社会不是物。人文医学的研究有时未必需要实证，但须臾不可离开思辨和逻辑。并非只有运用实证方法的学科才是科学的。人文医学是关爱生命、研究身体的学科，为此具有部分非实证性无论从研究内容还是研究方式两方面分析，没有任何不妥。

我们肯定实证方法在人文医学中的作用，但要防止忽视人文医学部分非实证性而片面强调调查和统计手段，削弱甚至否定抽象思维的作用，在研究手段方面过于计量化，从而走向片面和狭隘。研究方法单一会导致人文医学研究结论可信度的下降，因为它被认为为了计量化而刻意割裂研究对象复杂的、无法计量的有机联系，人为制造一个方便计量统计的环境；千篇一律的表达方式面目呆板，可读性差，可接受度不高。美国著名政治学杂志《美国政治学评论》1966年就曾刊登读者来信指出："在贵刊9月份所刊载的各篇文章中，除了一篇文章外，多数文章读起来竟像电脑所写的充满着稀奇古怪的希腊字母、数学符号以及各色各样的黑话。"[21]

英国是实证主义方法的故乡,也是著名知识社会学学派——爱丁堡学派的摇篮。该学派的主要代表人物之一巴里·巴恩斯通过对科学知识的社会学考察,推翻了科学知识是对客观实在的经验描述、是关于世界的客观真理的看法。相反,他认为,科学并不是关于客观事实的真理描述,科学知识严格的实证性并不存在。科学知识只不过是被"集体认可"的陈述,事实是被集体界定的任何知识体系。[22]巴恩斯以及整个爱丁堡学派关于科学知识非实证性的观点产生了非常大的影响,许多当代美国的社会学家越来越偏离传统的实证知识观,主张知识的非实证性和多样性是当今文化的主流。1976 年,三位加拿大学者在美国创办了《医学假说》杂志,其发刊词说:目前几乎所有的医学杂志刊载的都是临床或实验研究的实证性文章,好像一切理论性结果只能来自临床实验。……该杂志决定只刊登言之成理并属于科学构思或假说的医学论文。[23]

(三)人文医学实证方法应用和研究的规范化

1. 实证方法应用的规范化

实证方法应用的规范化是人文医学方法论研究的重要问题。狭义实证方法运用的规范化是保证结论正确性的关键。统计数据本身不会说假话,但统计数据出现了问题,往往是无意误操作或有意误操作导致的。而后者无疑是一种性质恶劣的学术甚至是行政造假行为,其后果的严重性比抄袭或剽窃学术成果尤甚。这样的现象是人文医学研究必须防范和杜绝的。

IT 技术的发展,为人文医学研究的数据统计处理提供了强有力的支撑。SPSS 等软件的普及使用,不仅简化了数据处理和分析工作的过程,而且有效地提高了准确率。对于人文医学工作者而言,问卷设计、样本选择、现场调查等环节往往成为实证方法运用的关键环节。经常出现的问题是问卷设计不规范,导致问卷失真无法获得研究所需要的信息;样本选择不规范,导致样本失信(不具有代表性)而使研究成果出现重大偏倚;现场调查环节组织不规范,导致调查过程失控而使得研究失败。

实证方法的应用过程不仅工作量很大,而且要求研究者具有相应的专业背景,具备一定的资金和人力资源支撑等必要条件。在申报相关课题需要采用狭义实证方法时,合理安排经费和组织有效的人力资源往往成为成功申报并取得最终成果的要点。同时,大型的、重要的人文医学研究项目,需要专家团队的合作与帮助。从行政组织系统获得调查数据方面的支持或者利用政府发布的年鉴统计资料作为数据的来源,有助于狭义实证方法的顺利实施。

2. 实证方法研究的规范化

对学科方法论的研究,是一个学科必然要经历的发展阶段,也是一个学科趋向成熟的表现。方法论的特征直接反应了学科的特征,方法论研究水平制约着学科研究的水平。就人文医学研究而言,无论是广义的还是狭义的实证方法都具有程度不同的适应域,因此,开展对人文医学实证方法的规范研究意义显著。

人文医学方法论研究的规范化表现在处理好几个方面的问题:既要重视对上一级学科研究方法的研究,也要注意对本学科研究方法的研究;既要注重非实证方法的研究,也要注意实证方法的研究;既要注意普适性研究方法的研究,也要注意特殊性研究方法的研究。

（刘　虹）

三、定性研究方法和定量研究方法

定量研究与定性研究是社会研究领域中两类基本的、不同类型的研究方式。长期以来,在社会研究领域中占据着主导地位的是定量研究方法。然而,随着各类定性研究方法逐渐被某些人文社会科学关注和介绍,如人类学、教育学,其在其他人文社会科学方法中的应用也越来越广泛,越来越多的社会研究者越来越重视定性研究。

（一）定性研究方法

在《中国大百科全书·社会学》中,对定性研究的定义是:"根据社会现象或事物所具有的属性和在运动中的矛盾变化,从事物的内在规定性来研究事物的一种方法或角度。它以普遍确认的公理、一套演绎逻辑和大量的历史事实为分析基础,从事物的矛盾性出发,描述、阐释所研究的事物。"[24]

普遍承认的公理、一套演绎逻辑和大量的历史事实构成定性研究的分析基础,依据相关的理论和经验,从事物的矛盾性出发,直接把握事物特征的主要方面,描述、阐释所研究的事物,将同质性在数量上的差异暂时略去。

从与定量研究的配合来看,定性研究体现出两种不同的层次:一是纯定性研究,定量研究很少或者直接回避,更多的是依赖思辨进行分析,总结归纳得出相关结论;二是与定量分析高度配合,定量分析往往是其研究基础,这被称为更高层次的定性研究。诸多学者在实际研究中,倾向于更高层次的研究,定量研究的高层次研究也是体现在与定性研究的高度配合上。风笑天认为,定性研究方式具有"到实地、到现场,重情景、重关联、重意义、重主观"等基本特征,为我们提供认识世界的另一种视角是定性研究方式最重要的方法论意义。定性研究所能给予我们的是定量研究所不能提供的知识和对特定社会现象的理解。研究者是采用定性研究方式还是定量研究方式,其决定因素既不是研究者个人的喜好,也不是研究者的知识背景或训练方法,而是研究问题的性质和研究的目标。[25]

（二）定量研究方法

与定性研究相反,定量研究(study on measurement,quantitative research)着眼于考察和研究事物之量的规定性,以数字化符号为基础去测量事物的问题和现象,进而去分析、考验、解释,从而获得意义,它是科学研究的重要方法和步骤之一,也是社会科学领域的基本研究范式,由于其目的是对事物及其运动的量的属性作出回答,故名定量研究。定量研究是根据一定的标准,通过定量比较对象的特征来衡量对象的特征值,或者找出一些因素之间数量的变化规律。一般认为,定量研究是伴随着实验法产生的,与科学实验研究相伴互随。

定量研究方法主要有调查法、相关法和实验法。调查法通过有计划地收集研究对象的相关资料并进行分析和合成,达至一定的结论。相关法通过使用相关系数来研究变量之间的关系,确定变量之间关系的程度和方向。实验法是通过对一个或多个变量进行操作,控制研究环境,测量自变量与因变量之间的因果关系的研究方法。实验方法包括自然实验方法和实验室实验方法。

（三）定性研究方法与定量研究方法之比较

第一,从过程来看,前者的目的是对潜在的理由和动机求得一个定性的理解,结果是获取一个初步的理解。后者的目的是定量地表达数据,并将结果从样本扩展到整个研究群体。这些样本是由代表性案例组成的大样本,数据收集是结构化地用统计方法进行数据分析,结果是对最后的行动路线给出建议。

第二,从基础研究来看,①前者着眼于事物质的方面,后者着眼于事物量的方面;②前者是最终的目标,后者是为了更准确地定性;③前者依据大量的各种资料和历史事实,后者依据调研后的数据资料;④前者主要采用逻辑推理、历史比较等方法,后者主要采用实证测量、统计分析和建模等方法;⑤前者结论多以文字描述为主,后者主要以数据、模式、图形等来表达结论。

第三,从理论基础来看,前者以逻辑学、历史学、建构主义、后实证主义、解释学、现象学等各种理论为理论基础,后者以实证主义哲学、概率论、社会统计学等各种理论为理论基础。其中的区别体现于本体论、认识论和方法论各个层面。

如实证主义认为,现实事物是不以人们的意志为转移和不受主观价值因素影响的客观存在;而现象学认为,社会现实会因不同的人在不同的时空被赋予各不相同的意义,其本质并非客观存在,主体和客体两者是互为主体的关系。实证主义极力推崇经验的作用,认为"知识"有其客观的规律,具有可重复性,研究者只要遵循一定的方法规范,就可以将研究的结果在更大的范围内推广;而现象学认为事实与价值并不互相独立,对知识的认识不是唯一不变的,认识是对具体社会文化情境的建构,是各参与方通过互动而达到的一种暂时的共识,知识是一个重构的创造的问题;实证主义强调研究的科学性和实证性,大力提倡科学主义在人文社会科学研究领域的应用,强调对社会研究的量化与精确化;而以现象学为代表的哲学流派则对此提出了猛烈的批评,他们认为人为万物的尺度,因此应关注人生的价值、意义、态度与理解,关注价值世界,注重情感、创造性的智慧和对生命的感受,这一切是无法用数学的语言、用数据的形式来表现的,必须诉诸描述性、解释性的语言,用科学的方法去研究社会现象,只会导致对人的肢解和社会活动的僵化。

第四,从研究者和研究对象的关系来看,前者的重点是研究者从他们自己的内在观点去理解所看到的世界,它强调在自然情境下的自然探索,收集自然情境下的田野事件数据,最重要的研究工具是研究者本人。他们在自然环境中与参与者交谈,与人互动。后者为了对社会现象进行客观公正的研究,强调研究者必须与研究完全分开,以避免偏见。而事实上,在社会研究者对社会现象进行定量研究之前,他所提出的研究问题、建立假设的理论基础及其对社会事实的抽取和分析,都隐含着他的价值倾向。

第五,从研究方法来看,前者获得第一手资料大多是通过参与观察和深度访谈而得,后者获得第一手资料大多是用数据的形式进行观察、实验、调查。

风笑天认为,同实验、调查、内容分析、二手分析等方式是定量研究中最基本的研究方式一样,在定性研究中,实地研究或民族志、个案研究、扎根理论、文本分析、行动研究等,或许是最基本、最应该熟悉和掌握的研究方式。[26]综合上述,一般认为,定量研究以定性研究为基础,以定性研究为指南,而定性只有在定量的验证下才能更准确地定性,定性是目标。

(四)定性与定量方法在人文医学中的应用

定性与定量两种研究方法,没有孰优孰劣之分,在人文社会科学领域,都是重要的研究方法。人文医学既有形而上层次的理论构架,又有形而下层次的规范、要求,既离不开对于历史的溯源、文本理论的解读、个案的分析,也离不开问题样本的调研,在人文医学的研究中应当积极地综合运用定性与定量两种研究方法的优势。

(郭玉宇)

四、思辨研究方法和质性研究方法

(一)思辨研究方法

目前,学界对思辨研究方法的概念尚没有形成一个统一的定义。一般认为,思辨研究方法是研究者在个体理性认识能力及直观经验基础上,通过对概念、命题进行逻辑演绎推理以认识事物本质特征的研究方法。[27]86 思辨研究方法历史悠久,其最初形态可以追溯到远古时期人类对于外在世界最初的观察和简单推理,到古希腊时期演变成一种研究方法。黑格尔的思辨法影响了众多的学者,黑格尔的思辨说白了就是指概念的自我运动、自我发展、自我完善。马克思在《神圣家族》的"思辨结构的秘密"中说:"把实体了解为主体,了解为内部过程,了解为绝对人格,这种了解方式就是黑格尔方法的基本特征。"[28]

思辨研究方法有着独特的本体论价值和突出的认识论价值,思辨研究方法体现为以下四个主要内涵。首先,以个体的理性认识能力为基础。所谓理性认识能力,是指人类所具有的抽象思维和判断能力,并通过逻辑推理能力和丰富的想象力表现出来。[27]86 通过理性认知,思辨研究透过事物的表象而发现其背后所潜藏的本质。其次,思辨研究方法以研究者的直观经验为研究出发点。不同的个体具有不同的生活经验基础,在理性认知的过程中离不开自身经验和体验基础。再次,思辨研究方法的研究方式是对概念、命题进行逻辑演绎推理。最后,思辨研究方法以认识事物本质属性为目的。从哲学上讲,思辨研究方法是人类达到理性认识阶段后的产物。具体而言,它属于对事物本质属性的探求,即通过归纳和演绎等逻辑分析方法,对事物的典型特征进行比较鉴别,找到事物内部相互一致或相互区别的本质特征。归根到底,思考事物存在的本质与价值就是思辨研究方法的主要目的,通过思考,从而对事物进行定性判断,即它属于什么,在世界上的位置是什么。这是一种对事物本质和本原的探求,即形而上研究。在这个意义上,思辨研究方法意味着一种特定的研究范式。[27]86

思辨研究方法讲究内在的思辨理性、思辨逻辑,着眼于探究事物本质和世界本原,因此在人文社会科学研究领域方面包括任何人类认识领域范围内都具有的重要的不可替代的重要价值。人文医学是一门新兴的学科,任何一项研究,其根基就是需要弄清研究的主题、理论框架、研究对象、研究内容与研究方法。在人文医学的研究过程中,对于人文医学的学科属性、学科功能和职能、学科价值等一系列的学科基础问题,包括形而下的学科应用问题,都应当充分运用思辨研究方法,才有可能获得较好的解答。

当然,以追寻本质为目的的研究,在思辨研究方法中容易把事物本质看成是既定的、一成不变的,从而陷入研究的固态与僵化。人文医学既包含事物的内部统一性,也包括矛盾性和变动性。在进行思辨研究的过程中,切勿采用静止的观点或陷入虚无的形而上。

（二）质性研究方法

1. 质性研究方法的概念

质性研究是一个新兴的研究方法,它并不是一个内在连贯一致的统一体,而是多种研究方法的统称。[29]质性研究,英文写法是 qualitative research。在中国台湾、中国香港、新加坡等地,有人将其译为"质性研究""质化研究""定质研究"等。[30]在 2011 年版的《SAGE 质性研究手册》中对质性研究概念作出如下界定:质性研究是一种将观察者置身于现实世界之中的情境性活动。它由一系列旨在让世界外显化的解释性、物化性实践活动所组成。这些实践活动转换着世界,它们将世界转变成一系列的表征,包括田野笔记、访谈、谈话、照片、记录或自我的备忘录。在这一层面上,质性研究包含着一种对世界的解释性的、自然主义的方式。这意味着质性研究者是在事物的自然背景中来研究它们,并试图根据人们对现象所赋予的意义来理解或解释现象。对什么是质的研究方法,国内有学者作出以下定义:"质的研究是以研究者本人作为研究工具,在自然情境下采用多种资料收集方法对社会现象进行整体性探究,使用归纳法分析资料和形成理论,通过与研究对象互动对其行为和意义建构获得解释性理解的一种活动。"[29]

质性研究经常作为与量化研究相区别的一类研究方法,在社会学和教育学领域中常常使用此种方法。区别于量的研究之理论基础,质的研究是建立在另类范式的基础之上的后实证主义、批判理论和建构主义。质的研究方法对世界持以探究的态度和方式,源于自然主义、解释学和后现代主义,最终要探究出研究结果的真实性和可靠性。它继承了自然主义追求自然研究情境的习惯,吸纳了解释学理论对主体间性的关注,吸取了后现代主义对多元化知识包容的态度。脉络性（context）、意义性（meaning）、诠释性（interpretation）和主体性（subjectivity)是质性研究范式的四个关键特质。[31]质性研究强调事物置身于现实世界的情境脉络中,包括时间、空间、历史、文化、政治、社群、人际等诸多元素;事物在情境脉络中获得独特的意义性;质性研究面对研究对象的话语、行为、文本等,需要从中剥茧抽丝,拼凑出一个新的图景、新的故事提供给读者;质性研究是人研究的,研究者主体性不可或缺,同时应当尊重研究对象(人)的主体性。

2. 质性研究方法在人文医学研究中的应用

在人文医学的研究过程中,质性研究方法可以提供诸如以下几个研究视野。

(1)保持人文医学研究情境的自然状态

医学研究都不能脱离其环境而被理解,理解涉及整个医学与人文学及整体中各个部分之间的互动关系。人文医学研究的基础环境,必然包括对于医学整体的理解以及对于人文社会科学整体的系统理解,而对于人文医学的把握也可以促动进一步理解它所赖以存在的整体。

(2)重视人文医学之意义的解释性理解

人文医学的学科研究需要展示其意义及其过程。人文医学的理论建构体现了人文医学的意义与解释方式。人文医学学科的价值合理性何在?学科理论建构的机制与组成部分是什么?实践应用中的解释话语体系有何特征?

(3)重视生活经验,重视归纳法

从研究的基本思路看质的研究主要采取的是一种归纳的方法,自下而上的路线是规范法常规的方式,这种方式在研究者收集和分析资料的过程中一以贯之。质的研究一方面尽力在原始资料的基础上建立分析类别,另一方面采用归纳法从梳理后的资料中产生理论假设形成理论框架,最后对其经常性的验证和补充进行完善。当然,在任何学科的研究中,都应当综合使用演绎法与归纳法。

(4)质的研究更容易激发研究者的人文关怀,显示出对生命的尊重

在一般性的质性研究中,研究者的主体性就比较突出,与被研究者之间形成相对的稳定性关系,强调对被研究者的尊重。在人文医学的研究中,其内在就有人文关怀的要求,更凸显对于生命的尊重,而质的研究可以推进研究的人文关怀感。

(郭玉宇)

参考文献:

[1]马丁·海德格尔.存在与时间[M].陈嘉映,王庆节,译.北京:生活·读书·新知三联书店,2006:41-44.

[2]莫里斯·梅洛-庞蒂.行为的结构[M].杨大春,张亮均,译.北京:商务印书馆,2010:319.

[3]李克建.后结构主义与教育研究:方法论的视角[J].全球教育展望,2008(10).

[4]肖伟胜.列维-斯特劳斯结构人类学与"文化主义范式"的初创[J].学习与探索,2016(3):118-129.

[5]弗朗索瓦·多斯.从结构到解构——法国20世纪思想主潮(上卷)[M].季广茂,译.北京:中央编译出版社,2004.

[6]皮亚杰.结构主义[M].倪连生,王琳,译.北京:商务印书馆,1984.

[7]索绪尔.普通语言学教程[M].高名凯,译.北京:商务印书馆,1996.

[8]帕特里克·贝尔特.二十世纪的社会理论[M].瞿铁鹏,译.上海:上海译文出版社,2002:8.

[9]刘虹,任元鹏.医学人文若干概念的诠释——结构主义哲学的视角[J].医学与哲学(人文社会医学版),2010(11):53.

[10]陆群,周学东,谢百治.后结构主义对口腔医学教学设计的启示[J].中国医学教育技术,2004(4):207.

[11]何兆武.历史理论与史学理论:近现代西方史学著作选[M].北京:商务印书馆,1999.

[12]巴巴拉·W.塔奇曼.实践历史[M].孟庆亮,译.北京:新星出版社,2007.

[13]雅各布·布克哈特.世界历史沉思录[M].金寿福,译.北京:北京大学出版社,2007:18.

[14]Virchow Rudolf.Report on the Typhus Epidemic in Upper Silesia[M]//Rather L J. Collected Essay on Public Health and Epidemiology. Canton:Science History Publications, 1985:302.

[15]李鑫宇.实证主义研究方法的产生及其发展[J].华章,2011(28):9.

[16]王建民.现代性的主题分化与社会学研究范式整合[J].社会,2005(5):39.

[17]郭志媛.实证方法在检验司法改革效果中的运用——米兰达判决效果之实证研究的启示[J].中国刑事法杂志,2011(3):21.

[18]罗伯特·达尔.现代政治分析[M].王沪宁,陈峰,译.上海:上海译文出版社,1987:12.

[19]何华青,吴彤.实验的可重复性研究——新实验主义与科学知识社会学比较[J].自然辩证法通讯,2008(4):42.

[20]E.迪尔凯姆.社会学方法的准则[M].狄玉明,译.北京:商务印书馆,1995:45.

[21]叶娟丽.实证方法在政治学研究中的限度——以行为主义政治学为例[J].华中科技

大学学报(社会科学版),2006(5):34.

[22]胡建新.实证方法在知识社会学中的地位演变[J].湖南师范大学社会科学学报,2004(3):59.

[23]张国伟.当代医学科技的发展对医学生的挑战[J].山西医科大学学报(基础医学教育版),2011(2):204.

[24]《中国大百科词典》编委会.中国大百科全书·社会学[M].北京:中国大百科全书出版社,1993:33.

[25]风笑天.定性研究:本质特征与方法论意义[J].东南学术,2017(3):56-61.

[26]风笑天.定性研究概念与类型的探讨[J].社会科学辑刊,2017(3):45-52.

[27]彭荣础.思辨研究方法:历史、困境与前景[J].大学教育科学,2011(5).

[28]中共中央编译局.马克思恩格斯全集(第2卷)[M].北京:人民出版社,1972:75.

[29]刘畅.作为复数的质性研究[J].全球教育展望,2018(6):15-20.

[30]陈向明.质的研究方法与社会科学研究[M].北京:教育科学出版社,2000:21.

[31]宋萑.质性研究的范式属性辨[J].全球教育展望,2018(6):56-66.

第四章　人文医学基础理论

　　哲学家柏拉图说：我们一直寻找的，却是自己原本早已拥有的；我们总是东张西望，唯独漏了自己想要的，这就是我们至今难以如愿以偿的原因。柏拉图所说的"我们一直寻找的，却是自己原本早已拥有的"，最合适的所指不是理念，而是身体。身体，是人类生命、生存、生活之本。《易经》认为，对世界的认知来源是"近取诸身，远取诸物"，身体是一切认识之源，关于身体的学说，是一切理论的本源。医学乃身体之学，身体学说是人文医学的基础理论。

第一节　生物医学的身体学说

　　诺贝尔奖获得者埃尔温·薛定谔的《生命是什么》告诉人们，生命是一个有序的系统（负熵）。身体也是这样，从生物医学的角度看，身体统一于 DNA。DNA 是若干元素按照经典物理和量子物理方式所进行的有序组合。身体的独特性在于除了有眼耳鼻舌身（知觉）之外，还有"意"（灵性）。毫无疑问，生物身体是灵性身体存在的前提和基础。

　　不同文化、不同学科、不同学者面对同一个身体可以作出不同的解读，不同医生、不同科室、不同医院面对的身体都是异体同质的、由生物材质构成的有机体。生物医学研究的身体，是"自在的身体"，即自然演进的、不受主观因素左右的、生物性的组织、结构、功能的统一体。生物医学研究的内容是身体的自然属性和生物属性。而正因为具有差异性的自然属性和生物属性，才形成了人类及其个体。身体是一切存在的基本条件，生物医学的身体学说因此成为身体理论大厦的奠基石。

一、当代生物医学身体学说的基本内容

（一）身体的使命与智慧

身体存在的使命是什么？是维系健康？不，健康只是身体存在的状态之一。生物医学的身体存在的三种基本使命是生长、运作和繁殖。身体的生长和运作取决于能量的获取。正是为获取优质能量的内驱力，身体推动着人类从三四百万年前的狩猎采集文明走向农业文明和工业文明。繁殖是身体使命的核心环节。能够完成生殖行为的身体，即使是有缺憾的，却也能够因获得了遗传的机会而得以延续下去。生殖，是身体存在的命脉，是身体的终极使命。

身体是充满智慧的杰作。种种精妙绝伦的安排，使得身体各个组织与器官能够恰如其分地为维系身体的三种使命而协调运作。荷尔蒙的发现者欧内斯特·斯塔林（1923 年）、内稳态学说的提出者沃尔特·布拉德福德·坎农（1932年）、诺贝尔医学或生理学奖获得者查尔斯·S.谢灵顿（1938 年）先后都以"身体的智慧"为题举行了激动人心的学术讲座。耶鲁大学医学院的外科医生舍温·努兰更是出版了《身体的智慧》一书，通过惊心动魄的诊疗故事，阐述身体奇迹。智慧的身体使我们得以获得各种美妙的感受，身体是各种幸福的根基；智慧的身体使我们获得免疫保护和修复功能，是决定医学干预成败的关键。身体不只是一些组织和器官的总和，身体正如圣经所言："智慧就在体内与心中。"（《圣经·约伯记》）

维持身体的稳态是身体智慧的杰出的运作。只要有部分出现失衡，身体相关部分会立刻捕捉到信息，启动防范机制，迅速采取相关应对方式，展开修正行为。19 世纪中叶，法国生理学家克劳德·伯纳德首先用"内环境"一词描述了外界环境的变动并不能打破动物体内保持的一定的平衡状态。20 世纪 20 年代，生理学家坎农阐述了"内稳态"思想：当体内环境受到干扰时，身体会启动保护机制，使之趋于平衡。

（二）身体的共通性和独特性

不同人种的身体，无论是结构还是功能都表现出异体同质、异体同构的共通性。身体由 75 万亿个细胞构成，每一个细胞的直径在 0.005～0.020 毫米之间，结构由沟通内外的细胞膜、驻扎 DNA 的细胞核和细胞质构成。DNA 中核苷酸

的排列顺序和复制机制是解读身体的基因密码，身体的一切生理特征如结构、功能、身高、容貌以及生老病死等，全部潜在地、预设地刻写在其中。DNA 双螺旋结构的发现者克里克这样描述：DNA 制造 RNA，RNA 又制造蛋白质，这就是作为一个物质系统的身体的由来。

"人类基因组计划"揭开了身体的本真面貌。身体基因总数在 3 万个到 3.5 万个之间，所有人的身体都具有 99.99% 的相同基因，任何两个不同个体之间大约每 1 000 核苷酸序列中会有一个不同，这称为单核苷酸多态性（SNP），每个人都有自己的一套 SNP，它对"个性"起着决定的作用。2006 年 11 月，美国科学家成功绘制出基因复制过程中出现不同突变的复制变异（CNV）图。全球 13 个研究中心联合对大片段 DNA 的复制/消失差异现象进行研究发现，每个人体内都存在独一无二的 DNA 片段重复和缺失。DNA 片段不同时，CNV 不同；DNA 片段相同时，CNV 也会因或缺失或重复的差异而不同。这些差异综合作用，使基因差异巨大且复杂。近年来，随着测序技术的快速发展，被鉴定发现的 CNV 数量越来越多，已有超过数万个 CNV 位点被记录在基因组变异数据库（Database of Genomic Variation），这些 CNV 所覆盖的染色体范围占人类全基因组的 20% 以上。[1] 每一个身体及其疾病状态都可能存在个体差异的命题，由此获得了基因组学的依据。

意识，是身体最令人着迷的特征。因为意识，身体与其他动物的身体才有了根本的区别；因为意识，身体才拥有可自豪于天下的语言、爱情和心智；因为意识，身体的思维活动才具有"意向性"，与外部世界的种种事物建立关联，产生爱、恨、情、仇等心理活动；因为意识，身体才具有感受性和自我意识；因为意识，每一个身体才是独特的身体，由此形成了身体间性这一身体与身体、身体与世界的链接。可是，居于身体颅腔中的、由一团灰色和白色的黏性物质构成的叫作大脑的器官，是如何产生意识的，我们现在知道的很少。记忆是怎样贮存在大脑中的？大脑是怎样完成复杂的协调工作的？诸如此类的意识之谜，人类迄今未给出明确的解说。

身体存在的过程中，灵性一直居于被炫耀的位置，但归根到底，身体是一个生物过程，属尘非属灵，身体是向死而生的过程。身体终究是要灰飞烟灭的，这是身体的必然归属；每一个身体如何、何时通向死亡的宿命则是一个个偶然的事件，不断进步的技术对之也无回天之力。狂妄的当代技术坚定地认为技术可以掌控世界，当然也包括身体。人体冷冻复苏技术承诺，未来的医学一定会让这些今日医学无法救治的患者重新焕发生机。为了永生的梦想而支付高额冷冻费用的患者也许并不知道,当下的冷冻复苏技术还没有一例人类器官成功复苏的记录,而按照现行法律,人体冷冻企业是按照公墓注册的。即便是冷冻复苏技术发生了革命,苏醒过来并救治成功的 200 年前的"她"是谁?原有身份、她的社会身份、个人财产还属于她吗?她会是一位"六亲不认"的孤独的外来者吗?这是当下的生物医学无法解决、人文医学也无法回答的问题。

（三）身体的生物演化与文化演化

身体的生物演化是一个充满未知的复杂过程。身体生物演化至少有四个相互衔接的故事。600 万年前,非洲的古人类因气候变化导致食物短缺,逐渐适应了有利于采集活动和减少移动身体时的能耗的直立行走方式;400 万年前的南方古猿主要靠采集果实获取能量;大约 200 万年前,出现了脑容量增大、适宜狩猎与采集的接近近代人类的身体;经过长期的生物进化,出现了拥有语言、文化和合作能力的现代人身体。生物进化并不是一个不断地使得身体向着完美的方向前进的力量,其实,身体在生物进化过程中并没有变得更健康,相反,生物进化的目的似乎只有一个:身体要在艰难的情况下拥有更多的后代。而且,如果身体未能适应生物进化环境,那么,身体就会罹患失配性疾病。

赋予身体最为重要改变的,不是生物演化,而是文化演化。古人类向现代人的演化之旅充满竞争,最后胜出的就是现代人类,奥秘就在于身体的文化演化:狩猎采集中的有效合作,身体之间结成的社会关系、行为方式、知识、信仰、宗教、价值观等。与生物进化不同的是,文化进化有两个主要特征:速度快、程度深;人的主观意识参与其中,如创造农业、制造计算机和机器人等。文化进化的两种重要类型——农业革命和工业革命,从根本上改变了身体。在农业革命中,耕种食物取代了狩猎和采集;工业革命中,人们开始用机器代替身体。这两次文化进化,从根本上改变了食物结构和能量质量,改变了生产方式和生活方式。

文化演化的精华是语言,语言是身体之声,语言是身体的本质。语言支撑着身体的思想、情感和行为,身体支撑着语言的形成、发展和运用。人类的语言之所以能形成,首先取决于身体构造上与动物的发声机制有重要区别:人脑能够极其准确和迅速地控制舌头和其他结构的运动形成发出语音所需要的不同声道的形状;现代人的身体的面部短而平造就了特有的声道结构,形成了特有的声学效果,能够满足发出各种元音和辅音的需要。其他哺乳动物鼻子和咽部分别与两个分离的管道相连,空气从内侧管道行走,食物和水从外侧通过。人类声道没有管中套管的构造,而是在舌后部形成了一个共有的腔,空气和食物都从这里经过再分别进入食管和气道。正是这样一种构造,使得身体具有几近完美的音质和音量,以各种复杂的音色表达复杂的情感;也正是这样一种构造,导致身体存在食物窒息风险,噎食食物死亡的意外时有发生。这是身体为了能够把话说清楚而付出的代价。

(四)身体的环境

身体的环境,由影响身体存在的一系列重大事件构成,如农业革命、工业革命、技术进步、文化因素、生活方式等。

在农业的万年演化历史中,农作物的驯化和培育,对身体产生了深远的意义。野生小麦(约10000年前,西亚)、南瓜(约10000年前,中美洲)、水稻(约9000年前,长江流域)、小米(约8000年前,黄河流域)、红薯(约8000年前,墨西哥)、大麦(约7000年前,西亚)、土豆(约7000年前,美洲)、玉米(约6500年前,中美洲)等,先后在世界各地被驯化成功,身体由此获得了祖先们从未有过的食物保障,即使是在大雪封山无猎可狩的几个月中,身体也可以避免由于饥饿而毙亡的结局。身体把农业革命带来的盈余投入到生育更多的孩子中,家庭、村落、集镇、城市成为身体新的居所。农业革命是社会文明的条件,它带来的部分人类温饱,催生了哲学、文学、艺术、科学的产生;农业革命是社会分层的基础,贫富分化、社会罪恶由此肇始;农业革命深刻地改变了身体环境,改变了饮食结构、行为方式;农业革命与病原体直接关联,从龋齿到霍乱,这些失配性疾病出现的致因都与农业革命有关。

18世纪开始的工业革命,是技术、经济、科学和社会变革交相呼应的综合体,其成为一种史无前例的巨大力量,迅猛地改变了历史的进程,百年之内重塑了地球的环境,重塑了身体的环境。身体的衣食住行、交际联络、工作学习、生老病死全部掌控在工业社会的网络中。身体的饮食、运动、休息、睡眠都保持着工业发展所需要的节奏和内容。

技术进步对身体而言是祸福相依的。纵观技术发展的历史,技术一直是沿着适应身体、解放身体的路线行进,如蒸汽机、纺纱机、自行车、汽车、飞机的发明。通过技术可以更深刻地认识身体,更彻底地展示身体的潜能。近几十年来,技术的发展已经超越了为身体服务的疆界。技术异化势头来势汹汹,技术已经不满足于身体助手的角色,而是大有替代身体、掌控身体之势,如具有人体各种功能的机器人。尤其是医学和技术的结合,已经走到了准备移植人脑、修改婴儿

DNA、定制婴儿的危险境地。身体安全的警笛已经响起。

（五）身体与医学进步

医学是研究和护卫身体健康之学，对身体的探究并解决身体的健康问题是医学进步的驱动力。

尸体解剖，是探索身体内在结构的第一步。中世纪的医学，既有从刑场和墓地盗取尸骨于昏暗密室进行解剖的地下研究者，也有于公共场合公开解剖的演示者。1482 年，教皇西克斯图斯四世宣布解剖罪犯尸体合法；1537 年，教皇克雷芒七世允许医学院利用罪犯的尸体进行解剖教学。[2]1543 年，布鲁塞尔解剖学家维萨里的《人体构造》一书，开启了近代医学的新时代。17 世纪到 19 世纪的300 年间，医学一系列的发现，极大地促进了医学对身体的了解。列文虎克的显微镜展示了身体的细小结构，马尔皮基在显微镜下观察肝、脾、肾等器官的组织学构造；基于人体解剖的基础之上，莫尔干尼和比夏分别建立了病理解剖学和组织学；奥恩布鲁格发明的叩诊法通过胸部不同声音判定不同的病灶；施莱登和施旺的细胞学揭示了身体构成的基本单位；美国遗传学家、生物学家沃尔特·萨顿提出了遗传基因在染色体上的学说；德国医学家魏尔啸的细胞病理学刷新了医学对疾病的认识；微生物学的一系列重大发现降低了感染性疾病对身体致命威胁的程度；微生物致病菌被巴斯德发现后，成千上万的生灵从炭疽、霍乱、伤寒、鼠疫、白喉的魔爪下得以幸存。一系列药物的发明，如磺胺、青霉素、维生素等，挽救了无法计数的生命。同时，卫生条件的改善和疫苗的广泛接种，使身体抵御感染性疾病的力量日渐强大，感染性疾病的死亡率大幅度下降，造成的伤残负担大幅度下降，婴幼儿成活率显著提高，人的平均寿命显著提高。探究身体的技术手段在 19 世纪实现了革命性的飞跃：法国医学家雷奈克发明了听诊器，英国医生瓦特发明了血压计，德国医生伦琴发现了 X 射线在诊疗过程中的价值，一直到 20 世纪 70 年代，CT 和 MRI 的问世，医学对身体的认识，达到了从未有过的高峰。

随着身体存活时间的增长，医学面临的主要问题已经由感染性疾病转移至非感染性疾病，如肿瘤、冠心病、糖尿病、高血压、忧郁症和精神病等。身体面对的危险因素是体重指数、吸烟和运动量不足。农业革命带来的失配性疾病，现代医学只能够解决其中的一部分；同时，对升级和新产生的非感染性失配性疾病的防治，医学尚在艰难的努力之中。身体的许多特征与生物演化的环境相适应，但与文化演化不相适应，由此而产生的疾病可称为失配性疾病。如Ⅱ型糖尿病主要是因为身体对现代社会体力活动减少和现代饮食结构适应不足。失配性疾病已然成为严重困扰身体的一大类疾患，如常见的感染、营养不良、肥胖、动脉硬化、骨质疏松和近视。身体的失配性疾病是预防和治疗的难点，因为造成失配的社会进化因素很难或者根本不可能改变。

身体和身体的疾病是一个复杂性问题，日新月异的当代医学还有很多难题尚未解决，无论是在生物技术方面还是在伦理法律方面都是这样。

二、生物医学身体学说的价值

（一）人类世界存在的始基

身体是构成世界的核心元素，身体的健康存在，是世界健康存在的前提；文化现象诸如政治、经济、科学、教育、文学、艺术等，都是以生物性身体的健康存在为基本前提的。人类的特征如意识、语言和行为首先依赖于身体的生物学性征：大脑、发音系统的生理构造、直立行走。人类的饮食、求偶、交流、欲望乃至思考，都是生物学的身体在支撑。人的世界的一切存在，都是围绕着身体的根本性质展开的：物质生产、社会组织、管理活动、利益争夺、国际争端、战火硝烟、科学技术直至哲学思考。因此，在人的世界中，如果讨论何者是人类世界的始基，何者在万事万物中具有至上性的话，非身体莫属。

（二）人类文明进步的动力

身体是人类文明的驱动力。身体不断繁殖的结果，身体永无止境的欲望，推动着生产力发展，改变着生产关系，塑造着意识形态，生成着社会建构。身体是政治的范本，基因的行为是政治行为的注脚。1976 年英国皇家科学院院士、牛津大学教授理查德·道金斯所著《自私的基因》一书出版。道金斯认为，基因的本质是自私的，它们控制了生物的各种活动和行为，目的就是为了使基因本身能更多、更快地复制，只要能达到这一目的，基因是无所而不为的。不同的基因组合在一起，是基因之间的一种互相利用，目的也是为了更好地复制。身体的一切行为最终都归结于基因的"自私"。身体间、集团间、民族间、国家间的一切活动，都是利益的协调甚至争夺，一切战争都是能源战争、利益战争。

（三）人类价值的载体

身体令人敬畏。身体，是人的世界中一切意义的原点、根据和标准，世界通过身体获得理解，身体通过世界得到解读。从人们熟知的各种隐喻中可以体察到身体的这种魅力。"身体如同机器"的隐喻在过去的几百年对于理解身体的物理结构与功能取得了巨大的成功,现如今,高科技仿真身体的机器人正在挑战世界、挑战身体;"身体如同机器"的隐喻同样在挑战着医学,医学已经步入利用基因技术设计身体的阶段,利用器官移植重组身体。面对身体,医学将走向何方?

身体成就了医学,医学即身体之学;医学救助着身体,身体需要医学提供全过程、多方位、多层次的医学关怀。

三、身体学说之间的关系

(一)生物医学的身体:为体、为用

身体学说是关于身体的学问。身体是人的世界存在的理由和根据,因此,身体学说是根本之学。身体学说是一个大家族,成员众多,如身体哲学、身体伦理学、身体社会学、身体人类学、身体美学等,但无论是从哪一个视角做身体的学问,都只是研究身体的某一个方面的性质、属性、特征、行为等问题,都是身体学说的具体化和专门化。无论如何,生物医学身体学说都是身体学说的基础的平台或平台的基础。在这个平台之上,身体学说的各种理论得以生发;在这个基础之上,身体学说的各种思想得以成熟。因此,生物医学身体学说于其他身体学说而言是体、是用。

(二)身体哲学的身体:为本、为意

身体哲学是对身体学说形而上的思考,是对生物医学身体学说的哲学凝练,揭示着身体的哲学本质和终极反思。身体哲学揭示了身体才是主体性的存在,是人类认知和实践活动的基础和依据。人的行为活动和心理活动,是身体整体性的表现和反应。理性认识是身体多器官综合作用而并非由大脑独立活动的产物,非理性因素是身体认知、活力的重要力量。身体哲学于其他身体学说而言为本、为意。

身体理论的各门学科将各自学科的视角聚焦于身体,解读身体的不同存在形态。同时,在身体学说的大家族中,不同学说、不同理论之间互为表里,相互交融,这是因为只有一个身体,不同学科研究的是同一个身体的不同层面、不同侧面,而生物学的身体、心理学的身体和社会学的身体原本就是一个身体。

(三)人文医学:关爱整全的身体

医学是研究身体的学问。从生物医学的角度而言,首先关注身体的生理和病理性征是必要的、理所应当的。人文医学作为当代医学的组成部分,关注整全的身体,注重身体感受。通过研究医学人文精神而走近患者身体的精神世界,通

过医学人文关怀而体现医学对患者身体感受的关爱。

于人文医学而言,生物医学的身体学说是必须的,但又是不够的。身体理论为人文医学提供基础理论。生物医学身体理论的阙如,人文医学会因缺乏坚实的基础、缺乏统一的语境而不成为人文医学。人文医学的身体概念,仅有身体哲学涵义是不足的,身体既是基因、大分子、细胞、组织、器官构成的整体性的生理性存在,身体又是心理的、社会的存在,还是文化的、哲学的整合性存在。人文医学起于并超越于生物医学的身体学说,因关爱整全性身体而成为当代医学不可缺少的部分。

（刘　虹）

第二节　当代身体理论

一、当代身体理论作为人文医学基础理论的合理性

（一）扬弃意识哲学

20世纪60年代以来,我国人文医学学科群的理论体系深受西方意识哲学的影响。意识哲学是对西方近代认识论哲学的统称。三百八十多年前,笛卡尔提出了"我思故我在"的哲学原理,宣告了经院哲学的退场和意识哲学的登台。以培根、洛克、康德和黑格尔等为代表的西方近代哲学家共同建构了意识哲学的理论体系并成为分支哲学与应用哲学的理论基础。长期以来,我国人文医学学科群的基本理论构架是建构在意识哲学的基本理念及其本体论、认识论、方法论和逻辑学之上的。

在意识哲学的语境中,没有为身体和身体感受留下位置:超越于身体之上、摒除了主观感受之后的意识或理性思维才是人的本质属性;走向绝对真理的唯一希冀只能是意识,抵达永恒彼岸的唯一渡船只能是理性。在意识哲学的言说中,意识和身体是分裂对峙且不对等的:思维理性被抬升和身体感受性被忽略、意识能动性被张扬和情感本真性被贬抑、意识主体性被推崇和身体本体性被淡忘同时存在。在意识哲学的视域中,意识或理性是人的世界中的君主,而身体和身体的感受只是为高冷的理性所不屑的物欲、肉欲甚至是兽欲,只是为伟岸的意识所统领、安抚、辖制和整饬的对象。意识哲学占据哲学统治地位四个世纪,身

体的呐喊、呼唤、倾诉和反抗受到冷淡、摈斥、压抑和流放,但意识哲学憧憬的由人的意识或理性主宰的理想国却一直没有成为现实;光辉和高洁的意识往往沦为物欲、肉欲、兽欲的工具;指引人类超越身体、把握理性、走向幸福和永恒的意识哲学,在人类毫无理性地相互杀戮、毫无理性地抢夺资源、毫无理性地毁灭生态的行为面前一而再、再而三地无力回天!

意识哲学的最大特点是凭借思辨理性的抽象逻辑演绎,构造了一个概念帝国,其内在困境在于意识始终无法切中外在的超越之物。意识和外在对象之间的统一性问题始终是意识哲学家们摆脱不掉的梦魇。

意识和身体的二律背反现象引起过意识哲学的代表人物康德的关注。康德坚信人类的知识来自于人的理性,自称通过《纯粹理性批判》《判断力批判》和《实践理性批判》发动了一场哲学领域内的哥白尼革命。但是,康德晚年对这场哲学领域的哥白尼革命流露出些许不自信,其生前最后一本著作《人类学》中传达了这样的信息:康德本人对纯粹理性的偏狭开始有了警觉和思考。

意识哲学直面社会实践时表现的贫血状态对人文医学学科群产生了严重影响。多年来,人文医学要深入实践,要接地气,要为解决实践问题提供方法的呼声很高,但收效甚微。我们一直在努力,但始终没有怀疑问题出在元哲学——意识哲学无法包容医学哲学的身体关怀和身体感受的内涵。

(二)走向身体理论

西方哲学界对意识哲学的反思和批判一直没有停止过。西方后现代主义哲学从问世起就开始的、绵延半个多世纪的对意识哲学的反思,其学术价值集中体现在批判意识哲学,确立"身体"哲学范畴,形成身体哲学、身体人类学、身体社会学、身体美学等身体理论学科群。发生在学界的这次审视、扬弃意识哲学,研究、建构身体理论学科群的思潮值得人文医学予以严重的关注。从某种意义上说,我国的人文医学研究刚刚起步就已经落后了。

人文医学学科群需要扬弃原有的元理论,在新的元理论指导下进行理论体系的重构。作为人文医学基础理论的身体理论,包括身体哲学、身体伦理学、身体人类学、身体社会学等。这些学科关注身体的感受,倾听身体的呼声,研究身体的社会关系和身体对社会进步的价值,与人文医学的研究对象、研究方法、研究目的有着内在的联系,对人文医学的理论建构具有支撑作用,更适合作为人文医学之基础理论。

二、身体哲学

自希波克拉底鼎盛年(约公元前 400 年)以来,西方医学在身体哲学思想的引领下走过了近 2500 年的历史。身体哲学是以关注身体整全性存在和感受性为特点的哲学思潮。作为系统的哲学理论形态,身体哲学形成于 20 世纪中叶,但身体哲学思想源远流长,丰厚渊博。

(一)早期身体哲学思想

身体是怎样的构成? 这是医学认识身体的首要问题。对身体构成的不同解读,将影响着医学家们建构怎样的医学体系,决定了医学发展的基本走向。古希腊身体哲学思想与宗教哲学、意识哲学风云际会,交相砥砺,铺垫了西方医学从古代走向当代,从准科学走向科学的历史路径。

1. 身体自然元素构成说

在认识身体阶段,身体构成是医学和身体哲学的共同关注点。身体自然元素构成说蕴含的朴素身体哲学思想引领医学体系的合理、有序建构,是医学发展的哲学基石。

古希腊米利都学派的哲学家用身体感知到的自然元素及其关系建构身体:泰勒斯将"水"作为身体的基础元素;阿拉克西曼德将"气"作为生命的灵魂;赫拉克利特以燃烧的"火"象征生命体的活力和运动;德谟克里特认为身体由原子聚合而成,灵魂遍布身体,魂消身亡;伊壁鸠鲁笔触描写的灵魂是一种精细的身体;恩培多克勒用火、水、土、气解释身体的复杂结构,这四种元素按照不同的比例混合就形成各种不同性质的身体结构,肌肉是由四种等量的元素混合而成的,神经是由火与土与双倍的水结合而成的,骨头是由两份水、两份土和四份火混合而成的。[3]

古代哲学家用自然元素构造身体,于感性具体中蕴含着理性考量的萌芽,以简单要素构建身体结构的复杂空间,为古代医学家构建医学理论体系提供了基材、模板和构架,为古代医学临床诊疗技术的创设和实施提供了思路、依据和方法。

希波克拉底、盖伦的医学理论和实践中渗透着自然元素构成论的精神:构造身体的基材是血液、黏液、黄胆液和黑胆液,影响身体健康的是食物营养、运动睡眠、气候水土、日月星辰。"四体液"布满身体,不断处于均衡与失衡运动状态,与环境不断互动,用之诠释生理、心理、病理、诊断、治疗、养生、防病等身体过程,蕴含着整全性、复杂性、开放性的身体哲学的萌芽。西方医学在希波克拉底、盖伦等哲人医学家的带领下,以身体自然元素构成说为医学建构的哲学纲领,扬弃巫术宗教,借鉴东方智慧,研究自然心理社会病因、体液病理、医学遗传、疾病过程、治疗学、养生保健、疾病复杂性、医学伦理、医学人文和医学理性思维等内容。尽管医学发展路途遥远,但认识身体、关爱身体的医学之舟已然从这里扬帆起航!身体自然元素构成思想是身体哲学影响医学发展历程的第一块里程碑。

2. 身体与灵魂的关系

身体与灵魂的关系是医学与哲学绵延千年的对话和互动。身体与灵魂是缠绕于身体哲学理论与实践之维的纽结。亚里士多德是第一位视灵魂为身体组成部分的哲学家,开"灵肉一体"理论之先河。亚里士多德认为善有三种:灵魂的善、肉体的善和外在的善,这三者是统一的,"对于幸福而言,德性本身是不足的,因为还缺少肉体方面的善和外在的善"[4]222。柏拉图的理念王国中,身体没有与灵魂并列的资格,"人不是灵魂与肉体的复合,而是利用身体达到一定目的的灵魂"[5]。柏拉图不否定身体和灵魂是不可分的事实,这一点,从柏拉图的"灵魂三分说"中就可以看出:灵魂分为三个部分,大脑主管理性,心脏产生激情,肝脏催生欲望。[4]168但柏拉图抑身扬心的态度鲜明:身体平庸,灵魂高贵;身体致恶,灵魂向善;身体低俗,灵魂神圣;身体感性,灵魂理智;身体贪婪,灵魂纯净;身体易朽,灵魂永恒。因此,灵魂要与身体保持距离并时时管控身体。[6]

希波克拉底接受了亚里士多德的"灵肉一体"学说,认为身体是肉体与灵魂的混合,"一切事物,包括人的肉体和灵魂,都遵循一定的秩序。人体内的灵魂,是水与火的混合物,与人的肉体相当"[7]253。希波克拉底整体医学思想闪光点之一是他深刻理解身体不仅具有生物学元素,还具有心理学、社会学元素;疾病过程不仅有自然因素的作用,还有人的心理、社会因素的作用。因此,希波克拉底要求医生不仅要研究疾病,还要研究患者和医生自己。[7]35希波克拉底第一次将疾病的症状表现区分为"肉体方面的症状"和"心理方面的变化",明确提出"身体方面的病态"的重要概念。[7]222

盖伦师承柏拉图的"灵魂三分说",提出了具有重要医学价值的"三灵气学说"。盖伦认为,灵气是构成身体的要素。盖伦的"大脑—理性灵气、心脏—生命灵气、肝脏—自然灵气"与柏拉图的"大脑—理性、心脏—激情、肝脏—欲望"之间存在着明显师承关系但又实现了超越。有学者指出:"'三灵气学说'是以链接全身各部分、贯通生理和心理的'灵气'为生命体最重要特征、具有整体论思想的生命体结构—功能模式,其价值在于阐述了人的生命体是由消化、呼吸和神经三大系统与精神状态结合为一个整体,是西方医学思想史上第一次用整体的观念阐述的生命模式本体论。"[8]89 2000 多年之后,诺贝尔医学奖得主神经生理学家艾克尔斯依旧坚持灵魂的存在并指导着身体,诺贝尔物理奖得主魏格纳运用量子力学推论灵魂的存在。这些言说得到哲学界、宗教界和科学界强烈的反响,至今余音绕梁。医学与哲学关于灵魂的对话并没有终结。

(二)意识哲学与二元论哲学的身体思想

1. 意识哲学

意识哲学赋予理念(意识、精神、理性、主观)主体地位。意识哲学与身体哲学的根本分歧在于世界是以理念统辖身体为存在模式的还是以身体统辖精神为存在模式。但这并不意味着意识哲学的大师们对身体的认识是肤浅的。

黑格尔是彻底的灵肉统一论者,他认为,研究灵魂与身体的区分和统一是哲学研究的重要问题:"灵魂与身体并不是两种原来不同而后来联系在一起的东西,而是统摄于同样定性的统一整体。在研究生命是什么的时候,我们一方面得到身体的观念,另一方面得到灵魂的观念……身体与灵魂的区分对于哲学研究是极其重要的,灵魂与身体的统一也同样重大。"[9]152-153 黑格尔这样界定身体在理念王国中的身份:"我们应该把身体及其组织看成概念本身的、有系统的、组织的外现存在。"[9]153 身体和灵魂都是理念的外现,这是黑格尔身体观的基本命题。

康德毕生研究的问题就是人类的理性认识能力。康德写道:"我的理性全部旨趣(既有思辨的旨趣,又有实践的旨趣)汇合为以下三个问题:①我能够知道什么? ②我应当做什么? ③我可以希望做什么?"[10] 这个时期的康德,沉浸在对理性认识能力的追问中,身体没有进入他的法眼。晚年的康德对身体问题有所觉悟,为上述列举的三个问题添加了第四个问题:④人(身体)是什么? 康德阐发了他将身体作为哲学研究旨趣的理由:"我们是具有身体的自由理性存在者。这有两点意味:我们的理性不得不在我们的身体中,或者是通过我们的身体被行使。因此,要行使我们的自由,我们就必须保存和发展我们的身体,但是,我们的理性也要作用于我们的身体。理性能力是人的身体和动物的身体区别所在。"[11] 把身体看作是行使理性的手段,理性是人的基本性质,这是康德身体观的基本思想。

2. 二元论机械身体观

笛卡尔的二元论机械身体观对近现代西方哲学发展产生了重要影响。笛卡尔认为,人由灵魂和肉体构成,人实际上是由身体这种机械实体和心灵、精神实体相结合的产物。笛卡尔意识到二元论会导致身体与心灵裂解,将统摄身体的地位赋予心灵,认为心灵这种实体比身体更重要,身体并不属于人的本质,心灵和思维才是人的本质。

笛卡尔的二元论身体观提出了人类思想史上著名的"笛卡尔难题":既然心灵与肉体是二元独立的实体,为什么二者能相互作用呢?笛卡尔之后几乎所有的哲学家都给出了不同的解读,如斯宾诺莎的"心身同一的双面论学说"、莱布尼茨的"单子论"、19世纪欧洲影响很大的"心身交感论""心身同一论"和"心身平行论"、20世纪50年代出现的费格尔的"心身同一论"、戴维森的"心身伴随论"、波普的"多元相互作用论"、艾克尔斯的"二元相互作用论"、斯佩里的"突现相互作用论"和邦格的"精神突现论"等。

但是,如果从二元论机械身体观产生的历史背景来看,我们应该注意到其在特定的历史条件下对拓展医学发展空间、推进医学深入研究疾病的历史阶段所产生的的客观作用。

第一,身体是独立的实体,不是教义和灵魂的附属。灵魂是上帝管理的宠物,身体是医学研究的对象。面对柏拉图、基督教的思想联盟,笛卡尔的二元论机械身体观抵抗灵魂与上帝的霸权,将身体从宗教和灵魂羁押中解放出来交给医学,为医学的发展争取了自由空间。

第二,身体是自然物,健康和疾病是自然过程。二元论机械身体观告知世界,身体自然如机器,无论是健康状态还是疾病状态都是一种自然真实的状态。"我很容易认识到,既然这个身体,比如说,是水肿病患者,他自然就由于喉咙发干感到难受,喉咙发干习惯地给精神以渴的感觉,因而趋向于引动他的神经和其他部分让他要求喝水……这和他没病时由于喉咙发干而喝水以应身体的需要是同样自然的。"[12]89机械钟表出毛病可以被维修,身体出了毛病,医生可以如修理钟表一样对身体进行诊疗救治。

第三,判明因果联系是研究病因的重要方法。笛卡尔认为,医生如同查明排除机械故障要查明原因一样,研究疾病也要判明、查明病因。"如果我们充分认识了各种疾病的原因,充分认识了自然界向我们提供的一切药物,我们是可以免除无数种身体疾病和精神疾病,甚至可以免除衰老,延年益寿的。"[12]49-50洛伊斯·N. 玛格纳指出:"笛卡尔的著作为用机械方法研究疾病提供了一个哲学框架,他的著作影响了好几代科学家。"[13]这也是对笛卡尔机械论身体观在医学发展过程中发挥的重要作用给予的客观评价。

（三）身体哲学的基本思想

1. 身体哲学的形成

身体哲学是在存在主义哲学、现象学哲学基础上发展起来的，以关注身体的本体性存在和感受性为特点的哲学思潮。身体哲学觉醒于尼采，发轫于胡塞尔，推进于海德格尔与福柯，形成于莫里斯·梅洛-庞蒂。20世纪西方的现象学运动开始反思意识哲学割裂意识和身体内在关联的粗暴，检讨推崇理性、贬损感受性的恶果。当代西方哲学挣脱柏拉图主义的羁绊，从意识哲学的理论经纬中走出，通过身体的感受而不是抽象的哲学概念去认知世界，四百年来意识的主体性地位受到了颠覆性的挑战。

2. 莫里斯·梅洛-庞蒂的身体哲学思想

身体哲学的代表人物法国哲学家莫里斯·梅洛-庞蒂从身体、知觉、感受性、具身认知、具身技术、身体间性等维度演绎了身体哲学的纵横经纬。学术界认为，把人的存在确定为作为身体的存在，是莫里斯·梅洛-庞蒂的独特贡献。

身体整全性和本体性存在思想是莫里斯·梅洛-庞蒂身体哲学的核心内容。身体是标志生命体整体存在的最基本、最深刻的哲学范畴。莫里斯·梅洛-庞蒂认为，灵魂和身体的结合不是由两种外在的——一个是客体、另一个是主体之间的一种随意决定来保证的。灵魂和身体的结合每时每刻在存在的运动中实现。[14]125 在他看来，"身体不是在空间并列的各个器官的组合，人在一种共有中拥有他的身体"[14]135。因此，身体是由躯体与灵魂、物性与神性、感性与理性、自然与社会等多维度构成的、不可分割的、不可重构的生命整体。它既有内在的一面，又有超越的一面，既是客体，又是主体，身体是"客体—主体"，是能进行观看和能感受痛苦的存在。身体既是主体感受到的身体，又是与他者共在的身体。前者是说只有被自身感受到，身体才是出场的；后者是说没有他者的身体，也就无所谓自身的身体。因此，身体既是我们自己，也是他者，还是构成世界的元素。身体的存在是世界和人类存在的前提。身体是人类文明的发源地与归属地，是文明各种形态的交集地。身体整全性存在思想凸显了身体的价值：身体是意义的纽结，是意义的发生场；身体是多维价值的主体，不只是显示遗传性征的生物载体。

莫里斯·梅洛-庞蒂在《可见者与不可见者》一书中表达出他生命最后一段时间中转向了一种新的本体论，即肉体是存在的基型。他认为身体与构成世界元素的水火土气一样具有本体性存在的地位,并用"世界之肉"的概念表达了关于身体是构成世界基本元素的身体本体性存在思想。身体是我们拥有世界的一般方式。"身体本身在世界中,就像心脏在机体中:身体不断地使可见的景象保持活力,内在地赋予它生命,与之一起形成一个系统。"[14]261

莫里斯·梅洛-庞蒂认为,知觉是人以其自身的身体在生活世界的首要的体验。知觉是身体浑然一体的认知能力,它穿越认知材料的表象,渗透着身体各种复杂因素相互交融的混沌,包含了对可见事物和不可见事物的整体感受。感受性超越单一的感觉,是身体和心灵微妙和谐的运作;是形成"朝向事物真相"的、富有创造力的把握世界的基本途径。彰显知觉和感受性并非贬抑理性。身体哲学的理性,不是脱离生活世界的纯意识抽象,而是基于感性、高于感性、溶于感性,借助语言攫取感性生活意义的知觉形态。语言能力和意识能力寄寓于身体,从属于身体,并受制于身体。

3. 身体哲学的核心范畴

身体感受是身体存在的核心标志,是身体哲学的核心范畴。身体感受是身体知觉对事物本身的整体的把握。身体感受是一张网,身体活在感受之网中。人的生活其实就是各种身体感受的集合与纠缠:意识感、快感、幸福感、愉悦感、满足感、成就感、荣誉感、自豪感、价值感、归属感、失落感、孤独感、寂寞感、压抑感、挫败感、羞耻感、欲望、忧郁、愤怒、仇恨、嫉妒等心理挣扎乃至肌肤痛感等生理痛苦,构成了人类生活的基本内容;时间、空间、平衡、动荡、安宁、骚乱、质量、强度、力度、硬度、高度、温度、湿度等身体的感受,交织成人类生活的经天纬地;神圣、崇高、善良、正义与邪恶、卑鄙、阴险、罪恶等对立的人性,都根植于身体之中。丧失部分的身体感受,危及生活质量;丧失全部身体感受,死亡即到来。身体自身的生命活动、与外部世界的接触都是在身体感受的平台上实现的。人类文明的一切知识体系归根到底源自于、印证于身体的感受。因此,人本主义心理学先驱、奥地利精神病学家阿尔弗雷德·阿德勒说:"感受性是有意识的生命有机体的基本特征。"[15]我国学者夏可君说:"身体之为身体,一直是身体感!是身体对自身的感受……身体即是身体感受。离开了身体感受,其实并没有身体。"他呼吁:"从身体的感受性上重构世界,从身体的感受性和触感上重写整个哲学本身。"[16]如是,身体感受是研究身体存在、研究哲学和医学哲学、研究医学和人文医学再也不能忽视和错过的关键词。

4. 身体和身体哲学的价值

身体是一切存在的存在,是人类一切生命现象的基础,是一切文化活动的源泉,是社会发展的动因,是生命表征的集合,是人类智慧的根基,是一切价值的终极标准。

身体哲学的崛起,颠覆了意识哲学千年来构建的理性王国,将关注聚焦于身体存在和身体感受;消解了二元论哲学定制的身心分裂场景,使身体回归于多维一整体的状态;落下了精神主体主演实体哲学独角戏的大幕,把身体主体推向世界哲学舞台中央;中断了认识论哲学对人类认知能力的作用究竟几许的拷问,肯定了身体"思"与"能"的一致;匡正了科学哲学只问科学不顾身体的偏颇。

身体哲学的"身体—意识—世界"三维一体构架,引领人类走向身体、生命、生活的本来面目。因此,聚焦身体存在和身体感受、研究身体知觉与身体间性的身体哲学,是人文医学的研究对象"医学人文精神"和"医学人文关怀"得以确立的元哲学基础,是人文医学研究方法和实践途径的理论纲领。

三、身体伦理学

(一)实践呼唤身体伦理学

笛卡尔的身心二元论哲学构成了碾压一个时代的理性主义至上的思维方式和话语逻辑,影响波及人类精神世界的不同领域,医学伦理学和生命伦理学都在其辐射范围之中。医学伦理学强于普适伦理法则的颁行,弱于对身体感受和情境事件的回应;生命伦理学依旧没有走出笛卡尔普遍理性原则的窠臼,失察于身体的伦理意义,生命伦理学的原则在伦理实践中面对着失能、失效、失范的尴尬。

医学伦理学和生命伦理学试图从理性出发,为医学行为和生命科学研究树秩序、立规矩,并将之作为判定是非善恶的普适标准。但是,身体主观差异和不确定性、身体情境事件等却往往被普适性的理性标准排除在外。在当代科学技术条件下,身体提出的新的问题不断冲击和挑战现有的伦理学理论。例如,当代医学技术可以长期维持持续植物状态者的心跳和呼吸,然而,长期没有正常意识、没有身体感受、没有生命尊严的持续植物状态者,是维持还是中断其存活状态的问题、安乐死问题等,令医学伦理学和生命伦理学纠结不已,至今难以给出能得到社会认同的普适性意见。类似的困境,如面对头颅移植、基因编辑、人体试验等伤害人类的医学行为,现有的伦理学理论苍白无力甚至相互矛盾,实践干预乏术。凡此等等,不一而足。

身体是生活的主体,当现有的伦理学理论无法应对流变不定的身体问题的时候,削足适履,将身体作为管制对象或长期处于理论争鸣而实践干预乏力的状态都不是我们希望看到的现象。走向身体本身,建构身体伦理学的必要性由此凸显。

2005年,《身体伦理学:后习俗的挑战》一书出版。在这本书中,作者马格瑞特·许尔德瑞克和罗克珊·麦吉提克提出"身体伦理学"的概念:"我们提出的不是关于身体的生命伦理学(bioethics about the body),而是'身体伦理学'(ethics of the body)。"[17]

身体伦理学以身体哲学为理论基础,强调理论与实践的具身性,强调关注患者的整体性身体,强调身体感受。身体伦理学不否认医学伦理学和生命伦理学追求普适伦理规则的价值和意义,医学伦理学和生命伦理学作为医学场域、生命场域的宏大叙事、常规线性叙事的形式,提供评估医学行为是否合乎伦理标准的抽象规则,是社会主流文化判定医学行为善恶是非的权威化、合法化的表现。因此,身体伦理学无法替代医学伦理学和生命伦理学。但仅仅有抽象的原则是不够的,身体总是独特的、个别的、具体的,医学实践中的伦理问题总是具身的、感性的、个别的,因此,身体伦理学作为具象叙事、多线性叙事体现出不可或缺的价值和意义。

身体伦理学并不是一种新的伦理学理论体系,而是身体哲学思潮的组成部分,或者说是身体哲学在伦理学中的表现形式。身体伦理学是一种本体选择、一种话语方式、一种研究的方法进路,其学科定位是对医学伦理学和生命伦理学的补充和矫正。

(二)身体伦理学的话语场域

1. 身体的本体性存在是身体伦理学的基本观点

身体是由躯体与灵魂、物性与神性、感性与理性、自然与社会等多维度构成的、不可分割的、不可重构的生命整体。其中任何一个维度的缺损或者被损害都是身体的伤残甚至毁损。身体的存在是世界和人类存在的前提。身体整全性存在思想凸显身体的价值:身体是意义的纽结,是意义的发生场;身体是多维价值的主体,不只是显示遗传性征的生物载体。

身体本体性存在的思想强调,身体是本真的存在,其本质属性、基本结构是身体固有的、不可分割的,不为外力设计或制造的,不为外力赋予或增减的。以下针对身体的行为属于危害身体安全、违反身体伦理学的行为:轻视身体亿万年自然进化的历程,对身体进行改写或强化;罔顾身体内在的语言、自身的归属和归宿,对身体自主逻辑进行中断或破坏;淡化身体以自在或潜在状态存在的意义,忽视身体的整体关联是内涵无限丰富的可能性的,抑制、废黜身体的自在本体性;贬低身体作为人类价值的坐标系、生活目的地和幸福根源的终极价值,将人造身体强加给人类;无视身体自洽的系统的存在,无视身体拥有自主适应环境的逻辑、有自己与环境和谐共处的诉求和方式,进而更改身体元素,机械处理身体;以人工智能机器人替代身体,等等。

尊重身体整全性和本体存在是尊重生命的前提。试图用医学手段改变身体整全性和本体性存在的危害身体安全的行为,都是医学暴力,都是对身体的伤害。身体安全是个体安全、人类安全的前提。身体安全了,世界才会安宁;世界安宁了,身体才会安全。

2. 身体间性的伦理关系是身体伦理学的重要话题

莫里斯·梅洛-庞蒂提出的"身体间性"充满着伦理意蕴,其指向是身体与身体交互之间显现出来的相互关联的伦理关系,是"我"和"他人"身体间的伦理对话;身体间性的构架以"身体图式"作为伦理范式,强调身体间的协调性和相互性;身体间性的伦理性质可以通过身体的意向活动表现出来;身体间性的伦理关系体现为主动能体与被动受体的统一。

医患之间的伦理关系的解读,从身体间性入手比主体间性更适宜。争取最大的健康效益是医者和患者身体意向性的共同所指,即医患身体间性决定了医患双方互为主体的平等地位,决定了医患理解、医患沟通的合理性和合法性。医者和患者的身体为异体同质的身体间性,决定了通过医患互动实现共同决策、结成医患共同体的可能性、现实性和可能遭遇的困难。医患身体间性的伦理追求境界是将医患双方导向医患共情,导向身体间的对话、协商与沟通。医疗资本运作是消弭医患身体间性伦理关联最大的消极因素。当下医患伦理关系中的各种问题的根脉,深深埋藏在身体、身体间性、人性和医疗运行机制中。

(三)身体伦理学学科特征

1. 以身体为本体选择

身体伦理学的本体论基础是身体哲学。身体伦理学关注整全身体而不仅仅是身体的某一个维度或者某一个方面。关注整全性身体,是生命伦理学的基本范式。我国著名生命伦理学家孙慕义指出:"身体的伦理即是整全人的伦理、人的整全性伦理或整全性'我'的身体伦理。"[18]那么,什么是整全性身体?正如有学者在研究身体伦理学的合法性问题的时候指出的那样:"身体是物质的、自然的,又是精神的、社会的;身体是感性的、非逻辑的,又是理性的、逻辑的;身体是思想的、认识的;又是行动的、实践的;身体是人类文明和文化的创造者,又是文明和文化的元素和组成部分;身体是医学的主体,同时也是医学的客体。身体是皮肤、骨骼、脏器、大脑的有机结合体,身体是人的整体性存在,身体就是完整真实的'我',身体不仅是生理的、心理的、社会的存在,更是文化的、哲学的存在,身体是无法伪造、不可复制、唯一合法的身份形态。"[19]因此,身体对身体伦理学具有不可替代的本体论意义。人类的所有伦理行为,都是身体整体的行为,是多元因素综合的结果,而不是某一个方面发生作用的产物。身体支配伦理行为,身体是各种伦理问题产生的本原所在。考虑身体的伦理问题,关注身体是朝向事物本身的关键。

2. 以患者感受为话语方式

患者感受是患者在感受源刺激下产生的患者具身反应,是患者身体个体的、独特的、无法抹除的、无法替代的甚至是难以言说的体验。医学伦理学和生命伦理学有太多的理性原则,却没有一条关注过患者感受。身体伦理学的话语方式即其表达思想的形式不是遵从理性的原则,而是忠于患者感受。患者感受是患者身份存在的核心标志,是身体伦理学核心的认识范畴。患者感受是包裹患者身体的、挥之不去的雾霾,各种病痛感受的集合与纠缠:困扰感、焦虑感、不适感、痛苦感、窒息感、濒死感、恐惧感、绝望感、压抑感、愤怒感、寂寞感、孤独感等弥散其中。患者就活在这种情景感受之中。心理挣扎纠合着生理痛苦,构成了患者生活的基本内容。身体伦理学关注被医学伦理学和生命伦理学遗漏的患者感受的诉说,倾听、体认、体察、理解和排解患者感受,并以患者感受作为认知原点,审视和度量医学活动中的是非善恶之别,言说和评估医学行为中的道德和利益之争。以患者感受为原点的身体伦理学,扬弃了医学伦理学和生命伦理学的抽象、规范和约束,显现了身体伦理学的具体、包容和通达。

3. 以身体现象学为方法学进路

莫里斯·梅洛-庞蒂的身体现象学方法在生命伦理学中的运用是指展现患者身体存在的本质然后再加以描述的方法,其基本特征是:排除任何成见,面向身体本身,直观把握和描述患者感受。身体现象学方法的关键是要返回到意识与世界的原初关联——身体,回到现象或原初的知觉经验——患者感受。身体知觉经验和患者感受是最原初的经验,是身体伦理学认识和实践的基础;在身体伦理学的语境中,患者感受是其与医学之间的一种直接对话和作用关系。由此,身体伦理学的任务是返回存在的原点——身体与身体感受。

将患者身体与身体感受作为身体伦理学研究的进路,是一种以患者身体为本来面目、以患者知觉为基本介面、以患者感受为基本状态、以患者身体间性为基本关系的方法学变革,也是身体伦理学的关注点区别于医学伦理学、生命伦理学的主要特征。

四、身体人类学

（一）人类学及其研究目的

人类学是从生物和文化的角度对人类进行全面研究的学科群。人类学大致可分为体质人类学和文化人类学。体质人类学是从生物的角度对人类进行研究的学科,它包括人类的起源、发展、种族差异、人体与生态的关系及现存灵长类的身体和行为等内容。文化人类学是从文化的角度研究人类种种行为的学科,它研究人类文化的起源、发展变迁的过程、世界上各民族各地区文化的差异,试图探索人类文化的性质及演变规律。

人类学研究的目的就是以全面的方式研究身体个体。但从更深层次而言,这种研究不仅仅在于对身体的躯体构造之理解,还在于身体涉及的精神现象和社会现象。换句话说,人类如何行动,如何认知自己的行动,行动的结果又如何影响人的思考,以及人与其他群体的互动,是人类学要解答的问题。

在 19 世纪以前,人类学是指对人体解剖学和生理学的研究。19 世纪以后,人类学突破了仅仅关注人类解剖学和生理学的传统,而进一步从体质、文化、考古和语言诸方面对人类进行广泛、综合的研究,逐渐发展成为主要发掘人类社会"原生形态"的一门学科。

（二）身体人类学的问世

20 世纪后半叶,人类学对身体的研究将人类学的发展推进到了一个新的历史阶段,身体人类学研究在西方兴起。英国人类学家玛丽·道格拉斯所著的两本书《纯洁与危险》(1966 年)和《自然象征》(1970 年)成为标志身体人类学问世的标志作品。

玛丽·道格拉斯阐述了"两个身体"的重要理论,即物理的身体和社会的身体,身体首次作为人类学研究的明确主题。玛丽·道格拉斯将身体的属性区分为物理属性和社会属性,并且强调身体的社会塑造特征。玛丽·道格拉斯认为,在两种身体之间,物理身体和社会身体作为一个整体同时并存,其中,物理身体是基础,社会身体是本质。道格拉斯的"两个身体"的理论对身体人类学的发展产生了重要的影响。

1977 年,《身体人类学》出版,主编是北爱尔兰的贝尔法斯特女王大学社会人类学系教授约翰·布莱金。在这本 18 位人类学学者合作的著作中,身体人类学的特征得到了阐发:身体人类学不同于以往的体质人类学,因为它所关注的不光是人体的生理、生物学特征,更重要的是其文化的和社会的特征。

(三)身体人类学的主要思想

身体是人类学研究的重要对象。有学者指出:"身体是进行人类学分析的绝佳题材,因为它理所当然地属于人类身份认同本源。如果没有身体为人提供面孔,人也不会称为人了。活着,就是通过人所代表的象征体系,不断地将世界浓缩融入自己身体的过程。人类的存在是肉体的。……对身体的理解总是不可避免地与对人的理解联系在一起。西方国家习惯以二元论区分人与它的身体,但许多社会并非如此,有人同时拥有多个身体,往往还要有数个灵魂。"[20]

身体人类学研究的议题涉及身体政治、身体表达、身体话语、身体文化等诸多方面。约翰·布莱金认为,研究者要更多关注身体本身对社会进步的贡献,身体和文化之间的关系是身体人类学的主要研究内容。人类学家的共同点是将身体作为文化存在的基础。身体人类学不研究身体疾病本身,但其广泛的身体知识涉及自我、情感、仪式、意义、传递、社会互动经历的机构控制、人类与医学技术的相互影响等,对医学和人文医学有着诸多的裨益。

在约翰·布莱金看来,身体人类学的首要研究领域应是人类情感的品质和感觉的结构。这样的任务当然离不开社会、文化的具体背景。人类行为与活动是其生物机体在特定的文化、社会、物理环境之中独特的功能作用,并且顺应着生物进化的大背景。对人类行为的解释,前提是对生理的身体具有透彻理解,但这并不意味着人类学家要像心理学家或生理学家那样考虑问题。身体人类学主要关注在各种变化的社会互动的背景中,身体作为文化过程与产物的表征,研究身体和文化的相互作用。如身体形状如何受到文化的影响,而语言这样一种明显的文化现象的生理基础又如何。

社会身体离不开物质身体,二者在文化中相遇,这是身体人类学的一个主要观点。玛丽·道格拉斯和约翰·布莱金一致认为,文化的、社会性的身体制约着生物的身体被感知的方式。由于身体的生理经验总是被社会的范畴所调节、修饰,在这两类身体经验之间的持续的意义交换,使得每一方都会强化对方的范畴。作为这种相互作用的结果,身体本身就成为某种高度限定的表现媒介。

身体本身是自然的产物,而人们运用其身体的方式却是由特定伦理文化和社会约定俗成的。一个人对自己身体的运用超越了作为单纯生物存在的这个身体。身体的情感和行为同语言一样,与其说是自然的,不如说是文化生产出来的。身体人类学给人的重要启迪在于:只有摆脱灵肉二分和灵肉对立的思想模式,对人本身的认识才能够打开新的局面,而像"体知"这样的东方认识论方法的奥妙之处,以及"体现"这样时髦的西方当代文化分析范畴,也才可能变得容易理解。

人类是以身体的方式存在并实践着的,生活的世界是身体的世界,是身体得以成为身体的世界,身体正是通过实践存在着。身体人类学研究通过"社会—文化"范式,走向了理解整体人类社会生活必不可少的领域——人类社会多种样态的身体活动,身体人类学的理论视角也开始向多元化拓展,如对身体消费、身体与空间关系的研究。今天的身体人类学研究,就是要将一切身体现象放入整个生活系统层面,寻找日常生活中的身体实践。在人文医学的研究视域中,身体的社会因素和文化因素无疑是重要的研究内容。身体人类学的研究成果,为人文医学提供了基本思路和方法。

五、身体社会学

(一)社会学的身体转向

1. 社会学身体缺席的原因分析

传统意义上的社会学,是从社会整体概念出发,通过社会关系和社会行为来研究社会的结构、功能、发生、发展规律的综合性学科。其研究对象包括社会客观事实:社会行为、社会结构、社会问题等,也包括主观事实:人性、社会学心理等。

长期以来,无论是作为社会客观事实还是主观事实的主体——身体,社会学却对其视而不见。学者们认为在传统社会学中"身体的缺席"有以下的原因:社会学受到身心二元论的禁锢,对身体的整体属性存在误读,认为身体是属于医学、生物学研究的范畴;社会学的非生物主义假设,使得任何对身体的论述都要冒着被诬蔑为生物主义的危险;整体主义方法论在社会学中始终占据主导地位,而较少从个体的角度来研究社会行为,以避免被贴上个体主义和还原论的标签。

20 世纪 80 年代以来,社会学发生了身体研究的转向,身体社会学逐渐兴起并发展成为社会学的一门分支学科,并产生了广泛的影响。身体成为社会学理论方面的新的研究领域,长久以来社会学视而不见的身体主题开始受到重视。

2. 社会学身体转向的原因分析

社会学发生身体转向的原因,归根到底是因为身体是一种兼具社会性与生物性的现象,是一切社会活动的终极主体。身体社会学的认识论问题集中在身体在自然和文化中的双重身份上,"我"既拥有身体,又是身体。身体既是主体又是客体,身体是生命、智慧的载体,又是文化符号标志。一方面,运用社会规范、技能约束身体;另一方面,身体与我们不可分割,是我们进行社会创造的自然基础。身体诞生伊始就是进化过程的产物,既受生物性过程的影响,也受社会性过程的影响;身体的发展过程,是身体逐渐受到社会因素的再造的过程;要研究社会问题,就要考虑身体与社会的关系、身体所反映的社会事实、身体所代表的社会现象;身体不仅受社会关系的影响,也为社会关系的建构奠定了基础,并融入了建构过程;身体与社会相辅相成,其在社会中才有真正的意义,社会有身体才有无限的活力;身体是人与社会发生关系的中介,是人生活的载体,身体既约束着人的行动,也赋予人可以改变生活、与社会进行互动的条件。身体的变化对社会政治直至市民生活有着不可忽视的影响。身体是人们社会化的纽结,是对社会的直观的反映。

3. 身体是社会学研究的中轴

身体社会学正是以身体为研究对象,把身体融入有关社会秩序、社会控制和社会分层的传统学术研究中,强调人的社会因素和生物因素共同影响着社会行为,反思并重新研究许多传统的社会思想。身体社会学一方面考察身体的社会生产、社会象征与文化意义,及国家、制度、权力对身体的管理和控制;另一方面又注重身体实践对社会、文化的建构。身体社会学并不是要提供对于身体确定不疑的论述,而是提醒我们要关注在医学社会学、父权制研究、社会本体论的性质、宗教社会学、消费文化分析、社会控制等领域中身体的重要性。身体社会学中的身体既可能改写社会,也可能被社会所改写;既可能利用社会,也可能被社会所利用;既可能控制社会,也可能被社会所控制,"身体"上面刻满了复杂的社会印记。正如布莱恩·特纳所言:身体应该是社会学分析的中轴。

(二)身体社会学的研究内容

20 世纪 80 年代以来,身体社会学研究产出了一系列代表著作,如布莱恩·

特纳的《身体与社会》,奥尼尔的《身体形态——现代社会的五种身体》《沟通性身体》,巴克尔的《弱小的私人身体》,阿姆斯特朗的《身体的政治解剖学》,约翰逊的《身体》,费赫的《人类身体史话》等。1995 年,由布莱恩·特纳主编的《身体与社会》杂志出版。

1. 布莱恩·特纳的身体社会学研究内容

身体已经成为社会理论中的重要范畴。英国社会学家布莱恩·特纳把身体的研究放在社会学研究之中,从身体与社会的种种关系直到人身体的诞生、衰弱和死亡等过程。布莱恩·特纳提出身体社会学理论的主要内容包括:身体基本范畴研究,从身体的肉体性、感官性和客观性出发,系统地探索身体的复杂性;身体在社会行动中的功能;各种社会身体在长时间内的交互作用研究;身体及其文化形态研究;身体与治理的关系研究;身体政治学、社会性别和身体、健康与疾病中的身体研究等。这些分析领域是有秩序的,它涉及身体、社会行动的性质,社会和政治,历史和文化形态等层面。

2. 奥尼尔身体社会学的五种身体形态系统

奥尼尔在《身体形态——现代社会的五种身体》一书中,提出五种身体的系统设想,即世界身体、社会身体、政治身体、消费身体和医学身体。奥尼尔的世界身体是从宇宙大世界的角度分析身体与世界的关系,人类将世界和社会构想为一个庞大的身体,并由这样的组合构成世界、社会和自然界。社会身体构成了内在公共生活的深层交往结构,社会身体是社会秩序与价值的象征。政治身体是政治架构与身体架构的"同构"。消费身体是需求的身体,它是满足人们无限膨胀的欲望的直接方式,它是现代消费文化的重要组成部分,是商业美学和时装业共同锁定的对象。医学身体是身体的医学化,我们生命中的每一个阶段——怀孕、生产、哺育、疾病、痛苦、衰老、死亡等,均置于职业化和官僚化中心的处置之下。

3. 身体社会学研究的两种进路

对身体的研究有两种进路:基础主义视角和反基础主义视角。在基础主义视角下,身体被理解成一个活生生的经验,是关于身体的现象学。它试图分析身体在有机系统、文化框架和社会进程这三者之间的复杂互动。在反基础主义视角下,身体被概念化为有关社会关系的话语,将身体理解为象征系统,试图分析身体是如何成为社会结构中的隐喻,社会知识和权力怎样对身体进行社会建构。由此可见,对身体的社会研究往往是沿着身体的本体论位置进行的。就认识论问题而言,对身体的探讨主要发生在社会建构主义与反建构主义之间,反建构主义认为身体独立于那些表征它的话语形式,而建构主义则认为身体是被话语实践所建构的。

（三）身体社会学的认识论意义

身体是社会的存在,身体社会学是以作为社会存在的身体为研究对象的学科,为人们提供从社会学的视角解读身体的理论。身体始终存在于社会规范、价值观、行为方式等社会因素影响之中。身体的社会性,身体的社会生产,身体的社会表征和话语,身体的社会史,身体、文化和社会的复杂互动等问题,都在社会学研究的视野之中。

以身体社会学对健康、疾病、衰老的解读为例,身体的疾病、健康和衰老不仅是身体的自然现象,也是身体的社会现象。身体社会学能认识身体的独特价值。身体社会学从社会学进路,不但研究了身体的社会关系、生活秩序、社会功能、社会行为,还研究并揭示了生活方式、行为特征、饮食习惯等个体变量,和社会阶层、文化差异、种族、年龄、不平等等社会结构对身体健康的双重影响。身体社会学揭示了社会因素对疾病的影响以及疾病对个人的重新塑造,疾病是身体的另一面,是"麻烦"的公民身份。衰老,已经不再仅仅是一个生理年龄的变化问题,而是与关经济、文化、政治相关的重大社会问题。而这些研究成果,奠定了人文医学对身体主体社会属性予以揭示的理论基石。

（刘　虹）

第三节　人本主义心理学

人本主义心理学在 1950 年代至 1960 年代兴起于美国,是当代心理学的主要流派之一。以马斯洛、罗杰斯等为代表的人本主义心理学派,与精神分析学派、行为主义学派分道扬镳,形成心理学的第三思潮。人本主义心理学以健康人为研究对象,以人的内在潜能、本性、尊严、价值等为主题,已被公认为是与健康促进、疾病防治相关的重要心理学理论之一。

一、人本主义心理学的兴起

（一）人本主义心理学的哲学渊源

1. 现象学哲学对人本主义心理学产生重要影响

人本主义心理学家把现象学看作是一种研究主体的直接经验和内省报告的方法。他们认为，心理学研究要以主观实在为对象，把人的心理活动和内部体验作为自然呈现的现象看待，重在现象或直接经验的审视和描述，而不是因果分析和实证说明。马斯洛、罗杰斯和奥尔波特等都将现象学当作心理学的研究方法。

人本主义心理学非常重视现象学的核心主题——"意向性"问题。卢梭认为，人不只是经验主义者和感觉主义者所说的机器，也不只是理性主义者所说的逻辑的、理性的存在，把理性、宗教信条、科学及社会规则作为人类行为的导向是可疑的。唯一有效地指引人的行为的是他的真实情感。卢梭相信，人天生善良合群，具有社会意识。也就是说，如果拥有自由，人们将会做那些最有利于他们自身及他人的事情。如果人们表现出自我毁灭或反社会的行为，那是因为他们的自然冲动被社会力量干扰所致。[21]

2. 存在主义哲学对人本主义心理学产生直接影响

存在主义者（如克尔凯戈尔和尼采等）强调人类存在意义的重要性及人类选择这种意义的能力，这也是同经验主义和理性主义哲学相对立的。美国人本主义心理学家高尔赖·威拉德·奥尔波特认为，存在主义对美国心理学有三点影响：一是存在主义以自由、选择和责任为主题，极大地冲击了美国传统心理学坚持以绝对确定的因果规律来解释心理现象的极端决定论倾向；二是存在主义对人和先验世界、人和自我的关系所作的全面分析，冲击了孤立地研究人类的行为并将其与动物联系起来的行为主义心理学；三是存在主义对主体性（或主观性）、个人体验、情感等的研究冲击了美国心理学家所信奉的客观性。[22]

此外，古代的东方哲学思想对人本主义心理学也产生了一定影响，尤其是中国道家的哲学思想。大多数人本主义心理学家都把老子道法自然的自然主义人生观视为人本主义心理学思想的真谛。

（二）人本主义心理学对"人"之关注

1. 心理学各流派关注人的不同成分

人性通常被分为三种主要成分：心理（理智）、躯体（生物构造）和精神（情感构成）。近来，不同的哲学派别及心理学派别更倾向于强调其中的一种成分，忽视其他成分的作用。

20 世纪 20 年代,构造主义、机能主义、行为主义、格式塔心理学和精神分析共存,追求各自不同的目标。在 20 世纪 50 及 60 年代早期,只有行为主义和精神分析仍被认为是具有影响力的、完整的思想派别。在上述那个喧嚣的时代,行为主义及精神分析所提供的人的知识,被许多人看作是不完整的、扭曲的或者两者兼有。人们需要一种新的心理学观,一种既不强调心灵也不强调躯体,而是强调人的精神的心理学。

2. 人本主义心理学注重人的全部潜能

20 世纪 60 年代早期,马斯洛领导的心理学家开始了一场被称为"人本主义心理学"的运动。这些心理学家宣称,行为主义和精神分析忽视了人的许多重要特性。行为主义把自然科学技术应用于人的研究中,把人当成了机器、低等动物或计算机。对行为主义者而言,人没有什么独特之处。对精神分析的主要批评是,过分夸大无意识的作用和性本能的意义,对意识、理性和社会性在人的心理结构和心理动力中所占有的位置未给予足够重视。人本主义心理学将"健康的人"作为心理学的研究对象,认为每一个人都在不断生长与发展的过程中,每一个人都具有主动地、创造性地作出选择的权利,身体的情感体验是极为重要的内容。

人本主义心理学家认为,以往所忽略的是这样一些内容,这些内容能促使健康的个体变得更健康——实现其全部潜能。要达到这一点就需要一种新的人的范型,这个范型强调人的独特性及其积极的一面,而非其消极的方面。这正是人本主义心理学家试图提供的范型。

人本主义心理学与大多数其他派别的心理学形成鲜明的对比,因为它不采用决定论解释人的行为。相反,它认为人可以自由地选择自身的存在方式。人本主义心理学没有把刺激、内驱力状态、遗传或早期经验作为引起行为的原因,他们宣称行为的最重要的原因是主观实在。[23]

人本主义研究的目的在于助长个人健康发展、自我实现以至造福社会。强调生态系统要保持平衡的思想使得人本主义心理学也强调人与自然环境要保持协调一致,以维护人的心理活动的生态平衡。机体整体学强调有机体是一个多层次结构的统一整体,主张对人类有机体的研究必须把人看作是完整的系统,这种整体主义思想对人本主义心理学产生了重大影响。[24]

二、人本主义心理学发展之路

存在主义强调人的存在价值,主张人有自行选择其生活目标及生活意义的自由,重视现实世界中个人的主观经验及主张,强调人须负责其自由行动所产生的后果,代表人物有罗洛·梅、布根塔尔等。存在心理学与现象学心理学和人本主义心理学一样,也是西方心理学的"第三势力"的组成部分。存在心理学是心理学研究的一种共同取向,而非一个严格学派。

存在主义对生命的意义的研究充满"悲观"色彩,死亡、焦虑、绝望都是其主要议题,而人本主义心理学则是"乐观"的。存在主义将人的本性视作善恶皆有(原始生命力),认为人性中同时具有建设性和破坏性;而人本主义心理学则认为人性是建设性、走向自我实现的,其中的破坏性因素来自于社会的不利影响,而这是与存在主义的在世存在观相违背的。

(一)存在主义心理学

罗洛·梅把欧洲存在心理学引入美国,开创了美国本土存在心理学,并成为人本主义心理学的一个新分支,亦称为存在—人本主义心理学取向。

存在主义心理学家维克多·弗兰克尔在其著作《活出生命的意义》中深刻指出,"负责任乃人类存在之本质";英国心理学家德意珍(Emmy van Deurzen)同样指出,"人要为自己负责"。负责可以说是存在主义心理学的基本观点,个体唯有对自身工作、生活负责,才能实现成长、作出贡献、活出意义。

存在主义同样认为,人的生命是有意义的,由于对生命意义的理解不同,人们形成的世界观也不相同;虽然生活中有时候充满了矛盾和荆棘,但个体仍有创造生命意义和生活秩序的能力。

1. 发展与转向历程

(1)罗洛·梅之转向

罗洛·梅(Rollo May)以存在主义为理论基础,以现象学为方法论,构建了自己的存在心理学。在心理学史上,罗洛·梅是介于存在主义和人本主义心理学之间的桥梁人物。在他1958年出版的《存在:精神病学与心理学的新方向》一书中,首次将德国哲学家海德格尔的存在主义思想介绍到美国,从此一方面建立了他的存在心理治疗体系,另一方面为以后的人本主义心理学发展奠立了基础。

罗洛·梅的存在心理学理论是由存在本体论、存在人格理论与存在心理治疗三个部分组成,存在本体论又分为存在分析论、焦虑本体论和爱与意志论。罗洛·梅的心理治疗是以存在主义哲学为指导的,关注人对现实存在及其生活意义的解释、理解和体验,在治疗中强调整体论、意向性和体验性。

存在是罗洛·梅存在分析论中一个最基本的概念,存在是指人的具体存在,即作为意志或行动主体的个人存在。具体地说,人是具体的存在、此时此地的存在、意识到自己存在的存在、自由选择的存在、与死亡焦虑等非存在统一的存在和发展中的能动的存在。这种存在指的是人的主观精神的存在,强调人的存在的能动性、觉知性、选择性和发展性。

罗洛·梅认为人所存在的世界有三种,即周围世界、人际世界和自我世界。周围世界由自然环境和生理环境构成,每个人都存在于其中;人际世界是由人与人之间双向互动构成的世界;自我世界是人类独有的内心世界,不仅是认识自我的先决条件,而且是认识周围世界和人际世界的基础和途径。

所谓存在感是人对自身存在的意识和体验。在罗洛·梅看来,存在感是心理健康的重要标志,存在感的缺失容易导致人的无意义感、无价值感。

(2)布根塔尔之拓展

布根塔尔(James F. T. Bugental)建构了人本主义心理学的理论框架,而且促进了存在心理学和存在心理治疗的发展。

其存在分析心理学的形成主要来源有三:存在主义与现象学、对行为主义的反对及对精神分析的继承、长期的心理治疗实践。其理论体系主要由人的存在的给予性(有限性、行动潜力、自主选择性、疏离感)、意识(依赖于本体论的自由、解放、实现、超越)、焦虑(存在焦虑、神经症焦虑)、存在的理想、本真(有关适应、连续体、勇气、信念、现身、责任、创造、爱等)等构成。[25]

2. 存在主义之人文科学观

存在心理学坚持人文科学的观点。罗洛·梅认为:如果心理学这个领域要接受"人的科学"的话,它的主题应纳入全部的人类经验。存在心理学的这种观点是针对自然科学心理学提出的。自然科学心理学接受了笛卡尔的二元论,将世界划分为主观和客观两个方面,它借鉴自然科学的方法,以客观的视角研究人,导致还原论和机械论等倾向。存在心理学由此提出批评,认为自然科学路线忽视了人的内心世界,无法反映出人的整体面目。宾斯万格甚至将这种笛卡尔遗产称作心理学的"癌症"。

与自然科学心理学相比,存在心理学借鉴存在主义哲学的观点,以人的存在为核心。这就意味着,首先,人与世界是不可分的整体。正如鲍斯指出的那样,人始终从一开始就处于一种或另一种关于某物或某人的方式中实现着其存在。存在心理学以在世存在来表明人的存在的这种本质。其次,人的存在始终是现实的、个别的和变化的。人存在于世界之中,始终与具体的人或物打交道。不仅如此,人的存在始终在生成变化之中,在过去的基础上,朝向未来发展,并且在人的变化中,因展现出自己丰富的经验而不同于他人。最后,人在世界中并非被动地承受一切,而是通过自己的选择并承担由此带来的责任,来发展自己,实现自己的可能性。这与自然科学路线形成了鲜明的对照。

罗洛·梅描述了存在心理学视野中的人,可以作为对存在心理学的总结:我们所提出的一门关于人的科学的纲要将面对这样的人,符号制造者(指人能够使用语言,洞察本质)、推理者能够参与到自己群体中并拥有自由和伦理行动自由的历史的哺乳动物。

必须指出,虽然存在心理学反对自然科学路线的二元论,坚持人文科学观,但并不截然排斥自然科学。

3. 存在的"主要"主题

对存在的主题,不同存在心理学家的关注点具有差异,故仅选取讨论本真、焦虑和意义进行阐述。

(1) 本真

本真(authenticity)是宾斯万格、鲍斯和布根塔尔等提出的核心存在主题之一。从词源上看,authenticity(本真)源于希腊语 authentikos 和 authentes。authentikos 指自己、做事情的人,authentes 指真正的和真实的等。本真与非本真(inauthenticity)相对,是人的存在在生成变化中表现出的两种形态。

在宾斯万格和鲍斯看来,本真地生存意味着人朝向未来的可能性发展,并逐渐实现可能性。本真地生存是指向未来的。人不应在被抛的基础上重复过去,而应在对未来的设计中度过现在。死亡是未来中最突出的事件,人需要直面死亡,将其视作未来必然的事实,由此更好地设计并实现自己的未来。这样的未来对个人是开放的,有着无限的可能性。对于与之相反的非本真状态,宾斯万格作了这样的描述:此在不再将自身拓展到未来,不再处于自身之前;相反,此在在狭窄的圈中转身进入被抛中,处于无意义之中,这意味着没有未来、没有成果、重复自身。具体说来,本真地生存表现在三个方面:成熟的世界设计、自由选择和独立承担责任。成熟的世界设计意味着人能够时刻保持未来的可能性。与之相反,患者的世界设计使得自己的世界变得狭窄和单一。自由选择意味着人在接受被抛的基础上，能够作出抉择，以保持未来的可能性。在这种意义上，宾斯万格将人的存在称作"生成存在"。在选择的基础上，人将独立承担起责任，直面自己的未来。[26]

布根塔尔将本真视作人的理想的存在方式。他认为，本真是个体在他的如下生活中的体现：在当前情境下，他处于充分的觉知中。本真难以用言辞表述，但在我们自身或他人中易从经验上感知到。他区分出本真存在的四种维度：信念、献身、创造和爱。信念是本真存在展开的基础，它是对自身的肯定，是在人找到自身存在的根基后，直面命运与死亡的焦虑时作出的反应。在确立信念后，关键的是行动，行动与否，直接影响到觉知的内容。个体由于确立信念，要为自身负责，由此产生焦虑和内疚。在面对焦虑和内疚时，人投身于活动中，推进自身同一性的发展，这便是献身，例如艺术家投身于艺术创作中。在投身于活动的过程中，人从无意义的世界开辟出意义，以直面关于无意义的焦虑，这便是创造。最后，在爱中，个体肯定并超越自我，融入到人类生命的存在中。

需要指出的是，在本真主题上，能够体现出存在心理学与人本主义心理学的差异。杜·普洛克（Du Plock）指出：人本主义者们认为，本真与自我肯定的存在有关——忠于真实的自我。存在治疗家们认为，本真与对生命的开放并忠于生命有关——接受生命的限度和边界，通过个人自身的透明尽可能完整地使生命展现开来。在此基础上，人本主义心理学强调实现潜能，存在心理学则强调作出选择。两种理论由此朝着不同方向发展。

（2）焦虑

焦虑（anxiety）是大多数存在心理学家提出的另一核心存在主题。在海德格尔那里，焦虑是此在本真的展开方式，是人对自身有限性的一种认识和体验。因此，焦虑处于人的存在的本体层次。

罗洛·梅提出了系统的焦虑观点，形成了焦虑的本体论。在他看来，个体所持的对作为人格的存在的最根本的一些价值受到威胁，自身安全受到威胁，由此引起的担忧便是焦虑。焦虑与恐惧和价值有着密切的关系。恐惧是对自身的一部分受到威胁时的反应，恐惧存在特定对象，而焦虑没有。价值受到威胁，由此产生焦虑。罗洛·梅进一步区分出两种焦虑：正常焦虑和神经症焦虑。正常焦虑是人成长的一部分。当人意识到生老病死不可避免时，就会产生焦虑。此时重要的是直面焦虑和背后的威胁，从而更好地过当下的生活。神经症焦虑是对客观威胁作出的不适当的反应。人使用防御机制应对焦虑，并在内心冲突中出现退行。为了建设性地应对焦虑,罗洛·梅建议使用以下几种方法:自尊,感受到自己能够胜任;将整个自我投身于训练和发展技能上;在极端的情境中,相信领导者能够胜任;个人的宗教信仰。罗洛·梅由此出发,对现代人的精神困境作了出色的分析。他指出,由于丧失价值观、空虚与孤独,现代人面临不可避免的焦虑。

布根塔尔进一步发展了罗洛·梅的焦虑理论。在他看来,焦虑是人对未来不确定性的一种体认。他与罗洛·梅一样,区分出两种焦虑:存在的焦虑和神经症焦虑。存在的焦虑指人在直面生存困境并承担责任时所产生的焦虑,神经症焦虑则是由于人逃避生存困境和责任等,使得人处于非本真存在的情况而产生的。两种焦虑各存在四种形式,与人的存在的四个方面相一致。存在的焦虑在有限性方面体现为命运与死亡,在行动潜力方面体现为罪疚与惩罚,在选择性方面体现为空虚与无意义,在疏离性与关联性方面体现为孤独与分离。神经症焦虑在四个方面依次体现为卑微感、责备感、荒谬感和疏远感。焦虑由此成为本真与非本真的分化点。[27]

莱因也从存在出发,探讨了焦虑问题。在他看来,焦虑产生于存在性不安。正常人具有存在性安全感,具有现实性和统一性,稳定地感受生活中的一切。与此相反,具有存在性不安感的人感受到世界的模糊、不安甚至危险,同时感受不到自身的一致性。在这种情况下,他可能退回到自我之中,面临非存在性焦虑。莱因区分出三种非存在性焦虑:吞没(engulfment)、内爆(implosion)和僵化(petrification)。个人畏惧与他人或自己联系丧失自身产生的焦虑是吞没,个人畏惧现实填充内心虚空造成丧失产生的焦虑是内爆,个人畏惧被非人化或物化产生的焦虑是僵化。焦虑会进一步导致自我与身体的分离乃至自我的分裂,使人遁入虚假自我中,忙于维护真实自我的幻想,最终走向自我的崩溃。[28]

(3) 意义

意义(meaning)也是大多数存在心理学家提出的核心存在主题之一。人的存在与意义具有直接的关联。正是通过意义,存在才在此得以彰显。尼德尔曼(J. Needleman)指出:对于萨特,正如对于宾斯万格一样,正是原初的、先在的意义基质为将要出现的诸存在提供了框架和可能性,提供了诸存在的可接近性。具体说来,在宾斯万格看来,人的存在的生成与变化过程是意义赋予的过程。这样,人的存在与所处的世界之间充满了意义关联。俗语"一草一木总关情"便形象地表明了这一点。在抑郁症患者那里,人的存在与世界的意义关联降低,患者的世界变得狭窄,退缩到狭小的空间中。鲍斯也赞同人的存在与意义的直接关联,不过他认为,人的存在的生成与变化过程是意义展现的过程,意义并非存在的赋予,而是在人的存在变化中展现出来的。

弗兰克尔将意义提升到更为重要的位置,他创立的意义疗法致力于存在的意义和意义的寻求。在他看来,意义问题是意义疗法最核心的问题,他从对意义的寻求切入进行阐述。他对弗洛伊德的追求快乐的意志和阿德勒的追求权力的意志提出质疑,认为人最根本的动力是追求意义的意志,如果缺乏追求意义的意志,就会产生存在挫折和存在神经症。他进一步提出发现意义的三条路径。第一种途径是创造一件工作或做一件实事,例如画家为了绘画本身创作出一幅艺术品。这里需要注意的是,活动本身就是目的,而不应被视为达到其他目的的手段。第二种途径是体验一些价值,如真、善、美,或通过爱体验一个人。通过爱,人能够看到被爱者的本质和特征,并能够使被爱者实现潜在的可能性。第三种途径是经受苦难。在受难中,人更能够激发自己的潜力,觉知生活与存在的意义。

(二)人本主义心理学的代表人物及其主要思想

有人提出,阿德勒应该被认为是第一位人本主义心理学家,因为他提出健康的生活方式应具有极大的社会兴趣,而他的"创造性自我"的概念强调,成为怎样的人在很大程度上是一个个人选择的问题。阿德勒的理论确实与后来那些被称为人本主义的理论有很多共同点。

通常认为,主要是因为亚伯拉罕·马斯洛(Abraham Maslow)才使人本主义心理学成为心理学的正式分支。[29]

罗杰斯接受过精神分析治疗的系统训练,但在临床实践中,他逐渐不满意精神分析关于人是受控于本能的理论,也不满意行为理论中人受控于奖惩的生物力量的学说,从而提出一种后来被称为"第三种势力"的新理论,这就是人本主义理论。他认为,人天生具有自我实现和自我理解,维持自身健康成长,选择和控制自己命运的潜能,而环境(包括其他人)可阻碍这种发展。[30]

1. 潜能论

(1)潜能与积极关注

人本主义认为,人本质上具有争取自我实现和自我理解的动力,这就是潜能。人普遍具有积极关注需要,即个人从他人处得到温暖、同情、关心、尊敬、友爱、认可等,如孩子总是渴望获得大人的关怀。

价值条件指获得积极关注所需的条件,包括成年社会规范里的美丑、好坏、乖和不乖、贫富、贵贱等价值标准。当孩子表现得符合这些条件时,成人就会不由自主地给予积极关注,"势利眼"就是极端例子。一些人的价值条件往往是一种内摄的价值标准,即以他人对自己的评价来评价自己,而非行为是否能令自己感到满意。这些人往往会生活在"为别人而活着"的痛苦之中。

有条件积极关注指个体发展时会不断地从父母和其他重要成人处获得积极关注,慢慢地习得了以服从父母和成人意志,符合成人的各种价值条件为前提,即可获得关注。

无条件积极关注指去价值条件的积极关注,这时个体不需要以服从或符合成人的旨意或价值条件为前提,即可获得关注,因而潜能得到发挥。

(2) 关于有条件积极关注与个体成长

人本主义理论强调,追求积极的关注是人类普遍的需要。个体发展时首先从父母和其他重要成人处获得积极关注,孩子也习得了服从父母和成人意志就能获得关注,罗杰斯将这种为获得积极关注所需的条件称为价值条件。儿童反复体验这些条件会内化成"自我"的一部分,并随时起作用。个体将他人关注(评价)内化为自我关注(评价)。

自我实现倾向是指个体具有天生的自我实现的动机,是促使个体向外部社会环境相适应的方向发展的基本动因。个体对自己行为持肯定态度就是自尊。当实际体验与"自我"有分歧时就会发生自我失调。而这种不协调乃是人类适应不良的根源,具体表现为焦虑。

由此可见,一个人在成长过程中,可能会受到许多带有社会规范成分即价值条件限制的有条件关注;也可能在不带价值条件的无条件关注环境下成长。人本主义理论认为,这两种不同的生长环境,对个体健全人格的形成、社会适应能力的培养,也就是说对个体潜能的充分发挥,起着重大的影响作用。

基于此,心理问题产生和发展的原因解释得合情合理。一个人在成长过程中一旦潜能被压制,个体就会用太多的社会规范(价值条件)要求自己,而同时又越来越否定自我,好像一切都是"为别人活着",长期陷入自我冲突和心理痛苦之中。

2. 自我论

(1) 相关概念

罗杰斯所提出的自我论中,涉及自我、理想我、现实我、自我概念、价值条件、自我实现以及现象场、经验等许多专门概念。"现象场"泛指个人经验的全部,包括一切对周围世界意识到的部分。"经验",其名词的含义即上述的现象场,指在特定时刻个体所发生的或进行的事情,且这些事情是可以被意识到的;其动词的含义指个体内部接受当时所发生的感觉或生理性事件的刺激,此过程可以在不同的意识层次上进行。"自我"指现象场中与自身有关的部分,即对自己及与自己有关事物的认识,这种"自我"只是个人意识到的与自己有关的经验。"现实我"与"理想我",前者是指一个人所期望的自我形象,后者是指对自己现状的评价。这两种自我概念中的任何一种出现困难都可导致心理问题,如果两者之间出现严重偏离,则易发生心理障碍。

(2)自我实现、自我概念与自尊

自我实现是指一个人通过实现的倾向,力求变成他能变成的样子,包括完美人性的实现(人类共有的潜能或称之为完美人性,如友爱、合作、求知、审美、创造等在此人身上获得发挥)和个人潜能的实现(个人的潜在能力获得充分发挥)。

自我概念是指个人在自我发展的过程(自我与现象场的互动)中对自己的主观知觉,主要包括"我是个什么样的人"和"我能做什么",扩展以后还包括个人的知觉、态度、价值观等,构成综合的具有独特性的"我"。

自尊的反义是自卑。自尊是指个体接纳、支持自己的程度,或是对自己的肯定评价;自卑则反之。

由于自我概念是主观的,一个人对自己的看法未必与其客观实际情况一致,因此,一个实际能力和成就均不差的人,却可以认为自己是个失败者(自我拒绝)。同样,一个能力和成就都一般的人,可以认为自己很不错(自我认同)。[31]

一个人以自我概念为依据,评价自己的处事经验。如获得的经验与自我概念不符,即产生焦虑,长期的焦虑累积则引起情绪障碍。因此,经验和自我概念之间保持动态的适应性是心理健康的表现。

自我概念随个人经验的增多而发展,可发展形成"理想我",即自己希望是什么样的自我。与之对应的则是"现实我"。一个青年人的"理想我"与"现实我"越接近,或者他的"理想我"是从"现实我"基础上发展起来的,则这个人的适应越良好,生活也越幸福,这就是心理健康。否则,两者距离越来越远,将会使其适应越来越困难,心理健康水平越来越低下。

3. 功能完备论

(1)功能完备的人

罗杰斯认为,能够代表人类最终"实现"的人,就是能以最满意的方式适应环境,并能积极地趋向实现的发展方向,自我与经验(体验)之间和谐,与他人关系和谐,能清楚知道内在体验(但并不防御或扭曲体验),这就是功能完备的人。

功能完备的人的特征包括:①对经验的开放性;②自我与经验和谐一致;③信任有机体评价历程;④更富自由感;⑤高度创造力。

(2)心理失调

当自我概念与经验(实际体验)之间不协调,就会产生自我失调或心理失调。这种不协调乃是人类适应不良的根源,具体表现为焦虑。

罗杰斯认为,由于价值条件的作用,与之不一致的经验或被拒绝进入意识,或以歪曲的形式进入意识,是导致心理失调的原因。此时,被拒绝的经验(体验)越多,显示这个人的自我概念与现实间的差距也越大,相当于一个人的"理想我"和"现实我"距离越远,就会出现自我否定、自信丧失(自卑)直至自我拒绝。某些青少年的自杀可以从这个思路加以分析。

罗杰斯认为不协调的原因是条件性积极关注所致,所以,提倡用无条件积极关注来消除这种不协调,个体固有的潜能就会得以实现。[32]

4.对人本主义心理学之评价

人本主义心理学派在心理学发展中的贡献和局限表现在:反对仅仅以病态人作为研究对象,把人看为本能牺牲品的精神分析学派;也反对把人看作是物理的、化学的客体的行为主义学派。主张研究对人类进步富有意义的问题,关心人的价值和尊严。但它忽视时代条件和社会环境对人的先天潜能的制约和影响。

人本主义理论及其相应的心理干预技术主要是现象学的方法。该理论作为第三种重要的心理理论,对心理学理论的发展产生过重大影响。特别是比照早期行为学习理论过分重视用实验研究解释心理行为现象和过度重视环境对心理的影响,以及比照精神分析理论特别重视人性"从恶"的研究角度以及心理动力受控于本能的学术视角,人本主义理论从人性向善、向上、自我完善的角度,研究和解释正常和异常心理的发展,以及寻找相应的解决问题的方法,确实是名不虚传的"第三势力"心理学。

在临床方面,人本主义理论作为一个整体的理论体系,可以通过其全新的理论逻辑(潜能说和自我实现说等),来解释多种心理健康问题和心理疾病的发生与发展机制,从而指导对某些来访者心理问题的分析和诊断。当然,由于该理论的现象学特性,对数量化的诊断帮助较小,主要起着理论指导的作用。

不论在医学临床或者在心理门诊,人本主义理论所倡导的无条件积极关注和共情(同理心)等基本技术或基本态度,是处理与患者或来访者关系的共同原则。

在心理咨询领域,特别是教育模式的心理咨询专家那里,人本主义理论与方法是其基础的干预手段。[33]

在健康心理学方面,特别在儿童健康教育领域,人本主义理论在心理疾病的预防和健全人格的培养、良好社会适应能力的形成等方面,均有重要的理论指导意义。

(三)善恶之分:存在主义与人本主义之辨析

存在主义心理学与人本主义心理学最大的区别在于对人性的假设。

一方面,人本主义者认为人根本上是善的,因此如果把他们置于一个健康的环境,他们将自然而然地与别人和谐生活。因为,在人本主义者看来,生命最主要的动机是实现倾向,它是内在的,并持续地驱使人做那些有利于自我实现的行为。另一方面,存在主义者把人性看成既善又恶的,因为在他们看来,我们生来就有的唯一属性就是:选择我们存在性质的自由。这就是萨特所谓的"存在先于本质"这句名言的含义。萨特和大多数存在主义哲学家认为,人在出生时是没有本质的。作为一个独特的人,我们自由地选择我们自己的本质。我们能运用我们的自由创造任何我们所希望的生活,无论它是好还是坏。存在主义者认为生命的主要动机是通过有效的选择创造意义。许多存在主义思想家已得出这样的结论,没有意义就不值得生活,但如果有了意义,人就能忍受任何情况。

通常,人本主义者对人性的观点使他们对人及其未来抱乐观的态度。他们说,如果社会能与我们的本性相符,人们就能和谐生活。存在主义者则比较悲观,因为他们认为,人并没有内置的指导系统,人只有选择的自由。因为我们是自由的,我们不能因为我们的不幸而责备上帝、父母、遗传或环境,而只能责备我们自己。这个责任常常让自由成为一个诅咒,而不是福祉。人们并不常常运用他们的自由,而是按照别人的价值观进行选择。弗洛姆在其著作中说,当人们认识到他们的自由时,他们时常所做的第一件事就是试图逃避它,他们使自己隶属于其他人或事来减少或免除他们的选择。[34]

人本主义心理学家与存在主义心理学家的另一个重要区别是,存在主义者认为意识到死亡的不可避免是非常重要的。在实现丰富充实的生活之前,人必须专心处理这一事实,即人的生命是有限的。人本主义心理学家则不会太多地去研究死亡对人的存在的意义。

三、超个人和积极心理学

"超个人心理学"这个词最早由哈佛大学的威廉·詹姆斯（William James）在 1905 年提出，指的是一种彻底的实证主义，认为一个人知觉到的任何经验、客观，全是由主体化出来的，本身没有独立的存在。这在东方是早就有的观念，在当时的西方却相当新鲜，直到量子物理兴起，才逐渐被大家接受。

在晚年，马斯洛开始思考一种新的超越个人经验的心理学。这种超个人心理学（亦称"超现实心理学"）构成了第四势力，它关注的是人性的神秘、迷醉或精神方面。马斯洛在其著作《存在心理学探索》的序中，描述了第四势力心理学观点。

首先，对超个人心理学的影响。超个人心理学是从人本主义心理学中演化出来的新学派，它既是人本主义心理学向前延伸的结果，也是对人本主义心理学的超越。马斯洛的自我实现心理学认为，人的最高目的是个人潜能的实现，这种实现仅仅局限于个体范围内。而到了 1960 年代，马斯洛以及萨蒂奇都越来越不满这种狭隘的实现观，意识到应该将自我与个人以外的世界和意义联系起来，这种领域属于超越的领域或超出自我关怀的精神生活领域。马斯洛在其后期著作中曾多次提出超越性动机的概念，反映了他开始关注个人的超越性发展倾向。这也就是马斯洛所说的高级的自我实现，比起个人狭隘的自我实现来说，这种高级的自我实现可为我们提供比我们更大的东西作为我们敬畏和献身的对象。按照这个逻辑，人本主义心理学自然地就发展成了超个人心理学。马斯洛曾说："我认为人本主义的、第三势力的心理学是过渡性的，是'更高级的'第四心理学，即超越个人的、超越人的、以宇宙为中心的，而不是以人的需要和兴趣为中心的，超出人性、同一性、自我实现的那种心理学的准备阶段。"[35]

其次，对积极心理学的影响。人本主义心理学是以健康人为研究对象，以人的内在潜能、本性、尊严、价值等为主题的心理学。这极大地弥补了传统主流心理学的动物学化、病态人格化的缺陷，揭示了传统心理学元素主义、还原主义、机械主义的错误所在。人本主义心理学的出现平衡了传统心理学对人性片面的、消极的认识，促使心理学家开始转向对人性积极方面的关注。在人本主义心理学的这种影响下，近年来出现了一种名为积极心理学的研究取向。

积极心理学是由塞利格曼（M.Seligman）和齐克森特米哈伊（M.Csikszentmihalyi)提出的一种旨在帮助所有人的心理学,是关于积极主观经验、积极个体特质,以及试图改善每一个人生活质量的一门新兴心理学,也是一门试图增强人类力量,发扬人类优点的科学。他们认为,人类的优点包括勇气、人性、感激、忠诚、慷慨、利他、同情、希望、乐观、社会责任、礼貌、宽恕以及自我控制等。

四、人本主义心理学与人文医学的关联

（一）对健康观之隐喻说

从人本主义对健康的隐喻,可以通过树苗的成长和成材为例做一个简单描述。对一棵树苗可以有两种认识:第一种认识是,树苗需要园丁们辛勤的劳作、修剪、施肥、控制病害、防止风雨灾害,然后树苗逐渐长大,终于成材,这是传统的认识,无人不晓。另一种认识是,树苗其实有自己成长的"潜能",在潜能的支配下,它会在其所在的位置、空间、气候、土壤条件下,自然地、主动地和动态地慢慢长高、分枝,顺着生存的空间形成自己特有的树叶分布和树冠朝向,最后长成与这个空间完全相适应的大树。人本主义在有关一个人能否在其所生活的社会空间里形成良好的适应,能否健康地成长,其理论要点就类似于上述第二种认识。在罗杰斯看来,文化、环境、教育只是阳光、食物和水,而不是种子,自我的潜能才是人性的种子,只要提供给个体以充满人情味的医学环境。

（二）对治疗、医患关系之相通性

在人本主义心理学中,尊重、积极关注、真诚及共情是治疗起效的关键,也是人本主义心理学的治疗有效要素。心理治疗中几乎所有的心理治疗技术都需要在良好的治疗关系的基础上进行,人本主义心理治疗更看重治疗关系的建立,更有"治疗关系即有治疗能力"的说法。

心理治疗关系是一种具有高度集中性的"时限性"医患关系,而临床医疗中的医患关系则不如心理治疗关系般紧密。

人文医学对医患关系的描述认为,和谐的医患关系要求医学不仅仅要把患者当作一个生物体进行治疗,更重要的是要把患者当作一个"社会人"进行治疗,要达到这一目标,医学必须具备关爱人的品格。树立医学人文精神,就是强调继承人类文明以人为本、仁者爱人和人道主义的思想精髓,把人的尊严、价值、权利、自由和发展作为首要关怀的当代人文精神,将人文医学之关怀理念贯穿于管理、医疗、护理、服务和环境的全过程中。这与人本主义心理治疗的理念相一致。在整个人本主义心理治疗过程中,始终用尊重、积极关注、真诚及共情处理患者

的反应。

所以,从人本主义心理治疗来看,医患关系直接影响到治疗效果。人本主义心理治疗认为,一个良好的医患关系包含的特征有:①医生能完全地投入到和患者的交流中;②医生的意见总是和患者要传达的保持一致;③在一定程度上医生把患者看作一个合作者;④医生认为患者和自己是平等的;⑤医生善于理解患者之内在情感及表现;⑥医生真正、试图理解患者的情感;⑦医生总能跟上患者的思维;⑧医生的声调传达出完全能分享患者情感的能力。

这些特征与人文医学对医学教育的要求十分相符。故而可以认为,一个具有医学人文精神的临床医生,应该是具有人本主义心理学沟通技巧的医生。人文医学的内涵应该包含有医学心理中的人本主义心理学之要素。

（王志琳）

参考文献:

[1]胡力文,杨康.基因拷贝数变异与人类疾病[J].生命科学,2017(4):371-379.

[2]塔克.输血的故事[M].李珊珊,译.北京:科学出版社,2016:27.

[3]北京大学哲学系.古希腊罗马哲学[M].上海:三联书店,1957:77.

[4]第欧根尼·拉尔修.名哲言行录[M].徐开来,溥林,译.桂林:广西师范大学出版社,2010.

[5]赵敦华.西方人学观念史[M].北京:北京出版社,2004:40.

[6]柏拉图.蒂迈欧篇[M].谢文郁,译.上海:上海世纪出版集团,2005:49-50.

[7]希波克拉底.希波克拉底文集[M].赵洪钧,武鹏,译.北京:中国中医药出版社,2007.

[8]刘虹.重读盖仑——盖伦医学思想述评[J].医学与哲学,2016(4A):87-91.

[9]黑格尔.美学:第一卷[M].朱光潜,译.北京:商务印书馆,1996.

[10]康德.纯粹理性批判[M].邓晓芒,译.北京:人民出版社,2004:612.

[11]保罗·盖耶尔.康德[M].宫睿,译.北京:人民出版社,2015:263-264.

[12]笛卡尔.第一哲学沉思集[M].庞景仁,译.北京:商务印书馆,1986.

[13]洛伊斯·N.玛格纳.生命科学史[M].刘学礼,译.上海:上海人民出版社,2009:175.

[14]莫里斯·梅洛-庞蒂.知觉现象学[M].姜志辉,译.北京:商务印书馆,2001.

[15]阿德勒.理解人性[M].陈太胜,陈文颖,译.北京:国际出版公司,2003:3.

[16]夏可君.身体——从感发性、生命技术到元素性[M].北京:北京大学出版,2013:5-13

[17]Shildrick,Mykitiuk R.Ethics of the Body:Postconventional Challenges[M].Cambridge,Ma:MIT Press,2005:24.

[18]孙慕义.身体伦理学模式对生物—心理—社会医学模式的"僭越"[J].中外医学哲学,

2015(2):9-26.

[19]刘虹.医学模式的递嬗[J].中外医学哲学,2015(2):45-47.

[20]大卫·勒布雷东.人类身体史和现代性[M].王圆圆,译.上海:上海文艺出版社,2010:2-3.

[21]B.R.赫根汉.心理学史导论[M].郭本禹,译.上海:华东师范大学出版社,2006:345-405.

[22]孟娟.走向人文科学心理学:人本心理学研究方案之研究[M].成都:电子科技大学出版社,2009:120-145.

[23]韩建涛,葛明贵.人本主义心理学对学校心理素质教育的启示[J].现代教育科学,2009(6):64-66.

[24]车文博.人本主义心理学[M].杭州:浙江教育出版社,2003:45-87.

[25]郭本禹.西方心理学史[M].修订版.北京:人民卫生出版社,2013:123.

[26]郭本禹.精神分析与存在主义的结合[J].南京晓庄学院学报,2010(1):57.

[27]马斯洛.存在心理学探索[M].李文湉,译.昆明:云南人民出版社,1987:78.

[28]王蕾.理解疯狂:莱因的存在精神分析思想析评[J].南京晓庄学院学报,2007(1):90-95.

[29]马斯洛.人性能达的境界[M].林方,译.昆明:云南人民出版社,1987:56-98.

[30]江光荣.人性的迷失与复归:罗杰斯的人本心理学[M].武汉:湖北教育出版社,1999:43-75.

[31]姜乾金.医学心理学——理论、方法与临床[M].北京:人民卫生出版社,2012:62-67.

[32]罗杰斯.个人形成论[M].杨广学,译.北京:中国人民大学出版社,2004:56-98.

[33]杨韶刚.人性的彰显:人本主义心理学[M].济南:山东教育出版社,2009:23-45.

[34]Guo B. The Oxford Handbook of the History of Psychology:Global Perspectives[M].Oxford:Oxford University Press,2012:34-45.

[35]常若松.以马克思主义重评马斯洛的自我实现观(下)[J].教育科学,1995(4):1-5.

第五章 人文医学的理论范畴

人文医学的理论范畴包括人文医学基础理论范畴、学科理论范畴、本体理论范畴和认知理论范畴，它们是人文医学理论体系的内核、中坚和最基本、最深刻的概念，是对人文医学研究对象本质和关系的高度概括，是人们把握人文医学理论体系的认识纲领。

第一节 人文医学基础理论范畴

一、身体与患者身体

（一）身体

1. 身体是什么和不是什么

从本体论而言，身体是躯体与灵魂、物性与神性、感性与理性、自然与社会等多维统一的整体。躯体、肉体、人体是包含机体结构和功能意蕴的解剖学、生理学概念[1]；身体是思维的存在，更是生活的存在；身体"既是客体，又是主体，身体是'客体—主体'，是能进行观看和能感受痛苦的存在"[2]。

从认识论而言，身体是标志生命体整体存在的最基本、最深刻的人文医学基础范畴，身体范畴强调对身体整全性的认知。身体不是柏拉图所说的妨碍人们走向真理的障碍，不是黑格尔绝对理念王国里的臣民，不是康德言及的在认识的此岸和彼岸的徘徊者，不是被笛卡尔二元论哲学拆分的裂解体，不是受教义、强权的压制对象。

2. 身体范畴的特征

身体范畴具有始基性、整全性、纲领性三大特征。

身体范畴是人文医学的基础范畴,体现在它具有始基性的学术性质。所谓始基性质,是指人文医学研究的种种问题由此而发轫,由此而展开,由此而深入,由此而递进循环地研究下去。对于人类一切生命活动而言,身体是本源的、始基的,又是根由的、动力的;身体拥有最基本的、最原初的地位,人类通过身体对世界的"体认""体会"和"体验"拥有世界,也通过世界理解身体。

身体范畴是深刻的人文医学基础范畴,体现在它具有整全性的学术性质。人文医学研究对象中的种种二元对峙由此而弥合,由此而统一,由此而展现出研究对象的全貌。身体范畴整全性揭示了身体是物质的、自然的,又是精神的、社会的;身体是理性的、逻辑的,又是感性的、非逻辑的;身体是行动的、实践的,又是思想的、意识的。通过整全性认知,确立了身体在人的生命活动中的核心地位,确立了身体范畴在人文医学甚至整个医学概念群及其关系中的核心地位,决定或影响着人文医学理论体系中其他概念的定位和性质,制约着人文医学学科群的研究水平的发展。

身体范畴是抽象的人文医学基础范畴,体现在它具有纲领性的学术性质。身体范畴是对医学认知过程本质和多因素相互关系的概括,是人们把握生命和健康问题的认识纲领。面对世界的是身体,是身体的感受、身体的主体意识、身体的行为反馈。在影响人类的一切认识活动的因素中,身体是核心的、决定性的、纲领性的元素。把握了身体范畴的认识纲领,站立在学术和思维的高地,有助于对生命和健康问题的洞察、理解趋于深刻,去繁就简、提纲挈领、把握本质。

3. 感受是身体存在的核心标志

身体活在感受中,身体无法与感受分割。身体之所以是身体,就是其同时为自身感受与他者触感的主体与客体。感受是身体的生理学存在、心理学存在和社会学存在的集合和方式,感受是感觉、知觉、直觉、经验的综合体,影响或决定着人的认知、思维、意识、精神、心理、情绪、态度、行为。莫里斯·梅洛-庞蒂认为,知觉是人自身的身体在生活世界的首要体验。知觉穿越了认知材料的表象,渗透着身体和精神相互交叉的复杂因素,包含了对可见事物和不可见事物的感受性。感受性超越了单一的感觉,是身体和心灵微妙和谐的运作,是形成"朝向事物真相"的、富有创造力的把握世界的基本途径。彰显知觉和感受性并非贬抑理性。身体哲学的理性,不是脱离生活世界的纯意识抽象,而是基于感性、高于感性、溶于感性,借助语言攫取感性生活意义的知觉形式。

身体感受是思维的逻辑基础。接受内外刺激产生相应的感受并由此做出情势分析和价值判断是人类认知过程的发端。思维活动都是身体感受的逻辑延伸和理性表现形式。

身体感受是世俗生活的主要内容,世俗生活是生命体存在的基本状态。衣食住行、家庭关系、人际交往等社会生活都是建立在身体的感受之上并通过身体的感受赋予价值评价,如衣服的保暖功能演化为服饰带来的美感,房屋遮蔽风雨的价值递进为现代住宅体现的舒适感和身份感。欲望、需要等基本动机,除去保证生命体生存的部分,较多部分是满足身体占有的满足感。身体对世俗生活的感受,决定着世俗生活的质量。

身体感受是社会身份的影响因素,是生命质量、执业状态和工作动因的重要制约因素。例如,医者的身体感受主要指向公众信任感、职业价值感、工作责任感、执业安全感等不同方面。失去公众信任感的医者,纵有处置、应对之策,面对多疑患者怎样摒弃功夫行迹之心?失去职业价值感的医者,纵有妙手回春之术,面对疑难的病患怎样激发奋力一搏的勇气?失去工作责任感的医者,纵有合法执业的身份,面对救治生命的神圣工作怎样勇于担当人命关天的责任?失去执业安全感的医者,纵有良好的心理素质,面对巨大的工作压力怎样在担惊受怕之中保证医疗质量?这些身体感受时时刻刻萦绕着医者,成为医者工作环境的有机组成部分,影响着医者的工作情绪,作用于医者的工作状态,制约着医者的工作质量,决定着患者的医疗安全。医者的身体感受是自属的又是他属的,是个体的又是集体的,是私人的又是社会的,是世俗的又是崇高的。对于医者而言,良好的身体感受是不可缺少的工作内环境,也是基本的工作条件。

4. 身体理论是思想史之精华

古今中外的思想家关于身体的理论是思想史中最有价值的华章。西方哲学中身体学说贯穿西方哲学史三千年,如苏格拉底的"智慧身体"、恩培多克勒的"四元素身体"、柏拉图的"三特质身体"(欲望、情感、理性)、亚里士多德的"理性身体"、霍布斯的"兽性身体"、休谟的"观念身体"、黑格尔的"理念身体"、达尔文的"进化身体"、奥古斯丁的"属灵身体"、托马斯·阿奎那的"全整身体"、拉·梅特里的"机器身体"、叔本华的"欲望身体"、弗洛伊德的"力比多身体"、笛卡尔的"二元论身体"、马克思的"社会身体"、卡西尔的"符号身体"、理查德·罗蒂的"文化身体"、马塞尔·莫斯的"被当作技术工具的身体"、海德格尔的"自我身体"、萨特的"存在身体"、尼采的"超人身体"、福柯的"规训身体"、莫里斯·梅洛-庞蒂的"知觉身体"、德勒兹的"无器官身体"、伏波娃的"女权身体"、玛丽·道格拉斯的"自然身体与社会身体"、赫尔曼·施密茨的"震颤身体"、让-吕克·南希的"触感身体"等,共同构成身体理论交响曲的乐章,是人类思想史上最辉煌壮丽的篇章。

中国古代哲学是以身体为其根本的哲学,身体是融汇中国古代哲学精华的核心范畴。中国哲人眼中的身体,其价值是"安身立命",其构成是"身心一体",其境界是"天人合一",其养成是"修身养性",其理想是"恬淡无为",其挣扎是"理欲二分",其行为是"身体力行",其规制是"人伦纲常",其情操是"家国情怀"。悠悠中华之哲思,以身体为纲,初衷不改,绵延千年。

中外思想家研究的问题千头万绪,归根到底是在研究身体。身体,是一切认识活动和实践活动的起源,是一切学术研究的核心,是评估一切人类活动价值的标尺,是一切意义的凝结点。一切从身体出发,一切以身体为准绳,从身体的角度审视一切历史、文化和传统的依据在于,推动文明进步的直接动力不是知识和理性,而是欲望和身体,身体是人类文明进步的第一推动力。

（二）患者身体

1. 患者身体与患者感受

患者身体是被损伤的存在。患者身体是在疾病侵扰下,在躯体与灵魂、物性与神性、感性与理性、自然与社会等维度上被损伤或有残缺的生命整体。患者身体是病患躯体、病患思维和病患感受的统一体。

患者身体是病患感受中的存在;患者感受是患者生命和生活的方式;患者感受是在患者感受源刺激下产生的患者具身反应,是患者生命体存在的核心标志。患者感受最核心的特性是内在性和个体性,是患者身体个体的、独特的、无法抹除的、无法替代的甚至是难以言说的体验。

患者活在病患的感受中。患者感受不仅是生理的、病理的、物理的,也是心理的、社会的,还是认知的、情绪的;不仅包含对具身刺激的应答,也包含具身认知和具身情绪的维度,同时还包含患者感受、患者认知、患者情绪三者相互作用的过程。患者感受是患者思维的逻辑基础,患者的生命活动、与外部世界的接触都是在感受的基础上推进的;患者感受是患者情感的基本元素,疾病过程和医患沟通都是在感受的参与甚至支配下进行的;患者感受是患者身体的制约因素,直接影响着患者的身心状态。患者感受不仅是临床医学、临床心理学的研究对象,更是医学哲学、人文医学、医患沟通学和卫生事业管理学等学科的核心范畴。

2. 医学的关键词是身体

现实中的医学往往以人体作为关键词,行走的是尸体—躯体—病体的路线:医学基础遭遇的是尸体,医学研究面对的是躯体,临床实践关注的是病体。

医学的关键词是患者身体而不是人体。认为人体的本质属性是生命体的生物性,这是从科学的角度单维度地片面研究生命体健康问题的思路;认为身体的本质属性是生命体的整全性,这是从生物和人文的角度多维度地全面研究生命体健康问题的思路。医学运行的轨迹中不能缺席的是医学的理论之根本、实践之基础、发展之动力——身体! 身体,是医学的元范畴;维护身体健康,是医学的终极目的;尊重身体整全性、关怀身体感受是衡量一切医学活动是否具有医学人文属性的终极标准。

3. 医学的理性、认知和关注不能远离身体感受

近百年来,医学在崇尚理性、放逐感性、奔向理性主义的道路上越走越远,也越走越快。医学的理性,不应该是远离身体的感受性的纯理性;医学的认知,不应该是割裂了感性和理性关联的纯知性;医学的关注,不应该是剥离了患者感受的纯数据。患者感受中,承载着患者身体的本真的诉说。缺乏对患者感受的解读、思考、反思、领悟,临床诊疗决策、医学人文关怀、医患关系、医疗改革在针对性、可及性和有效性等方面会遭遇一系列尴尬,医学实践中一切与患者有关的工作都会面临事倍功半甚至一事无成的风险。[3]

(三)医患身体间性

1. 由主体间性到身体间性

莫里斯·梅洛-庞蒂创造性地将胡塞尔的"主体间性"改造成为"身体间性"。莫里斯·梅洛-庞蒂指出,每一个个体都是身心统一体。在讨论他人问题的时候,应由自身身体通达他人身体为途径,"正是我的身体知觉到了别的身体,并且它感觉到别的身体是我自己意向的神奇延伸……就像我的身体的部分一起构成一个系统,他人的身体和我的身体成为一个单一的整体,是单一现象的反面和正面。而我的身体在每一时刻都是其迹象的无名的存在,从此以后同时栖息于两个身体中"[4]。

身体间性是身体与身体交互之间显现出来的异体同质的共在关系,是"我"和"他人"身体间的关系;身体间性的构架为体现身体整体结构的"身体图式",意味着身体间的协调性和相互性;在认识维度上,身体间性体现为隐体(身体的意

向活动)、显体(意向活动在现实生活中的体现)的统一;在行为维度上,身体间性体现为主动能体与被动受体的统一。

2. 医患身体间性

身体间性比主体间性更加适于解读医患关系。从认识维度看,医者和患者的意向性有一个共同所指,即争取最大的健康效益;医患身体间性决定了医患双方互为主体的平等地位,决定了医患理解、医患沟通的合理性和合法性。从行为维度看,医者和患者的身体为异体同质的身体间性,决定了通过医患互动实现共同决策、结成医患共同体的可能性和现实性。建构医患身体间性最佳境界的途径是将医患双方导向医患共情,解构医患身体间性天成盟约的手段是将医患双方推进资本泥潭。当下医患关系中的各种问题的根脉,深深埋藏在身体、身体间性、人性和医疗运行机制中。

二、患者具身认知和具身情绪

(一)具身认知

1. 具身和具身认知

身体是认知世界之本。人类的认知,都是具身认知。"具身"的基本涵义是指认知与具体的身体结构密切相关。这种将认识与身体紧密结合起来的方式即"具身认知"。认知不仅仅是大脑—神经系统的工作,还是身体的整体性的协同行为。认知活动的能量和材料源自于身体的行为和经历;认知的基础不仅源自于感觉器官,而是源自于整个身体的综合性的感受;身体的知觉、生理结构、行为方式、现时状态决定着人类对世界的认知。

具身认知的实质是一种身心整体观,这一思想源远流长并得到当代神经生理学镜像神经元研究结论的支持。古希腊哲学家已经具有具身认知的思想,如恩培多克勒说:"你要用各种官能去观察,看看每一件事物用什么方式才是明白的,不要以为视觉比听觉更为可靠,也不要以为轰鸣的听觉比清晰的味觉更高,也不要低估其余各种感官的可靠性……人的知识随着身体的改变而改变。"[5]

2. "心看"和"眼看"

"视看"是具身认知体察世界、介入世界、解说世界的触点。面对世界是"心看"还是"眼看",是哲学史上绵延数千年具有争议的故事;是身体视看世界还是精神视看世界,是身体哲学与意识哲学的根本分歧。柏拉图哲学的核心范畴"理念"一词的本意是"眼睛看"。只是柏拉图的"眼睛看"是心灵之眼的"心看",笛卡尔的"我思"是"精神看",胡塞尔的现象学的视看是一种主观意识的"本质看"。莫里斯·梅洛-庞蒂认为,这些都是"脱离身体的视看的形而上学",对世界的视看、认知不能独立于身体的感受和运动而存在。认知世界仅有意识是不够的,人的认识活动必须有身体在场。人的认知活动具有由意识和自然构成整体结构。与世界最直接的接触是"眼看"不是"心看";是"我看",不是"我思";是"身体看",不是"意念看"。

3."身体看"和"机器看"

当代医学存在的一个危险倾向就是淡化、弱化、虚化临床认识主体的"身体看",深化、强化、实化"机器看"。"身体看"是指在临床诊疗中突出临床认知主体地位,强调医患的身体间性,倚重医者和患者的身体感受。"机器看"是指在临床诊疗中将医疗技术设备提供的信息作为诊疗的强势依据,放弃临床认识主体的核心地位。身体哲学不否认"机器看"的医学价值,但轻视"身体看",倚重"机器看",是当前临床诊疗过程中的普遍现象,尤当引起高度警惕。因为"身体看"与"机器看"博弈的本质是临床认知过程是身体的主场还是机器的主场。以"身体看"为主场的医学,不仅具有生物医学的价值,更具有人文医学的温度。

(二)患者具身认知

1. 患者身体制约患者认知

患者具身认知是包括大脑在内的身体的认知,患者身体结构与功能状态、身体活动方式的受限程度、患者身体的异常感觉等因素,制约着患者怎样认识和评估自身的疾病以及与之相关的人和事,影响着患者认知的特征、对认知内容的加工和调节,作用于患者情绪、思维、判断和动机等过程。

2. 患者具身认知制约患者感受

患者具身认知是具体的个体在其独特的境遇环境中产生的,这些认知信息是具体的、生动的,同身体状态密切相关的,也同患者的知识结构、人格倾向、思维方式、生活环境等因素相关。即使身处相同的疾病境遇中,患者具身认知可能具有很大差异,并给患者带来不同的感受。患者具身认知的内容集中指向对疾患性质、严重程度、治疗效果、预后,属于非专业的评估和判断,构成了患者感受的重要组成部分。可以这样说,患者具身认知决定着患者感受。

(三)患者具身情绪

1. 具身情绪

所谓具身情绪,是指情绪的感知、体验、表达、评价、调控等是一个与身体有着密切联系的过程。[6]美国心理学之父威廉·詹姆斯在1890年出版的《心理学原理》中提出情绪外周理论,该理论阐述了情绪是由生理反应引发的,且身体的变化决定情绪的变化的观点,由此开启了具身情绪研究的开端。镜像神经元研究是具身认知和具身情绪研究的新进展。这一研究为身心的整体观提供了神经生物学的证据。[7]斯坦福大学医学院首席研究员马克·克拉斯诺(Mark Krasnow)2017年在 Science 上刊文指出:呼吸影响情绪的细胞和分子层面的证据已经发现,其位于脑干深处的一个神经元区域,负责将呼吸与平静的情绪状态联系起来。[8]

2. 患者的情绪体验

患者的具身情绪是指患者与身体状态密切相关的情绪。患者身体状态与患者情绪表达是一个互动的过程并构成患者感受。患者具身情绪的概念强调的是:情绪和身体是一体的而不是分裂的,患者身体的不适不仅仅是传统意义上的躯体感受,更重要的是一种情绪的体验,患者强烈的情绪体验往往伴随着明显的"躯体化症状"。

循证医学始祖科克伦二战期间跟随医疗队赴前线而被俘,遇到一位严重胸痛的苏军战俘无助哀嚎。科克伦听诊发现其有严重的胸膜摩擦音,患者会因为干性胸膜炎而剧痛。当时的科克伦手里没有镇痛药可用,也因不通俄语而无法言说安慰。科克伦坐到病床上,把痛苦的士兵像孩子一样紧紧抱在怀中,士兵立刻安静下来。几个小时后,士兵躺在科克伦的怀里平静地逝去。在这几个小时里,科克伦深刻体会到,疼痛并不仅仅是躯体感受,更是一种由身体决定的情绪体验。导致患者痛苦的原因不仅仅是胸膜摩擦,还有孤独和绝望引起的恶劣具身情绪的刺激。

三、患者感受

(一)患者感受的内涵与分类

患者感受是在患者感受源刺激下产生的患者具身反应,是患者生命体存在的核心标志。只有当理性活动(如临床诊疗)与切身安危和感受关联时它才具有真实性,才能真正引发切身思考。切身思考根置于切身感受,而不是临床经验或理性知识。从这个意义上说,患者感受是患者身体个体的、独特的、无法替代的甚至是难以言说的体验。患者感受分类可以分别从感受质、感受量、感受度、感受源四个方面予以考量。

1. 良性感受和不良感受

良性感受和不良感受是从感受质的角度对患者感受进行的考量。患者接受到的诸如令人宽慰的检查报告、良好的治疗效果、舒适的诊疗环境、合理的费用支出、医学人文关怀等令人愉悦的感受称为良性感受;如病去之后的自由感、恢复健康的喜悦感、受到关爱的亲切感等。患者接收到的诸如病理检查发现癌细胞的坏消息、有创检查和治疗过程的痛苦刺激、不合理的收费、患者经济负担难以承受、人际关系紧张等令人痛苦的感受称为不良感受;如寝食难安的焦虑感、备受煎熬的受难感、难以承受的恐惧感和无法掩饰的绝望感等。虽然有学者提出告知此类坏消息有不同模式可供选择,但是目前专家们仍未对如何传达类似的坏消息达成共识,因为患者接受此类坏消息的不良感受致使情绪崩溃的情景使医生感到压力很大。[9]

从患者走进医院挂号开始的整个诊疗过程中,不良感受往往频频出现。一些不良感受如疾病给患者带来的痛楚感受等在医学干预下可以减轻,但完全消除要受到具体条件的制约;另一些不良感受却是可以通过医学人文关怀的输送或医院管理的加强而得到改善。应该予以特别强调的是,医学人文关怀的缺失如语言不当、不耐烦、不倾听等给患者带来的不良感受成为当前临床上突出的问题。胡大一教授在"胡大一大夫公众号"上写道:一位无症状的前壁心肌梗死不到 50 岁的女性患者,左室射血分数 40%～45%。行支架术后,术者当着患者家属的面对患者讲:"你走了,你丈夫好办,孩子可要受罪了。"胡大一教授批评说:"这个根本就是极不负责任的算命。"给患者带来了极大的精神负担。即使是疾病及其诊疗过程的不良感受也应通过医学技术手段给予缓解,更不用说通过医学人文关怀给予患者良性感受是医者应尽的责任!

2. 一维感受和多维感受

一维感受和多维感受是从感受量的角度对患者感受的考量。诊疗过程中某一具体环节引发患者特定的感受即患者的一维感受。例如,研究表明超声内镜检查时注入不同温度的蒸馏水能明显影响患者的感受,注入 40±1℃ 热蒸馏水可显著降低患者的不适感受。[10] 现实中患者感受往往是多维的,不仅有疾病及其诊疗过程带来的感受维度,还有医疗服务、诊疗环境、医药费用、医患沟通、医学人文关怀等维度。

按照国际疼痛研究联合会的定义,疼痛是指一种令人不愉快的感受,可以依据引发机制、持续时间、发生模式、强度和病原学等分为五类。但是这种分类遭到许多学者的批评,他们指出:疼痛不仅仅是感觉或知觉经验,它们还是情感情绪经验。[11]研究已经证实疼痛与基本心理过程之间的相互关系,包括注意、情绪、动机和记忆。除了基本心理过程外,社会因素也能够调节疼痛,如社会排斥、信仰、音乐、虚拟情境、金钱和权利等。

第四次国家卫生服务调查之中国医患关系调查研究报告中披露,就医经历中患者存在着多维感受,其中医学职业态度不良引发了患者多种不良感受,其中排名较高的两项都是与医学人文关怀有关的:红包现象(20.85%);就诊手续复杂(33.65%);医护人员专业水平不高(44.31%);医护人员态度冷漠(61.37%);诊断时间短,几句话就开始写处方(65.17%)。[12]

3. 可承受性感受和不可承受性感受

可承受性感受和不可承受性感受是从感受度的角度对患者感受进行的考量。诊疗过程中尚可忍耐的感受谓之可承受性感受,无法忍耐的感受谓之不可承受性感受。患者承受不良感受的阈值水平差异很大。面对患者遭遇痛苦感受,医务工作者更多的是鼓励患者坚强和坚持。可是,医生在观察,患者在体验,一个"站在床旁",一个"躺在床上",医者难以体察患者的感受。2006年,北京军区总医院外科专家华益慰患胃癌晚期,做了三次手术,行胃全切除。他浑身插满管子,不能进食,胃反流等不可承受性感受一直在折磨这位临床专家。在弥留之际他告诉同事,自己做了一辈子胃癌手术,此时才明白全胃切除后患者感受有多么难以承受。患者感受的强度到达患者不可承受或足以使得患者放弃生存的愿望的时候,医者的诸如"要坚强!""再坚持!"之类的鼓励性的言语,不仅不会取得积极的效果,反而使患者产生不被理解的绝望。

4. 医学技术与管理事件感受和医学人文关怀感受

医学技术与管理事件感受和医学人文关怀感受是从感受源的角度对患者感受进行的考量。前者是指患者在接受诊疗过程中的医学技术与管理事件给患者的感受,如有创检查、术后造口、药物反应、诊疗环境、就诊流程、候诊时间、手术安排和医疗价格等带给患者的感受;后者是指是否具有医学人文关怀给患者的不同感受,如医务人员不同的职业态度和行为,是否耐心倾听,是否充分告知等给患者的不同感受。

在实践中,医学技术与管理事件感受和医学人文关怀感受往往是交织在一起的。关于护士静脉穿刺时采用的体位给患者感受的研究表明,护士采用坐位(坐在患者身边)为患者行静脉穿刺时,不仅有助于提高穿刺质量,而且患者也获得了医学人文关怀的心理感受,如沟通更方便,感到护士更亲切,更有安全感,与护士的心理距离拉近了等。在这里,医学技术与管理事件和体现护理人文关怀融为一体,使患者感到安心和安全,从而提高治疗依从性。[13]

多项研究表明,医学人文关怀感受如医者的职业态度已经成为影响患者感受的主要因素,这些因素包括耐心、倾听、专注、语言、神态、情绪、告知、解释、微笑、共情。例如有学者研究了37项影响患者感受的因素,其中医生的服务态度、护士的服务态度、入院办理人员的服务态度、出院办理人员的服务态度、辅助检查人员的服务态度等因素反复出现且顺位靠前,语言、告知等体现医学人文关怀的行为对患者感受的影响受到学者的关注。[14]

以上分类并没有穷尽患者感受可能被划分的逻辑维度,但有一点是确定的,患者感受在现实中是以复杂的、复合的、交叉的形式呈现的。

(二)患者感受的属性与特征

1. 患者感受的基本属性

患者感受的基本属性是具身性。"具身"是当代心理学和认知科学领域的热门话题,其基本涵义是指对身体的依赖性。[15]一般而言,说 A 具有具身性是指 A 是基于身体和涉及身体的,A 始终是具(体)身(体)的 A。所谓患者感受的具身性,是指患者感受始终受到其身体及其感觉运动系统塑造的性质。

患者身体是患者感受的本体、本源、本质和本真。患者身体是患者感受的本体,即患者的身体结构决定患者感受,"我们之所以永远不能理解蝙蝠的感受,就是因为我们没有蝙蝠的身体结构"[16];患者身体是患者感受的本源,即患者的各种感受源自于患者身体;患者身体是患者感受的本质,即患者身体是决定患者感受的内在规定;患者身体是患者感受的本真,即患者感受虽然属于主观范畴,但对于患者而言却是最真实的存在。

2. 患者感受的基本特征

感受性是有意识的生命有机体的一个基本特征。[17]1992 年美国哲学家刘易斯在《心灵与世界秩序》一书中首先提出"感受性"概念以后,"感受性"范畴受到当代西方心灵哲学、身体哲学、认知心理学等众多学科的重点关注。感受性曾经是一个令人困惑的"世界之结"。诺贝尔医学和生理学奖得主、英国神经生理学家谢灵顿质疑:能否给个体的感受性一个生物学乃至物理学的描述? 英国哲学家罗素认为,对感受性产生困惑的根源就在于:如何用客观的而非主观的、自然的而非人为的方法来阐释感受性?[18]哲学家叔本华把这个困惑称为"世界之结"。美国哲学家托马斯·内格尔在《成为一只蝙蝠会是什么样》一书中的论述，以及澳大利亚哲学家弗兰克·杰克森通过"玛丽的房间的思想"实验都论证了感受性问题。

患者感受性是患者感受的基本特征，是患者在病患境遇中和诊疗环境里的身体与精神、认知与情绪、病理与心理、外感与内省整合为一的基本属性，是构成患者角色特征的重要基础和重要内容。患者感受性可以分为内在性、直接性和差异性三个方面。患者感受的内在性是说患者感受栖存于心的属性，即患者感受指向于内，不易为外界察觉。患者感受的直接性是说患者感受切入体肤的属性，即患者感受难以修饰、难以缓和。患者感受的差异性是说患者感受因人而异的个体差异，即患者感受不是千人一面，而是千差万别的。

（三）患者感受源的概念与构成

1. 患者感受源的概念

美国神经科学家安东尼奥·达马西奥认为一般情况下感受源发生作用的过程是这样的：身体接受到有效刺激→唤起情绪→情绪状态→个体的感受性→意识→唤醒以记忆形式存在的心理内容。[19]30 所谓患者感受源是指引起患者感受的刺激因素，各种生物、心理、社会的刺激，都可以构成患者感受源。患者感受的形式是主观的，但其感受源既有客观的成分，也有主观因素。患者感受源的研究水平影响着患者感受的研究水平。

2. 患者感受源的构成

患者感受源的构成体现为由患者具身刺激、具身认知和具身情绪组成的三维一体结构。患者感受源的构成及其发生作用的过程如图 5-1 所示：

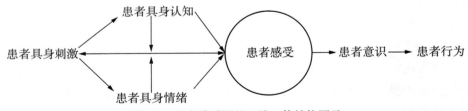

图 5-1　患者感受源的三维一体结构图示

患者感受的形成是患者感受源三维一体结构中各要素相互作用的复杂过程，即在具身刺激的作用下，引发具身认知和具身情绪，且三者之间以非线性关联相互作用，构成三维一体的患者感受源，引发复杂的患者感受。患者感受源三维一体结构提示:患者的感受内容不仅仅是具身刺激,还包括患者具身认知和患者具身情绪。在实践中,患者感受源的复杂性不仅如此。例如,根据达马西奥的研究,有些感受并不能完全被意识到,可能存在着患者自己没有完全意识到的感受,这些感受的感受源是什么及其发生机制尚不得知。[19]15

3. 患者具身刺激

在患者感受源三维一体结构中,患者具身刺激具有始基的性质和地位。患者遭遇各种与疾病有关的刺激,这些刺激作用于或根源于具体个体的身体,体现为具体个体的身体反应,在这个意义上,一切有关疾病的刺激都可称为患者具身刺激。这些具身刺激可以根据不同的标准划分为内源性的和外源性的、物质性的和精神性的、持续性的和间歇性的,以及可以承受的和难以承受的等不同类型的患者具身刺激。

患者具身刺激的含义本身就蕴含着这样的命题:引发患者感受的刺激,都是患者具体个体的刺激。同一种信号是不是刺激,是什么样的刺激,是否引发患者具身认知和患者具身情绪,引发怎样的患者具身认知和患者具身情绪,是否引发患者感受以及引发怎样的患者感受,是否引起患者身体的伤害,引起什么程度的伤害等这些问题,对于不同的患者结果是有差异的。因此,任何引发患者感受和疾病过程的刺激,都是具身的。

(四) 患者感受改善的思路与途径

研究患者感受是为了改善患者感受。体认患者感受、体察患者感受和体谅患者感受是我们提出的改善患者感受的思路。

1. 体认患者感受是前提

"体认",具有认知、认同的意思。体认患者感受是指医者理解并尊重患者感受,这是改善患者感受的前提,也是改善患者感受的理论纲领。要反思诊断手段依赖机器、诊断依据迷信客观数据、治疗方法单凭手术和药物的思维和行为方式,反思有意或无意地漠视、忽视、轻视患者感受的倾向和态度。例如,怎样改善患者的不良感受?首先要在理念上认同这样的观念:患者不良感受对于诊疗效果、身体康复和医患关系是一个消极因素;患者不良感受的形式是主观的,但其感受源中是具有客观成分的,如挂号和候诊时间长、告知不充分、费用不合理等客观感受源是可以通过管理得到改善的。有了这样的观念认同才会有动力去研究和实施具体的方法。

改善患者感受是临床工作的重要内容和基本目标之一,从这个意义上解读才能理解"有时去治愈,经常去缓解,总是去安慰"这句名言的深刻内涵。从观念层面上体认患者感受才能深刻认识患者感受与医学人文关怀的实施、医患关系的改善乃至医疗改革目的的实现之间的内在关联。在诊疗过程和医院管理过程中,应将患者感受作为一个重要的评价参数或指标,考量和推进医学、医疗和医院的工作。

2. 体察患者感受是路径

体察,具有体会、审察和明察的意思。体察患者感受是指医者研究、审察并明察患者感受,这是改善患者感受的路径,也是改善患者感受的实践要点。患者感受是内在且独特的,因而是无法体验的。因此,理解患者感受要通过与患者接触来体察。

医者体察患者感受,第一步是研究患者感受,包括掌握患者感受理论,了解患者病史情况,与患者深入沟通等。第二步是审察患者感受,深入思考如何从改善患者感受入手体现医学人文关怀,比如,这一位者有哪些感受?这些感受对诊疗过程是否会产生影响?这些感受的感受源是什么?什么方法对改善这位患者的具身刺激、具身认知和具身情绪有效?良好的治疗效果、便利的诊疗流程、充分的医患沟通能够有效地改善患者感受。应格外重视并尽可能提供医学人文关怀以增加患者良性感受。第三步是明察患者感受,分析患者感受的感受量、感受质、感受度和感受源。患者是一个复杂的群体,明察患者感受要注意分辨患者感受,尤其是明确不良感受的感受源是疾病本身、诊疗技术、管理因素、人文关怀,还是患者的人格特征、认知结构、思维方式、行为方式和整体素质。晚近,有国内学者指出患者公众素质是影响医学发展、医疗质量、医患关系的重要因素,呼吁开展患者公众教育,提升患者素质。[20]

3. 体谅患者感受是目的

体谅,具有为别人着想、同情他人的意思。体谅患者感受是指医者具有能深入患者主观世界,了解患者感受的能力。这是改善患者感受的目的,也是研究患者感受的意义。医学是提供医学人文关怀的事业,不了解、不理解患者,不体认、不体察患者的感受,医学的事情是办不好的!医者无法替代患者去感受,但可以也应该体谅患者的感受。在诊疗、管理和沟通过程中,应多为患者的感受着想。患者活在感受中,从某种意义上说,改善患者的感受,是医学人文关怀的实施路径,彰显着医学的人文本质。

(刘 虹)

四、患者的认知、人格、情绪

（一）认知活动：从正常到不正常的变化

1. 感知、记忆：异常感受增多

感知觉异常。表现为：患者敏感性增强，主观异常感觉增多，对自然环境的变化特别敏感，稍有声响就紧张不安。有的患者会产生错觉，大有度日如年之感；有的患者会感到房间或床铺的转动或晃动；有的患者对别人的说话声调、动作等也会挑剔，甚至音乐都会引起他们的反感。患者躯体不适的耐受力下降，主观体验增强，如感到腹主动脉猛跳，某处神经颤抖等，这些变化都会使病情加重。

记忆和思维异常。在记忆方面，患者不同程度地存在记忆力的异常。除脑器质性病变所致记忆力减退外，还有一些躯体疾病伴发记忆障碍，如慢性肾功能衰竭等。患者的思维活动受到一定的影响，其思维判断力下降，依赖性增强。

猜疑。猜疑是一种消极的自我暗示，是没有根据的猜测。患者对别人的好言相劝，有时将信将疑，有时还会曲解别人的意思，胡思乱想，惶惶不安。久病不愈的患者易盲目猜疑，对他人的表情、神态、行为等特别敏感、多疑，甚至对诊断、治疗、护理也会产生怀疑、不信任，对检查、治疗均要追根寻底，详细询问。若亲人探视不及时或次数减少亦会怀疑对他冷淡等。总之，患者的猜疑可以泛化到医疗的整个过程中。

2. 情绪：需求未满的波动、交织性

情感与情绪。表现为：情感脆弱，易激动、发怒。有些患者心烦意乱，常为小事而发火，情绪易波动、易哭泣，莫名地愤怒，怨恨命运，自责、作践自己。

自尊心增强。患者希望得到他人尊重、关心，重视其病情，愿听安慰与疏导的话语，自认为应受到特殊照顾、特别尊重，特别注意医护人员的态度，稍有不妥即视为对其不尊重而生气，对治疗不合作。

焦虑、恐惧。患者对自身健康或客观事物作出过于严重的估计，常为疾病不见好转或病情恶化、康复无望时的一种复杂情绪反应，其主要特征是恐惧和担心。也可因担心家庭、工作、经济、学习、婚姻问题等社会因素而焦虑烦恼、坐立不安。患者焦虑的表现为肌肉紧张、出汗、搓手顿足、紧握拳头、面色苍白、脉搏加快、血压上升等，也可出现失眠、头痛的现象。

孤独感。患者来到医院新环境，与陌生人相处感到孤独，且住院生活单调，尤其长期住院的患者，更是度日如年。孤独可使人烦恼、焦虑、恐慌，使人感到凄凉、被遗弃而消极悲观。

悲观、抑郁。因患病丧失了劳动能力,或疾病导致了形象变化,患者情绪变得异常悲观,少言寡语,对外界事物不感兴趣。有的患者哭泣不语或叫苦连天,有的自暴自弃、放弃治疗,甚至出现轻生的念头。

失助感。当个体认为自己对所处环境没有控制力并无力改变时,就会产生失助感。这是一种无能为力、无所适从、听之任之、被动挨打的情绪反应。这种失助感还可以泛化从而导致失望和抑郁等临床表现。患者呈现出淡漠、缄默不语,或自卑自怜,在怨恨,或在回首往事留恋人生,或在默默告别人世。[21]

3. 意志与行为:退缩与退化

患者接受了自己患病的事实后,常常对生活的信心不足,被动依赖,情感脆弱,即使是独立性很强的人或一向自负好胜的人,有时也可能会变得没有主见或畏缩不前。患者的严重被动依赖心理对康复是不利的,如果一味迁就患者的依赖心理,就不利于其培养自信和角色转变。医务人员应尽量发挥患者在疾病过程中的主动性,对严重依赖者应进行必要的心理治疗。

行为退化。患者的行为表现与年龄、社会角色不相称,显得幼稚。如躯体不适时发出呻吟、哭泣,甚至喊叫,以引起周围人的注意,获得关心与同情。

4. 人格渐变:愈而常态化,久则偏差

在生理功能失调的情况下,患者对疾病不适当的反应有可能造成人格的变化。患者对疾病的反应受以下因素的影响:一是与疾病发展的程度和不同阶段有关;二是与年龄的大小有关;三是与价值观和对疾病的态度有关;四是与心理健康水平及理智性的强弱有关。一般情况下,发病后的人格变化是轻微的和暂时的,随着疾病的治愈而恢复常态,但有些患者表现出较明显的、持久的人格偏差。

(二)人格与健康——什么样的人,就得什么样的病

对人格与健康之间关联的研究,可追溯到希波克拉底和盖伦。如盖伦认为,抑郁质妇女比多血质妇女容易患癌症。

19 世纪,一些临床医生也在各自观察的基础上提出类似的观点。1940 年代,在弗洛伊德、巴甫洛夫及坎能的影响下,产生了心身医学,将人格与心身疾病相联系进行研究。但这些研究只是流于表面,并没有形成自己特有的理论模型。1960 年代,随着应激理论的发展壮大,人格—健康研究开始了新一轮的高潮,起点是弗里德曼和罗森曼提出的 TABP(type A behavior pattern),即 A 型行为模

式。随后,科巴斯(Kobasa)又对心理坚强做了深入的研究。艾森克与格罗萨特-马蒂切克(Grossarth-Maticek)等则一直致力于癌症倾向人格与冠心病倾向人格研究,使得建立人格—健康关系的模型成为可能。

1. 人格—健康的关系解释:因果说

弗里德曼和布恩-基利(Booth-Kewley)曾提出四种可能的人格—健康关系模型——心身模型、身心模型、知觉过滤模型、交互作用模型。

心身模型:指某种人格可能会直接或间接地导致某种疾病的出现,人格导致疾病的典型代表有 A 型行为模式与冠心病、C 型行为模式与癌症等。心身模型强调人格为因,病为果。

身心模型:指某种人格可能是由某些疾病引起的,此时疾病作为自变量,人格作为因变量。人体是心理和生理两大功能完整统一的生命体,个体通过心理与生理的统一活动,与外部环境交互作用,以适应环境的变化,保持人体的健康。如果一方面变化,另一方面必然变化。所以当人格变化,健康自然就变化。例如,吸食毒品过多可能会造成精神分裂症。

知觉过滤模型:指把人格作为一个知觉过滤器,决定着个体对疾病的反应,人格则作为一个调节变量。生理因素仍然是病因,但是人格决定病情发展。个体由于生理因素生病之后,不同的人格会采取不同态度去面对,在这一过程中人格是调节变量。

交互作用模型:指人格与疾病的产生有相互作用,人格在疾病的产生过程中和产生之后都与之发生交互。交互作用模型不同于经典交互作用之处在于,经典交互作用只是两者之间,但是交互作用模型认为人格与健康在相互影响的同时也影响着第三种因素。

2. 人格—健康关系的模型演进:中介说

以上四种模式只是几种人格—健康的可能模式,并不是真正的人格—健康模式。但是,以上四种模式的提出为真正模型的产生提供了方向。

在此基础上,对应激中介的研究及疾病行为的研究逐渐产生了自己的模型。这样就形成了该领域内四种主要的人格—健康关系模型——应激中介模型、健康行为模型、体质倾向模型与疾病行为模型。

应激中介模型的基础是 1960 年代心理应激理论的发展,理查德·拉扎罗斯(Richard Lazarus)等人改变先前研究只强调外部应激源或应激发生时个体反应的局限,提出了认知—交互作用的应激理论,加强了对应激中间过程的研究,并强调个体对客观环境的主观解释或评价。这种理论引发了研究者对应激过程中一些重要的中介变量的重视,人格就是其中最为关键的一个。

以拉扎罗斯理论为基础的早期应激中介模型认为,客观事件虽然有引起应激的潜在可能,但本身并不具有应激性,而是与个体对应激事件的认知评价有关。个体对应激事件作出评价,随后产生生理唤醒,使得个体对那些对自身有威胁的事件作出反应。个体的评价和反应后的行为都会产生疾病。人格虽然没有直接参与到该过程中,但是人格决定着个体对客观事件的反应,不同人格的人对同一事件的认知会有不同,而这种认知却参与到该过程中。

拉扎罗斯等人认为,这种模型只适用于短期的应激过程,对人格在应激—疾病关系中的作用的解释是静止的而不是动态的。那么,假设应激时间很长,人格对健康的影响又是什么呢?基于这种假设,研究者对此模型进行了修正,提出了"相互作用的应激中介模型"。该模式认为,人格除了会对个体对应激的评价及反应行为产生影响外,还会对应激源本身及应付行为产生的后果有影响,而且,这种影响是相互的。

健康行为模式认为,人格与健康之间的联系是通过人格影响人们对健康行为的选择而产生的。与拉扎罗斯不同,科恩(Cohen)等人认为,人格与健康的影响主要不是在应激过程中实现的,而是应该与个体健康行为的质量有关。[22]由于早期健康行为模式没有说明人格是如何直接影响健康行为的,所以后来对其加以修正。人格对应激过程中个体对应激事件的评价及其应付产生影响,这种影响的结果是产生了不同的应付反应,其中就可能会有健康行为的变化,并最终影响个体健康。针对前面两种模型,一些研究者认为,人格与健康之间并不是直接的因果关系,更可能是因为都受到一个第三变量的影响而产生联系,这个第三变量就是遗传的气质因素,因此产生了气质倾向模型。气质倾向模型强调个体先天具有的气质倾向。个体由于受基因等遗传素质的影响,在气质上就会带有先天的倾向性。这些气质倾向会影响很多病理生理过程,包括交感神经反应性加强的应激反应或副交感神经反应性抑制的应激反应,它们会进一步影响疾病的发展以及所观测到的个体人格的行为、认知、情绪等方面。该模型和健康行为模型一样不支持人格与健康的"直接"关系,它们之间的联系的产生是由生理遗传素质导致的一种"附带现象"。

疾病行为模式中的疾病行为与前述的健康行为并不是一对相反的概念,也就是说,它并不是引起疾病的行为,而是当个体察觉到自己患病时所采取的一系列行动,包括症状报告、请假、看病及自己服药等。该模型认为,疾病是机体所呈现出来的、能客观测量的病理生理过程,所以,人格被假设为影响的是疾病行为而不是疾病本身。[23]

（三）情绪与健康——喜怒哀乐悲忧恐何以伤身

通常情况下,情绪不会影响健康,而且对机体活动有着积极作用。比如,适度的焦虑可以唤醒机体状态,使机体变得更有效率。目前,很多人认为常见的负性情绪如焦虑、抑郁、恐惧、愤怒等是引发疾病的原因,但也有研究证明,在应激状态下的负性情绪反应才导致交感神经中枢兴奋,通过网状结构向下传递,引起总体性交感反应,从而导致血压上升、全身代谢增强、胃肠道抑制等功能紊乱,而且能影响下丘脑—垂体—肾上腺轴的正常运行,导致激素分泌水平异常。现代医学也通过实验研究表明,情绪在急剧变化时,人的血压、心率和呼吸会发生明显的变化,同时在机体内部,会引发神经系统、内分泌系统和免疫系统的改变。可见,情绪本身并没有正负之分,是人为地给它进行了分类,恐惧、焦虑、悲伤、羞耻、快乐等这些都是正常的情绪,但其中任何一种情绪如果变得极端,以至失控,而且情况持续,并影响生活功能,这些病态情绪可能已演变为"情绪病"。

生活中情绪不加节制表现在以下几方面:一是剧烈的情绪起伏变化,比如大喜、大悲等,突然之间的情绪剧烈变化会引发许多身体的疾病。二是长时间沉溺于某种情绪状态,比如整日以泪洗面、长期的抑郁、焦虑等。三是过分否认自己的情绪,否认和压抑自己的情绪,不仅不会使某种情绪消失,反而使其不断强化。如果把情绪的唤起比作涨潮,那么压抑和否认,就如同在潮水前筑堤,亦会导致疾病的发生。比如生活中常见的肿瘤、癌症,在一定程度上与情绪的压抑有着密切的关系。

与情绪相关的疾病主要有以下几种:一是由情绪因素引发的身体上的疾病,其又可以分为两类。第一类是身体上不舒服,但未发展到器质性病变,例如感冒、心因性疼痛、紧张性头痛、过度换气症候群等。第二类是由情绪导致的器质性病变,常以慢性病的方式呈现,例如气喘、高血压、胃溃疡等。二是情绪因素所引发的心理疾病、精神疾病,比如抑郁症、焦虑症、躁狂症等。三是由情绪因素所引发,身心疾病相互传导引发的疾病,其表现既有身体器质性或非器质性病变,同时还伴随一些心理精神方面的疾病,病情表现较为复杂多变。心理学研究还发现,人在激动时皮肤会潮红发热,在愤怒、紧张时皮肤会苍白冰冷。人的情绪突然剧变,可导致皮肤过敏,甚至影响到附在皮肤上的毛发。为什么会发生情绪过敏呢？科学研究表明，身体是一个高度精密的统一体，当由各种原因引起急躁、激动、焦虑和抑郁等情绪波动时，会引起内分泌和神经系统的功能紊乱，从而影响皮肤表面密布的微血管的收缩和舒张的平衡，皮毛营养不足，引起皮肤和毛发的病理表现。特别是情绪突然剧变时，可使神经末稍释放大量的乙酰胆碱，而乙酰胆碱可直接作用于皮肤血管，引起血管扩张，促使组织胺释放，引起过敏反应。

这类情绪性过敏反应，用药物往往难以奏效，只有通过劝慰、开导等，或采取暗示和催眠疗法才可收到良好的效果。对于患者来说，出现情绪过敏症时，要控制自己的感情，以稳定内分泌系统和神经系统的功能。平时生活中也要注意锻炼自己的心理承受能力，真正做到"临危而不乱"，方可"闻变而不惊"。

（王志琳）

五、患者环境

人文医学将患者的身体视为自然与社会的统一体，强调对身体感受的人文关怀。[24]2 这不仅涉及患者的身心，还注重其所处的环境。环境是指围绕主体存在的周边世界。[25] 患者环境指的是以患者身体为中心的周边世界，其不仅包括患者在诊断和治疗过程中所必需的微观医疗环境，还包括与患者紧密联系的家庭、社区、社会文化、国家制度和全球化等宏观社会环境。

患者这一特殊角色使得对其环境的分析首先离不开她/他所处的医疗环境。

患者医疗环境分两个层面：医院物理环境（包括患者所处医疗环境的医疗设备等具体环境）和医院人文环境（即医患关系和患者群体关系的环境等）。同时，患者环境不仅包括其所处的医疗环境，周围社会环境也会对其身心健康产生直接或间接的影响。患者社会环境有五个维度：家庭环境、社区环境、社会文化环境、国家制度环境和全球环境。这些维度以患者这一主体为中心，从微观过渡到宏观，由患者身体所处的家庭环境到患者所处的社会文化环境，构成了以患者身体为中心的环境格局。无论是社会环境还是医疗环境，两者都强调"以患者为中心"，共同构成了患者环境的整体生活世界。患者在这两个生活世界中形成了自己的身体意识和健康观念，并通过环境中的人际互动、物质支持等来认知身体、维持健康。

（一）患者的医疗环境

患者所处的医疗环境与患者的身体体验直接发生互动——医疗环境直接影响患者的身心状态和体验，同时患者的身心状态和体验也可能对医疗环境产生反作用。人文医学强调医院环境的最优配置，以实现对患者的人文关怀。因此，创造一个有益于患者康复的医疗环境是医学人文关怀中至关重要的内容。以往医疗环境的配置中往往考虑的是患者的就医体验和康复需求，在人文医学背景下，不仅应该充分考虑患者的病痛和身体感受，患者疾病之外的体验也将得到越来越多的关注。

1. 以患者感受为中心的医院物理环境

医院的物理环境包括住院患者的护理环境、诊疗环境、活动环境等，这一物理环境空间随患者的身体活动空间的变化而不断转移，兼具情境性和多样性的特征。

医院物理环境的设计关注患者疾病的康复，如满足患者需要的空间、利于患者休息治疗的温度湿度、简洁美观方便的病室布置等，普遍强调关注患者的病人身份及其恢复健康的意愿。但是，在将患者本身视为一个完整的社会性个体方面，医院物理环境的设计还有很大的改善空间。患者身体并不仅仅是一个生病的躯体，还具有其他层面的社会需求，而这些社会需求可能体现在对医院物理环境的要求上。以患者身体感受为中心的医院物理环境更加强调患者本身多样化、情境化的身心体验，同时着重在对患者全面性人文关怀的基础上考量医院物理环境的设计和安排。现代化医院环境设计融入了人文医学理念，比如患者公共空间宽敞明亮、方便快捷，导向标识清晰，流程顺畅等[26]，从而能够更好地满足患者身体整全性的需求。

2012 年南京市鼓楼医院新大楼落成之后，放置在医院大厅的一架钢琴引起了社会舆论的关注。不少市民认为这样做"奢侈"，还有人认为这是"创新""浪漫"。然而，鼓楼医院物理环境中这样一架钢琴却在之后证明了自己的特殊价值：历年志愿者音乐会的举行；2015 年一男子在鼓楼医院钢琴大厅向重病女友求婚；2018 年鼓楼医院志愿者陪患者过新年钢琴音乐会……身体的社会身份并未因在医院这一特殊空间中停止，而在医院物理环境的设计下延展出新的方向，患者的角色在此种空间和情境下转变为音乐的听众，这就是在医院物理环境的人性化服务和精细化管理中纳入了人文元素。

由此，患者环境中的医院物理环境更加强调对患者身体整全性的关注，而非仅仅关注患者的病患身份,同时强调使用文化、艺术等多种元素丰富患者在医院中所接触的物理空间,以患者的身心体验为中心融入人文关怀的因素。在此基础上,医院的物理环境和人文环境融为一体,形成将患者视为一个自然人和社会人整体的医疗环境。减轻患者痛苦,给予患者心理安慰和支持,缓解患者在就医过程中的焦虑情绪,是现代化医院建立以患者为中心之环境设计的发展方向。

医院物理环境逐渐从以医生工作效率为中心过渡到以患者康复需求为中心,如今,在此基础上,物理环境继续过渡到以患者身体感受为中心,这将给医院制度安排带来新的挑战。如何兼顾医院的工作效率和患者的丰富性个体化需求将成为主要难题。以患者感受为中心的物理环境由于其面临个体的多样性和情境性变化特征,应兼具丰富性和灵活性。一方面,不同个体的差异性需求如何在同一空间中得到满足,这将给以患者感受为中心的物理环境提出较大挑战。另一方面,患者的情境化身心体验要求医院的物理环境富有一定的灵活性,及时应对可能出现的紧急状况,避免出现因医院物理环境不便带来的患者不便。这就要求医院中的人文环境和物理环境相匹配,从而更灵活地应对问题。

2. 以患者感受为中心的医院人文环境

以患者感受为中心的医院人文环境主要包括医院中与患者相关的医疗规则和制度以及医院中以患者为中心的人际关系,如医患关系和患者群体关系等。

与"以患者感受为中心的医院人文环境"这一概念相关的第一组概念分别是医院人文环境和医院社会环境。医院人文环境通常指医院的软件因素,具体包括医院职工生活、工作、学习的环境。[27]以患者感受为中心的医院人文环境关注医院环境中的另一个关键主体——患者,并且强调以这一主体的身心体验为中心建设人文环境。两者共同构成了医院总体的人文环境。医院社会环境注重分析患者如何适应医院的管理规则和患者与医生、护士、病友等群体之间的关系。

与"以患者感受为中心的医院人文环境"这一概念相关的第二组概念分别是"以患者为中心的照护"和"关注人的照护"。国外有学者分析了"以患者为中心的照护"和"关注人的照护"两种不同模式,并且指出这两个概念之间存在的差别:"以患者为中心的照护"通常指在诊疗时的互动围绕疾病管理进行,而且将身体系统视为独特的、关注疾病变化的系统;而"关注人的照护"则注重多维度的互动关系,注重患者身体间性之间的相互关联,注重患者感受。[28]从这个意义上讲,"关注人的照护"更接近本书中"以患者感受为中心的医院人文环境"的内涵,不仅包括医患照护、医患关系和医患沟通,还包括患者和患者之间的关系以及医院中与患者直接相关的医疗规则和制度。患者群体关系对于患者的社会康复和身心康复同样具有至关重要的作用。现代群体动力理论认为，群体并非个体的简单累加，而具有超越总体的力量。群体对个体的影响会导致个体产生与独处时不同的行为。在患者群体内部，大家患有类似的疾病，忍受基本同样的痛苦，面临基本一致的归宿，因此能够达到一种相互理解。以患者为中心的患者群体能够给患者提供不同于家属和医疗专业人员的支持，并且有助于患者寻找到个人的归属和认同，缓解疾病所带来的不适和心理焦虑。

医院中以患者感受为中心的人文环境还包括与患者直接相关的医疗规则和制度。医院制度文化往往更多的是从医院工作人员的工作生活秩序角度进行考量，体现的是医院的核心价值观和医院的制度精神。其目的主要在于规范医护管理秩序，提高医务人员的技术水平和工作效率。以患者感受为中心的医疗环境中所包括的医院制度和规则更多强调的是和患者切身利益相关的内容，如直接影响到患者身心体验的医院制度。医院如何安排患者的挂号、诊疗、住院、出院等具体流程，患者是否能够在医院制度流程中体验到被关爱、被照顾的感觉，这些是考量医院人文环境的另一个层面。由此，以患者感受为中心的医疗照护关系、患者群体关系和制度环境文化共同构成了本书所述的"以患者感受为中心的医院人文环境"。

（二）患者的社会环境

1. 家庭

家庭是以婚姻关系、亲属关系为基础，以人的再生产为基本职能的社会单位。家庭健康水平、结构、家庭关系和家庭的价值观念都会影响患者的个人健康状态，相应地，患者的身份和个人健康情况也可能影响家庭功能的发挥。当家庭中的成员成为患者以后，家庭作为患者环境中最基本的社会支持系统，可以通过精神支持来缓解患者的精神和身体痛苦，改善患者的生活质量；同时家庭作为患者社会环境中的第一个层面，也能够给患者提供就医所需经济物质条件的初步保障，同时在患者出院以后由医院护理过渡到家庭护理。

具体而言，患者家庭环境能够对病患所发挥的作用主要体现在如下三个方面：情感支持、物质支持和信息支持。情感支持指的是个人可以分享自己内心深处情感和感受之人的可及性，[29]而且使这个人感受到有价值和受到关爱。物质性支持指的是具体的照顾和陪护工作、提供一定的经济支持和疾病过程中的接送等。信息支持则包括在疾病和治疗过程中提供相关的信息，包括疾病和康复等各个方面。以癌症患者的家庭环境为例,在诊疗过程中,患者的精神状态通常不稳定,这不利于维持身体状态,也不利于配合患者的治疗方案。我们既要关注癌症患者的身体状况对其心理和社会行为后果的影响,还应关注其所处的社会环境因素对其病情发展的影响。针对癌症患者的家庭系统治疗便是强调在治疗过程当中,既干预患者本人,也将患者的整个家庭作为一个单元实施干预。干预策略集中在增强家庭凝聚力、交流和问题解决上,增强家庭的内部支持。仲冬梅等人综述了国内外关于癌症患者家庭功能的研究发现,家庭环境所发挥功能的好坏直接影响患者对癌症的态度和行为,进一步影响到患者的生活质量、治疗效果和预后情况。[30]

另外,对于心理疾病患者,如焦虑症和抑郁症患者,心理治疗不仅要从患者本人入手,还要分析其所处的家庭环境。因为家庭环境如果得不到改善和调整,极有可能在接受心理治疗的过程中患者的情况不断出现反复,难以达到治疗效果。有学者分析抑郁症患者与其家庭功能的关系发现,抑郁症患者的家庭功能往往存在缺陷。[31]在治疗抑郁症患者时,既要关注从特定医疗手段上帮助患者缓解抑郁症状,同时又要辅助相应的家庭治疗措施,如建立积极的家庭环境,加强家庭成员之间的沟通,重建成员之间的亲密关系,形成患者康复所需的良好家庭支持系统等。由此可见,家庭环境对患者的身体心理健康状况有直接的影响;在患者接受治疗的过程中和后续阶段,家庭也能提供辅助治疗的积极功能。

2. 社区

我国社会学家费孝通将"社区"定义为:社区是若干社会群体(家族、氏族)或社会组织(机关、团体)聚集在某一地域里所形成的一个生活上相互关联的大集体。对患者而言,社区是患者家庭之外的第二个社会环境。社区能够直接给患者提供特定的社区卫生服务,及时关注患者的身心健康,做好疾病随访工作。同时社区能够辅助医疗机构关注患者个人及其家庭状况,从社区环境、家庭环境的角度提升患者恢复的能力和信心。

患者的社区环境能够从个人和家庭的角度提供针对性的治疗和预防方案,促进社区居民健康。1986年,第一届国际健康促进大会发表的《渥太华宣言》中,将"加强社区行动"列为健康促进的五大领域之一。1997年,国际健康促进大会进一步申明了社区参与的重要性,并且将社区列为健康促进的重要领域。健康促进的核心是把健康的目标转化为社会的行动。"患者—家庭—社区"健康促进模式是一种新型的健康管理方式,强调患者家庭和社区之间的合作以及临床治疗主体多元化和方案的个体化。

社区卫生服务以健康为中心,以预防为出发点,指导卫生人员开展以社区为范围的群体及个体的预防保健措施。社区卫生服务是患者环境中社区环境的关键内容。社区卫生服务能够从预防、治疗、保健、康复和健康教育几个层面入手,为患者提供良好的社会支持。社区卫生服务人员能够深入到社区和家庭内部,了解患者的家庭状况,并且针对性地开展卫生保健工作,同时进行社区动员,创立对患者和家庭有益的社区环境,帮助个体和群体预防疾病、恢复健康。以社区老龄化问题应对为例,不少社区卫生服务可以从增加老年卫生服务供给、定期开展疾病诊疗志愿服务等方式降低老年人的疾病负担,从而提升老年群体的健康水平。

患者的社区环境能够节约医疗费用和资源,从而在整体上优化医疗卫生资源配置。从疾病康复的角度来讲,社区能够及时了解社区患者的身体状况,通过重建患者的家庭、社区支持网络来促进患者的康复。以老年人为例,老年人慢性病的患病比例较高,日常的医疗保健卫生服务需求较其他年龄段群体为大。尤其近年以来,我国老年人口快速增长,医疗护理系统面临更大挑战。社区环境中的老年卫生服务能极大地降低医疗系统和机构的就医诊疗负担,同时推进老年卫生保健社会支持系统的建设。另外,慢性病的社区管理和防护相较于医院的制度性治疗也往往更加有效,如高血压、糖尿病等。以糖尿病患者为例,其临床上以高血糖为主要特点,是典型的慢性疾病,主要表现为"三多一少",即多食、多饮、多尿和体重减少。糖尿病发展过程中可能会伴随不同程度的心脑血管疾病、肾病、眼病等方面的并发症。针对糖尿病患者,社区可以提供特定的筛查服务,同时针对糖尿病患者进行健康教育、健康检查,并定期提供健康知识服务。良好的社区环境将有益于糖尿病患者的日常护理,从而使其能够正确认识疾病,给患者提供家庭以外的支持。

社区层面的患者环境问题上还存在着流动人口的社区环境问题。流动人口在自己的户口流出地具有的环境特征与其生活工作社区环境可能完全不同。对于流动人口中患者的社区环境及其健康问题,需要进一步研究和完善。比如医疗卫生资源的合理配置方面,应该加强交流沟通,同时在城乡结合部等地区设置医疗卫生机构,调整人力资源的结构分布;平等对待流动人口,将管理改变为服务,等等。[32]患者的不同社区环境可能会影响其身心体验,并直接影响其健康水平。因此,社区卫生服务体系应该从患者感受和需求出发,关注患者及其家庭对社区的具体需求,将其纳入社区的社会生活和卫生服务体系中。

3. 社会文化

社会文化是构成患者社会环境的重要内容。从文化层面上看,患者不仅要面对生物医学诊疗,还面临着社会文化的"审视"和"定位"。艾滋病最初经历的污名化给艾滋病患者带来了极大的康复阻力,使患者背负了社会道德负担。不同社会环境文化中对艾滋病患者的污名化往往会影响艾滋病患者及其家庭的社会关系,从而直接关涉艾滋病患者的身体健康状况。艾滋病这一带有特定隐喻的疾病,拖动着一个污名、排除、贱弃的象征锁链运作。[33]关于艾滋病的话语又辅之以道德锁链,将艾滋病患者及其家人置于一种被社会抛弃的黑暗处境当中。郭金华和凯博文在分析中国艾滋病人的污名化时便发现,艾滋病患者因为感染途径差异,表现出不同的污名化程度。[34]这种文化环境层面的疾病污名化对患者身体的伤害程度不容小觑。

4. 社会支持小组

与患者发生联系的其他社会人是患者的社会环境组成部分。社会支持小组除了包括上文提及的家庭和社区,还包括朋友、同事群体等,这种社会关系支持方式往往能够对患者的疾病康复起到积极的效果。社会支持可以分为两类,一类是患者所需要的客观社会支持,另一类则是以满足患者身心体验为基础的主观社会支持。客观的社会支持包括经济、信息等各方面的物质性支持,能够给患者提供抵抗疾病所需的资源。但是,客观上存在的社会支持资源并不一定能够完全被患者所感知。存在于患者周边的环境支持可能被患者感知为有限的支持,其主观定义和支持需求的满足情况因人而异。因此,患者主观身心体验到的支持对每个患者而言是更为关键的内容。

疾病本身并没有地域的限制,在新时代网络社会中,网络疾病互助小组得以蓬勃发展。尤其是对于一些罕见病,网络资源成为其社会支持网络中极为特殊的一部分。患者及其家属可以通过网络上的群组获得最新的医学科研信息,同时能够和病友及时沟通最新研发的药物和使用效果。这种社会支持小组突破了现实社会支持网络中同类群体较少的局限,给不少罕见病患者带来了新的支持路径和积极的身心体验。

除了这种患者自身的社会支持小组以外,社会上还有专门从事患者社会支持的工作人员。医务社会工作通过应用社会工作领域的专业方法,来填充医学领域中对患者其他角色层面关注的空白,从而实现对患者的人文关怀和照护。

社会工作者对患者社会生活的介入和干预,从以往只关注疾病发展为现在的关注患者的社会人整体。他们不仅能够从患者个人层面入手对患者进行赋权,还可以从其人际关系、社会参与等各个层面对患者进行增能,从而提升患者自身解决问题的能力和信心。医务社会工作也将成为患者社会环境中极为关键的一部分。医务社会工作一方面在医院中帮助患者康复,恢复其身心健康;另一方面延伸医疗领域的社会功能,帮助患者完全返回到其原有社会生活当中,并且通过专业的方法创造有助于患者自我赋权的社会环境。宏观层面上,医务社会工作还将推动社会上将患者作为整体人之服务建构的政策建设和制度完善。

5. 国家制度

国家制度层面的患者环境主要指的是国家的医疗卫生制度,主要可以分为公共卫生服务体系、医疗服务体系、医疗保障体系和药品供应体系四个方面。

首先,公共卫生服务体系主要包括健康教育、档案管理、计划免疫、保健工作等,涉及人们日常医疗卫生的方方面面。从健康教育和计划免疫的角度来讲,公共卫生服务体系的完善将降低一国国民的疾病发病率,同时能够从医疗保健层面提升人们的健康意识。公共卫生服务体系对妇女、儿童、老年等群体进行全国范围内的统筹健康管理,筛查并发现患病的高危人群,给予及时诊疗以获得更好的健康结局。从患者本身的就医选择和医疗资源使用层面,公共卫生服务体系的设计、安排与考核将能够保证患者的就医资源获得均等化和公平化。

其次,医疗服务体系与患者的直接医疗环境密切相关。综合型医院、专科型医院、诊所和保健院等医疗体系建设给不同就医需求的患者提供差异化的选择。我国不同等级、不同类型之间医院的转诊联动制度为不同行政级别的医疗服务机构之间建立了沟通互助桥梁,同时也给患者提供了更具安全保障的医疗服务条件。

再次,医疗保障制度给患者提供就医治疗等各方面的经济支持。各个国家的医疗保障制度均与其政治制度、经济发展水平、医疗资源现状、文化传统等因素相关。以日本为例,日本是一个老龄化非常严重的国家,全国65岁以上的人口比例占到18%以上。为此,日本在其社会福利相关法律中专门设置了老人福祉法,以保证全民的福利水平。此外,日本的社会医疗保险注重从患者本身出发,既注重基本,又保证使用的方便性。[35]在患者的国家制度环境方面,现在各个国家都在追求医疗保健制度的普及性和全民性,追求医疗保险的全面覆盖和多层次保障。我国的医疗保险制度经历了多次改革和调整,如今已经形成了覆盖全民的医疗保险制度。2007年,我国开始建立城镇居民基本医疗保险制度,保险对象主要是老年人、儿童和灵活就业人员,由此基本建成了世界上涉及人口最多、覆盖全民的社会医疗保险体系框架。[36] 2016年起,我国开始推进城镇居民医保和新农合制度整合,至2018年,我国开始实施统一的城乡居民医疗保险制度。

最后,与患者康复直接相关的药品供应体系也至关重要。药品供应体系完善能够提升患者使用高质量药品的可得性和可负担性,同时保障患者使用药品的安全性。在医药治疗环境方面,提高药品质量和治疗效率,加快推进仿制药等研发创新都将给患者提供更有益于康复的社会环境。

国家层面的政策制定注重覆盖面和效益面,因此,是否能够让更多的人享受更好的医疗成为各个国家主要考量的问题。与此同时,国家层面医疗政策的制定和医疗模式设计还应该考虑提升医疗主体的人文医学素养,让医疗主体主动将人文医学带入其日常生活,以促使人们将人文医学渗透到日常保健、预防,甚至临终前人文关怀的各个方面。[37]

6. 全球化环境

1960年,麦克卢汉(Herbert Marshall Mcluhan)提出了"全球村"的概念,其最早包括了"全球化"的内涵。英国社会学家鲍曼提及全球化,认为其是"不可逃脱的命运,是无法逆转的过程。它是以同样程度和同样方式影响我们所有人的一个过程。我们所有人都在被'全球化'——而对被'全球化'的人来说,被'全球化'的意义大体上是相同的"[38]。全球化浪潮正在不可逆转地席卷全世界,这使得许多问题跨越国家界限,成为国际社会需要共同应对的问题。在医学领域,人类的疾病也同全球经济发展相伴,正跨越民族、国家的界限趋向疾病的全球化。一般来说,疾病的全球化包括双重涵义,即疾病的全球化进程和全球化对疾病的影响。前者关注的是基于微生物的疾病生态演化,后者关注的是政治、经济、社会、文化的全球化背景下的疾病。[39] 在这一背景下,患者环境也随之增加了全球化的新维度。因此,将全球化因素——这一人类社会从大航海时代开始直到今天还在继续的重要历史转折,纳入患者社会环境分析当中,对于全面理解患者环境、疾病的特点及其治理至关重要。

首先,全球化背景下患者面临的疾病生态发生演变。从疾病的生态演化来看,在全球化浪潮之前,人类社会的各种疾病尤其是传染性疾病,多局限于一定的时空范围内,其产生、发展和蔓延受到地理范围的限制。但是随着全球化的到来,人类社会的生活方式发生了重要改变,各国之间的社会交往和联系日益增多。人口流动的频繁,使得这些"流动的个体"也带来了疾病的流动性。与之相伴随的疾病的病因、宿主和环境都可能在另一个国家或地区再现,疾病传播的地域界限越来越模糊,传播速度也大大提高。例如,早在 19 世纪,霍乱的流行曾成为对西方世界最严峻的打击之一。1851 年,欧洲国家便举行了第一届国际卫生大会来探讨霍乱、鼠疫和黄热病的防治等问题。进入 20 世纪以后的经济全球化时代,各种传染性疾病的全球化进程更加严峻。以艾滋病的传播为例,自 20 世纪 80 年代美国发现首例艾滋病病毒后,艾滋病便以惊人的速度在全球蔓延。据世界卫生组织统计,到了 1997 年,全世界艾滋病感染者已超过 3 000 万人,分布于全球近 200 国家和地区。联合国艾滋病规划署的一份报告显示,2019 年全球有 3 790 万人感染上 HIV,2 450 万人正在接受治疗。除了艾滋病病毒外,各种流感也在全球化时代大为肆虐。例如,从 2009 年 4 月 3 日墨西哥城郊一名患儿被确诊新型流感以后,被命名为甲型 H1N1 的流感只用了短短一个多月便蔓延到了全世界。一次甲型流感的爆发迅速在全球化和流行病学的共同作用下,演变为一场全球性的公共健康危机。可见,疾病控制难度的增加使得人们逐渐认识到,在全球化时代,人们彼此之间的健康状况休戚相关、密切依存,没有一个国家和地区可以在疾病面前"独善其身"。

其次,全球化给本国的医疗制度带来显著影响。从全球化的发展看,一方面全球化是生产力发展和科学技术进步的必然结果;另一方面它受到了各参与主体国家的影响,特别是西方大国在全球化的进程中占据着主导地位。各个国家的医疗制度虽然因国情、社会制度等差异而有很大不同,但不容忽视的是,几乎大部分国家的医疗制度都受到了全球性组织、他国医疗制度实践、一般性医疗观念和规则等的潜在制约和影响。例如,在患者的权益保障方面,1946 年《纽伦堡法典》颁布以后,患者参与科学实验的个人权益得到强调和重视——人体实验的自愿同意成为必要条件,参与者具有随时退出实验的权力,受试者需要对实验流程和对自己的利害有充分的了解和认识。全球性政策文件的制定给各个国家的患者权益提供了保障,同时也能协助各个国家完善与患者相关的医疗社会制度。世界范围内具有影响力的规章和宣言还有《世界人权宣言》《里斯本患者权利宣言》等,这些都给各国医院起草规章制度提供了参考规范。

再次,跨国境的医疗保健或者医疗旅游、全球性医疗保健在全球化的背景下变得更加普遍。从旅游国家的发展水平看,在医疗旅游上往往存在两个方向,一个是发展中国家的患者前往发达国家寻求优质的医疗服务和治疗手段,另一个则是发达国家的患者前往发展中国家寻求优质的医疗服务和疗养措施。前一现象的产生主要是由于发展中国家医疗技术和诊疗水平相对较低,而发达国家的医疗技术、设备较先进以及重大疾病的存活率等相对较高所致;后一种现象则是基于收费低廉、性价比高等因素的考虑。医疗旅游虽然不是一个新近发生的现象,但直到经济全球化的到来,医疗旅游才开始兴盛起来。根据中国产业信息网的数据,2017 年全球医疗旅游的收入规模将达到 6 785 亿美元,全球医疗旅游收入将占世界旅游总收入的 16%,全球医疗旅游人数已经上升至每年数千万人次以上,医疗旅游增速是旅游业增速的两倍。医疗旅游的蓬勃发展给患者提供了更多元的选择和质量上乘的康复环境,但与此同时,诸如医疗侵权和自身权益保护、医疗隐私和器官移植等伦理问题,异域环境下感染性疾病的突发等潜在风险等,也值得警惕和研究。

最后,疾病的全球化也意味着疾病的治理和防范成为一个全球问题。全球化背景下疾病生态的演变,尤其是流行病与全球化背景下的人口流动融合在一起,给全球社会控制流行疾病带来了极大挑战。这预示着疾病的控制和患者的治愈不再是一个国家的内部事务,而成为公共健康领域的问题。人们之间的健康状况相互影响的背景下,世界上的公民没有一个人能够将自己置身于全球化之外。不论是药物的研发、推广使用还是公共健康危机的控制和防范,全球化的合作都将成为解决公共健康危机的关键。

在疾病治理的全球化方面,全球医疗卫生服务网络的建立对于疾病的防范治理起到了很好的支撑作用。它一方面使得诊疗的全球化成为可能,另一方面也增加了科研成果全球共享的可能性。[40] 如上文提及的艾滋病控制,在全球化的背景下,越来越依赖于各个国家之间的合作以及重要国际组织的参与。例如,联合国艾滋病规划署的成立能够集中人力和财力,联合各个国家和机构共同防治艾滋病。同时,国际化的合作也将更快推进疾病的研究工作,从而降低个人和社区面临疾病时的脆弱性。总之,从患者本身的角度出发,全球社会下的疾病防治服务和政策推广将利于疾病的康复和个人权益的维护。

（邱济芳）

第二节　人文医学学科理论范畴

一、医学人文精神

（一）医学人文精神的定义

医学人文精神是伴随着医学的产生而同时形成的一种职业精神、一种职业规定性。医学人文精神是医学科学本质特征和医疗职业的理性知觉，是医学科学和医疗服务价值目标的理性提升，其核心内容是对人的生命的尊重与敬畏[41]。概要地说，医学人文精神是指医学活动中凝结的对人类生命关爱、敬畏与尊重的精神，是指医疗保健服务以行善为宗旨，它涉及医学及保健服务的本质和终极价值的定位，因而可以认为医学人文精神是医学的灵魂。"人文精神是人之为人的一种理性意识、情感体验、生命追求、理论阐述、价值观念和实践规范。"[42]同时也可以认为："人文精神是医学科学的旗帜，医学的本质特征是人文关怀。""医学科学的目的性和人文精神的指向是完全一致的。""人文精神一直主导医学科学的发展，驾驭医学的方向。"[43]

医学人文精神是人文医学研究的对象和核心内容之一。医学人文精神是医学形而上之形态，医学人文精神是医学人文本质的核心标志。医患身体间的研究、身体与世界的对话、追寻身体的价值、反思身体的行为是医学人文精神活动的主要内容。没有人文精神的身体只是肉体，没有人文精神的医生只是医匠，没有人文精神的医学很难说是人的医学。医学人文精神阙如，那么医学无法亲近身体，无法洞察患者的心灵，难以走出就事论事的浅表，难以保持正确的发展方向。医学人文精神研究触及医患身体间性的种种精神现象，是人类精神世界中最具有人性的部分。深入研究医学人文精神，是人文医学理论研究之纲，也是人文医学的历史使命。[24]2

（二）医学人文精神与相关概念的区别

1. 医学人文关怀

医学人文关怀是指医护人员在医疗过程中，满足患者的医疗技术需求以及给予的关爱、尊重、信任等非技术的行为，是将医学人文精神对象化的过程，是医学人文精神的归属。医学人文关怀是医学人文运动的根本价值所在。

医学人文精神与医学人文关怀的共同点在于二者都以人为本,尊重与敬畏生命,追求的目标不仅是生理健康,也注重心理、情感以及精神上保持良好状态。二者的区别在于,医学人文精神是无形的,存在于人们的思想、观念、价值中;而医学人文关怀是有形的,是将医学人文精神具体化和对象化的一种行为过程。医学人文精神对医学人文关怀具有一种价值引导作用,医学人文关怀是对医学人文精神的具体化过程。医学人文精神回答的是"应该是什么"的问题,属于形而上的问题;而医学人文关怀回答的是"应该怎么做"的问题,属于形而下的问题。医学人文关怀是医学人文本质的可见端、可感态、可触面;医学人文精神通过医学人文关怀得以落实之时,就是医学人文精神的花朵绚烂于医学园地之日。[24]2

2. 医学人文素养

医学人文素养是指情感、意志等多种因素综合而成的临床医师的内在品质、人格、气质和修养,是医学人文精神和医学人文关怀的综合体现。[44]

医学人文素养包括知识素养、仪表素养、行为素养、技能素养、智慧素养、品德素养等。其中品德素养最为重要,它是医师人文素养的核心。医学人文精神与医学人文素养有共通之处,两者紧密相连,医学人文素养贯穿和体现医学人文精神,而医学人文精神亦有赖于医学人文素养的落实,医学人文精神必须通过一定的行为才能得以体现。两者也有一些差别,医学人文素养重在表现、重在行为,医学人文精神则重在内心信念,体现为一种价值追求。医学人文素养是医学人文精神的外化,医学人文精神通过医务人员的各种言行表现出来;医学人文精神是医学人文素养的核心与灵魂。医学人文精神是医学人文素养的基本内核,而医学人文素养是医学人文精神的具体表现。

3. 医师专业精神

医师专业精神是医学人文精神的重要体现,是以人文精神为基准确定医师在执业中应遵守的道德规范和职业操守。医学人文精神与医师专业精神两者在本质上是同一的。美国 ABIM 基金、ACP-ASIM 基金和欧洲内科学联盟倡议的"新世纪的医师专业精神——医师宣言",将患者利益置于首位原则、患者自主原则、社会公平原则,列为医师专业精神的基本原则,而这三条基本原则,可以说是对新时代医学人文精神的精确概括。

但是,两者也有一定的区别:杜治政教授在《人文医学教学中若干问题的再认识》一文中指出,①医师专业精神是医疗行业自身主动确定的职业操守,是医师们对社会的承诺,是医师赢得社会信任和尊敬的基础,对所有医师具有一定的约束作用,它是经过医师们自己的组织商定,以明确的文字表述并向世人宣布,在一定时间内是稳定的;而医学人文精神是医学使命和责任的社会表达,是医师、学者特别是人文学者和社会各界讨论发表的看法,不受组织的约束,也无须以一定的形式公布,且时刻处于发展变化中,常表现为社情舆论。②医师专业精神主要是针对医师执业应有的要求出发的,范围限于从业医师范围,不涉及对医师以外的人员的要求,是针对医师而非针对其他人,如针对患者、卫生政策制定者、医药卫生管理人员,其对象远比医学人文精神窄小。③医师专业精神的内容,主要是对医师从事医疗执业提出的种种要求,既有人文方面的要求,也有专业方面的要求。④医师专业精神,虽然也需要外力的监督,但主要是依靠医师们的自律实现的,而且相应的医师组织均已形成一定的检查约束机制,与医学人文精神的实践大有不同。而医学人文精神则是一种理念与意识,其约束作用不如道德规范明确和强烈。

（三）医学人文精神与医学科学精神的关系

正确理解医学人文精神和医学科学精神的关系是解读医学本质的基本前提。从哲学高度审视,医学人文精神和医学科学精神的关系有如下四个方面的内容。

第一,医学人文精神为医学科学的发展指明了人文方向。在杜威的论文集《人的问题》（*Problems of Men*）中,有这样一段重要的文字:为人文学院确定它在民主社会中应有的功能,这个问题,就是寻求现在社会上需要的技术学科获得人文方向的问题。如果对杜威的观点加以引申,那么可以说为医学科学确定其在现代社会中应有的功能,这个问题,就是寻求医学科学获得人文方向的问题。无疑,医学科学只有在医学人文精神的指引下,才能够摆脱医学技术主义的诱惑,肩负起生命终极关怀的使命,从而追寻医学人文价值,回归医学人文本质。

第二,医学人文精神和医学科学精神相辅相成,互为补充。医学科学为患者的疾病痊愈提供物质保证,医学人文精神为患者的身心康复提供精神支持。医学技术手段解决的是患者的生理痛苦,医学人文方法安抚的是患者的心理冲突。医学科学将患者从病魔的阴影下挽救下来,将活着的希望带给患者,使患者获得有限的、具体的满足;医学人文精神将患者从心灵的煎熬中解放出来,将生命的价值赋予患者,使患者获得无限的、永恒的生活激情。

第三,医学人文精神和医学科学精神相对独立,各具特点。医学科学精神强调尊重临床客观事实、尊重医学规律、依循实证方法、遵循规范的程序,强调临床发现的客观性、精确性和效用性,强调排除主观因素的干扰作用。医学科学精神以求真、求实和推崇理性为特点,并不关心人在其中处于何种地位。医学人文精神强调尊重患者情感世界、尊重患者意愿、依循整体观念、遵照仁术的信条;强调临床客体的感受性,追问医学的价值性,追求医学的人性化,重视情感因素的倾入。医学人文精神以求善、求美和关注情感体验为特点,生命的价值被置于一个重要的地位。[45]

第四,医学人文精神和医学科学精神相互渗透,相互包含。医学科学精神和医学人文精神在本质上是相通的。在不同的历史条件下,在医学发展的不同阶段,其地位不同,凸现程度不同,但从来就不是截然对立的。当瘟疫流行、传染病肆虐之时,施展医术、挽救生命、维系健康,既是医学科学精神的张扬,也是医学人文精神的宗旨。医学科学精神和医学人文精神的任何一方面都不可能单独完成现代医学的完整建构,只有实现两种精神的理想整合,才能促进现代医学的健康发展。[46]医学不断走向成熟的标志之一就是,医学人文精神交织着医学科学精神的维度,医学科学精神蕴涵着医学人文精神的精髓,二者形成张力,弥合分歧,互补共进,在"观念层次上相互启发,方法层次上相互借用,学科层次上共同整合,精神层次上相互交融"[47]。

（四）弘扬医学人文精神的作用

20 世纪 80 年代以来,我国医疗卫生事业突飞猛进,取得了令人瞩目的成就,尤其是医学科学知识、医疗技术的运用,为人民的健康提供了重要保障。但同时市场经济的冲击、高新技术的运用、医院道德的滑坡、医疗纠纷的激增、患者权利意识的觉醒等,也引发了大量社会问题。比如,器官移植、安乐死、生殖技术等带来的伦理问题,医学功利主义倾向,医患关系紧张等,这些问题一度引发了人们的关注和反思。当人们寻求解决这些问题的办法时,再一次把目光转向了医学人文精神。

弘扬医学人文精神至少有三方面的作用:一是克服医学技术主义的倾向。医学的技术主义倾向,主要表现在临床上。在现代科学技术价值观念的主导下,医生往往将患者看作疾病的载体和消费主体,而忽视了患者的主观意愿和情感需要,对此,钟南山院士曾指出:"我们看的不是病,而是病人。"这就要求医务人员从理念上转变思路,"不能以疾病为中心,而要以病人为中心",将现代化的医疗知识、医疗技术视为治病救人的手段,把患者的身心健康作为医学的终极目标和追求。二是克服市场经济产生的负面影响。自改革开放以来,我国的医疗卫生事业取得了举世瞩目的成就,极大地改善了人们的身心健康,但也不可避免地带来一些负面的影响,诸如有极少数医务工作者不努力钻研业务而过分关心自身利益,对患者态度冷漠、缺乏耐心,更有个别医务人员违规收受患者的钱物等。这些行为都是与医学人文精神背道而驰的。医乃仁术,医学人文精神是医学的灵魂,失去了灵魂的医学必将迷失在利益之中。三是其为构建和谐医患关系的根本。医患关系是指医护人员与患者在医疗实践中基于患者健康利益所构成的一种医学人际关系。[48]随着市场经济的发展和医疗体制改革的深入推进,在社会整体医疗水平得到明显提升的同时,医患关系的现状并不容乐观,社会上的涉医违法犯罪事件时有发生,正常的医疗服务秩序受到严重干扰。虽然医患关系紧张的原因是多方面的,但是医务人员对患者缺乏爱心、耐心、同情心是引起医患关系紧张的主要原因之一。弘扬医学人文精神,引导医务人员尊重、关心、体贴患者,从而增强患者对医务人员的信任感,是实现和谐医患关系的根本途径。

(姜柏生)

二、医学人文属性

(一)属性与本质属性

什么是事物的属性?就是对于一个事物的抽象刻画。一个具体事物,总是有许许多多的性质与关系,我们把一个事物的性质与关系,都叫作事物的属性。事物与属性是不可分的,事物都是有属性的事物,属性也都是事物的属性。一个事物与另一个事物的相同或相异,也就是一个事物的属性与另一事物的属性的相同或相异。由于事物属性的相同或相异,客观世界中就形成了许多不同的事物类别。具有相同属性的事物就形成一类,具有不同属性的事物就分别地形成不同的类。

属性也是指事物在任何条件下都具有的性质。如运动是物体的属性,因为一切物体都在运动;质量是物体的属性,因为质量不随形状、温度、状态、位置等改变。特性则是物质在一定条件下具有的性质。通常条件变化时,这种性质也会发生变化。如流动是水的特性之一,当温度条件为零下时就形成冰不流动了。

关于本质属性,即事物的有决定性意义的特有属性,是决定该事物之所以为该事物而不是别的事物的特有属性,它与非本质属性相对。客观事物千差万别,它们各自所具有的不同的性质、特征,都是由其各自所具有的不同的本质属性所决定的。例如,"能制造和使用生产工具的动物",是决定人之所以为人的特有属性,所以它就成为人的本质属性。要深刻地认识和把握事物,形成有关事物的科学概念,就必须揭示和把握事物的本质属性。

关于非本质属性,是对事物不具有决定意义的属性,它与本质属性相对,包括事物的派生属性、偶有属性。如善用双手、两足直立、富有感情、蓝色眼睛、黑色头发等属性,都是人的非本质属性。

(二)医学与医学人文属性

1. 医学的概念与多样性属性

医学的概念是什么?《辞海》(1999年版)解释道:"医学是研究人类生命过程以及防治疾病的科学体系。从人的整体性及其同外界环境的辩证关系出发,用实验研究、现场调查、临床观察等方法,研究人类生命活动和外界环境的相互关系,人类疾病的发生、发展及其防治的规律,以及增进健康、延长寿命和提高劳动能力的有效措施。"显然,该概念是将医学定义为科学体系,并做了阐释。

有学者重点从医学的实践属性对现代医学做了进一步的阐释:它是研究人类维护身心健康、提高生存质量、延长生命时间的科学体系与实践活动。医学实践以人类共同利益为准则,以医务卫生人员为主导,全社会合作参与、融合身心、社会及自然三个环境系统,用自然科学的技术,结合人文社会科学的行为,通过医学研究、医护伤病、预防保健及医学教育等活动,实现个人健康长寿、国家与社会和谐发展的医学目的。

上述医学的科学体系和实践活动两大属性中,一方面,医学是一个科学系统,具有显著的自然科学性质;另一方面,医学不仅仅是一门自然科学,它的研究对象是人,关乎人的生命、健康,直接影响社会的生活方式和质量,更是包容人类社会多种价值观的综合实践。著名医学史学家西格里斯说:当我说与其说医学是一门自然科学,不如说它是一门社会科学时,曾不止一次使听众们感到震惊。医学的目的是社会的,它的目的不仅是治疗疾病,使某个机体康复,而且它的目的还要使人得到调整,以适应它的环境,成为一个有用的社会成员。为了做到这一点,医学经常要用科学的方法,但是它的目的仍然是社会的。

因此,医学多样性属性就基本可以归纳为:生命(生物)、健康、科学、技术、社会、生活及价值观等。但是,医学属性的多样性还是以生物性和科学性为基础的。世界上的医学,主要有西方微观西医学和东方宏观中医学两大体系。医学的科学性在于基础医学理论的不断完善和实践的验证,例如生理学、生化、微生物学、解剖学、病理学、药理学、统计学、流行病学及内外妇儿科学等，以及中医学及中医技能等，以之来治疗疾病与促进健康。生物医学主要是通过科学或技术的手段处理人体的各种疾病或病变的学科，它是生物学的应用学科，分基础医学和临床医学，它是一个从预防到治疗疾病的系统学科，研究领域大方向包括基础医学、临床医学、法医学、检验医学、预防医学、保健医学、康复医学等。

在对疾病的认知模式上，生物医学倾向于以"病"为中心而不是以"人"为中心。从 19 世纪的器官和组织研究，到 20 世纪的细胞和分子研究，现代医学对自身生理机制的探索日渐细微。在这种把宏观的人向微观的细胞和分子分解与还原的过程中，传统意义上的"人"的特征逐渐隐退，身体成为细菌、病原体、免疫细胞等生理名词的指称对象的"斗争场所"。

正因如此，患者眼中的"病"与医生眼中的"病"逐渐产生了本质的区别：患者陈述的只是表面现象，而医生透过现代化的仪器探测后得出的结果以及对这种结果的生理学解释，才是最终的"生物医学真相"。现代医学基本上是围绕"科学地"认识和治疗疾病而建立的。这种医学观的主要特征就在于把人看成相对独立的生物体，从生理学的角度寻找病理机制并据此建立治疗方案，从而建立起一整套专业化的现代医疗体系。这种医学观即"生物医学"观。

2. 人文的概念与在医学中的本质特征

人文，是人类文化和文明的统称，最早出于《易·贲》："刚柔交错，天文也；文明以止，人文也。观乎天文，以察时变，观乎人文，以化成天下"。《辞海》（1999年版）指出："人文指人类社会的各种文化现象。"文化是人类在其发展过程中逐步积累起来的跟自身生活相关的知识或经验，是其适应自然或周围环境的体现。具体到人类社会当中，文化不仅包含了人们外在的衣、食、住、行，还包含了人们的内在的心理、意识或者说思维活动。

医学研究和实践的对象是人，人同时具有生物属性、心理特性、社会属性，医学的过程和方式在每一个时空环境中都有复杂多变的医患双方的认知、情感、意志的人文要素贯穿其中。因此，医学比任何别的学科更强调人文关怀。以人为本，是医学的最终价值目标。所以，人类医学的本质特性，是人文关怀，医学的根本宗旨，是促进和维护人类的身心健康和生活质量。

现实中的医患冲突，凸显了医疗活动的双重维度：它不仅仅是生物医学模式下的一种生理技术，也是一个涉及社会伦理道德、深受社会氛围影响的社会活动，同时具有科学与人文的双重属性。现代医院制度对疾病解释权的垄断，也就意味着患者将全部的信任寄托于医院与医生;患者对疾病解释权的丧失,也伴随着对自身责任最大程度的豁免。如此一来,在责任承担关系上又出现了一种新的医患不对称性。随着社会生活水平的提升,大众对医院和医生的期待不断提高,因一些具体利益或细节问题而产生的纠纷很容易演变为各种形式的医患矛盾甚至是恶性冲突。

3. 医学人文属性是医学的本质属性

医学人文,简单拆分其概念,就是医学和人文;合二为一时,前者显然是定语性质,后者是该词主体,即人文是主体。医学人文,最一般的学术含义是具有医学特征的人文,而不是广义上的人文。医学人文属性,就是具有鲜明的医学特别是生物医学特征的人文属性。医学的生命、健康、科学、技术属性有着突出的自然科学的特性,独立于人文而客观存在。

古代东西方医者们对于将人文带入医学的实践都是不遗余力的。西医在希波克拉底时代就被看作为"art",即艺术或技艺(skill),那时,医生不仅要治病救人,还要遵守相关的道德准则,尊重、爱护患者。中国传统医学更具有强烈的人文色彩,"医乃仁术"是中国医学先辈们对医学人文精神最深刻、最本质的概括。

杜治政教授认为,今日提倡的医学人文范畴,不应仅是重提古代的"医乃仁术"的人文观,也不只是限于传统医学人道主义的人文观,应当是一种新的、有着更广阔、更深刻内容的医学人文观。第一,新的医学人文观,首先是尊重、热爱和敬畏生命,以维护生命作为医学的最高使命和职责。这是古今中外医学人文观的共识,新的医学人文观继承这一传统是理所当然的,因为这是医学人文思想最起码、最基本的要求,舍此就没有任何医学人文意识可言。第二,新的医学人文观认为人的生命权与健康权是人类的基本人权,这种权利是天赋的而非任何皇帝、伟人、组织、团体赐予的。"人人有权享受为维持他本人和家属的健康和福利所需的生活水准,包括食物、住房、医疗和必要的社会服务;在遭到失业、疾病、残废、守寡、衰老或在其他不能控制的情况下丧失谋生能力时,有权享受保障。"(《世界人权宣言》第25条第2款)从敬爱人的生命,同情患者的仁爱之心,到承认健康、生命是任何人固有的权利,是历史的进步,也是医学人文观根本性的飞跃。正是基于生命与健康权属于基本人权范畴,因而各个国家,特别是一些发达国家将失业保障、医疗保障、养老保障列为现代社会维护人权的范围,并以相关的法律和经济措施加以保证,而国家对这一基本人权的认可,则是生命与健康权得以落实的重要前提。

第三，新的医学人文观要求医学科学与医学人文相互交融、相互渗透。在新的医学人文观看来，医学要实现对生命的关爱与敬畏，起决定作用的是医学科学的发展与社会的进步。医学科学以医学人文为宗旨、为价值导向，医学人文以医学科学为依托、为寄存。医学人文脱离了医学科学，则流为空谈；而医学科学如果失去了医学人文，则成为没灵魂的医学。这是新医学人文观与以往医学人文观一个重要的不同点。

4. 医学人文属性与人文医学

（1）医学发展中人文属性的起伏进化

综观人类医学发展史，在医学领域里无不闪烁着人文因素。而且，重视医学的"人文属性"是中西方医学的古老传统。自古以来，历代医家都强调"天人合一"的整体观、"人命至重，贵于千金"的人本观和"医乃仁术""大医精诚"的道德观。西方医学之父希波克拉底也说"为病家谋利益"是医生从业的唯一目的。古往今来凡成大医者，无一不集智者的智慧和仁者的道德情怀于一身，兼有"妙手回春"的高超艺术和"济世救人"的博大胸怀。南北朝时《褚氏遗书》认为："夫医者，非仁爱之士不可托也，非聪明理达不可任也，非廉洁淳良不可信也。"精辟地阐述了从医者应具有的人文素养。在西方，以希波克拉底为代表的古代医学家同样认识到了医学的人文属性，并把医生的人文修养作为重要素质之一。古罗马医学家盖伦更是认为"最好的医生应当是将哲学和多方面的知识应用于医学的人"。

现代医学的发展更加凸显了医学人文属性的重要性。科技是一把双刃剑，科技发展既能给人类带来福音，又能埋下祸患的种子，这一点在医学领域尤其突出。面对现代科技化的医学与人文的冲突及由此带来的种种矛盾和问题，必须高扬人文旗帜，重新找回医学与人文亲和的"蜜月"，建立两者之间和谐融洽、共生互动的关系，让医学科学朝着人类希望的方向发展。韩启德教授认为，医学技术越发展，越是需要有驾驭技术的方向盘，越需要有刹车的机制，如果方向不对，如果遇到危险，我们就要能够刹住医学技术这辆迅速奔驰的车，而这个方向盘和刹车，就是医学人文、医学伦理、医学哲学。

因此，进入现代社会后，医学人文的进化方向必然向人文医学方向发展。

（2）医学人文属性是人文医学的学术之源

进入 21 世纪以来，中外医学学术研究中，关注医学人文和人文医学的文章显著增加。国外一项统计表明：《美国医学会杂志》2012 年 1 月至 2013 年 5 月共发表论文 2 566 篇,其中涉及医学人文的文章有 163 篇,占论文数的 6.4%;《柳叶刀》杂志 2012 年 1 月至 2013 年 5 月共发表论文 2 663 篇,其中属于医学人文方面的文章有 193 篇,占 7.2%;《英国医学杂志》2012 年 1 月至 2013 年 5 月共发表论文 5 604 篇,其中医学人文方面的有 297 篇,占 5.3%。统计显示,医学专业期刊作为科学学术交流平台对医学人文的关注,也从一个侧面表明了人文医学的学术话语,是以医学人文为切入点而发挥作用的一个重要"靶点"。

不足的是国内医学专业杂志的医学人文类文章的比例较小,如《中华医学杂志》为 2.0%,《中国实用内科杂志》为 0.7%,《中华外科杂志》为 0.6%,《中华内科杂志》为 0.4%。可见,我国医学人文远离临床的状况比较严重。

可喜的是,在中外学术领域,医学人文属性发挥了它的"本质"作用、"灵魂"作用、"帽子"作用以及分科指南作用,成为人文医学相关子学科的拓展平台,如医学哲学、医学(护理)伦理学、医学社会学、医学法学、医学史、医患沟通学、医院(护理)管理学及医学文化等在不断扩展。这些人文医学的学科正高举着医学人文的大旗,在医学教育、医疗实践、医学研究、健康中国的领域内方兴未艾。

(3) 医学人文属性是人文医学的实践目标

罗伊·伯特(Roy Porter)在他的《剑桥医学史》中感叹,如果不坚持正确的医学目的,"重技轻人",那"医学的成功可能正导致一个自己创造但又无法控制的怪物"。40 年前,美国精神医学教授恩格尔提出生物—心理—社会医学模式,对以还原论为主导的生物医学模式进行了批判性反思;30 年前,世界医学教育联合会在《福冈宣言》中指出:"所有医生必须学会交流和人际关系的技能。缺少共鸣,应该视作与技术不够一样,是无能力的表现。"但时至今日,中国医师协会的调查显示,90% 以上的医疗纠纷是由于医患沟通不当或不够而导致。

杜治政教授在论及医学人文与医疗实践结合——人性化的医疗时说,首先,关爱病人生命成为医师的执着信念,能使医师产生一种无穷的力量,尽一切努力去医治病痛,使诊疗服务尽可能达到尽善尽美的程度,在没有办法时想出办法,在少有希望的情况下为病人带来希望。这样的事例在古今中外的医疗实践中数不胜数,即使在医疗市场氛围十分浓厚的今天,也不是凤毛麟角。其次,医学人文还在探索、解决当代医学敬畏生命面临的难题,扼制技术非理性的扩张,承担完善现代医学的角色,评价现代医学的发展走向,总结发展规律,探索现代医学的新功能等几方面为医学提供支持。

医学人文走入临床实践需要从人文医学路径开拓并深入,才能富有成效。

如针对医师及对医学生开展人文医学执业技能培训,不仅符合现代医疗服务对医师的期望值及对医师有更高的道德水准、更高的人文素质的要求,还可以提高医院服务水平,提升医院综合实力。要想解决长期的医患关系紧张的难题,从医学行业内因视角,特别需要不断对医学本质深入反思,大力开拓人文医学的实践路径。

（王锦帆）

三、医学人文价值

（一）医学人文价值的内涵

1. 医学基本价值的内涵

所谓医学基本价值,是指医学特有的、体现医学的任务和基本目的的价值。离开了基本价值,医学价值、医学人文价值的命题就无法成立。医学基本价值是医学存在的刚性规定——救护身体。

救护身体是医学基本价值的核心理念。身体是一纸随时可能中断的契约,随时可能发生需要医学救护的变故。使行将熄灭的生命烛光重新点燃,替趋近枯萎的生命之叶注入绿色的生机,向在死亡的沼泽地挣扎的生命伸出援救之手,为受创躯体和痛苦的心灵铺设一条通往希望的小径……医学基本价值此时甚至就是身体能够存在的全部。

2. 医学人文价值的内涵

医学的价值是多元的,除了基本价值之外,医学的价值还可以分为手段价值和目的价值、功利价值和非功利价值、现实价值和理想价值、经济价值和文化价值等。这些根据不同的标准划分的医学价值形态,最终均要趋向于医学人文价值。医学人文价值是指医学对身体、文化和社会的全面发展,特别是对身体的生存、发展、自由和解放等需要的一定程度的适合、接近或一致。

生老病死是现实生活中的身体的必然经历,维护身体的健康生存始终是医学最基本的使命。但是,医学不仅能保持身体的生生不息、生机勃发,医学更能解读身体存在的奥秘,促进身体和文化的全面发展,给身体的生存、发展、自由和解放以更广阔的空间。

医学为人类生命之舟保驾护航,使地球文明之花灿如朝霞。在人类知识形态之林中,医学以其独特的声音,述说着自己对人类文明的情愫;以其不可替代的方式,描绘着自己对人文世界的憧憬。因此,医学人文价值是医学基本价值的升华,是医学价值的不断递进,是医学的终极追求。这种非功利的价值是医学实践永远进取、不断完善的动力;同时,医学人文价值蕴涵着对人类文化的意义,是人们关于生命崇高、神圣的精神支柱和人文信念的依托。

关爱身体是医学人文价值的核心。宗教、哲学和医学最早将关爱的触角伸向身体,从不同的角度和层面展现了对身体的关爱。宗教对身体的关爱集中体现在各宗教的共同的普世原则——黄金法则的信念之中。人类的生命法则包括四个层次:一是黑铁法则,即"以眼还眼,以牙还牙",这是最低层次的复仇原则;二是青铜法则,即"像别人应受到的一样对待别人",这是较高层次的互惠原则;三是"白银法则",即"己所不欲,勿施于人",这是更高层次的爱的原则;四是"黄金法则",即"你愿意别人怎样对待你,你就那样对待别人",这是最高层次的爱的原则。

哲学对身体的关爱集中体现在不同的人本主义哲学流派共同的基本原则——人本法则的信念之中,包括三个方面内容:一是认识法则,即认识身体;二是尺度法则,即以身体为尺度;三是贵生法则,即悠悠万物,莫贵于身。

医学对身体的关爱集中体现在不同医学体系共同的终极原则——终极关怀的信念之中,其中又包括三个观念:一是敬畏观念,医学敬畏身体,而不是身体乞怜于医学。如基督所说,"非以役人,乃役于人",医学是身体的仆人,而不是健康的主宰。二是终极观念,弘扬身体的价值为医学的最终目的,医学本身退为手段,通过拯救肉体来拯救灵魂,通过关爱躯体来关爱心灵,让陷于肉体和心灵双重痛苦的身体获得自由和解放。三是感化观念,医学在救护身体的同时,通过关怀感化众生,唤醒觉悟,从由身体的自为走向身体的自由。

（二）医学人文价值的价值

医学人文价值的存在,不仅是理论上的观念形态,而且是实践中的必然存在。

1. 医学人文价值的存在是医学价值的本质规定

医学基本价值是医学价值体系中根源性的存在,其根据是身体价值的根本性。身体的存在和延续是人类根本的目的性存在。与身体价值相比,人类文明的一切形式,都是为之服务的手段;若离开了身体价值,政治、经济、科学、教育的价值将无所附丽。身体价值的淡化,是人类文明终极意义的淡化;身体价值的失重,是人的世界的失重。从这一点来说,医学基本价值本质地决定着医学人文价值。

2. 医学人文价值的存在是时代进步的客观要求

通过文化生活和精神生活的创造来实现价值,是时代的特征。身体的意义不仅仅在于无病地活着,医学的价值不仅仅局限于防病治病。医学的价值应该具有更加丰富的内涵:追随时代发展,紧跟人类的进步,从医学基本价值走向提升文化、思想和精神的医学人文价值。应该指出的是,我们不否认医学的经济价值,相反,我们认为医学救护身体所创造的非经营性经济价值是无与伦比的;但是打着救护身体的旗号,丢弃关爱身体的理念,利用医学作为获取暴利的手段,谋取医学的经营性经济价值,必然是某个历史阶段的一种缺憾。

3. 医学人文价值的存在是文化发展的客观趋势

医学人文价值是医学亚文化的灵魂和存在的根基,是医学这个时代骄子得以生机勃发的精神源泉。高度重视医学的人文价值,不仅对身体生存、发展、自由和解放有着重要的意义,而且对于促进文化的全面进步与发展也有着不可低估的意义。医学亚文化是人类文化的重要组成部分,要促进人类文化的全面进步与发展,有必要首先促进科学文化包括医学亚文化的进步与发展。

4. 医学人文价值的存在是医学反思的逻辑归宿

胡塞尔说过:"现代人让自己的整个世界观受到实证主义的支配,并迷惑于实证科学所造就的'繁荣'。这种独特现象意味着,现代人漫不经心地抹去了那些对于真正的人来说至关重要的问题。……科学的危机表现为科学丧失生活的意义。"[49]医学的全面发展近百年来一直受到实证主义、科学主义的禁锢,被漫不经心地抹去的正是医学的人文价值,丧失的正是医学对人全面发展的意义。医学技术主义将技术方法绝对化,医学对活生生的躯体和心灵的救助成为一个由技术控制的机械过程,科学技术程序成为医学思维的中心,医学技术成为医学实践的主宰,成为控制医学、处置患者、充当医学全部价值的代表。对医学人文价值必然存在的反思使人类惊醒:医学是关于身体的科学,对身体的全面关怀是医学的应有之意,丧失了医学人文价值的医学不是真正的人的医学。

5. 医学人文价值的存在是现代医学发展的精神动力

科学发展史告诉我们,人类的各种文化有着不可分割的整体性,科学的产生、发展和成长需要深刻的人文文化背景,医学更不例外。医学人文价值的必然存在,在于现代医学发展需要将之作为促动医学走出技术主义迷惘的精神动力。医学人文价值的存在和阐扬,促使人们正确认识医学的人文意义,包括医学的认识意义、思想意义、精神意义、智力意义和审美意义等。也只有在深刻理解医学的人文价值后,我们对医学科学精神和医学基本价值的认识才会跃升到一个新的层次。

（三）医学人文价值的显现

1. 医学求真的人文价值

医学求真,是从医学认识的角度反映的人文价值,表现为医学对客观事物及其规律的正确反映。之所以强调医学求真是医学的人文价值,主要是因为医学求真不仅间接地通过医学科学技术中介来实现对人们身心健康需要的满足,而且直接地通过渴求知识、追求真理满足人们的精神需要,奥妙无穷的人体、疾病的复杂性质、生命现象的瑰丽多彩是医学永远的认识对象。

求真欲是人类也是医学内在的精神力量。自由地探求真知是最高的价值,是精神的紧迫需要,其程度就像身体对食物的需要一样紧迫。人类的精神生活的本性和方式之一,就是有"求真求知"的理性需要和能力,医学人文价值的真谛之一就在于医学的"真"不仅对人类健康的躯体,而且对健康的精神都有着重要的意义。

2. 医学崇善的人文价值

医学崇善,是从医学道德的角度反映的人文价值,表现为医学行为和结果与道德律令的一致性。医学崇善的旗帜在古代各国医学中已被高高举起。"医乃仁术"是医学崇善的古代中国版本,《大医精诚》是医学求善的经典名篇。希波克拉底的《箴言》是医学求善的道德准则。医学求善的人文价值取向在历代医学中受到过淡漠,但更得到了传承:毫不利己专门利人的白求恩精神,是医学求善的人格典范,"以患者为中心"已成为医学崇善的国际文本。今日医学人,对医学崇善的人文价值的认识不断加深。崇善相对于求真而言,其人文价值更为重要,因为医学求真的目的就是为了施善于人。当代医学将医学崇善的人文价值体现在以患者为中心的信念中,弥漫在诊断、检查、治疗、护理的过程中,渗透在医学高新技术的应用中。杨振宁认为,科学研究的最终价值不会取决于为了科学的科学,而是取决于科学是否对人类有益。杜治政教授指出,当今的时代,是科学、技术、经济、社会与人的一体化时代,"像基因工程、克隆人、胚胎干细胞研究这样影响千秋万代的事,人们怎能不再三斟酌呢"[50]?

3. 医学尚美的人文价值

医学尚美,是从医学艺术的角度反映的医学人文价值,表现为医学对人的审美需要的满足,使人感到生命自由地创造的喜悦。美是能够唤起人们喜悦和愉快的特定的情感反映。希波克拉底说过,医学是一门艺术。医学艺术的丹青,通过维护和改善个体和社会人群的健美状况,勾勒出医学美;通过对健康长寿、体态优美矫健、精神安宁愉悦等方面的实践活动,描绘出医学美,激发人们对生命由衷的欢悦。从人的形体美、容貌美,到人的心理和灵魂进入至善至美境界,是医学不懈的追求,也是医学最美的价值。

4.医学达圣的人文价值

医学求真、崇善、尚美具有内在的统一性,医学真、善、美和谐统一的境界,就是医学达圣的境界。医学达圣,是从医学哲学的角度反映的医学人文价值,表现为医学对于人的全面发展和自我超越的最高境界。医学原本是一种世俗的职业,但医学既有幸与人的生命结缘,便具有了以世上最圣洁的品格为标准来升华自己的机会。这就是为什么别的学科若能实现真善美的境界便为极致,而医学在真善美之后又要提出"达圣"的原因。

诚然,医学无法远离世俗生活,医生无法不食人间烟火,医生作为一种职业无法抹除谋生手段的烙印。但是,医学可以成为圣洁的科学。医学必须有"达圣"的人文价值追求,世俗的生活可以躲避崇高、淡化理想、抛弃人文、远离圣洁,但医学不可以,人类对生命的热望不允许医学随波逐流、走下圣洁的殿堂。有的职业可以以利润为第一要义,以金钱为第一动力,但医学不可以。身体价值至上的性征不允许医学抛弃责任,混迹于喧嚣的市场。选择了医学就是选择了责任、义务和奉献,就是选择了圣洁。中国有两句话用来说明医学"达圣"最为贴切:"厚德载物"与"止于至善"。同样,医者可以进入"达圣"境界。中国古代悬壶济世的故事说:市中有老翁卖药,悬一壶于肆头,及市罢,辄跳入壶中,市人莫之见。我们可以把那老人的药理解为他自己的生命,老人正是奉献了自己生命的全部来拯救生灵!《淮南子》上说,神农尝百草之滋味,水泉之甘苦,令民之所辟就,当此之时,一日而遇"七十毒"。神农以自己的血肉之躯为代价,用以维系患者的安危!老翁和神农都是医之圣者。今天的医者追求"达圣"的人文价值,当然不必跳入悬壶之中,也不必一日而遇七十毒,只须如台湾作家张晓风所说,"他们常忙于处理一片恶臭的脓血,常低俯下来察看一个卑微的贫民的病容"。达到圣洁境界的医者,对医学科学精神和医学人文精神的关系有着深刻的感悟,对身体有着由衷的敬畏,在对患者奉献终极关怀的过程中,守护着他人身心健康,守望着自己的精神家园。

(刘 虹)

四、医学人文境界

（一）境界与医学人文境界的定义

1. 境界

境界，通常情况下用于区分各种领域、区域、环境。最早出现在古代典籍中，用来表示地域空间，例如《新序·杂事》中"守封疆，谨境界"，《列子·周穆王》中"西极之南隅有国焉，不知境界之所接，名古莽之国"，《后汉书·仲长统传》里有"当更制其境界，使远者不过二百里"的说法。以后"境界"一词引申为人发展思想意识、心智水平、行为方式、人生活动的能力及结果等所达到的程度或表现状态。[51]人的自我存在意义的实现达到一定水平的状态，是身体的追求和价值所达到的层次状态，如哲学思想的高度、宗教信仰的修行修炼进度、内心所处环境。[52]境界可较好地表示广阔的精神空间与层次，从而与人类的审美感知、审美体验相契。[53]

2. 医学人文境界

医学人文境界，是医学主体对医学人文精神和医学人文关怀的追求所达到的层次和高度。医学主体在一定的时空情境下，在专业实践和日常生活过程中逐步形成不同层次的医学人文境界，是其感悟能力、道德水准、艺术才华、生命意义等内在人文精神和人文修养所达到的水平和境域，并不断作用于其认识、情感、意志等心理过程，表现在医务人员知、信、行等各个方面。医学人文境界强调注重患者的身体感受，在医疗过程中对身体提供全面的、整体的医学人文关怀。

（二）医学人文境界的表征与层次

中国新学术的开拓者、连接中西美学的王国维先生在其著作《人间词话》里曾指出"三境界说"："古之成大事业、大学问者，必经过三种之境界：昨夜西风凋碧树，独上高楼，望尽天涯路，此第一境也；衣带渐宽终不悔，为伊消得人憔悴，此第二境也；众里寻他千百度，蓦然回首，那人却在灯火阑珊处，此第三境也。"

医学人文境界具体可体现在医疗思维、技术关怀、医德修养、职业定位、人生价值五个方面，可以质来区分、以度来衡量其层次水平（表5-1）。

表 5-1　医学人文境界的表征维度及其层次特点

表征维度	层次	特点	人文精神水平	人文关怀能力
医疗思维	低境界	单一、片面、工具化、机械化	低	差
	高境界	系统、整合、全生命周期	高	好
技术关怀	低境界	以疾病为中心,以解决医疗专业问题为标的,诊断治疗机械化、工具异化	低	差
	高境界	以患者为中心,提高生命质量,将医术与艺术结合,具有美学意蕴	高	好
医德修养	低境界	自私、功利、无视患者尊严、侵害患者利益	低	差
	高境界	无私、仁爱、富有同理心、尊重患者	高	好
职业定位	低境界	谋生手段的基础职业	低	差
	高境界	服务人类健康的神圣志业	高	好
人生价值	低境界	不明意义、机械性工作的自然境界	低	差
	高境界	与人类命运共同体紧密联系的天地境界	高	好

1. 医疗思维层次及特点

医疗思维,是医学主体面对健康与疾病相关问题,运用医学科学、自然科学、人文社会科学和行为科学的知识,对疾病和健康问题的内在本质特征进行追问时的思维活动过程,具有抽象性特征,体现医疗主体的自我认知、专业素养与人文精神。

一方面,从全生命周期角度,唐代孙思邈将疾病发展总结为"未病""欲病""已病"三个层次,提出"上医医未病之病,中医医欲病之病,下医医已病之病";《黄帝内经》中亦有"圣人不治已病治未病,不治已乱治未乱"的论述,这些均阐述了医者就预防、治疗、康复等不同医疗层次的思维。另一方面,对疾病诊疗的具体决策,医疗思维又可分为对问题科学演绎推理的逻辑思维与情感关怀的非逻辑思维。由于患者作为医疗的对象,具有社会心理性,因此,临床判断与治疗不能仅仅由科学的逻辑推理所决定,还要考虑伦理学问题和社会经济情况等经济因素。单一、片面、机械化地考虑医疗科学逻辑思维而忽视人性关怀,将会导致医患双方陷入冰冷的关系,处于物化的"工具行为"场域。[54] 系统的、整合的、具有全生命周期视角和人文关怀的医疗思维是人文精神的彰显。值得一提的是,医疗思维是在医疗实践中通过不断积累得来的,从无到有,由次到好。临床医生等医学主体应重视思维方法,重视从人文的角度剖析临床决策的相关问题,从而避免陷入误区,达到较好的医学人文境界。[55]

2. 技术关怀层次及特点

技术作为人类文明的结晶,是实现人文关怀的手段。技术关怀表现为对于真善美的自觉体认和永恒追求,表现为每一个生命个体从动机与目的、感性与理性、情感与意志、智能与思想、心理与行为的现实统一与不懈追求,实现人的真正自由与解放[56],张扬生命的无限潜能,展现人的自我本性,丰富人性的崇高蕴涵。医学领域的技术关怀实现的前提是医德引领下的医术进步,是价值理性主导下的技术理性的发展。医学技术关怀是以诊疗技术或疾病防控技术为手段,以保护身体、医治疾病、维系健康为内容,是促进患者回归健康的核心路径保障,体现了医务人员的职业专业素养,是医疗行为过程中的关键要素。正确的诊疗思维、合理的疾病诊断、精准的治疗措施以及适当的人文关怀是对医务人员医术的基本要求。

技术关怀的能力通常随着职业生涯的经验累积与医疗实践的不断磨练而提高。技术关怀一方面受到专业技能的影响,如从医早期,由于缺乏对知识的深入理解,缺少经验的充分积累,生搬硬套,甚至无法对疾病做出正确的判断或提供合适的诊疗措施,机械地实施病史采集、病情诊断、临床告知、治疗措施,使医患双方处于失去信任、缺乏人文的危险关系中,在此情况下患者对医生的专业水平产生质疑。另一方面,医学技术也会由于消费主义的盛行、工具理性膨胀与价值理性的退缩[57],使得医患关系物化、异化。

随着自我价值的觉醒与追求、人文素养的提升,医务人员熟稔专业相关知识和技术,能从容应对疑难杂症,这时候医疗与艺术相结合,使医术具有美学意蕴,重视理性思维和人文情感,重视患者的情感和尊严。著名妇产科学家、北京协和医院妇产科郎景和教授对技术关怀有更为形象的阐释,提出手术有"得艺、得气、得道"三重境界[58],强调外科手术的完成过程是从"医术、技术"到"艺术、仁术",不断追求最高境界的过程。"得艺",是指在刚开始从医的5~10年内,初步领会医学的含意,理解从医的乐、知、趣,也可以指对自己的诊断处理、行医走道基本满意,一种渐入角色之感;"得气",则是指临床苦行10年左右后,渐入佳境,处理事情更为得心应手,疑难问题、复杂手术均可应付自如,似乎有一种"气息"使然,乃为理念、经验形成的技术能量、名声、威望等受到业内人士的认可,得到公众与患者的信赖;"得道"可意会而难以言传,道是理性升华,道是心智结晶,道是技巧游刃。张孝骞、林巧稚等医学大家诊治患者的过程中,举手投足间体现的爱与智,似有神使天工! 这样的诊疗是一种艺术、一缕神韵、一片道场。但是,得道难矣,且大道无形,一般人可以得意、得气,但穷其一生未必得道。

3. 医德修养层次及特点

医德是医务人员的职业道德,是医务人员在医疗工作中应该遵守的行为规范的总和。[59]医务人员等医学主体除了满足"博极医源,精勤不倦"的职业基本科学技术要求以外,更深层次的是对其德性修养的要求。医德修养的好坏有无,直接关系到患者的切实利益和医患关系的发展。

中国传统医德具有非常丰富的内涵,仁心一向被视作传统医德的核心要素,"医乃仁术"不仅揭示了医学职业的本质,而且确定了传统医德的仁爱原则。在宋明理学家的心目中,"仁"也是境界理论的终极追求,是宋明理学一切本体、工夫理论的最终归宿。若要想达到圣人之境界,就必须按照"仁"的要求,克制自己的私欲。[60]正如孙思邈所云:"不得问其贵贱贫富,长幼妍媸,怨亲善友,华夷愚智,普同一等,皆如至亲之想",具体表现在以主体平等意识与仁爱之心体会病患之痛苦,视若己有,感同身受,富有同理心,尊重患者,真正与患者做自由、平等、自主的对话。然而,现实中,由于贪婪、牟利等不良动因,存在医学主体"失德"的情况,部分医生态度恶劣、自私、功利心强,以赚取钱财为目标,乃至收受贿赂,无视患者尊严,侵害患者利益。

4. 职业定位层次及特点

职业定位,是指明确一个人在职业上的发展方向,它是人在整个职业生涯发展历程中的战略性问题,也是根本性问题,决定着个体在某一行业的基本形象和素质规定。[61]明确、良好的职业定位,选择适合自己的工作,有助于实现人生价值的最大化。

不同的医学人文精神、价值立场与人生追求决定了医务人员等医学主体关于职业的定位。职业定位具体可以分为三个层次:①视工作为职业、为谋生的手段,获得职业的稳定感和安全感,从而保障自己的生存与生活所需,满足基本物质需求;②视工作为事业,作为发展的手段,全身心投入,潜心钻研,获得职业的满足感和成功感;③视工作为志业,为人生的目的而非手段,为人类健康福祉而努力奋斗,获得职业的神圣感和幸福感,承担生命的责任与使命。

事实上,"健康所系,性命相托",医疗卫生职业的特殊性决定了医学职业价值的崇高与神圣,要求医务工作者必须具有高度的利他意识和无私奉献精神,拥有较高层次的职业价值追求,能够对医学的意义有高度觉解,并最终内化为医学职业信仰,外化为自觉呵护人类生命和健康的医疗行为。医学"上以疗君亲之疾,下以救贫贱之厄,中以保身长全"(《伤寒杂病论·原序》),不得不说,以医学职业作为谋生手段,甚至以此谋利,是丧失人文精神追求的缺憾。[62]

5. 人生价值层次及特点

人生价值,是指人的生命及其实践活动对于社会和个人所具有的作用和意义。[63]冯友兰的"人生境界论"将人生境界分为"自然境界、功利境界、道德境界、天地境界"[64],每一次超越都表现为心灵世界中的扬弃与提升。如果一个人只是顺着本能或社会风俗习惯做事,对于自己所做的事的意义并没有觉解或觉解不深,他就处于自然境界。对于医学主体来说,如果仅仅是关注治疗疾病本身,关注技术与工具,而忽略对人本身的关注,机械性地开展医疗行为,则属于自然境界。如果一个人认识到了自己的存在,做事的动机是利己的,他所做的各种事对自己都有功利的意义,保证其生存与发展,谋求更高的社会地位与资源财富,就是功利境界。更进一步的是道德境界,该境界下,医学主体心中有他人、有社会,能够做到自利利他,自觉地为社会和他人的利益服务,推进人类健康事业的发展,其所做的事情都有道德意义。最高的人生境界是"天地境界","天地境界"在很大程度上可以理解为审美境界。[65]《黄帝内经》中说,"上医医国,中医医人,下医医病","上医"融入了对生命整体的辩证思考,阐述个人与宇宙大环境的关系,并进一步从人类命运共同体角度来思考与发展。处于该境界的人认识到他自己不仅是社会的一员,还是宇宙的一员,其根本底蕴在于如何通过认识、知识的途径来提高自己的精神境界,以增进知识的方法来改变自己的心灵状态,从而能够与宇宙同一,所做的事情具有超道德价值。[66]这种超越功利、超越道德、超越知识的活动,使他自己达到了人作为人的最高成就,成为圣人,成就了最高的人生境界。[67]

(三)影响医学人文境界的因素

现代临床医学之父、医学教育家威廉·奥斯勒(William Osler)早在百年前就指出医学实践的弊端在于历史观察的贫乏、科学与人文的断裂以及技术进步与人道主义的疏离。医学人文境界主要体现为是否有正确的人生观和价值观,是否有充盈的内在生命力量和信仰追求,是否具备系统化、全方位、多层次的人文教育培养,是否陷入工具异化与现代技术依赖的窠臼,是否有健全合理的社会支持保障与评价体系等。

1. 人文医学价值观的影响

"君子心和则气和,心正则气正",人生价值观是个性心理的核心,是驱使人们不断向前奋进的内在动力,是每个人自我观念的决定因素。表现在医疗思维、技术关怀、医德修养、职业定位及人生价值等几个方面的医学人文境界,最核心的影响因素是医学人文价值观,以及其引领的医学人文精神。医学人文价值观不仅仅是以患者为中心,表现为对人的尊严、价值、命运的维护、追求和关切[68],而且是正确处理科学与人文、工具理性与价值理性的关系,做到科学与人文的统一,从根本上为维系患者生命健康服务,关爱生命,体现医学价值。正是因为这种内驱力与精神支撑,内在生命得到充盈,医务人员才能够坚定信念,向更高的医学人文境界前进。

2. 医学人文信仰的影响

医学人文信仰是人们基于对人的生存发展价值的认知而产生的对医学人文的笃信与崇敬,并以此设定人生目标与付诸医学实践的特殊情感,其实质是对人生目的终极性的确认与追求。[69] 在当今时代各种复杂的社会背景下,医务人员胸怀"为天地立心,为生民立命,为往圣继绝学,为天下开太平"的抱负与使命,以做"一心赴救"的"苍生大医"为人文信仰,求真、求善、求美,摒弃社会生活的世俗化、商业化,明确自己独立的价值和立场,将良知立于权力和金钱之上,这在其具体医疗实践活动中具有极其重要的价值。

3. 人文医学教育的影响

教育是治本之举。当前,由于人文医学教育阙如、知识结构形式单一且与实践脱节等原因[70],导致了临床医生等医学主体人文医学知识欠缺、医学人文精神缺位与人文关怀能力不足。通过系统化、全方位、多层次的人文医学教育知识结构建构模块的设计,根据不同的学习阶段,开展与临床实践紧密结合的人文医学知识的教育教学活动,有利于帮助医务人员建构适宜的人文医学知识结构,提升其沟通能力和人文关怀能力,对人性进行德性的熏陶与润泽。

与此同时,加强医学审美教育是沟通科学与人文的重要桥梁。把科学的客观规律和主观的人性因素统一起来,进而把科学与人文的分裂弥合起来,让医学主体充分认识到医学不仅是一门科学,更是一门艺术,从而提升医生的审美素养,真正把医学升华为一种与精神追求息息相关的、自我实现价值的审美活动。

4. 工具理性的影响

随着人们对疾病的认识越来越深广,治疗水平不断提升,医生也逐渐蜕变为技术匠人或纯科学家,渐渐失落了其人文性。现代科技的滥用,如对高新医疗科技的不断追逐等,将物的工具力量过分放大,人对外在力量过分依赖,使得人处于相对"失能"状态。实用主义、捷径主义、速效主义盛行,医生被作为擅长诊断和修理机体机械故障的技师来培训,更多的医务人员及科学工作者倾向于成为拥有特定狭窄领域之知识的"零件",导致患者被异化为因机体的某一部位损伤或功能失常而需要修理和更换的生命机器,其痛苦被转化为疾病的症状和体征,作为一个整体的患者就这样逐渐地在现代医学诊疗过程中被消解了,人心进一步异化、物化,逐渐远离了高尚的医学人文境界。

5. 社会系统的影响

制度环境保障与社会支持体系是医学主体的"安全"需要,随着社会、经济、政治、文化的发展,相关管理部门更加应充分发挥"桥梁"作用,制定详细的规章制度,对医疗相关行为的形式、内容、要求做出明确规定,使医务人员等医学主体在日常工作中有章可循。也应给予相应的薪酬,营造"尊医"氛围,使医务人员不为生计而愁,有尊严、有时间、有精力去思考理想,实现人生价值,全心全意为推动人类健康事业发展而奋斗。

此外,通过构建合理的评价尺度、科学的原则、正确的评价体系,予医学主体以理想、生活意义、幸福感[71],对激发个人的主体意识,构成积极进取、自利利他、甘于奉献的人生价值境界,对提升医学人文境界有着重要帮助。

(四)提升医学人文境界的现实意义

人是医学产生的本源和研究的目的。医学是人帮助人、人治疗人、人关怀人的主体间性的互动行为。[72]围绕以人为本,彰显医学人文精神,回归医学人文关怀,强化医学人文思维,提升医学主体医学人文境界,在医学相关行为中兼顾科学精神与人文精神,有助于患者积极配合诊疗或健康管理,进一步促进和谐医患关系的建立,维护患者最大的健康利益,体现医学的终极目标。

1. 明了个人价值,坚定从医的理想信念

"本根不摇,则枝叶茂荣",坚定理想信念,确立精神坐标,牢记初心使命,人生的奋斗才有更高的思想起点。医学人文境界具有很大的个体差异性,不同医务人员因人文素养、专业水平等不同,其医学人文境界良莠不齐;医学人文境界也具有一定的社会普遍性,因为仁心是作为一名医生的基本要求,回归本真、向善而行,是必由之路;医学人文境界也具有生动感人的可效仿性,德艺双馨的大医,往往成为世人敬重、效仿的对象,追求"上下与天地同流",是医者的道德标

杆。提升医学人文境界及认知,让医学主体明白其所从事的事业或志业的重要性和意义,树立正确的人生观、世界观和价值观,也有助于医学主体面对纷繁芜杂的外界干扰时,坚定理想信念,为人类健康谋福祉。

2. 提升境界认知,完善医学教育体系

医学是济世救人之术,医学教育培养的是具有人文品格和悲天悯人情怀的医学工作者,医学人文教育是医学教育的灵魂和根基。正确地认知医学人文,明了在医学人文精神的指引下,提升医学人文境界和认知的重要性,完善医学教育体系,把握医学人文教育的灵魂与脉搏,领会基础层面的学科发展需求与变化,构建人文医学的学科理论体系,探索人文医学研究范式与研究方法,适应医学实践需要,系统全方位地将医学人文教育融入医学培养体系全过程,对推动医学发展有着重要意义。

3. 促进医患互信,构建和谐医患关系

医患关系的物化、分离与破裂受到医疗技术化、工具化的影响。和谐的、人性化的医患关系对医患双方的道德素养提出了更高要求。在医疗实践中,医务人员回归和发扬医学原本的人文精神和人文关怀,积极提高自身的职业道德、责任感和服务意识,树仁爱善良之心,秉严肃谨慎之风,重筑医患信任,营造良好的医学人文氛围,将医学人文精神注入医疗行为活动中,有助于建立医患互信,构建和谐医患关系。

4. 实现终极目标,回归生命关怀本源

"有时是治愈,常常是缓解,总是去慰藉",医学的本质是敬畏生命、呵护生命,是消除患者病痛,保证生命质量,是普救含灵之苦的神圣事业。医学人文境界的提升,将善与行紧密结合,灵魂与躯体兼顾,有助于以"治病"为中心的医疗模式向以"患者"为中心的现代医疗模式转变,摒弃过度医疗与医患关系物化、异化倾向,回归生命的本源和医学的真谛。

(姜海婷)

第三节　人文医学本体理论范畴

一、医学模式与医学目的

在人类医学发展的历史上,曾形成了各种典型的医学模式,如巫医模式(或称神灵主义模式)、自然哲学医学模式、生物医学模式、机械论医学模式等。对当今医学有着较大影响的是生物医学模式和生物—心理—社会医学模式。从 16 世纪中叶到 19 世纪末,仅仅 300 年时间,古老的医学摆脱了神学及狭隘的经验的束缚,走上了实验医学的道路,生物医学模式很快占据了统治地位。它的基本观点是立足于生物科学基础之上,认为每一种疾病都可以在器官、细胞和生物大分子上找到可以测量的形态或化学的变化,而且可以确定生物的或理化的特定原因,找到治疗方法。

生物医学另一个危险倾向是"科学主义"和"技术至上",并由此产生了所谓的科学迷信。医学在科学主义的大旗下,忙于一场场与疾病的战争,然而,却发生了战胜疾病和维护人的健康的矛盾;医生忙于研究疾病、治疗疾病,却忘记了患者。在这种背景下,人们提出了全新的生物—心理—社会医学模式。研究资料和防病治病的现实都告诉我们,人类的健康和疾病不是生物医学模式所能完全解释的,疾病不单纯由生物因素所致,对许多非传染性疾病来讲,除生物因素外,心理和社会等人文因素也起着重要作用,即使以生物因素为主的传染性疾病及寄生虫病,在流行和防治上也要受到心理和社会等人文因素的制约。这就要求人们注重对生命内在质量的关怀,注重对人类的关怀,医学人文精神应运而生。医学模式的根本转变体现着现代医学的人文回归。

（一）医学模式的概念

医学模式是指人们对健康和疾病的总的看法和观点,它不仅反映了医学研究的对象、内容、方式、方法、手段、范围和科学评价的标准及其医学发展的规律性问题,还揭示出医学科学实践的指导思想及理论框架。迄今为止,人类的医学模式大致经历了神灵主义的医学模式、自然哲学的医学模式、机械论的医学模式、生物医学模式和生物—心理—社会医学模式(也称现代医学模式)。

医学模式的概念是随着现代医学的发展和演变而提出的。1977 年,美国纽约州罗彻斯特大学医学院精神病学和内科学教授恩格尔在《科学》杂志上呼吁创立一种超越生物医学模式的新模式,即生物—心理—社会医学模式。恩格尔的思想引起了各国学者的密切关注,医学模式也成为医学和科技哲学领域热议的概念。我国学者黎风在 1980 年第 3 期《医学与哲学》杂志上,首次系统介绍了恩格尔《需要新的医学模式:对生物医学的挑战》一文,由此揭开了国内医学模式研究的序幕。医学模式指导着人们的理论思维与医学实践,也决定着医学的发展水平与方向。

(二)医学模式的演变

1. 神灵主义的医学模式

远古时代,人们把人类的健康与疾病、生与死都归于无所不在的神灵,这就是人类早期的健康与疾病观,即神灵主义医学模式。在该种模式下治病的主要手段是求神问卜,即使医师(巫师、通灵师)使用药物治疗,也必须秉承神的意志。主要原因是当时的自然科学发展水平有限,人们只能像人类对待其他事物一样,靠企求上天神灵的恩赐,同时,一些自称与神相通的人利用人们的心理,用神旨降福等骗术解决人们的疾病。

2. 自然哲学的医学模式

在人类开始以自然哲学理论解释健康与疾病的时候,产生了以"天人相应"思想为特色,以"阴阳五行"的病理学说为理论的整体医学观,将健康和疾病与外界环境以及心理活动联系起来进行观察和思考,概括起来就是"天人相应医学模式"。古希腊医学之父希波克拉底提出了"四体液学说",认为体液构成的整体比例关系决定人的性格、气质、体质和疾病。这种自然哲学的医学模式认识到居民的居住条件、生活方式等对健康的影响,强调用整体的观念认识疾病。这种医学模式能够从自然与人的关系角度看待生命,是十分值得推崇的先进思想,但由于科学发展水平的落后,缺乏理论根据。

3. 机械论的医学模式

15 世纪在"机械文化"的影响下,盛行着以机械运动解释一切生命活动的观点,这种观点把人体看成是由许多零件组成的复杂机器。这种以机械论的观点和方法来观察与解决健康与疾病问题的状况,在当时是一种普遍倾向,这就是机械论医学模式。这种医学模式忽视了人类机体的生物复杂性以及社会复杂性,产生了对人体观察的片面性和机械性。

4. 生物医学模式

随着人类对自然科学认识的提高，在 18 世纪下半叶到 19 世纪，人们开始运用生物—医学的观点认识生命、健康与疾病。在关于健康与疾病的认识方面，人们认为健康是宿主（人体）、环境与病因三者之间的动态平衡，这种平衡被破坏人便会发生疾病。这种以维持生态平衡为核心思想的医学观所形成的医学模式，即生物医学模式。但是，随着人类心脑血管疾病、精神疾病等的出现，人们发现生物因素不能彻底解决人类的疾病。这种只注重生物医学方面诊治的医学模式，在指导医学实践的过程中，在其结构内并没有给心理的、社会的行为留下诊治、思维空间，说明这种医学模式仍然存在关键的缺陷。对于传染病、寄生虫病等虽然有了有效的控制手段，但心理、社会因素起很大作用的心血管病、脑血管病、癌症、公害病等仍然无法完全解决。

5. 生物—心理—社会医学模式

生物—心理—社会医学模式，也有人称之为现代医学模式。这种模式是以人类的疾病谱以及健康观念的变化为依据的，认为导致人类疾病的不只是生物因素，还有社会因素和心理因素，因而治疗方法除了传统的生物学方法以外，还应当包括社会科学方法和心理学方法。

这种模式已成为一种文化上的至上命令，它的局限性易受忽视。简言之，它现在已获得教条的地位。在科学中，当一个模式不能解释所有的资料时，就要修改或者摒弃这个模式，而教条要求不一致的资料勉强适应模式或对这些资料干脆排斥不管。

6. 生态医学模式

当生态危机成为人类自身存在与发展的"杀手"时，医学必须摆脱对人类健康与疾病认识的局限性，寻求一种更好的引领医学发展的模式，指导医学在理论研究和实践运行上，从协调环境发展与人类健康的关系入手，把现有的对人的疾病和健康的"自身及其近周边"的视野，向重视并深入探讨人的生存、生活的内外环境的复杂联系及其过程等方面拓展。这是生态医学模式建立的现实依据之一，生物—心理—社会医学模式被生态医学模式所取代，成为引领未来医学发展的主导模式，也应该是医学发展的正确战略选择。

7. 身体伦理医学模式

我国著名生命伦理学学者孙慕义教授于《中外医学哲学》（2015 年第 2 期）发表了一篇值得关注的、题为《身体伦理医学模式对生物—心理—社会医学模式的僭越》的文章,阐发了"身体伦理医学模式"。孙慕义指出:"身体伦理医学模式更加强化身体或'人'的尊严和价值,并从社会的、人性的、经济的,特别是多元文化下的道德价值中,证实医学善的目的。身体伦理医学模式,更能集中于'人'的伦理现象和'人'的社会关系的伦理问题,可以回应文化意义和生物学意义的'人'的生命存在,以及'人'的社会空间权利或人与医学生活关系的诸多可能性,也可更直接地表达人的身体价值和道德效力。因为,这一模式更直接与具象地促进对人的生死疾病、苦难、欲望、快感进行伦理的辨析与对话,并能够积极地帮助医生把肉身的真实体验和他者的测查、道德认知、观念以及主体表达,进行综合的审视或评价,最后获得权利等级的排序,以求得问题或案例解决的方案和计算。这是因为,身体伦理较之"生物—心理—社会"三元评价更为精致、简明与细腻,它更着意于精神与灵性的侦察、觉悟与沉思,更突出和强化身体的社会性和生命政治意义,更符合物质的实存所引发的卫生经济价值与身体的文化功效。"

"身体伦理医学模式"是医学模式研究的重要进展,身体明确地成为医学模式的聚焦点,医学模式由此获得了新的深度和高度。回归身体,这是医学、医学模式不二的选择和使命。

（三）医学目的的概念

远古时期,医学随着人类痛苦的表达和减轻痛苦的愿望而诞生,并在探索人体发生的各种现象的过程中成为科学。它的最高目的就是解除人类痛苦,促进个人体质及种族改良。著名的法国医史学家西格里斯在《亨利·西格里斯论医学史》一书中就说过:"医学的目的不仅是治疗疾病使某个机体康复,它的目的是使人调整以适应他的环境。"杜治政教授在《守住医学的疆界》一文中更是明确地指出,医学在求"真"的同时更应求"善",医学的求真是为了求善。可以说,"善"是医学的终极目的。"善"是什么? 善是仁,是道德,是人性,就是对社会、对人类健康有益。显然,这说明医学本身内在地具有以人性为目的的人文成分和人文追求。

医学以人、人的生命、人的健康为服务对象,这就决定医学的目的也就是人的目的。长期以来,医学的目的就是治疗疾病、减少死亡、恢复健康、延长寿命而使人达到幸福,这是医学追求的终极目的。无论在何种条件下,这种目的都是医学首要的追求目标。近半个世纪以来,随着医学的迅速进步,医学高新技术引发的社会、伦理、法律问题日益增多,特别是随着生物医学模式向生物—心理—社会医学模式转变以及生物—心理—环境医学模式的提出,医学不仅关注人的自然属性,而且更加关注人的心理和社会属性;所服务的对象不仅是病人的病,而且是患病的人;不仅是个体的人,而且是社会的人和人的群体;不但重视疾病的治疗,而且重视疾病的预防;不但注重研究如何延长人的寿命,还将更加重视人的身心健康、生命质量乃至全方位的关怀和照料。这就要求医学不仅要在个体、系统、器官、组织、细胞、分子等微观层面上,而且还要从家庭、社会、生物界、地球乃至宇宙等宏观环境上,去揭示和把握生命、健康、疾病、衰老、死亡等基本现象的本质和相互联系。

为了从根本上适应新的医学模式和医学社会化的大趋势,医学由"以疾病为中心"转变为"以患者为中心",由以治疗疾病为中心转变为预防和控制疾病为中心,以维持人的身体、心理和环境健康。由以防治感染性、传染性疾病为中心转变为以慢性非传染性疾病、社会心理性疾病为中心,从主要依靠医学技术和医疗部门为主,转变为依靠多学科合作和全社会乃至全世界共同参与的大医学、大预防为主,从主要着眼疾病和健康问题自身转变到着眼以人为本和人与社会、环境关系为主,从而实现人人享有的公正、平等、有效的医疗服务。医生的责任更多地在于"管理患者",为大众提供健康指导,关怀和照料患者,体现医学人文精神,这也是当代医学所应该追求的目标。

近代以来不少传染病、流行病被控制,比较容易治愈和预防的疾病取得了很好的防治效果。基础医学和临床医学的快速发展,使急救医学、移植医学、新的药品器械与手术方法、新的诊断与治疗方法的开发取得了惊人的成果。不少人认为医疗的目的就是治疗疾病,追求治愈与根治,并把阻止死亡当作神圣的目的。这一目的在以传染病、急性病患者为主要对象的时候是很正确的。但现在疾病谱已经发生了变化,传染性疾病已经不再是人类健康最主要的威胁,慢性非感染性疾病(CNDS)和衰退性疾病如心血管疾病、精神性疾病、恶性肿瘤、糖尿病等已经成为人类健康的主要杀手。把耗资巨大的急救医学手段用在衰退性疾病的治疗上难以取得令人满意的效果。

为了从医学发展的根本走向上缓解这一"医疗危机",1993 年,美国哈斯廷斯中心的丹尼尔·卡拉汉教授等人发起了关于"医学目的"的讨论会,参加讨论的人员包括医学家、政治家、神学家、律师、社会学家和哲学家,他们来自德国、匈牙利、智利、印度尼西亚、中国、英国、美国、西班牙等 14 个国家。经过广泛讨论,专家们提出了新世纪的医学目的:①预防疾病和损伤,促进和维持健康;②解除由疾病引起的疼痛和痛苦;③对疾病的照料(care)和治疗(cure),对不治之症的照料;④避免早死,追求安详死亡。

现代医学实践中出现的一些消极现象,在某种程度上就是人文精神缺失和商业因素渗透所共同造成的后果。商业因素的进入推动了医学高新技术的快速发展。例如,CT从正式应用于临床至今,仅仅40年的时间已经从单纯的颅脑CT、扫描一次耗时20 min以上,到现在临床广泛应用的全身64排螺旋CT,各种图像后处理软件更是层出不穷。目前各大医院争相引进的320排螺旋CT、640排螺旋CT、红宝石CT、双源CT,无不使人们惊异于科技发展的速度之快。但是推动医疗设备快速更新换代的幕后之手却是巨大的商业利润。这些设备在给人们带来便利的同时,不可避免地大大增加了患者医疗费用的支出,甚至出现高新设备滥用的现象,使得很多普通患者花在治疗上的费用反而相对减少。医用高技术也使许多医务人员滋生或强化了单纯技术主义观点。过分依赖高技术导致了临床思维的惰性化,忽视了临床基本功的训练,并且易产生"高技术、低情感"的弊端,缺乏对患者的体贴及心理治疗。

医学的目的是一个多层次、多侧面的理论概念,是特定的人类群体或个体在一定的历史条件下对医学应该达到的目标追求。由于不同时期医学科学发展水平不同,社会环境和条件迥异,医学目标也会发生相应的变化。

（四）医学模式转变下的医学目的演变

从巫术到经验医学模式 人类原始思维对自然规律、对疾病不了解而产生了种种恐惧感,形成崇拜和顺从的原始宗教,用祭品、祈求、画符念咒等来对待自然灾害和疾病。此时医学的目的是解除疾病带给生命的恐惧。而作为医学活动的直接当事人,医患之间的关系必然受到医学观的影响,不可避免地随着医学模式的演进而发生变迁。

从经验医学到生物医学 1543年开始了人类第一次科学革命,以哥白尼的日心说、伽利略奠基的物理学、威廉·哈维的血液循环学说为代表,建立了哲学上的机械论和还原论;而以欧氏几何学三大定律和万有引力为基础的牛顿力学,更是给我们提供了一个新的宇宙观和世界观。这种宇宙观认为人是一个庞大的数学体系中不相干的渺小旁观者,自然界是符合机械原理的有规则的运动体系。

生物—心理—社会医学模式 该模式把曾对疾病产生巨大医疗效果的生物学成果和心理学、社会学的成果结合起来,不仅从人的个体局部,也从整体以及群体、生态系统诸方面来综合考虑健康和疾病的问题。这一概念模式认为,外界的社会因素或个体的生物因素都须通过个体的心理反应才能主动调节人际关系和自身的心身关系,而这两个关系的和谐程度在健康和疾病的问题上起着重要的作用。该模式对医学目的提出了新的要求:医学的目标是健康促进,即个人及社会增加对健康影响因素的控制能力,改善其整体健康的全过程;达到躯体上、精神上、社会适应上的完善状态;确保个人或群体能够确定和实现自己的愿望,满足自己的需求,改变和处理周围环境。

现代医学模式促进了医院在整个社会发展中功能上的充实与拓展,提升了医院管理者管理的思维高度,在管理人员的带动和影响之下,全体医务工作者不断更新观念、转变作风,不断地改善和提高医疗服务质量和保障医疗安全。在激烈的市场竞争中,现代医学模式给医院带来的既是机遇也是挑战,无论是对医院的管理还是如何处理医患关系,医院都必须始终贯彻"以患者为中心"的宗旨,实行人性化服务,让单纯的医学技术能与心理健康和人文关怀相结合,从而建立起一种全方位的治疗体系,使医院在整个社会发展过程中能持续保持旺盛的生命力。

目前在新医学模式下的医疗服务领域中,对医患合作式医疗模式仍存在着一定争议,其焦点在于医疗的决策权是由患者还是医生来主导的问题。现代医学实践中,互相参与模式即医患合作式关系,正在成为医疗的主流方向,其特点是医生和患者具有平等的权力和地位,双方相互配合并共同参与医疗决策及其实施。医患合作式医疗模式的主要内涵是医生运用自身的专业知识,"帮助患者进行自我治疗",其优势是有助于增进医患双方的了解和信任,消除医患隔阂,建立良好、和谐的医患关系。

(王锦帆)

二、医者与患者

(一)医者与患者的概念

"医"的含义:狭义上指医疗机构中的医务人员;广义上指全体医务工作者、卫生管理人员及医疗卫生机构,还包括医学教育工作者。

"患"的含义:狭义上指患者和家属、亲友及相关利益人;广义上指除"医"以外的社会人群。在我国社会环境下,医疗机构处理医患矛盾不仅需要面对患者,而且还常常先要面对社会舆论,因此广义的患者概念更有利于构建和谐的医患关系。

（二）人文医学与医患关系的多维关系

新人文主义者乔治·萨顿说：一方面，仁爱不需要知识，有福的是精神上的无瑕和心地纯洁的人；另一方面，没有仁爱的知识不仅无用，而且有害，它只能引致狂妄自大和遭受诅咒。可见，仁爱不仅是构成人文医学的前提与基础，更是协调医患关系的原动力。

医患冲突和医疗纠纷与医学同在，并非当前所特有。现代对医患矛盾的处理往往是在法律的平台之上和在公众舆论的监督之下，因而医患矛盾成为关注的热点。理智地讲，以诉诸法律和舆论介入的形式解决医患矛盾，是患者自我保护意识的一种觉醒。但是，患者审视诊疗过程时防备心理有余、信任态度不足，媒体关注"弱势群体"时人为炒作有余、理智分析不足的现状，只能加剧医患双方的戒备和对峙。

（三）人文医学对医者的影响

医学是门艺术，既有基于物理、化学等可被物质化、量化般"术"的层面，同时又有宗教、地域等文化上、精神上的"神"层面的东西。医生除了需要具备"技术"层面的医学知识外，还要掌握一定的人文知识。只有当医务工作者明白"人命至重，有贵千金"的时候，他们就不可能漠视任何一位前来就诊的生命，就不可能面向饱含病痛的患者进行索取、索要，不良的医疗作风将自我约束。当医务工作者了解"人是具有社会属性的"时候，他们就会在忙碌的工作中抽空与患者寒暄一句，不会再一味呆板、冷滞地对着电脑开一大堆医疗检查单、生化检验单，不会再"目中无人"，他们看到的将不仅仅是"人的病"，而且还注重"病的人"，做到"目中有人"。若如此，我们的社会就不再会有这么多的医患矛盾、医疗纠纷，我们的医患关系将不再是紧张、迫切的局面，而是呈现出缓和和睦、相爱相亲的景象。

人文医学应该贯彻到整个医学教育和培训体系中来，甚至需要纳入医师准入制度，而这需要多方的支持与配合。现代医学不乏知识、技术，缺的是人文关怀和职业责任。生物医学模式使得我们培养的医师只见疾病不见人，只注重医学知识与专业技能的培训，却忽视了那些与医学相关联的重要执业技能的培训。如果我们都认为人文医学是一把好剑，它能改善当前医学偏离人文的现状，那我们首先应教会医生怎么挥剑自如。事实上，近代西方也面临着同样的困境。1999 年，美国医学教育资格认证委员会把人际交往与沟通技能列为所有住院医师必备的 6 项技能之一。医患沟通能力可以通过科学系统的训练得到培养和提高。2006 年，中国医师协会开始建立中国医师人文医学执业技能标准培训体系,并联合国内外专家共同开发教材。中国医师协会已经培训了首批数百名人文医学师资,目前正在整合各方资源,在我国医疗体制中"植入"人文医学执业技能培训体系,已在北京、上海、重庆、广东等多个省市建立了20多家人文医学执业技能培训基地。中国医师人文医学执业技能培训体系的建立,为我国医师人文医学执业技能考核与国际执业医师认证逐步接轨创造了条件。

在我国医生的成长环境中,人文医学教育是以松散、补充的方式存在的,人文医学知识培训在医生的教育与执业过程中是断链的。我国大多数医学生几乎没有接受任何人文医学执业技能培训就成为了一名医生;部分医科院校缺乏相应的人文医学教育内容,而大部分已开设人文医学课程的高校,课程设置随意性大,缺乏学科的整体性规划,教学质量和师资质量都难以保证。因此,确定人文医学的核心课程,加大人文医学的教育力度,是我国医学院校人文学科教学中亟待解决的问题。而且在整个毕业后的医学教育阶段,人文医学的系统培训也是缺位的。有关部门应将人文医学执业技能培训纳入毕业后医学教育体系中,将其与专科医师准入制度"挂钩",没有掌握人文医学执业技能的学生,就有可能做不了专科医师。

（四）人文医学对患者的影响

人文医学影响着医疗实践的主体——患者。医疗实践活动中,患者主动参与才能在实践中起到主导作用。几乎所有医疗活动的展开都需要通过问诊进行医疗信息采集,患者的主观判断以及个体差异的描述都会对疾病的诊断造成偏差。若患者具备一定的健康和医学知识,就可避免或减少一些不必要的医疗差错,同时一定程度上可减少不必要的医疗检查、检验等项目。

世界卫生组织曾发布现代医疗的社会贡献度,现代医疗对人类健康长寿的作用只占到8%,所以当人们对健康有所认识并认识到医疗的局限性,明白真正的健康需要自己在日常生活中维护时,人们才会通过对自身的"健康管理""未病先防"以及"慢病管理"等措施,达到健康长寿,进而减少医疗负担,缓解我国"看病难""看病贵"的医疗现状。美国一项研究表明,美国全国总医疗费用26%～30%是由6%的人在临终前最后一年花掉的。也就是说,目前美国医疗费用中有100亿美元是在患者生命最后一年花费的。

若是人们掌握一定的人文医学知识,就会更加珍爱自己的生命,会对死亡感到释然,临终时的过度治疗造成医疗资源的过度浪费以及分配不均的比例就会大大减少。若患者本身不恐惧生命的逝去,患者的亲属具有人性的关怀,尊重生命的规则和规律,就不会对医疗提出过分要求,避免产生不必要的过度治疗,在减少患者病痛的同时,其实也避免了医疗资源的浪费,促进了医疗资源的再分配。

(五)和谐医患关系需要的人文医学

人文医学应当是融自然科学、人文科学、社会科学知识为一体的医疗系统服务,即医务人员以医学知识为基础,以人文科学、社会科学知识为底蕴,采用传统和现代的诊断与治疗技术为患者提供优质、周到服务的新学问。因此,将人文素养、人文关怀运用到临床工作中,学会有效沟通,对患者具有同理心,以患者为中心,尊重患者,有效实施人文关怀,改善和提高人文医疗服务技能和水平,是当今医学发展的必然趋势。

在医学中寻求医学人文精神和科学精神的融合,是要树立科学理性对医学技术的指导作用,要求医学严格按照限定的医学技术行为规范去做,提高医院的诊疗技术,使医学技术达到对某一疾病的攻克,从而实现救死扶伤的人道主义宗旨。在医学实践层面上,就要求医务人员自觉促进科学文化与人文文化的相互渗透与统一,大力促进医学人文建设,强化医学在高科技背景下的人文精神;在医学科学层面上,要发展和发挥医学科学和医学人文的内在相同性,建立一种真正的、时代的医学精神。

医学的当代模式,正在发生着从生物—心理—社会医学模式向人文医学模式的历史性转换。科学在回归人文,医学也在回归人文并与人文统一。简单地说,就是在医学实践中贯彻人文精神,坚持以人为本、科学发展、和谐健康的发展理念,发扬人本文化的精髓,强调医学不仅是对疾病的治疗,更需要的是对患者的关怀和照料。医生是患者的保护神,应对患者多一些体贴与关爱,多一些温馨与照顾,多一些奉献与沟通。患者是医生的朋友,应对医生多一些信任,多一些谅解与尊重,多一些耐心与支持。医患达成共识,共同对抗他们的对手——疾病,在实践中践行和建设这样的一种新医学——人文医学。

在向人文医学模式的历史性转换的过程中,医患双方的情感都需要被重视。我们必须认识到,为了更好地让患者满意,医护人员的满意也非常重要。因此,我们的另一个追求目标,是提升医护员工的满意度,让他们带着幸福感投身到医护工作中,以此建立起一种良性循环。这也是在构建一种新的人文医学理念,医学发展不仅关注疾病,更关注生病的人和治病的人,应合理维护医患双方利益。

(王锦帆)

三、生理与心理

在人文医学的语境中,生理与心理是反映身体的生命活动、器官机能和对外界主观反应的人文医学本体范畴。生理与心理对健康的影响体现在其相互作用于身体的生理活动和病理过程中,医治躯体疾患的同时需要抚慰心理创伤。

(一)生理、心理统一于身体

生理与心理的关系,即身与心、形与神的统一,历来是哲学与医学共同关注的课题。德国精神病学家亨罗斯(Heinroth)于1818年首先提出"心身"医学概念。中国传统医学中的"形神合一论"是中医心身思想的集中体现,是对躯体与精神、生理与心理关系的准确而精辟的概括。《黄帝内经·灵枢·天年》中"血气已和,荣卫已通,五藏已成,神气舍心,魂魄毕具,乃成为人"的论述,从身体整体的角度把人的生理与心理现象看成是不可分割的统一体。

1. 生理对心理的制约作用

现代科学认为:人脑是心理的器官,心理是人脑的机能。人的心理活动是由人脑产生的。复杂精细的人的心理正是以高度发展的人脑为物质基础的。现代医学科学的发展充分证明了人的心理活动依赖于人的大脑、神经系统和人体的各种感觉器官。人的大脑是由大约1 000亿个神经细胞组成的,神经细胞的细胞体多数分布在大脑皮层。人的神经网络具有等级式的结构。最简单的分析、综合和调节行为的职能是由中枢神经的低级部分——脊髓、延髓、中脑和间脑执行的,复杂的职能则由大脑来执行。外界因素作用于人的感觉器官而引起的各种刺激,沿着神经纤维传达到大脑皮层专司不同职能的各个区域,在这个基础上形成复杂的意识过程和心理过程。

现代高级神经生理学不断揭示着心理产生的生理过程。对心理活动所需的生理机制的了解,现已从反射过程深入到神经细胞的水平。现代医学科学证明,脑是通过传递生物电、处理信息流来进行意识、心理活动的。人脑的意识、心理活动,是神经细胞输入信息和输出信息的过程。

生理对心理的制约还表现在:人的心理活动不仅与整个神经系统密切联系,还与身体状态相联系。身体对心理活动的影响不仅限于保证神经系统活动所需的营养、发育等物质条件,更重要的是被现代科学技术一再证明的在身体中以往被认为是"非神经器官"的部分,其中肺、心、肠等器官,却具有某些神经性的功能,如肺脏除了主管气体交换之外,还能产生数十种酶以调节全身,某些物质(如心钠素)可以直接或间接地影响人的神经状态和心理活动。

2. 心理对生理的能动作用

客观现实(自然环境、社会生活、实践活动)是心理活动的源泉和内容,心理是对客观事物积极能动的反映,表现在认识客观事物的时候,不同的人对同一事物会产生不同的评价,从而会对它报以一定的态度,产生满意、喜欢、愤怒、恐惧、悲哀等主观体验,这些态度往往与个人的需要是否得到满足相联系。不难看出,反映是通过每个人的头脑进行的,受人的知识经验、个性倾向与个性特点所制约。由此,个体心理都是客观世界的主观映象,只有通过实践的反复验证和校正,才能使主观与客观相符合,促进心理发展。人的心理随着实践的发展而逐渐形成一种具有心理反映的不同层次、不同功能的反映活动系统,它既有从无意识到有意识的不同水平,有稍纵即失的心理过程到稳定的个性倾向、个性特点的不同发展层次,又有知、情、意等不同心理活动对环境、对个人本身进行认识、预测调节和控制的不同功能,使之在与环境的相互作用的过程中保持平衡。

人在清醒状态下,通过眼耳鼻舌身处理来自客观事物外部的信息,并经大脑初步分析,掌握其属性,如感知颜色、声音、气味、味道、冷热等,处理自身各个器官的工作和状态的有关信息,如饥渴、恶心、心跳及内部疼痛等。心理还能将已获得的信息储存起来,在需要的时候提取出来或再认出来,做进一步的加工组合,创造出事物的新形象;能够对信息进行分析、综合、比较、抽象和概括,从而认识事物的共同特征及事物之间的联系和关系。人在加工所获信息时,不是随随便便、毫无目的的,而是根据自身的兴趣、爱好和需要来能动地进行。这是心理对生理能动作用的重要表现。

人的心理活动在人的认知过程和人的个性心理特征的影响下,作用于人的情绪,影响人的内分泌和神经系统,影响人的细胞、分子、基因,影响人的功能和行为方式。例如,人们为了更好地认识客观事物,改造客观世界,就要提出奋斗目标,制订行动计划,并在执行计划中克服困难,完成任务,这就是心理对行为的调节。在人生的道路上,难免出现这样和那样的困难和挫折,意志薄弱者会偃旗息鼓,郁郁寡欢,甚至焦虑成疾;意志坚强者,会百折不挠,勇敢攻关,战而胜之,从中体验成功的欢乐。

3. 生理心理统一观的价值

生物医学模式单纯从生物属性上考察人类的健康和疾病,把人的生命活动视为独立于社会行为的实体,从而把生物因素、社会因素和心理因素割裂开来,因此在实践中遇到了困难。心理和生理相互制约的辩证关系原理揭示了人体的生理现象和心理现象是密切联系着的,一定的心理活动必有一定的生理基础,而一定的心理活动也会引起相应的生理反应;良好的心理状态有利于身体健康,不良的心理刺激不利于身体健康甚至是疾病的主要诱因。因此,学习、掌握生理、心理相互制约的辩证关系有利于医学工作者深入理解生物—心理—社会医学模式转变的重要意义,避免见病不见人的倾向。

医学领域的伪科学的特点之一是割裂心理和生理的辩证关系,片面扩大其中的一个方面的作用而贬低甚至否定另一个方面的作用。气功是通过自我心理调整以防病强身的一种历史悠久的民间健身方法。《黄帝内经》指出:"恬淡虚无,真气从之,精神内守,病安从来。"这就是说,人一旦进入到一种非常宁静和愉悦的虚无状态时,全身各系统的生理功能就会变得格外协调,能起到防病健身的作用。近些年来,某些"气功师"混淆生理与心理的区别,否定气功的本质是心理调整(调神),是心理对生理的反作用,大肆宣扬所谓"外气"超乎寻常的功能,完全否定心理对生理的依赖,将心理现象说成是最终独立于生理而存在,超越于生理限定的实体现象,这在哲学上是唯心主义的,在医学上是违反科学的。

(二)心理因素与健康

1. 心理因素对健康的影响

(1)心理应激对健康的影响

心理应激是指人体在应激源的作用下出现的一种心理紧张状态及由此引起的生理方面的改变,或者说心理应激源于主观愿望与客观现实之间的矛盾,是外在和内在的各种因素不断变化,从而要求个体重新适应所造成的紧张。

当外界发生的事物,对个体的生存和发展有利害关系时,会引起适度的心理应激,这种适度的心理应激可以提高我们的警觉水平,促动我们做好准备以适应和应付各种情境和事件的挑战,磨练人的斗志,提高适应社会生活的能力。从某种意义上讲,适度的心理应激也是维护心理功能的重要条件。因此,适度的心理应激有利于人的健康。例如适度的情绪唤起、动机的调整、注意力的集中和思维活动的活化等,这些心理反应可以帮助人维持应激期间的心理平衡,准确地评定应激源的性质,做出符合理性的判断和决定,从而使人能恰当地选择对付应激的策略,有效地在变化了的环境中生存、发展。

当外界发生的事物与个体的利害关系甚大时,会引起紧张的心理活动,出现心理应激状态。心理应激在应激源内涵变化过大、速度过快、持续过久、刺激过强的条件下,就会损害人的健康。如过度的焦虑、紧张,情绪过分波动(激动或抑郁),认识功能障碍和自我估价的降低等,这些心理反应之所以产生消极影响,主要是由于它们干扰了人们对现实的考察和对问题的有效解决,从而使人不能准确地对应激源做出评定,以做出正确的决策和采取适当的行动,也就不能有效地处理应激源和所造成的心身变化。

对利益关系的认知和评估,在心理应激形成过程中具有重要作用。个体的这种认知和评估,总是结合其自身的需要和价值观来评估它的意义,从而判定其是有利、有害或无关的性质,判定其对个体利害的大小,并根据评估结果产生心理反应,到一定程度时便出现应激状态。不同的个体价值观不同,对事物的认识和评估标准也不同。同一外界事物,不同的个体可以根据自身的不同需要评估为有利、有害或无关,从而出现不同的心理反应。

个性和性格类型是形成心理应激的内部条件之一。个性不同,会导致感知方式不同、情感体验方式不同、思维方式不同、归因方式不同。因此,即使他们面对同一应激源,是否产生心理应激、所产生的心理应激的程度都是不同的。A型性格或行为模式是一种易出现心理应激的个性,具有性情急躁、行动快捷、不够细致、缺乏耐心、工作忙碌、自加压力、争强好胜、有竞争意识和攻击性等性格特点。A型性格的个体易患心身疾病,若不加控制和调适,对健康不利。

(2)动机冲突对健康的影响

人在其日常生活中,常常或同时存在一些基本需要、几个欲要达成的目标或两个以上互相排斥的动机。基本需要不能得到满足,欲求目标不能达到,动机不能实现时就会形成动机冲突现象。强烈的动机冲突会导致强烈的情绪波动,使人陷于焦虑、困惑、苦闷、颓废甚至绝望之中,使心身健康受到损伤。应予强调的是,人的基本需要不仅包括生理需要,还包括心理、情感需要。关于这些需要不能得到满足对健康的影响,美国人本主义心理学家马斯洛的阐述很精彩,概括地说:安全和保障、从属关系、爱、尊敬、自尊、同一性和自我实现等基本需要不能得到满足会引起人们的某些疾患和缺失病。

(3)负性情绪对机体的影响

情绪反应与健康的关系极为明显。从神经调节来看,情绪活动既受大脑皮层的调节,又与边缘系统、下丘脑、脑干网状结构及植物神经系统密切相关。其中,边缘系统是情绪活动的中枢,同时,边缘系统又是人体内脏器官和内分泌腺体活动的调节中枢。因此,情绪反应与疾病关系密切。机体如果长期地或反复地处于消极情绪状态,可使躯体某一器官或某一系统发生功能紊乱。表现在循环系统为血压升高或降低、心率增快或减慢、心率失常、心悸、颜面潮红或苍白、发冷发热、晕厥等;在消化系统表现为厌食或贪食、恶心、呕吐、腹胀、肠鸣、腹泻或便秘等;在呼吸系统表现为胸闷、气短、咳嗽、哮喘等;在泌尿系统表现为尿频、尿急、多尿或排尿困难、尿潴留等;在皮肤系统表现为皮炎、皮疹、瘙痒、脱发、白发、斑秃、多汗、局部浮肿等;在内分泌系统表现为甲状腺机能亢进或减退、肥胖症、糖尿病等;在生殖系统表现为性机能亢进或减退、阳痿、早泄、阴冷、经前紧张症、月经不调等。同时还出现相应的生化变化,如中枢神经系统递质儿茶酚胺和肾上腺皮质激素等的变化。

（4）语言暗示对健康的影响

语言的暗示作用,不仅能影响人的行为反应,而且能影响人体的生理、生化机能。消极的语言暗示影响能扰乱人的心理与行为,破坏人体的生理生化功能,恶性的语言暗示甚至可成为致病因素。医源性疾病常是由于医护人员出言不慎形成对患者的不良暗示造成的。某些神经官能症,往往也是由于暗示作用引起或加重的。在催眠状态下,暗示的作用尤为明显。伪气功荒谬的理论,对易感人群产生的恶性暗示,会导致致病甚至是致命的恶果。

2. 心理因素对疾病的影响

（1）原发性心理病因

原发性心理病因往往决定一部分疾病是否发生。在分析这部分疾病的病因和发病机理时,常常可以观察到心理因素和生物因素在相互起着作用,但心理因素是主要的致病因素或主要诱因。例如在神经官能症、反应性精神病中,心理因素是主要的致病因素;在精神分裂症、某些脑器质性精神病中,心理因素则是主要诱发因素。由于原发性心理致病因素直接或首先作用于脑,病理改变主要在脑,所以各种心理过程如感知、注意、记忆、思维、情绪、情感、意志、行动等都可以出现不同程度的障碍。自我意识也可以发生障碍,例如不能理解自身与环境的关系,致使各种心理活动发生紊乱,生理和心理的统一性遭到破坏,出现各种精神症状和躯体症状。

（2）并发性心理病因

并发性心理病因往往影响一部分疾病的程度和表现。这部分疾病的致病因素主要是物理、化学或生物性的,致病因素直接作用于大脑以外的躯体各系统器官。心理因素在发病机理中起着程度不等的作用,其中心理因素起重要作用的那些疾病就称为心身疾病。这部分疾病的患者的临床症状或多或少表现为某种程度的心理障碍。如患者在得悉身患不治之症时有恐惧感，有时甚至产生多疑、思维混乱等精神症状。即使致病因素中未发现明显的心理因素，患者因感染、中毒或发热影响大脑功能时，也会出现意识模糊、恐惧情绪、视听幻觉或被害妄想等精神症状。

（3）继发性心理病因

继发性心理病因往往影响一部分疾病的进程和转归。心理因素在这部分疾病的发生之前，不发生作用。但在疾病过程中，由于患者的个性特征和对疾病的主观评价所造成的心理紧张状态，或称继发性的心理病因却影响着疾病的进程。例如，一事故引起的股骨、颈骨折患者，因对外伤及其后果全无心理上的准备，一旦面临如住院费问题、残废问题、工作前途问题等困难处境时，便会产生复杂的心理状态，诸如焦虑、急躁、苦闷等消极情绪就会影响下肢血液循环，延缓其愈合过程。术前有轻度焦虑者，反映患者心理适应能力正常，对手术效果会产生好的影响；如焦虑严重，反映患者心理高度紧张，对手术效果会产生不良的影响。有的患者并无焦虑主诉，却有心悸、出汗等症状，这是强压内心恐惧的表现，会影响术后的心理适应。还有些患者，对手术的危险性和术后并发症的可能性及康复的过程性缺乏足够的心理准备，一旦发生预后不良情况，常引起严重的身心反应。手术前后患者消极的或负性的心理活动常常影响患者整个身体的机能状态，成为手术不能顺利进行，出现并发症或推迟创口愈合和延缓机体康复的重要继发性病因。

（三）身心治疗的整体协同

1. 身心治疗协同原则

（1）疾病过程是躯体和心理的统一

对躯体疾患与心理疾患的相互制约关系，人类在医学活动实践中早已有一定的认识和经验。古希腊著名医学家希波克拉底说过：了解人比了解病更重要。中国医学认为形与神是相互联系、相互影响的。在一定条件下，心理因素能改变生理活动，可利用情绪对内脏功能的影响，通过精神因素调动机体与疾病作斗争，从而达到扶正祛邪，使身体康复的治疗目的。历代名医非常重视心理治疗，许多设计巧妙且行之有效的心理治疗方法诸如以情胜情疗法、劝说开导疗法、移情易性疗法、释疑解惑疗法等，至今仍在民间流传。

现代医学认为，人是躯体和心理的统一体。在躯体受到侵害的同时，心理亦遭受到恶性刺激。心理在过强过久的应激过程之后,也会成为躯体疾病及其进一步发展的原因。疾病过程同时体现在躯体和心理两个方面:①躯体疾病是器官的器质性病变或出现病理变化,病变的器官可以导致机体调节机制紊乱,甚至导致心理活动异常。如果病变器官是大脑,将直接导致心理功能障碍;如果病变发生在与大脑密切相关的器官,如心、肺、肾和内分泌腺等,同样能引起脑细胞功能障碍。②激发心理异常。例如,95%的爆发性肝炎患者具有突出的特征性精神症状:性格和行为的改变、睡眠规律的紊乱、易怒、恐惧、烦躁不安、尖叫或谵妄、精神错乱、扑翼样震颤等。这是爆发性肝炎最具有诊断意义的早期中枢神经系统表现。意识障碍出现的早晚和严重程度与肝功损害程度相一致。这说明疾病过程中的躯体疾病和心理疾病这两个方面是密切相关、不可分割的。

(2)治疗是躯体治疗和心理治疗的协同

躯体治疗和心理治疗协同性原则的主要内容是:患者在躯体疾病的状态下,必然伴随不同程度的心理改变甚至并发心理疾患。患者躯体疾病和心理疾患相互影响、相互作用,在不同的疾病过程中,心理治疗和躯体治疗的关系可能有主次地位的互换,但不可能是有无关系的取舍;从联系的观点和整体的观点出发,在进行躯体治疗的同时应积极进行心理治疗,把心理治疗视为治疗的有机组成部分。

(3)心理治疗与躯体治疗是相辅相成的关系

心理治疗与躯体治疗相互联系、相互渗透、相互配合,才能使治疗取得最佳效果。心理治疗可以消除和减轻躯体治疗的副作用,保障治疗的顺利进行;心理治疗可以改变和缓解躯体疾病中如疼痛、腹胀、食欲减退、恶心呕吐等一些症状;心理治疗能调整患者紊乱的精神状态,使其心情放松或愉快地参加、配合治疗;在一定条件下,心理治疗往往可以取得躯体治疗措施难以取得的效果或增加躯体治疗的疗效。当然,这种增效功能和配合功能是双向的。一般而言,躯体治疗不仅是心理治疗取得效果的条件,而且在许多情况下,躯体治疗的效果如何,还直接决定了心理治疗作用的大小。

任何治疗方法都有自己的局限性,心理治疗也是这样。心理治疗的确是治疗疾患的一种有效方法,它有其他治疗方法所没有的特殊疗效——通过改变患者的精神状态来提高机体免疫功能,配合躯体治疗,加快患者的康复。但是,不能用心理治疗代替其他治疗方法,或过分强调心理治疗而排斥其他疗法。

2. 心理治疗的人文医学分析

随着社会的进步、科学技术的发展、生活方式的改变和社会竞争的加剧，人们的心理负荷及心身应激增强，患心脏病、恶性肿瘤、脑血管病和高血压等"文明病""社会病""心身疾病"的人数比例越来越大。大量调查发现，在目前许多国家的疾病发生及致死因素中，心理因素、社会因素等占了三分之一到三分之二之间，而由病毒、细菌、寄生虫等生物因素引起的疾病少了二分之一以上。过去频频发生的传染病、营养缺乏病对人类健康的威胁也小了许多。由于危及人们健康的疾病性质的改变，疾病谱和死亡谱也发生了相应的变化。因此，仅以物理学、化学分析为手段，采用化学药物和外科手术等方法治疗疾病，已不能满足临床实践的需要。

身体的生物属性、心理属性和社会属性三方面是相互联系、相互作用、相互影响的。生理和心理是同一机体的两个不同方面，心理反应与生理反应是同时进行的。躯体受到创伤后会留下伤痕，同样，精神受到创伤后，也会留下伤痕，人不仅会患有躯体疾病，还会患有心理疾病、心身疾病。躯体生物学疾病中，有心理和社会方面的原因，某种疾病的直接原因可能是生物性的，但心理和社会因素可以影响人的抵抗力和生物学致病因素的暴露机会，从而起着重要的调节作用。人患躯体疾病后，其心理和社会功能也会受到影响。因此，任何疾病的诊断和治疗，都应考虑患者躯体和心理两方面的因素。

人们越来越清醒地认识到，躯体疾病影响着患者的心理，而各种心理反应又可积极或消极地影响躯体疾病的进展。如在躯体疾病中，有两个方面需要心理治疗服务：第一，在躯体疾病中存在很高程度的精神病流行，特别是焦虑和忧郁。据一项研究报告显示，癌症患者与正常人心理障碍 MMPI 评分有极其显著的差异（P<0.001），而且男女之间没有差别。还发现 90% 的患者有忧郁和焦虑症状。这个结果说明癌症患者除了需要在临床医生的帮助下去战胜躯体疾病及其症状，还需要有心理医生帮助去应付由躯体所带来的心理压力和冲击。第二，没有人能够对威胁生命的疾病做好充分的应付准备，同时伴随产生的问题包括恐惧、社会孤立、能力丧失、处理治疗所带来的复杂事情、就业机会减少等。因此，认识和掌握患者的心理特征及发生、发展规律并在患者的手术治疗、药物治疗中时刻配合以心理治疗，将会有利于疾病向着好的方面转化。患者的心理活动是十分复杂的，但并不是没有规律可循的。疾患是患者的应激源，它使患者感到可能丧失或即将丧失生命、健康或其他有价值的东西。面对这种精神上的冲击，有

的患者紧张不安,削弱了抵抗力,降低了机体的免疫反应能力,使疾病恶化;有的患者绝望消极,精神崩溃,使病情急转直下;有的患者被遗弃感和孤独感十分强烈,建立正常的医患关系十分困难;有的患者对自己的疾病和诊断猜疑心重,或情绪忧郁(向内投射),或怨天尤人(向外投射),拒绝治疗;有的患者顾虑重重,整日笼罩在恐惧心理的阴影之中。他们怕痛、怕死、怕残废、怕失去爱、怕失去强壮、怕失去正常生活的能力、怕连累家庭、怕家人子女生活无着等。医务人员心理治疗的立足点就是要把患者从以上种种烦恼中解脱出来。

(郑爱明)

四、健康与疾病

健康、亚健康与疾病是一组标志身体生存状态的人文医学范畴。健康和疾病是医学家和哲学家关注的元问题,亚健康是生命体存在的重要的中介状态。健康、亚健康、疾病之间的关系,是人文医学研究的基本问题之一。

（一）健康

健康,是生命体生存的正常状态,也是人文医学的本体问题。从古代到现代,哲学家和医学家们对这个问题孜孜不倦地进行探索,正说明了这一点。古希腊的医学家已经开始研究健康问题。阿尔克梅翁认为,健康是一些成对的相反因素诸如潮湿与干燥、冷和热、苦与甜之间的平衡。在这些成对的因素之间,只要有某一种因素过量了,或者占了统治地位,失去了平衡,就是疾病。20 世纪美国科学家坎农也把稳态和平衡作为衡量健康与疾病的标准。

1. 健康范畴的内涵

（1）健康不仅是生理学的定义

健康一词(health)在古代英语中有强壮(heal)、结实(sound)和完整(whole)之意。《现代汉语词典》这样界定健康:人体生理机能正常,没有缺陷和疾病。这实际上是个生理学的定义。健康不仅仅是没有疾病,美国著名医学家杜波斯指出,健康与没有感染不是同义语,因为尽管宿主外表健康,但常常感染潜在的病原体;同样,一个人身体强壮,能够抵抗感染,应付物理环境的变化,但如果他有精神症状或有严重的心理障碍,就不能说他是健康的。

（2）健康不仅是医学的定义

世界卫生组织 1948 年在《世界卫生组织宪章》的"序言"中指出,健康不是没有疾病和病痛,而是个体在身体上、精神上、社会上完全安好的状态。1978 年 9

月又在《阿拉木图宣言》中重申,健康不是疾病与体弱的匿迹,而是身心健康、社会幸福的完好状态。WHO的健康定义不仅是一个医学定义,而且是一个社会学定义。这一健康概念的内涵大大超过了生物医学的范围,把人体的健康与生物的、心理的、社会的关系紧密地联系了起来,体现了医学模式转换的基本精神,成为社会进步的一个重要标志和潜在动力。

2. 健康范畴的拓展

健康是医学中最重要的基本范畴之一,从人文医学角度而言,健康概念的内涵必然由个体向群体、社会、人类拓展。

(1) 个体的躯体健康、心理健康和社会适应良好

个体躯体健康的基本标志是躯体形态结构正常,功能活动正常,机体的各个脏器、各个系统能正常发挥其功能作用,保持机体的稳态,具有进行日常生活和社会活动的能力和充沛的精力。

二十世纪五六十年代,美国人本主义心理学家们对心理健康的问题进行了很有见地的研究。哈佛大学心理学家奥尔波特的"成熟者"理论、人本主义心理学家马斯洛的"自我实现者"理论、人本主义心理学家罗杰斯的"功能充分发挥者"理论、人本主义心理学家弗洛姆的"创发者"理论、铂尔斯的"此时此地者"理论等,从不同角度论述了人本主义心理学派关于心理健康的基本观点。尽管他们的心理健康观各有独特之处,但以下几个方面的认识是基本一致的:生活目标积极向上、自我意识正确、情绪健全稳定、具有社会责任心、人际关系良好。

心理健康就其要义而言,是个体的心理活动在社会实践的推动下,不断向社会所要求的精神文明渐次发展的过程。心理健康的内容具有社会历史性,心理健康在不同的社会条件下,在不同的历史时期,具有不同的要求。心理健康的标准具有相对差异性,心理健康是以同一年龄阶段人们的心理发展水平为参照系的。况且,个体差异、地区差异、民族差异、文化差异、国别差异等,都提示我们,心理健康的标准是相对的,是允许有差异的。考虑到心理健康内容和标准的特点,心理健康的基本表现可归纳如下:世界观科学,人生观积极向上;思维不走极端,认知功能正常;情绪稳定,反应适度,具有精神创伤康复能力;个性无畸形发展,意志品质健全;自我评价适当,自我意识正确。

每个人都在一定的社会环境中生存,对社会环境的适应能力是人的健康的主要内容之一。社会适应良好表现在:人际关系协调、有社会责任心、社会角色扮演尽职、行为合乎社会道德规范。

社会适应良好并不意味着在任何情况下对社会环境的简单顺应,因为社会环境的内容不全是都有利于人的健康的。对社会环境中丑恶、陋俗、愚蠢和缺陷,非但不能适应,而且要抵制、超越。正是在此意义上,马斯洛说:健康——超越环境!

躯体、心理和社会并不是健康彼此孤立的三个量度,而是相互作用的一个整体。一般而言,躯体健康是心理、社会健康的物质基础,心理健康有利于躯体健康和社会角色的成功扮演,而社会适应良好是个体身心健康的重要条件。

(2) 群体、社会、人类的"大健康"

个体的社会适应状况不仅受到个体躯体、心理状况的制约,还受到社会化过程中多种因素制约,诸如家庭教育、群体关系、社区环境、社会文化、社会风气、婚姻和家庭状况、个人事业的成功与否、处理人际关系的技术、对社会变迁的适应能力、处理角色冲突和角色脱离的能力等。因此,个体社会适应是通过个体与群体、社会之间的关系表现出来的复杂问题。

健康本质地具有人类的整体意义,绝对意义上的个体健康是没有的;离开群体、社会和人类健康来谈论个体健康,是不彻底的。"大健康"的概念,正是将人的健康问题放在个体与群体的关联之中,在人类和地球村的语境中来透视人的健康问题。

大健康观念追求的目标是人类的健康。正如优生优育、环境保护一样,免疫不再是个体性的、家庭性的,而是群体性的、社会性的、全球性的,全球免疫率达到 90% 以上,才能控制传染病的流行和蔓延。

大健康的观念,极大地拓展了医学的时空;医学对人的生命关爱由此可以触及不同的层面和不同的角落,使医学的人文品格获得全面提升。归根到底,维系人类生命的健康是医学最根本的目的所在。医学的理论体系(包括医学哲学)从人类生命健康这个逻辑起点出发,最终回归至人类生命健康这个逻辑终点,实现群体、社会、人类的大健康,才能真正完成医学的历史责任。

(二)亚健康

1. 亚健康范畴

WHO 的健康定义对当代医学发展产生了很大的影响。20 世纪 80 年代以来,国内关于健康状态和疾病状态的研究不断深入。在讨论健康和疾病之间是否就是非此即彼的问题时,鲁逐荣和方学韫两位学者指出,在疾病状态之前,存在着一个"病前状态"。[73]苏联学者 H.布赫曼将"既不是健康,也不是患病的中间状态称为'第三状态'或亚健康状态",形成了第一状态——健康、第二状态——疾病、第三状态——亚健康的"三状态说"。[74]自 20 世纪 80 年代至今的 40 多年间,"国内外的一些社会学、伦理学、医学界学者,纷纷发表有关'第三状态'问题的著述,已逐渐为医学界和其他有关学科所接受"[75],"第三状态——亚健康"的概念在各种场合中和不同载体上被广泛使用。生命"三状态说"反映了医学的进展,揭示了健康、亚健康和疾病等概念的内涵及其相互关联,拓宽了医学的视野,有利于社会进步,具有重要的科学意义。

亚健康和亚临床疾病既有区别又有联系。亚健康的趋向可以指向疾病,也可以指向健康,假使是指向疾病,可能会有一个进展过程才可检出结构和功能异常,才会出现症状和体征。亚临床疾病属于疾病范畴,其趋向指向疾病;亚临床疾病体检往往缺乏阳性发现,也缺乏患者的主观陈述的支持,但辅助检查却可获得重要线索。目前,国际疾病分类已经承认这种亚临床疾病,如无症状缺血性心脏病,这种疾病没有症状,但根据心电图可做出诊断。但亚临床阶段和亚健康一样,是疾病与健康相互联系的一种表现形式。

2. 亚健康状态

依据生理—心理—社会医学模式,亚健康包括生理方面、心理方面、行为方面和道德方面的内容。

生理方面的亚健康状态是指躯体健康态与疾病态界线很不清楚,在一个相当长的时期内,各种仪器和生化检查很难发现阳性结果,仅仅感到躯体上的不适,如困倦乏力、睡眠障碍、肌体酸痛、机能下降、功能紊乱等。

心理方面的亚健康状态是指人们在心理上、精神上和情感上受到纷扰和陷入困顿的状态,如焦虑、忧郁、烦躁、恐惧、冷漠、无望、情绪失控等。

行为方面的亚健康状态是指人们在行为上经常性的失范的表现,如不符合社会规范、失当、无序、有损文明的种种行为。

道德方面的亚健康状态是指人们在思想道德方面存在与主流文化相背、不利于社会和自身发展的取向,如价值观上的偏差、思维方式上的混乱、道德观上的颓废等。

亚健康还包括衰老尤其是过早衰老所致的机体及心理上的退行性改变而引起的种种不适感。各种亚健康可以发展为某种疾病,但也可以仅是种种不适而不发病。这种状态,既不属于健康,又难于发现疾病,而处于健康和疾病的临界状态,亚健康状态是健康与疾病相联系的中介环节。

在生存环境中各种因素的综合作用下,人的生命存在在多数情况下是处于中介状态——亚健康,而不是健康—疾病的两极对峙。据世界卫生组织一项全球性的调查报告显示,全世界真正健康者仅为 5%,经医学检查、确定为患者的占 20%,75% 的人处于亚健康状态。因此,亚健康状态是人的生命存在的重要的中介状态。中老年人是呈现亚健康状态的主要人群,中年早衰和社会年龄结构老龄化等因素直接影响人的生命存在状态。40 岁上下的中青年承受的社会压力最大,他们是亚健康的高危人群;步入老年的人群原本就处于生理性衰老阶段,心身失调日趋严重,他们是亚健康的高发人群。

随着社会进步和医学的发展,对亚健康的研究将是医学研究的重点之一。亚健康观念将对临床医学、预防医学和全球卫生保健的发展起重要的促进作用,如有利于对疾病发展过程的深入理解,有利于提高早期诊断水平,有利于促进 Ⅱ 级预防的落实,有利于医学模式转换在医学实践中的实现等。更重要的是,亚健康观念的出现,说明医学关爱的目光已经由患者身上转而触及亚健康人群和健康人群,这是贴近医学终极目的的重要标志。

(三)疾病

1. 疾病观念的演进

(1)实体要素疾病观

人们对疾病的最初解释,往往用超自然的方式,从多角度予以说明。国外学者总结了五种最初的观点:①疾病是魔法引起的。人们普遍相信某些人是死于所谓的"黑色魔法",它可以直接置人于死地或具有超自然的力量。②疾病因某些社会禁忌而产生。这可以从古代文人的笔下找到佐证,如"傻人由于冒犯了神灵和它们自身的邪恶,而遭受了痛苦"。③疾病因某些事物的侵犯而引起。通过魔法,诸如骨头、毛发、衣物碎片或鹅卵石,都可以侵犯人体造成疾病。④疾病来源于超自然的力量。发疯是因为魔鬼附着在人的体内,癫痫是因为精灵抓住了人的灵魂。⑤疾病是由于迷失了灵魂。使用魔药或咒语可以使一个人迷失灵魂。很多情况下持上述观点的人们把疾病看成是一种独立于人体而存在的实体。这种疾病观有以下两种主要形式。

异己实体侵入说。这种从外部获得病原实体的概念是实体要素疾病观的主要形式之一。引起疾病的实体可分为自然的和超自然的两大类。澳大利亚的一些部落认为,疾病是由于魔术的作用使木片、骨片或石头等异物进入患者体内,巫医的任务就是用魔法将之取出,使患者痊愈。古代希腊人认为,瘟疫是盛怒的阿波罗向人们投来标枪而散布的。异物通过发怒的神或通过巧妙的魔术引入，可用来解释突然发作的急性疾病。另一种则是超自然的实体，如恶魔、鬼神占有了患者，通过患者的身体来说话和行动，如说胡话，在床上跳起来等，用来解释高烧、谵语或其他精神错乱。

生命要素缺失说。实体要素疾病观的另一种主要观点是认为疾病是由于患者缺少了生命所不可缺少的要素，如灵魂、本质等。澳大利亚的某些部落认为，这种不可缺少的生命要素存在于肾的脂肪中。《圣经》中的约伯曾诉说他的肾遭到了腐蚀，这种缺失是由魔术或巫术造成的。

实体要素疾病观把疾病看作是一种存在，是敌人，是一种异己的、可以和患者分开的实体要素，具有直观性的特点。在以这种疾病观为基础的原始医学中，经验的、魔术的、宗教的因素奇妙地结合在了一起。后来，经验的因素发展起来，它力图排除神秘主义，以观察和经验为基础。但它也认为疾病是由外来的实体造成的，不过，外来的实体不是超自然的力量，而是动物和寄生虫。非洲有些班图族人的部落，还有古埃及的某些部落的人都是这样认为的。在那些地方，蠕虫病十分普遍，人们注意到虫离开患者的身体，患者就恢复了健康，他们认为这是由于虫夺走了营养而造成了疾病。医学再发展一步，它必须找到一种在理论上足够强有力的思想武器和巫术的思想体系相抗衡，而古代的自然哲学便提供了这样一种思想武器。

（2）自然哲学疾病观

医学从哲学中独立出来之后的相当长的一个阶段，在理论上仍然依附于哲学。自然哲学疾病观是借助哲学范畴或哲学理论来解释疾病的发生、发展和转归的学说，例如以下学说：

体液失调说。希波克拉底四体液学说认为疾病是四种体液之间比例失调的结果，如感冒、胸膜炎、肺炎、咳嗽是由于粘液过多引起的，黑胆汁的积聚是形成肿瘤的原因等。

血液败坏说。罗马名医盖伦认为，疾病的原因在于体液的败坏（主要是血液的败坏），体液发生改变则是由于神灵的作用。盖伦认为物质和神灵的双重因素是导致疾病的原因。

精气失常说。中医学认为精气失常是疾病的根源。由于气是抽象的哲学观念，对如何准确把握健康与疾病的标准，只能以个体的疾病症状来推断气的虚实或气的运动是否失调。

微孔堵塞说。古希腊哲学家德谟克利特提出了著名的原子论,认为世界的万事万物都是由微小的、看不见的微粒——原子组成。这些叫作原子的微粒不断地在虚空中运动,并以其排列组合的不同方式构成不同事物。当时的医学家阿斯克列庇奥斯根据哲学家德谟克利特的原子论提出:人体也是由原子构成的,即由微粒和微孔组成,并由不可见的管道连接。微粒和微孔的恰当关系构成健康的平衡状态,微孔堵塞、扰乱平衡,就会引起疾病。

自然哲学的疾病观借用自然哲学范畴和学说来解释疾病,虽然具有直观性和思辩性的特点,但却是人类对疾病认识的重要进步。

（3）自然科学的疾病观

随着医学从中世纪的神学枷锁中得到解放以及解剖学、生理学、化学、生物学等学科的发展,逐渐形成了自然科学的疾病观。自然哲学的疾病观和自然科学的疾病观的主要区别在于:前者尽可能用推测和类比制定一个体系,解释和说明一切,尽可能不留下任何空白,在不知道事实联系的地方,代之以幻想的联系。后者的解释尽可能用观察和实验来加以证实,得不到这种支持就留下大片空白,运用假说来建立一座推测的桥梁,以获得新的观察和经验,例如以下几种学说:

理化指标改变说。16—17世纪的医学物理学派的医学家们,认为人体与机械相似,以机械力学的观点来论述健康与疾病,把疾病的本质归结为机体各个组成部分机械性联接的改变,物理指标是健康与疾病区分的客观界线。医学化学学派的医学家们认为疾病是由于机体体液化学成分改变造成的,体内化学成分改变的程度,是健康与疾病的界线。

器官组织异常说。18世纪的意大利病理学家莫尔干尼认为疾病有明确的位置,这个位置是器官。疾病是由器官中的病理变化引起的形态学上的异常改变。法国病理学家比夏进一步研究,认为疾病的位置不是整个器官,而是疾病所侵袭的某些组织,症状是由组织中的变化引起的。

细胞损伤说。19世纪中叶,施莱登、施旺提出了细胞学说。细胞理论被迅速运用到医学领域。德国病理学家魏尔啸观察了细胞在疾病条件下形态改变的大量事实材料,创立了细胞病理学,指出疾病的本质在于特定的细胞损伤,疾病是细胞对于异常刺激的反应,疾病过程在于细胞内部活动的障碍。

特异性病因说。19世纪后半期,医学进入"细菌医学时代"。法国生物学家巴斯德和德国医学家科赫证实了传染病是由病原微生物引起的。他们的发现被赋予普遍意义,形成单一病因观念并成为当时健康与疾病观念的基础。这种观念认为,特异性病因引起特殊疾病,疾病是特定病菌入侵人体的结果。

自然科学的这些疾病观是人类与疾病斗争史中的重要里程碑,在医学发展中具有重要地位和意义;但同时也具有机械性、片面性的特点。

(4) 现代医学的疾病观

20 世纪的医学正在超越分别地、孤立地认识人体和疾病的阶段。在方法学上呈现出在分析的基础上走向辩证综合的特点。如以下几种学说:

稳态失衡说。20 世纪 20 年代,美国生理学家坎农在"内环境"概念的基础上进一步提出了"内稳态"概念。他认为机体是一个由特别不稳定的物质构成的开放系统,在进化过程中获得了对内外环境的自然调节、控制的能力。一旦这种能力受到破坏,就导致机体相对稳定性的破坏。稳态的保持就是健康,稳态不同程度的破坏就是疾病,甚至是死亡。

应激反应说。20 世纪 30 年代,加拿大科学家塞里提出了应激学说,指出为了适应各种环境的刺激,垂体—肾上腺皮质系统的机能会发生变化,产生应激反应。过强、过久、过重的应激反应,会导致内稳态的破坏,造成疾病。

自控紊乱说。20 世纪 40 年代,维纳等人提出了生物控制论,认为人体是个完整的自控系统,人体内环境的稳定靠各种反馈作用来实现,特别强调负反馈在内稳态调节中的关键作用。疾病是机体自我调控的紊乱。这个理论把坎农的"内稳态"概念深化了、数学模型化了,并从生命科学中提取了"反馈"特别是"负反馈"的概念,使内稳态的调节得到了科学的解释。

耦合错失说。贝塔朗菲于 20 世纪 30 年代创立了系统论,按照系统论的观点,人体的健康是人体系统各层次结构和功能耦合的结果,疾病则是局部损伤导致的整体功能耦合错失。

分子病理学说。分子病理学说认为疾病发生机制都可以也应当在分子水平上进行研究并找到解释。例如,在分子水平上可以揭示内分泌疾病的病因和发病机制。内分泌疾病是以激素的过剩或不足或功能异常为特点的临床症候群。凡各种原因引起的激素合成、分泌的异常,激素的灭活、排出障碍以及激素作用异常、反应异常均可引起内分泌疾病。分子病理学研究认为,基因表达的异常和基因突变可引起激素合成和激素性状的异常。因此,控制激素及其受体生物合成的染色体基因点位的阐明,对于某些内分泌疾病发病机理的揭示,有着明显的意义。

进化代价说。以上关于疾病的学说,都是现代医学思维方式的产物,均从追溯疾病近因的角度考虑疾病问题。如果从追溯疾病远因的角度考虑,我们可以看到,疾病不仅根源于患病时内外因的相互作用,同时,疾病还是人类进化过程的产物。为了获得存在、生殖的最大利益,人类不断适应环境,在进化过程中使自身的结构和功能,包括修复、免疫、自愈等能力发展得十分精致、合理;但同时,人类的结构和功能方面又存在着许多不足甚至是严重的缺憾。这是自然选择的结果,往往也是人类患病的深层次的原因。诚然,自然选择是向着所谓最佳化的方向发展的,在生理学中可以找到上百个体质性状特征被塑造成接近最佳值的论证:骨的大小和形状、血压的高低、血糖水平、脉率、青春发育年龄、胃的酸度等。如同工程师的设计,进化过程中也经常需要采用折中方案,这种折中方案不可能是尽善尽美的,在必须付出一定代价的同时,被精确地定位于获益的最大值上。例如,引起焦虑和恐惧的基因的保留,当然会导致机体的不适和疾病;但如果人类没有焦虑和恐惧,恐怕并非幸事——就像不知道害怕的兔子难逃厄运一样。美国学者 R.M.尼斯和 G.C.威廉斯在《我们为什么会生病》一书中指出,疾病是人类在进化过程中获取某种利益的一种代价。

人类对疾病的认识是一个由浅入深、不断发展的过程。综观疾病观的历史发展,大致可分为三大类:本体论疾病观、生理学疾病观和进化论疾病观。古代,中西方本体论疾病观和生理学疾病观几乎同时萌发;进入近代,呈现出本体论疾病观—生理学疾病观—本体论疾病观的发展轨迹。进化论疾病观从达尔文的进化论中萌发,最近又有新的发展。

本体论疾病观着眼于结构的破坏,认为疾病的本质在于外在实体(病原体)、内在结构(细胞、组织、器官)的损伤;生理学疾病观着眼于功能的紊乱,认为疾病的本质在于正常生理功能的紊乱。前一种观点为器官病理学、细胞病理学和生物病原学的疾病观点所支持,并得到了发展。后一种观点为体液病理学的疾病观所推崇,并为以后的自稳态学说、应激学说的疾病观所发展。进化论疾病观从进化史的角度,从疾病发生的远因的角度来说明疾病的发病机制。对于习惯从近因来分析疾病的当代人,这种分析方法有着特殊的意义。

2. 疾病范畴的内涵

从身体哲学的角度,疾病范畴可以概括如下:疾病与身体同在,是身体存在的一种方式;疾病以显性和隐性的方式与生命过程相伴,是身体向死而生的里程碑。疾病是建构躯体健康的预设条件,没有病原体一次又一次的侵扰,躯体的免疫能力、抗损害能力、修复能力就难以形成;疾病是对身体和生活的一场考试,是与疾病共在过程中提升身体的韧性还是陷落身体疾患与精神病患交缠不已的局面,某种情况下不仅仅取决于躯体素质和致病因素,还与人们对疾病的认识和心态有关。疾病给身体带来病痛感受的同时,还给人类带来了对生命价值、生活态度的体验和反思。疾病不是异已的力量,将疾病视为敌人企图斩草除根、建立永久健康的世界,不仅是无法企及的,还是肤浅的;将个体疾病视为灾难而过度医学干预、永续无病无恙状态,不仅是无法实现的,还是有害的。

从医学哲学角度看,疾病范畴可以概括如下:疾病是机体在某种病因作用下所导致的新陈代谢、功能活动、形态结构发生改变,或机体内部不同部分、不同方面协同关系的失衡以及机体与环境之间的协调发生障碍。

疾病是生物学事件,疾病导致个体或群体躯体产生相应生理或病理反应,并由此产生相应的心理应激力,程度不同地影响社会生活和个体行为,需要个体或群体在生理和心理层面予以应对。

疾病是社会事件,有些疾病有可能是改变历史的全球性事件或改变人类文明进程的事件。疾病,越来越成为需要全人类共同应对的事件,如艾滋病迅速成为了一个全球事件。已经爆发或尚未爆发的烈性传染病已经或将有可能改变人类文明进程。

疾病,相对健康状态而言,是生命存在的异常状态,可能是改变人生的关节点;相对于人的生命过程而言,它与健康、亚健康相伴相生,是人的生命过程中无法替代的环节,从这个意义上而言,疾病也是一个常态事件。

人类与病原体进行的不屈不挠的、全力以赴的战争,彼此从来没有达成双方同意的协调和停战协议。人类发明了抗生素,它能扫荡结核、肺炎和其他许多传染病的细菌,然而,病原微生物很快演化出抵抗抗生素的本领。事实上,像引起结核、淋病的细菌,现在比 20 年前要难控制得多。在人类进化的同时,病原菌也在进化,对抗生素耐受力增强,就是病原体进化的结果。病原微生物为了躲避宿主的防御,往往在进入人体后想方设法潜入细胞内,如衣原体常常躲进白细胞内就像躲进掩体而逃脱被消灭的结局;或者它们改变自己的表层蛋白,以躲过免疫系统的监视;还有的细菌的表面化学物质与人类细胞相似,这种伪装使免疫系统难以识别它们。在人类和病原菌的对垒中,人类不可能永远是赢家,病毒和细菌的进化比人类更快。人类固然可以生产更为精巧、敏感的药物,但这反而会加速病原体进化出更为干练世故的方法来逃避人体的防御。人类可以消灭某一病种如天花,但疾病是永远不会被完全消灭的。健康和疾病之间的对立和斗争,将永远存在。

健康与疾病虽有本质的区别,但又不可分割地联系在一起。在健康与疾病之间,实际上并没有一个"非此即彼"的绝对界线。健康与疾病的区别是确定的,但它们之间又存在一个"中间状态地带",即"亚健康"。疾病和健康相互联系的另一种形式是,两者在一定条件下相互转化。两者转化的条件包括机体内部状态、机体与外部环境之间的关系,也包括人们的价值观念。医学要创造和运用一切条件,阻止健康向疾病的转化和促进疾病向健康的转化。医学的认识和实践,无非是通过一定的手段,认识和把握健康与疾病之间相互转化的规律,促进有利于人类健康的转化。

（刘　虹）

五、医学与社会

医学和人类社会生活的方方面面紧密联系在一起,健康也从个人身体问题转变为社会问题。社会因素之所以非常重要,是因为其对于个体、群体乃至整个社会的健康都发挥着无可替代的作用。社会环境的破坏、社会制度的不完善均可能导致人类疾病的发生,反之,优质的社会环境和良好的社会制度也将更好地预防疾病并促进人类健康。

早在 1894 年,外科医生查尔斯·麦金泰尔(Charles McIntire)在《美国医学学术周报》上就发表过文章,强调社会因素对健康的影响。同时,他在这篇文章中首次提出了"医学社会学"这一名词。[76]随后,社会学者们开始逐渐关注医学问题,或者使用社会学理论研究医学问题,拓宽社会学的解释范围;或者将社会学的思考方式纳入到医学问题分析当中,拓宽影响医学的社会因素分析。

1927 年,伯纳德·J. 斯特恩(Bernhard J. Stern)出版了第一本从社会学角度探讨医学的著作——《医学发展中的社会因素》。[77]第二次世界大战以后,社会医学领域的研究在一些国家得到政府的支持,医学社会学作为一门专业学科得以长足发展。根据美国社会学会的定义,医学社会学提供了一种理解健康、疾病和医疗服务所处社会环境的分析模式,主要研究的问题包括:疾病的主观体验,引发疾病的政治、经济、环境等方面的原因,以及限制医疗服务机构和个人对疾病反应的社会力量等。[78]下面我们以医学社会学的已有研究成果为主要参考内容,分析社会变迁、社会文化、社会制度和社会人口学与医学的关系。

1. 社会变迁中的医学

根据社会学家孙本文的定义,社会变迁,简单来说就是指社会现象的变迁,也即社会现象在不同时间上所发生的失其本相的变动。孙本文指出,社会现象包括物质无机的、生物有机的和文化的三个方面。[79]物质和生物环境的变化、文化的变革可能带来医学模式的改变,甚至是医学技术的革命。根据《2017 中国卫生和计划生育统计年鉴》数据显示,从 2005 年至 2016 年,城市居民主要疾病死亡原因中,恶性肿瘤一直居于首位,其次则为心脏病和脑血管病。这些疾病的发生一方面和当前的生物环境、物质环境恶化有关,另一方面也是因为现代人的生活习惯的改变。以往的营养缺乏、流行病、传染病等致死病因已经逐渐被慢性病和癌症取代。与此同时,这类疾病发生比率的变迁也不断推进着医学革命。比如,2018 年诺贝尔生理学或医学奖授予给了美国科学家詹姆斯·艾利森和日本科学家本庶佑,两人以激发人体免疫系统的方式来抗击癌细胞,创造性地改变了人们抗击癌症的策略。

从医学模式的发展来看,生物—心理—社会医学模式已经逐渐成为当前医学模式的主流。恩格尔强调要重视社会、心理行为等方面因素对健康和疾病的影响[80]。随后他又发表了一系列相关论文,解释具体在临床中如何应用生物—心理—社会医学模式等。在我国,这一医学模式也开始应用于医患沟通、精神疾病治疗、慢性病治疗和学生教育培养等领域。

2. 社会文化中的医学

宏观来讲,医学本身也属于一种文化现象,是人类文明的重要组成部分。[81]人们的健康观念、健康行为、疾病观念和治疗意识都深受当地文化的影响。在全球医学知识趋于同质化的今天,这种本地文化的影响性越来越弱,但仍广泛存在。

我国的中医传统就在很大程度上受到了道教的影响。比如说中医中的“元气”和“阴阳”等对人体构成分析的医学观念,实际上也是中国文化特有的身体观。再比如,在拉丁美洲的西班牙裔和印第安人中有一种病征非常猖獗——susto。所有受到这一病症折磨的人都出现以下症状:在睡梦中发作,醒后萎靡不振、浑身乏力,对自己的外表和卫生状况都开始漠不关心。鲁贝尔(Rubel)等研究人员发现,这一病症具有文化特殊性。正是文化和器质因素共同作用形成了这个西方医学无法了解的问题。[82]

在全球跨文化交流蓬勃开展的背景下,医学知识和诊疗行为既具有多元性和异质性,同时又具有越来越高的同质性。以女性怀孕分娩为例,不同国家的生育文化存在很大差异。但是,当前住院分娩在全世界各地推广,孕产医学化越来越普遍,各国女性的生育经验也越来越相似。从这个意义上看,医学既是人们创新思维、创造行动的结果,还是社会传统文化积累与沟通的必然。[83]

3. 社会制度中的医学

从医疗制度发挥的社会功能来看,医学社会学家考克海姆(William C. Cockerham)将医院在历史上的发展分为了四个阶段:①宗教活动的中心,②贫民院,③临终者之家,④医学技术的中心。[84]相较于西方而言,中国医学制度化的路径有所不同。我国中医的系统制度化基本发生在新中国成立以后,而且最终和西医体系一同被纳入医院制度当中。同时,我国也是因为受到西方影响形成系统的医学高等教育制度,逐渐发展成为如今的医学教育制度。

从医学与社会的角度出发分析医疗制度的社会学家不在少数。较早分析医学作为社会制度发挥功能作用的是美国社会学家塔尔卡特·帕森斯(Talcott Parsons)。1951 年,他在对社会系统(social system)进行分析的过程中,具体阐述了医学、医疗制度在美国整体社会结构中所发挥的积极作用——矫正越轨行为,恢复社会正常运行秩序。他将医学视为一种应用科学,这类应用科学在制度化后会在社会运转过程中发挥其应有的作用。[85]帕森斯还提出,在医疗制度当中,医生和患者都有特定的角色类型。不光医生具有矫正者的角色,患者也有自己的角色特征。"患者角色"便是在这一背景下提出,这一概念意指那些希望在医院按照医生的指示治愈疾病的人群。他对患者角色的讨论设定了医疗机构控制和修正越轨的功能,假设了一种单一模式的行动者。后期的医学社会学理论在实证研究过程中对其进行了补充,强调患者自身的多元性和能动性。

同样是研究分析医疗制度,有的研究者则采用了不同的方法。1961 年,美国社会学家戈夫曼一改帕森斯这种宏观结构功能视角的分析方式,深入到医院制度内部进行参与式观察、访谈,着重展示其内部的社会互动过程和结果。在此基础上,他提出了"总体性制度"的概念来分析当时美国社会的精神病院,其特定的流程和环境构成了一种特殊制度,这种制度设计专门用来规训特定类型的人群。[86]

进入当代社会以来,医疗制度越来越同质化。不少学者开始分析医院中的制度主义、官僚主义、消费主义等,从社会制度角度研究和批判医学教育、医疗实践,当前我国社会也越来越强调从医院制度设计的层面提升医疗效率,供给侧改革成为新的制度完善方向。

4. 社会人口学中的医学

社会人口学与医学也有紧密的联系。比如,社会经济地位、教育如何影响一个人的健康状况? 特定种族的人群是否患某一种疾病的几率更高? 性别和一个人的就医行为是否存在关系? 不同年龄面临特定疾病的发病风险存在何种差别? 如何提升一个社会中老年人的健康水平? 等等。这一类问题也可以说是从社会学、人口学的角度分析医学中的健康、疾病问题。我们在此以性别、年龄和社会经济地位三个较为常见的变量为例介绍这一内容。

（1）性别

受到性别研究和女性运动浪潮的影响,性别在分析社会人口学与医学的关系中占有重要地位。从性别研究的角度出发,研究者倾向于分析医学中的性别不平等问题。比如男性和女性的差异不仅仅表现在职业社会学的医生职业中特定医学专业的性别差异,如产科工作人员的女性占比较高,外科行业中男性比例较高等;还表现在男性和女性在就医行为上的差异,如男性和女性在就医决策、行为和权力上的差别,家庭医疗决策中男性和女性权力的不平等之类的问题。

还有学者将性别视为一种影响健康、疾病的关键社会人口学变量,纳入医学问题的研究当中。比如不同性别的疾病患病率问题、不同性别的死亡年龄或者死亡率问题等。早在 1970 年,西方社会便普遍流行一种"女性更容易生病,但男性不如女性长寿"这样的说法。[87]我国人口学者根据我国 2010 年第六次人口普查数据分析得出:中国人口平均预期寿命为 75 岁,其中男性预期寿命为 73 岁,女性预期寿命为 78 岁。[88]

（2）年龄

新中国成立以来,我国医疗保健制度不断完善,环境卫生、居民生活水平逐渐提高,中国人的平均寿命也逐渐延长。根据联合国发布的数据显示,1950 年到 1955 年期间,中国人均寿命仅 44 岁左右。而在近年来,我国人口的预期寿命已经达到了 75 岁。

和世界上大部分国家一样,我国也逐渐步入了老龄化的状态。老龄化即年长人口数量增加、年轻人口数量减少,造成一个社会中老年人口比例较高的情况。无疑,老龄化的人口趋势将给世界各国的医学和医疗卫生保健各个方面都带来新的挑战。"成功老龄化"由国外学者哈威格斯特（R. J. Havighurst）提出,即老年群体如何在老龄化过程中实现"成功"。[89]在关于这一问题的研究中,医学将从预防性医学和健康提升等方面发挥不可替代的作用。

（3）社会经济地位

社会经济地位指的是对一个人的经济水平、教育水平和职业地位的综合评价，是一种衡量个人社会地位的指标。不少研究都已经证实，社会经济地位影响个人健康。一个受过良好教育的人，更容易学会管理自己的健康并且预防疾病风险；经济收入越高的人，在应对疾病风险和健康保健方面有更多、更好的选择；职业地位越高的人，享受的医疗保障越好，可选择的医疗方案更多样化，其健康水平更佳。也就是说，一方面，社会经济地位直接和医疗保障等预防疾病风险的能力相关；另一方面，客观的社会经济地位也会影响个人对自己阶层的主观认知，从而影响和改变个人的健康行为。处于较低社会经济地位的人往往具有较差的健康水平，同时在疾病风险应对方面能力更弱。已有研究表明，美国社会中的冠心病主要集中在穷人群体当中，这和这一阶层人群的生活习惯、精神状况等都存在关系。

总之，社会人口学中的诸多因素都可能成为影响人们与健康相关医学问题的因素。这一领域的分析将给我们认识医学、健康提供重要的参考。

（邱济芳）

第四节　人文医学认知理论范畴

一、整体与局部

整体和局部是标志身体组成要素空间构成和时间延续的人文医学认识范畴，是理解疾病和患者、向患者提供医学人文关怀的基本的思维方法。

（一）整体和局部的内涵

1. 身体的整体范畴

身体的整体是由机体的各内在要素相互联系构成的统一体及其生命的全过程，是身体的结构和功能、生理和心理及其相互作用的辩证统一。

身体的整体有两个特性：第一，整体联系的普遍性。身体的组成部分之间处于相互联系、相互作用之中；同时与其他事物发生着广泛的联系，不能脱离其他事物而存在，不能同其他事物完全"绝缘"。身体的内部之间的联系和整体之间的联系的普遍性反应了客观事物之间的普遍联系。第二,整体的层次性。身体作为一个统一的整体,在自然界中都有其独立存在的根据。但这种独立存在性是相对的,一方面它是更高层次的组成部分,另一方面又可分解为低一级的不同层次;每一层次都是上一层次的组成部分,同时本身又包含更深的层次;每一层次都有自己的特殊规律。

2. 身体的局部范畴

身体的局部是指组成机体的各个要素、不同组成部分及其生命发展全过程的某一个阶段。例如,对人这个整体来说,消化系统、神经系统、四肢、肠胃等器官就是局部;对于生命的全过程来说,中年阶段也是局部。

身体局部的主要特性是其对整体的依赖性。部分是构成整体的成分,是整体的部分。它依赖着整体而存在,脱离了整体就不成其为原来意义上的部分了。例如,单细胞生物作为一个整体,是由细胞膜、细胞质、细胞核三部分组成,三者紧密联系组成一个细胞整体,这就产生了这三部分对细胞整体的依赖性。脱离了细胞整体,细胞膜、细胞质、细胞核就不再是细胞的组成部分了。

3. 系统论视野中的整体与局部

从系统论的观点来看,身体自身就是一个整体,就是一个系统,但同时又是整个自然系统中的一个要素、一个部分、一个子系统。整个自然系统是由相互联系的各种要素或子系统组成:量子—分子—细胞—组织—组织系统—人体—家庭—社区—社会—生物圈。每个子系统在其功能上是整合的,并且是相对独立的,它也通过反馈作用借助信息流同其他系统发生联系。因而,某一子系统的障碍可以影响其他子系统,首先受到影响的是与其关系最密切的子系统。

(二) 整体与局部的关联

1. 整体对局部的依赖

身体整体对局部的依赖,首先表现在身体的结构上。身体的整体结构,包含着若干组成部分。无机物的组成部分往往是均匀同质的成分的组合,复杂有机体的构成成分是高度分化的,是按照严格的规律和次序排列着的统一整体。

身体整体对局部的依赖,除了表现在结构上外,还表现在功能上,即整体的功能通过各个部分来实现。例如,身体新陈代谢的整体功能就是由各个局部器官的功能活动相互配合协同完成的:消化器官消化食物,吸收营养;肺脏进行气体交换;血液循环将营养物质和氧气运送至全身器官和细胞,并将代谢废物运送至肾脏,经滤过后排出体外;免疫系统抵御外界致病因子的侵袭;感觉器官接受刺激传送给大脑;运动器官接受大脑的指令而完成动作。身体整体的生命活动,就是许多局部器官协调一致活动的结果。因此,整体具有各个部分在孤立状态下所没有的特性,即整体的特征。

2. 局部对整体的依赖

身体局部是整体的组成成分,离开了整体的局部,就不再是原来意义上的局部了。德国哲学家黑格尔说:"不应把动物的四肢和各种器官只看作动物的各个部分。因为四肢和各种器官只有在它们的统一体中才是四肢和各种器官,它们绝不是和它们的统一体毫无关系的四肢和各种器官。四肢和各种器官只有通过解剖学家的手才变成单纯的部分,但这个解剖学家这时所碰到的已不是活的躯体,而是死尸。"[90]

3. 整体与局部关系的复杂性

(1) 身体整体与局部地位和作用的不均衡性。在维持整个生命活动的过程中,身体的各个局部的地位和作用并不是简单的等大、等势的关系。其中有一部分起着主导的、主要的、决定的作用,而另一部分则起着从属的作用。在某些病变部位危及整体安全时,可以摘除病变脏器、截去伤残肢体。但是,对于某些局部,特别是人体的重要器官甚至器官局部的损伤及其处理,往往会成为决定整体性质和发展趋势的关键。因此,脑干出血的严重性要比基底节腔隙性梗塞要大得多。

(2) 身体整体功能与局部功能之和的不对等性。整体的功能和力量不等同于局部功能和力量的总和。由于系统整体的功能以整体结构为基础,而局部组成整体的结构有合理与不合理、有序和无序、最优和次优之分。当局部构成整体的结构处于无序、不合理状况时,其整体功能和力量小于各局部之总和;当局部构成整体的结构处于有序、合理状况时,其整体功能和力量就大于各局部之总和。正因为存在着整体功能等于甚至小于各部分之总和的情况,而我们的目标是要实现系统整体功能大于局部之总和,所以我们需要认真研究局部组成整体结构的合理化、最优化的问题,以提高整体的功能。人体在长期的进化过程中,其整体的结构组成达到了相当合理和精妙的地步。各个部分密切合作,协调一致,合理分工。生命体正常的生命活动,就是依靠各个组织、器官、系统的通力协作来完成的。

(3) 身体局部对整体信息的蕴涵性。自然界的某些局部包含着整体的全部要素,是整体的缩影。这种现象在无机物中是很明显的,如整块岩石,只要是均匀同质的,其中每个局部都是整块岩石成比例的缩小。低等生物的每个部分都包含着整体的发育信息,都可能再生出整体,这已被蚯蚓和海胆实验所证实。高等动物是高度分化、十分复杂的有机体,其生殖细胞保留着全部遗传信息,在有性繁殖的条件下,可以发育成为一个新的个体。高等动物生命体的每一个细胞也带有整体的信息,在一定条件下,这些信息可以表达,这是克隆技术成为可能的基本前提。

4. 局部与局部的复杂联系

(1) 局部的相对独立性。尽管身体的每一个局部都服从于整体,但同时局部具有一定程度和一定范围的自主性和相对独立性。这里的"一定程度"和"一定范围"是指不离开整体的制约。相对独立性意味着局部可以保持着某种特定性状。越是高等动物,其结构、功能的复杂化程度越高,局部的相对独立性的限度越小。低等动物局部的相对独立性可以最大,甚至部分离开了整体还能重建一个整体(如海胆、鞭毛虫、海绵等)。局部的相对独立性,会导致局部的病理变化程度和全身状况之间不一致的情况。如临床上有这样的情况:全身状况很严重,但局部表现却不明显;局部表现很微弱,而全身反应很严重;丧失某个局部器官,而整体状况却不受严重影响。这是由于不同的局部,在整体中的地位和作用不同、与其他局部的关系不同、与整体功能的联系不同而形成的。例如,个体在失去一侧肾脏、部分肺切除、脾切除、扁桃体切除的情况下,仍能维持健康状态,这是整体的代偿能力在发挥作用。但是延脑或甲状旁腺的极其微小的损伤却会引起严重的疾患,这是不同的局部在整体中的地位和作用不同所导致的。

(2) 身体局部与局部之间的相互制约。为了适应整体活动的需要,在局部与局部之间,表现为互为前提、相互制约的一系列相应变化。例如,体力劳动时有关骨骼肌彼此协调地收缩与舒张,呼吸、心跳加快,血流加速,局部肌肉血管扩张,汗腺分泌增加,以提供足够的能量。肾脏排酸时,产氨机能也随着代谢和血液酸碱度的变化而变化,以保持水电解质的平衡,维持内环境的稳定。总之,在人体这个统一整体中,任何一个局部变化都不是孤立的,或迟或早、或多或少都会影响其他局部,最终导致整体变化。

(三) 整体与局部的制衡

1. 局部与整体的制约

任何局部病变过程都是整体性反应,局部的病理变化总是受整体的影响,同时又影响着整体,两者之间存在着不可分割的联系。局部病变和整体状况的对立统一表现在局部病变影响整体状况,整体状况制约局部病变。两者不可分割地联系在一起。

(1)局部病变影响整体状况

局部病变影响整体功能的发挥。在疾病发展过程中,局部的病理改变常常不是孤立的,它可以通过不同途径影响整体功能的发挥,使机体正常的生命活动受到限制、抑制等不同程度的影响。

局部病变导致机体失衡。在致病因子的作用下,机体内各系统的器官往往产生相互协调的作用,建立抗损害的斗争体系,但如果损害力量过于强大、时间持久或机体抗损害力量相对弱小,体内的动态平衡将受到破坏。

局部病变引起全身反应。局部损伤合并细菌感染的炎症反应,临床上局部可有红肿热痛及功能障碍等炎性特征性表现,而且可以由于细菌侵入血液产生毒素引起发热,血液中白细胞有不同程度的上升,网状内皮细胞增生等全身反应。

局部病变引发多系统症状。在侵入血液的细菌数量多、毒力大、机体抵抗力低下的情况下,可引起败血症而出现神经、呼吸、消化等系统复杂多样的临床病象。局部病变导致多器官功能衰竭,导致死亡。胃癌的患者,在病理解剖上,原发灶是胃黏膜上皮的非典型增生形成过度增生的新生物——胃癌肿块;随着病情的进展,肿块可因缺血而坏死、溃疡、出血,刺激神经而引起疼痛感;病情不断进展,这种局部病变可以通过癌细胞的转移影响其他脏器,造成多脏器功能衰竭,最终死亡。

(2)整体状况对局部病变的制约

局部病变往往以整体变化为前提,如局部病变的发生过程是一个受整体环境影响的过程。在休克的早期,往往只有脉搏增快或脉压差缩小,并无低血压或少尿等表现。这是因为心脏输出功能或血管运动功能与循环血容量发生矛盾时,总是先由整体通过神经和体液系统调节心脏搏动和血管运动来进行代偿的。只有代偿不足的情况下,才会出现循环障碍。局部病变往往是整体变化造成的继发性损害,如当机体防御功能健全时,可促进局部炎症的吸收、修复、痊愈;相反,便是局部病灶的蔓延,如风湿热可以造成心瓣膜损坏或局部关节病变,脓毒败血症可以继发肝脓肿等。全身性疾病往往通过局部病变表现出来,如风湿热是一种全身性反应性疾病,但它往往以风湿性关节炎或风湿性心瓣膜病变为主要表现。

（3）局部病变和整体状况的渗透

疾病的局部病变和整体状况相互渗透，如某些病症，既有局部因素，又有全身因素，也可能是全身性、系统性疾病在局部的表现。如有的特发于某个局部，有的是未病早期在局部的表现；有的症状表现既可能是局部因素所致，也可能是系统疾病所致，还可能是两种因素都起了一定作用。例如临床上常见的口腔粘膜疾病，其病因可能是疾病的理化刺激、局部感染、局部创伤，也可能是感染性疾病、营养缺乏性疾病、代谢障碍及内分泌紊乱、血液系统疾病、免疫性疾病等系统疾病。局部病变和整体状况在一定条件下可以相互转化。在整体状况较好的条件下，某些全身性疾病常常表现为以局部病变为主；当病程迁延不愈时，局部变化又会导致全身性的改变。如肾小球肾炎患者，原发灶在肾本身，如果病程迁延不愈，肾单位不断受损，一方面可以由于肾的小动脉硬化造成缺血，肾素分泌增多，钠水潴留而引起全身器官病变——继发性高血压；另一方面，也可以由于代谢物不能从肾排出而潴留体内，从而影响其他组织和器官的功能。

2. 生命信息的整合

生命活动的任何反应，在分子生物学层次上看，都是对信息实现调制和整合的结果，首先是对体内各种激素传递的信息进行调制和整合的结果。在这个意义上说，生命体的任何反应，包括看来似乎纯粹是局部的反应，都是一种整体反应。内分泌现象并非是内分泌系统所特有的，而是各个系统内普遍存在的事实。非内分泌器官的内分泌现象早在 1902 年就被布西利斯（Bsyliss）和斯特斯林（Stsrling）发现了。他们发现的这种激素是胰液素。此后，人们又陆续发现胃肠道、肾脏、心脏、肺等均可以产生内分泌物质，并进一步认识到，相同的器官、系统可以分泌多种不同的激素，不同的器官系统也可以分泌相同的激素。各种激素的作用十分复杂，但可以用传递信息这一功能统一解释。信息的传递，把人体内的细胞与细胞之间、器官与器官之间、组织与组织之间、系统与系统之间紧密地联系在了一起。正是由于这些信使物质在体内的不停运动，传递着来自体内外的各种信息，才使身体真正构成一个有机整体，协调、完美地完成生命的各种机能。

（刘　虹）

二、还原与系统

（一）还原论

还原论在经典物理哲学中一直占统治地位，从分子到原子、原子核、电子、质子、中子，再到夸克，物理学家一直在物质结构中寻找最小粒子。物理哲学的还原论指的是物质世界是由最简单的、不可再分的基本粒子组成的，宇宙的"大厦"是由这些最小的"砖块"构成的。物理哲学还原论的科学体系建构在古希腊哲学家德谟克利特的朴素唯物主义"原子论"和英国经验主义自然哲学家牛顿的"微粒说"基础上，在十七八世纪进一步发展成机械唯物主义。哲学家霍布斯和笛卡尔认为自然世界就像一台精密的机器，甚至可以将人本身看成是一部复杂的生物机器，自然和人体结构的机器可以分解成各个"部件"，还原之后的"砖块"重新建构成宇宙的大厦，同样，还原之后的"部件"可以重新组合成人体的机器。

哲学上的还原论进一步认为，所有的现象都可被还原成一组基本彼此独立的要素，这些独立的要素不因外在因素而改变其本质。哲学上的还原论发展于物理上的还原论的形而上学方法，它尽量将物质的高级运动形式（如生命运动）向低级运动形式（如机械运动）转化，尽量用低级运动形式的规律代替高级运动形式的规律。

在诸多学科如物理学、化学、生物学和医学中，主要体现了还原论的科学知识和科学方法，比如细胞是生命物质最基本的单位。尽管量子生理学已经深入到分子和原子的层面，但是，还原论的思维模式让我们获得了对生命本质的基本认识。通过对这些基本要素的研究，可推知整体现象的本质。[91]8

相比较于传统中医，西方近代医学给人们以逻辑性强、学科分支明细、微观构象清晰、因果论证说服力强的印象。比如，生理学、病理学、解剖学，还有划分更细的生物化学、细胞生物学、分子生物学等，给中国医学界以前所未有的新印象。拥有如此细致的分级和有逻辑、有条理的层次，西方医学因此被认为是用还原论思想指导的结果。在还原论的指导下，西方医学得以迅速发展，并取得了巨大成就。

西方医学传统模式即生物医学模式就是一种还原论模式。在还原论的思想指导下，近代开始医学研究日益向微细方向深入，从大体水平、组织水平、细胞水平、分子水平到基因水平，生命的本质和生命运动规律与医学研究的微观化紧密相连。

然而由于生物医学模式对疾病认识的片面性及局限性造成医务工作者在防治疾病的过程中"只见树木,不见森林",只看见疾病的生物因素方面,而忽视了引起疾病的许多重要的心理因素与社会因素的中介作用。随着还原论指导下的单纯生物医学模式日渐暴露出弊端,新的医学模式即系统论指导下的生物—心理—社会医学模式就自然进入了人们的研究领域。

（二）系统论

中国传统医学是一种朴素的系统论。中医理论的核心思想是整体观念,强调人体内外环境的整体和谐、协调和统一,认为人体是一个有机整体,既强调人体内部环境的统一性,又注重人与外界环境的统一性。[92]传统中医强调整体,但是却忽略了对于部分的精细研究。在实践应用中表现出以下不足:①在认识世界的方法上,独善直觉领悟,缺乏逻辑思维,故其说服力不足;②论表象较多,深入内部实质较少,由此论客观整体详细而论微观结构不足,论功能变化详细而论机体微结构运动不足;③主要用直观的定性思维方法判断客观事物而不善于用定量测定,只善用哲学思想指导医学,缺乏用数理统计学方法来验证医学;④多以实践经验论证,而缺乏实验论证。[93]

作为一个思想方法,系统论诞生于第二次世界大战前后,最初由美籍奥地利生物学家贝塔朗菲提出。系统论是对还原论的批判与颠覆,是一门运用逻辑和数学的方法研究一般系统运动规律的理论,它与信息论、控制论几乎是同时兴起的一组综合性、横断性科学。它从系统的角度揭示了事物、对象之间的相互联系、相互作用的共同本质和内在规律性。随着医学研究的深入,将生命视为一个机械系统,以简单的因果关系来推导生命活动、病理、生理及疾病的预防、治疗方法的"还原论"方法,日益见其局限性。而系统论是研究系统的一般模式、结构和规律的学问,它研究各种系统的共同特征,用数学方法定量地描述其功能,寻求并确立适用于一切系统的原理原则和数学模型,是具有逻辑和数学性质的一门新兴的科学。[91]13系统论是在对还原论批判基础上的发展。

20世纪70年代以来,系统论以一种新的科学方法论流派活跃于国际学术论坛,十分令人瞩目。许多国家纷纷建立了专门的研究机构,掀起了一股"系统论"的研究热潮。它的产生和运用不仅对现代科学技术的发展产生了积极影响,而且提供了一种新的思维方式。

世界是普遍联系的,系统是我们认识世界的基本单位,在普遍联系的世界中,将有特定联系的要素抽取出来,以某种逻辑构成一个整体,就是系统。所以,整体论和还原论的辩证统一形成了系统论。认知系统，就得细分认识系统的诸多要素，以及诸多要素之间的联系，这就是还原论。之后必须从整体出发得出系统独有的性质，这是整体论的方法。过去自然科学几百年的发展历程，多是还原论占据主导地位，而今后的发展，更多需要的是系统论。

系统论反映了现代科学发展的趋势，反映了现代社会化大生产的特点，反映了现代社会生活的复杂性。现代科学的发展需要系统论的理论和方法，现代社会中各种复杂问题也需要系统论的解决理念与方案，各个领域都越来越关注系统论。

在医学领域，将系统论运用于医学研究也愈来愈为人们所重视。人们对疾病的认识也不只限于单纯生物医学模式，现代医学模式已经几乎完全代替生物医学模式，发展为生物—心理—社会医学模式。生物、心理与社会三因素相互作用，相互影响，高度统一。任何一方面出现问题，都会牵涉另外两方面。中国医学也经历了朴素系统论—还原论—系统论的一个发展轨迹。

（三）医学还原方法的误读

1. 误读之一：高层次归结于低层次

对于医学还原方法的第一个误读是，医学还原方法是将高层次的生命归结于低层次的化学、物理问题。对现代医学还原方法的描述，一个很有代表性的假设是，现代医学还原方法是沿袭拉·梅特里《人是机器》的还原思路，用低层次的化学、物理的语言来解释高层次的生命、疾病机制，这种假设是无根据的误读。现代医学研究复杂疾病现象常用还原方法，这并不意味着把疾病现象看成是单纯的化学或物理学问题，并把疾病的机制还原为化学、物理层次。生命和疾病是一个复杂的问题，这是现代医学的基本常识。当对疾病的研究向微观领域深化时，医学还原方法是用生物化学和生物物理学的语言来解释疾病现象，生物化学和生物物理学是在生命活动的语境下揭示生命现象的本质联系。生物化学揭示了生物体内的化学运动规律与无机世界中化学规律的区别。在化工厂合成氨的过程不仅需要高温高压等条件，而且要历时几天才能完成。可是在某些合成氨的细菌中，则在常温常压下以分秒的速度进行。生命世界的物理规律也不同于无生命的物质世界，如普通水，0℃状态下结冰，但在细胞内的水，即使在－196℃的低温下也没有结成冰。生物化学和生物物理学的规律是化学和物理学规律在生命领域中的独特表现，这也正是生命运动的规律。高级运动形式内在地包含着低级运动形式，但并不因此归结为低级运动形式。用医学还原方法如生物化学和生物物理学来解释疾病现象,其立足点还是在生物这个层次上,并没有把疾病现象简单地归结为低层次的化学、物理现象。

2. 误读之二:整体归结为部分

对于医学还原方法的第二个误读是,医学还原论是将研究对象的整体归结于局部。这种误读的逻辑假设是:医学还原方法把结构的规律性归结为要素的规律性,即把整体归结为组成它的部分,而不考虑把各个部分整合起来的结构。现代医学在运用还原方法研究生命和疾病现象时并没有把结构的规律性归结为要素的规律性。生物物理学和生物化学的研究课题恰恰在于用物理和化学技术对生物高分子进行深入、细致的结构分析,以期说明高分子结构和它们生物功能之间的关系,从而在分子水平上阐明生长、运动、发育、遗传等各种生命现象。把决定不同物种有机体的生殖和生物合成的遗传学结构还原为生物化学的 DNA 的"双螺旋"结构、人类基因组计划的研究等,正是用还原方法解释生命体结构性的、整体性的规律。

3. 误读之三:不相容于新医学模式

对于医学还原方法的第三个误读是,医学还原方法与新医学模式是格格不入的。这种误读的逻辑假设是:医学还原方法是和生物医学模式联系在一起的,整体方法是与生物—心理—社会医学模式联系在一起的。这种把整体方法和还原方法对立起来、把还原方法与新医学模式对立起来的观点也是没有根据的。医学还原方法不仅能反映、描述和阐明大量事实,用物理—化学规律揭示和解释生物的代谢、生殖、遗传等基本特性,还能为分析人体现象提供新的方法、新的技术和手段,使医学研究逐渐完备起来。近几十年来医学的进步几乎都是医学还原方法的成果或胜利!美籍奥地利生物学家贝塔朗菲断言:不采用这种方法就不可能有科学知识。没有医学还原方法,就没有今日的医学科学。在新医学模式的背景下,还原方法更是不可缺少的、基础性的方法。生物状态是生命体的基本状态,生物医学模式是新医学模式的基础。放弃或抛弃甚至慢待医学还原方法,面临的复杂问题将无法解决,成长中的医学将停止成长。生物、心理、社会三个层面的问题紧密相连,从新医学模式的视角深入研究,问题更加复杂。随着医学科学的进步和新医学模式的实践,还原方法不是要不要的问题,而是够不够的问题。

（四）还原与系统方法的发展趋势

1. 走向互补

医学还原论与系统论是互相包容的。一方面，医学还原论作为医学研究方法论的总原则，主张医学研究始终要立足于生物科学，它可以容纳各种各样具体的科学方法，毫无例外也包括整体论方法。因为生命大分子、细胞、器官、系统、机体本身都可以看成是一种系统整体，对发生在这些不同层次整体中的异常变化可以也需要按整体论的方法及其原则加以解释，立足于生物科学的治疗疾病的手段也需要具有整体论的观点。用遗传工程来治疗遗传疾病的"基因疗法"（即将外源性 DNA 片段引入遗传病患者的细胞内，以取代或矫正其缺陷的基因）也决不是将基因接上去就完事了，还要解决接上去的基因（DNA 片断）在它"定居"的系统中不被排斥和分解等问题，这些都包含着系统论的观点。另一方面，医学还原论强调把疾病现象归结为生物学的过程来研究，这固然是头等重要的。但当我们把疾病的生理机制弄清之后，如果这一疾病本身的产生与发展与心理因素、社会因素有密切关系，那么当我们要揭示它的病理过程时，就必须把生理、心理、社会这三个层次所提供的信息有机联系起来加以统盘考虑，与此相应，对这些疾病的治疗和预防也必然涉及生理、心理、社会这三个领域，这时我们就离不开整体论方法及其原则。系统论在今天的发展，恰恰是通过还原方法得到的，贝特朗菲、普利高津都是通过还原方法，揭示了整体涌现和非线性机制，从而告诉我们为什么整体论是必要的，什么是不能还原的部分或还原论的盲区在哪里，复杂性成为科学发展新的增长点。

医学还原方法与系统方法不是对立而是互补的，因为它们是认识生物运动规律不可缺少的两种方式。一方面，还原方法在过去几百年里使西方科学得到了革命性的发展，科学在获得理性、实证等精神气质的同时，其所追求的确定性和深刻性达到了前所未有的高度，在还原论的适用领域内，很好地解释了自然实现并推动了一系列发明创造。但是，还原论的局限性也凸显了出来，首先是它在物理化学世界有没有自己不适用的区域或盲区，生物世界、精神世界能否通过还原论得到全部理解？或者说他们能否全部归结为物理、化学？另一方面，整体方法也有其自身难以克服的模糊性，有必要用还原方法加以澄清和实证，它在思想和方法两个维度上都还不足以形成新的范式，尚未形成公认的学科标准，这就放大了它的混沌性、难以言说性甚至神秘色彩，使这个领域伪科学事件层出不穷。离开还原论作为必要补充的那种极端的整体论，不仅可能导致彻底的相对主义，而且还有可能将人们拉回到原始思维的水平上去。但是,还原方法的胜利并不意味着它已经实现了把生物学现象归结为物理和化学现象的理想,大量事实表明生物运动规律与物理、化学规律并不相容,如分子生物学虽然揭示了组成生命系统的基本物质是原子和基本粒子,但为什么由原子和基本粒子组成的生物体具有非生命物体所不具备的有机性? 对于这些还原论生物学家并不能做出回答。还原方法只有在对生物进行分解研究的基础上通过整体论综合了解生物的特征,才可能克服自身的局限。同样,系统方法也只有把还原论的成果作为研究的出发点,才能正确认识生物的整体运动规律。分子生物学常被看作是还原方法的直接产物,事实上,它并不全是还原论的功劳。因为对核酸、蛋白质等大分子结构和功能的认识,不仅仅是从物理和化学的角度对它们进行解析研究,而首先必须考虑它们所处的环境以及它们在生命细胞中的机能,因为它们不是单纯的有机大分子。严格地说,分子生物学应该是还原方法与整体方法的共同产物。对生命体任何层次的研究,还原方法与整体方法缺一不可并将通过互补达到对生命运动规律的统一认识。

2. 走向系统论

医学还原方法在解释生物的有机性和整体性方面存在着局限。还原方法的局限越来越被 20 世纪 20 年代后一批生理学家如谢灵顿、坎农等人所认识。这批生理学家在各自的研究领域中证明了生物的许多活动过程是以整体发生的,必须在不破坏生物整体的情况下了解生物的复杂性及运动规律。谢灵顿长期从事脊髓反射机能的研究,在研究方法上他极力排除还原论那种解析研究的模式。坎农认为整个躯体生理过程的调节、生物对环境的适应性是神经系统、内分泌系统、血液缓冲等系统相互作用的结果。将调节过程还原为单一的分子间的作用就不可能了解生物的适应性。生物学家贝塔朗菲对还原方法也持批评态度,他强调应把生物作为一个整体来考察。认为生物科学的主要目标是发现各个不同层次上的组织原理,为了实现这一目标,仅使用物理化学研究手段是不够的,它需要一种全新的思维方式。贝塔朗菲通过对开放系统、稳态、秩序、目的、行为、组织、层次结构等问题的研究,1948 年创立了系统论。"系统"指自成体系的组织、相同或相类的事物按一定的秩序和内部联系组合而成的整体。同"要素"相对,系统是若干相互联系和相互作用的要素组成的具有一定结构和功能的有机整体,具有整体性、层次性、稳定性、适应性和历时性等特性。系统方法的一个重要论点是:整体大于局部之和,整体中发挥机能的各部分不能离开整体而孤立存在,整体中的部分不同于从整体中分离的部分。

任何复杂系统都具有由组成元素的动态的非线性相互作用涌现出来的整体特性,并将其称为整体涌现性。生物系统表现出来的"生命力""活力"就是物质要素相互作用的结果,即物质组织的结果,而不是物质要素自身固有的某种东西。人工生命的倡导者兰顿说:"无论核苷酸、氨基酸或碳链分子都不是活的,但是,只要以正确的方式把它们聚集起来,由它们的相互作用涌现出来的动力学行为就是被我们称为生命的东西。"令人迷惑的"生命力"或"活力"只能是物质分子按照细胞这种结构模式进行组织所带来的涌现性。对这种生命现象的把握,超出了还原论的适用范围。正如用还原论生物学可以揭示生物遗传密码但未能解开生命起源的奥秘一样,组成要素和单元如分子、细胞乃至器官间交互作用的"涌现"性质也不能用医学还原方法从组成要素中推导出来。没有组成要素的非线性关系、复杂系统的"涌现"概念,则难以理解活性。理论生物学家贝塔朗菲深切体会到:当自己对生命中各分子都了解清楚时,对生物的整体图像反而模糊了。所以,他说:"我们被迫在一切知识领域运用'整体'或'系统'概念来处理复杂性问题。"

（五）还原与系统的认识论与人文医学

在人文医学的研究中,一方面应该关注最新的医学发展,如新的治疗方法、新的药物,关心高新生命科学技术发展下的医学,如基因医学、人文医学,必须要把握医学技术发展的整体现状与方向,要做到这一点,离不开还原论的认识方法。另一方面,应从整体上去理解医学,把握人的医学,这离不开系统论的认识论方法。

还原论指导下的生物医学模式逐步转化成系统论指导下的生物—心理—社会医学模式,这是医学发展史上的一个长足进步! 人们不但重视生物因素在疾病中的作用,而且开始重视不良的心理、行为以及社会因素对人类健康的影响与作用,从而能更全面、更有效地提高疾病的诊疗水平。但是系统是一个相对的概念,按照系统论的方法,生物—心理—社会医学模式并不是最终的医学模式,这样的医学模式只是反映了当下对于医学的认知水平,以系统论作为指导思想,必将继续探索、找到更适应社会发展需要的医学模式,如最近兴起的生物—心理—社会—人文医学模式,该模式凸显了医学的人文特质,强化了医学的人文功能,表现了当下医学模式的进一步发展。

（郭玉宇）

三、精确与模糊

从人文医学的视角审视,医学的精确和模糊的内涵及其关系是什么?医学有可能通过高新诊疗技术、通过大数据实现完全的精确吗?疾病模糊性状存在的可能性和必然性是什么?医学的精确在任何情况下都是必要的吗?这些都是人文医学应予以关注和回答的问题。

(一)绝对精确:只是医学家的美好期盼

今日医学,凭借相对精确的诊疗技术手段,在器官、组织、细胞、分子、基因等不同层面实现了见以往之不能见、知以往之不能知、做以往之不能做的巨大成就,造福了千千万万的患者,挽救了无以计数的生命。手术尚未开始,癌的病理分类、分型、体积大小、与周围脏器的关联情况、是否已经扩散转移等诸多信息已经掌握在手,为拟定治疗方案、实施手术、判断预后提供相对精确的依据。对于那些相当一段时间无症状、到一定年龄才发作的遗传性疾病来说,基因诊断可预知发病和预后的信息。组织细胞蛋白快速检测技术,承诺可以精确、快速地确定肿瘤的分子类型,确定该患者适用的靶向治疗方案。巨大的进步和成就激励着医学在不断追求更加精确的诊疗技术的路途上疾步飞奔,欲罢不能。

人们的认识活动永远只能是由相对真理向绝对真理接近,医学总是行走在由模糊向精确不断接近的途中。讨论医学的精确和模糊问题,要立足于人体生命的复杂性与发展涌现性的特点,要立足于躯体与精神、心理统一的身体,要立足于身体与自然、社会环境永无止境的相互影响与相互作用的过程,而这一切是永远处于生生不息的变化中的。从身体复杂性的视角思考,追求医学精确性的种种命题,只能是一种美好的期盼。不可能有绝对的精确,但并不妨碍医学应当不断为走近精确努力,而事实上医学在近几年的发展进程中,的确是在不断地从模糊走向精确,一步一步地接近精确。只不过在接近新的精确时,以往的精确则变成模糊,而新的精确则可能在发现更新的精确时又成为新的模糊。持这样的医学精确与模糊观,可能有助于我们冷静地处理和对待医学前进中的新目标与新发现,既肯定其成就,也看到成功后面的问题。尽管如此,医学还应当为美好的期盼而努力。

(二)二元内涵:模糊是疾病的内在性状

医学的精确和模糊范畴的内涵可以做二元界定,即医学精确和模糊既是医学哲学本体论范畴,也是医学哲学认识论范畴。

由疾病本身的内在规定性决定的确定如此、非此即彼的性状谓之本体论意义上的精确,由疾病本身的内在规定性决定的不确定如此、亦此亦彼的性状谓之医学本体论意义上的模糊。从本体论的角度而言,精确与模糊性状是疾病存在的两种形态。

对疾病性质的认识确定性较高的性状谓之医学认识论意义上的精确。医学认识论意义上的模糊,是反映医学主体对客体认识清晰度的范畴,即医学对疾病性质的认识确定性较低的性状。相当一部分疾病(包括所有的慢性病)的性状都符合美国哲学家皮尔斯提出的模糊的定义:"模糊指的是当客观事物本身出现几种可能的状态的时候,人们不能确定是否把这些状态归属于某个命题。"[94]这种不确定"归属于某个命题"的认识,就是对疾病的模糊认识。对某种疾病模糊的认识,是疾病发展过程中生长变化的反映。医学模糊认识中可能包含错误,但不意味着模糊认识就是错误;医学模糊认识是一个不断走向相对精确的过程,认识处于模糊过程并不妨碍身体或者疾病依循自身发展轨迹运行。人类对复杂的大脑的认识目前还是模糊的,但大脑的机构和功能依旧是自在自为的存在。这就意味着,认识论意义上的模糊与本体论意义上的模糊是有区别的,前者是外在的、主观的,后者是内在的、客观的。

对医学的精确和模糊范畴内涵做二元界定的意义是,医学本体论内涵揭示了精确和模糊是疾病的内在的、本身固有的性状,不是外部强加的,无论是否认识到或对其认可与否;医学认识论内涵说明了医学对于疾病尤其是复杂性疾病的认识,是一个由模糊趋近精确的过程。即使是确定性较高的癌症的病理分期、分型标准也还是属于粗线条的,达不到提供非此即彼的精确划界。肺腺鳞癌(ASC)既不属于腺癌,也不属于鳞癌,而是既有腺癌的成分又有鳞癌成分的、亦此亦彼的肺癌病理类型。有报道称:"许多证据表明,ASC 并非简单的腺癌与鳞癌类型的混合,其具有更复杂的独特的分子表型。"[95]而且,在一定条件下,肺腺鳞癌越过非此即彼的精确分界,可以转化为肺腺癌。可见,疾病的精确性状是相对的,而疾病的模糊性状是绝对的。本书强调的是:无论是从医学本体论还是医学认识论的角度去研读,模糊都是复杂性疾病的内在性状。

(三)疾病模糊性状的可能:复杂性、涌现性、生长性

身体的复杂性可能导致疾病的模糊性状。身体是复杂性巨系统(复杂程度最高),疾病状态下的患者身体更为复杂。医学能够相对精确地把握的对象是躯体而不是身体,是躯体的一部分生理病理数据而不是身体的生物、心理、社会因

子的全部信息。或者说显示医学精确的数据库里容纳的只是患者躯体的部分可以精确化的生理、病理信息。获得相对精确的、可以量化的、关于"病"的生物医学指标是医学的强项,处理模糊的、无法计量的、关于"人"的社会、心理因子的信息是医学的短板。然而,患者的心理、社会因子这类无法量化、复杂而模糊的信息,与复杂的生理病理数据渗透为一体,才是疾病的本来面目,并成为疾病模糊性状的依据。

疾病是复杂的,复杂性疾病更为复杂。严格地说,疾病都是复杂的,没有简单的疾病。临床上病因病理清楚、诊断明确,有特异性治疗手段的病,其实并不简单。疾病过程中,机体的防御和修复、对治疗手段的敏感程度、某个时段的血药浓度等都是复杂过程,即使疗效满意、能被治愈的病也是这样。复杂性疾病是对多因子疾病的统称,是在多个基因和环境因子相互作用的条件下发生发展的疾病。癌症、糖尿病等都属于复杂性疾病。复杂性疾病必然地包含着模糊性状:致病因素、发病机制、患者对治疗的敏感性、预后、患者的心理压力、情绪状态、社会关系等都是模糊而不确定的。

大数据是否可以帮助医学越过疾病模糊性状的沼泽抵达对疾病精确认识的彼岸?回答是否定的,大数据和靶向治疗无法达到完全精确。据说可以改变世界的一切的"大数据",本质上是一种海量信息的统计分析方法。认为掌握了"大数据"就可以摒弃模糊、把控精确的想法是对大数据概念的误解。数据可以分为结构化数据和非结构化数据。结构化数据能够用二维逻辑表来表达实现的数据,精确而占比小;非结构化数据是不方便用数据库二维逻辑表来表现的数据(其中有一部分可以做精确化处理),模糊而占比大。医院所有格式的办公文档、文本、图片、医嘱、病程记录、护理记录、电子病历、医学影像资料、实验室检测报告等都属于模糊数据,正是这些模糊的非格式化数据构成了医疗信息世界的主体。一位冷静的美国学者严肃地指出:"执迷于精确性是信息缺乏时代和模拟时代的产物。只有5%的数据是结构化且能适用于传统数据库的。如果不接受模糊,剩余95%的非结构化数据都无法被利用,只有接受不精确性,我们才能打开一扇从未涉足的世界之窗。"[96]大数据的特征是4V,即 Volume(数据量大)、Velocity(数据处理速度快)、Variety(数据具有多样性)和 Value(数据价值密度低)[97],其中,大数据的多样性特征规定着事物性质的特征。从本质上说,疾病大数据出自对群体性状的抽象,诉说的是疾病流行病学、遗传学上的一般性的生物医学结论,社会医学、人文医学的考量被完全屏蔽。这样的大数据用来解读异质性的疾病和揭示患者个体差异的效果是可以达到生物医学意义上的总体精确,但个体依旧模糊。就如形形色色的临床诊疗指南一样,条条款款从字面上看都很精确,但运用于临床就必须结合具体的患者、具体的疾病进行裁量,不得不接受经常发生的模糊的事件。

疾病的涌现性可能导致疾病的模糊性状。涌现性指在由不同层次组成的系统中,较高层次的某些新特性是由较低层次事物的相互作用激发、提升而"涌现"(或突现)出来的,一旦较高层次还原为较低层次,这些在较高层次涌现出来的新特性就不复存在了。[98]独立的神经元单元没有意识现象,但神经单元组成神经网络并相互作用的结果是意识的产生,意识就是涌现出来的新功能。复杂性疾病具有的涌现特征,表现在全身性问题的涌现和新结构、新属性的涌现。慢性病常常不单单是身体某个器官的病变,也不单单是某个分子或基因发生病变,且会产生新的属性和结构。疾病涌现新产生的属性和结构符合非加和原理,导致复杂性和模糊性的同步增加的现象。正如美国计算机与控制论专家扎德教授提出的互克性原理所揭示的规律:"随着系统复杂性的增长,我们对其特性做出精确而有意义的描述能力相应降低,直到达到一个阈值,一旦超过它,精确性和有意义性(或贴近性)几乎成为两个相互排斥的特征。"[99]

疾病复杂性因子的生长性可能导致疾病的模糊性状。精确往往是以相对静止为条件的,而体现发展变化的生长性恰恰是疾病的基本状态。对疾病的认识不可能把病程的全部生长的环节加以穷举,想要对它做出明晰、精确的描述就更困难。只有当人们省略了疾病发展的大量生长性状,才能形成对其相对确定的划分。事实上,这种对疾病生长性状的省略,就是临床思维模糊化的体征。疾病的生长过程具有时间和空间的要素,医学对疾病的精确认识在某个时间和空间的两维世界中才有存在的意义。在不断变更的时间、空间的作用下,我们很难预测未来的信息,获得的不是精确,而是整体的、趋向性的、模糊的信息。从这个意义上说,对一直处于生物学发展中的癌症,其发展过程难以精确预测,对其的认识也无法固化在一个精确的点位上。

(四)疾病模糊性状的必然:异质性、开放性、多因性

疾病的异质性是模糊存在的内在因素。疾病在病因、病理、临床表现、治疗反应、预后方面存在着的明显差异称为异质性。例如,由于每一例肺癌患者在临床特征、预后、治疗反应和耐受性方面的进展都是独特的,所以肺癌被认为是异质性疾病。[100][101]异质性的疾病在生理病理方面具有独特性征,各种不确定性导

致肺癌诊疗中的各种因素产生模糊性。肺癌的靶向治疗也不能实现完全的精确。有研究指出，接受靶向治疗的肺癌患者，由于肺癌特异质的存在，在靶标的确定、治疗的耐受性、治疗效果的预期评价等方面都遭遇不确定性的影响和显现出模糊性的性状。[102]疾病的特异质还有心理和行为方面的内容。有学者指出，情绪控制状态与女性乳腺癌发生危险有相关性，即对于愤怒、焦虑及抑郁等负性情绪的过多抑制可能增加乳腺癌发生的危险性。[103]随着哮喘发病机制研究的深入，国内学者研究心理因素对哮喘的影响发现，哮喘反复发作，容易造成患儿的紧张心理，反过来又加重哮喘病情。[104]国外学者研究哮喘与焦虑和抑郁情绪障碍经常伴发的发病机制，提出了三个哮喘与焦虑和抑郁相互作用的假说。[105]疾病异质性包含的病理生理及心理行为两个方面的异质性相互作用，导致复杂性和模糊性相互作用而程度加深。

疾病的开放性是模糊存在的外在因素。身体生活在环境中，每时每刻都在与环境的互动中。身体是开放的身体，是生物、心理、社会各种因子制约下的活动着的有机体，不是封闭的、凝固的等待采集稳定信息的标本或容器，身体的一切信息都在变化之中，显现出此时是这样、彼时是那样的模糊状态。身体的呼吸、脉搏、心跳、体温、心率、血糖、激素水平、血药浓度、性功能、肝功能、脑功能等，永远只能是趋于相对精确。开放的身体造就了开放的疾病。生物性、心理性、社会性致病因子在时间的推演下交相作用，其复杂、其模糊可想而知。

多因子关联性是模糊存在的条件因素。多因素关联性即事物的存在与发展受到多种因素及其相互作用制约的属性。癌症、糖尿病都属于多因素关联的复杂性疾病。复杂性疾病的病因、病理、发病机制、环境、行为、心理、情绪等多因子相互关联的信息，有些可以数据的形式进行相对精确的研究，有些只能以叙事描述的方式开展模糊研究。癌症的发生发展是一个多因素关联的机制，仅仅获得片段和局部的精确而忽略其他模糊因素是不可取的。人们现在已经认识到，即使是大数据掌握的也只是关于癌症发生发展的片段和局部的精确，如果忽略癌症发生发展过程中的许多模糊因素，癌症的防治问题的解决终将因没有走出"大数据—基因决定论"的窠臼而受挫。人类基因组研究计划的负责人、美国遗传学家柯林斯说得好："我希望大家明白精准医学不仅是你的DNA，它也包括你的环境接触，它也有关你如何选择饮食、吸烟、锻炼等。……要点是要鉴定影响健康的一切。"[106]这里的"影响健康的一切"，是多因子关联的精确和模糊的集合，而不仅仅是精确。

（五）诊疗技术的精确：要过人文底线和伦理门槛

精确不一定带来理想的疗效，但其内含的风险带来的烦恼倏然而至。如果精确操作的风险评估的结果是身体不能承受的，那这种精确的必要性就要被质疑。靶向治疗遇到的困难在于寻找靶基因的复杂性超过人们的想象。与癌症发生发展的关键基因称为驱动基因，靶向治疗要击中的驱动基因混杂在活检发现的形形色色的有突变的基因丛中。如果被打击的目标不是驱动基因而是来串门儿的其他突变基因意味着治疗的失败。美国俄勒冈健康与科学大学肿瘤专家维奈·普拉萨德 2016 年 9 月在《自然》杂志上发表论文说："美国安德森癌症中心对 2 600 人的基因测序发现，仅 6.4％的人能够通过靶向药物获益；美国国家癌症研究所亦发现仅 2％的人可通过靶向药物获益。"《新英格兰医学杂志》随后发表的论文说明，靶向治疗带来的益处仍旧是未知的，对于那些没有发生基因突变的人，其好处往往有限，并会出现药物耐受和肿瘤复发等问题。通过多次活检也许找到了靶基因，但随之而来的风险也增大了：疼痛、感染和其他各种并发症。[107]

在某种情况下，精确的诊疗技术是没有必要甚至是有害的。患者希望获得精确治疗的心理如果被利用，可能遭遇的风险会是灾难性的。最近几年，推介医学精确检测的生物技术公司多达几百家，如此市场行为对医学、对身体的伤害被放大。有些高新检查技术，检查精确度不低，但易感性和特异性不稳定，风险性大。PET-CT（正电子发射计算机断层显像）将正电子发射断层显像（PET）和 X 射线断层扫描（CT）的功能检查和形态检查结合为一体，是对肿瘤及其他病灶定位、定性诊断的比较精确的手段。与这种精确性相伴的风险性是 PET-CT 的辐射伤害。联合国原子辐射效应委员会公布的资料显示：地球上每人每年平均会受到来自天然放射性核素的辐射剂量约为 2.4 mSv（范围为 1～13 mSv）。我国规定：一名在医院放射科工作的医务人员，每年辐射的接受剂量不能超过 20 mSv。而接受 PET-CT 检查一次的男性患者 PET-CT 的辐射剂量分别为 13.45 mSv（低剂量）、24.79 mSv（中剂量）、31.91 mSv（高剂量），女性患者 PET-CT 的辐射剂量分别为 13.65 mSv（低剂量）、24.80 mSv（中剂量）、32.18 mSv（高剂量）。即患者接受一次中剂量的 PET-CT 检查受到的辐射要大于放射科医务人员一年接受的辐射量。一位专家因 PET-CT 检查的高风险性而严肃指出：PET-CT 检查不是用来做常规体检的！[108]但是，另一位作者用冷静的专业语言在专业期刊上发表的题为"18F-FDG PET-CT 显像在健康体检中的意义"一文中这样写道：[109]

18F-FDG PET-CT 显像共 118 例。显像阴性者 23 例(19.49％),即除正常生理性摄取,无其他异常病灶;良性病例 87 例(73.73％)。各系统炎症病变检出率是 82.2％(97/118),形态或(和)结构改变性疾病(囊肿、息肉、结石、良性肿瘤等)检出率为 77.97％(92/118)。肝脏、肾脏、胆道异常检出率为 47.46％(56/118),肺部感染性病灶检出率达 30.99％,扁桃体炎或(和)鼻咽炎的检出率达 32.2％(38/118)。PET-CT 阳性而拟诊恶性肿瘤者 8 例(6.78％),主要发生在男性,包括肺癌 3 例、乳腺癌 2 例、肝癌 1 例、鼻咽癌 1 例、乙状结肠癌 1 例。此次受检者以 40~60 岁组为主,其恶性病变和良性病变的发现率占总体检人数分别为 9.15％和 52.11％。

让患者冒着如此风险,花费近万元发现了占被检查者例数 82.2％的炎性病变如扁桃体炎、息肉、鼻咽炎等,这样的精确究竟有何作用让人质疑。也许,精确的诊断信息是不缺了,但是少了医学的人文温度! 杜治政教授指出:医学无时无刻不在守卫着尊重生命、敬畏生命这条医学人文观的底线。[110]那么,精确的诊疗技术的实施是必要还是不必要,是可行还是不可行,其准行证的发放标准不仅有技术的指标,还要过人文的底线和伦理的门槛!

(刘　虹)

四、简单与复杂

简单,是秩序的体现,即有序、有规律、不复杂,具有平凡、一般、普通之意,如结构简单、过程单一、思想单纯等。简单是相对于复杂而言的,简单在规定的语境中才可以言说,如简单手势的"简单"是相对复杂动作而存在的。复杂在生活中是广泛存在的,而作为复杂对立面的简单,是复杂得以滋生的土壤。谈复杂,不得不提的是简单,这是从事物的不同角度去看待问题的方法,这也是不得不说的——简单与复杂的关系一直是引人思索的话题。简单的定义可以被不断地扩大,而建立在这些简单之上的复杂就会更加复杂。复杂就是简单的多方位、多层次组合。这里所谓的组合可以被抽象为事物之间广泛存在的一种直接或间接的关系。这种关系将众多简单的事物联系到一起,与每一个简单的元素共同构成了复杂。"把简单的事情考虑得很复杂,可以发现新领域;把复杂的现象看得很简单,可以发现新定律。"[111]相信并追求世界的简单性是很多科学家的基本信念。

医学视野中,从线虫到人类,生命体本质上都是复杂的。医学认识客体是身体生的病和生病的身体,无论是身体还是病都不简单。身体,无论是其躯体还是精神,都是世界上最复杂的事物;病,无论是病因、症状、机制还是药理等,究其本质而言都是十分复杂的问题。医学工作者一般都承认许多疾病过程是复杂的,但是医学工作者坚信,复杂是由简单构成的,就像复杂的机器由简单的零部件构成一样,复杂的身体最终是由简单的因子构成,疾病发生发展的深层机制一定可以还原到最简单的因子,如复杂病的遗传病过程可以还原为某个基因点位的控制。中医"病机"理论认为,尽管疾病的种类繁多,临床征象错综复杂、千变万化,各种疾病、各个症状都有其各自的机理,但从整体来说,总不外乎邪盛正衰、阴阳失调、气血失常、气机紊乱等病机变化的一般规律。也就是说,医学界长期以来把疾病的复杂性仅仅作为一个认识论范畴,认为只有在尚未认识其本质时或尚无处理方法时的疾病才是复杂的,一旦认识明确了或有了处理方法,疾病的复杂性就向简单性转化了。

（一）复杂性是疾病的基本属性

疾病复杂性更重要的是一个本体论范畴,因为疾病本身是一种复杂现象。一般认为,非线性、不稳定性、不确定性是复杂性的根源。当今的研究者面对指数级增长的海量信息,在科学方法与思维上陷入了沉思。"复杂性"不再只有概念的意义,而是凸现在每一生命现象的细节之中,疾病机制和干预机制更是如此。基因、蛋白、细胞、生命现象和疾病都是不同层次复杂的体系。自组织、自相似、混沌现象(宏观表现如呼吸、性周期、心电、脑电波形和肌电等)等复杂系统的特性是简单系统所没有的。即便单细胞生物如酵母或细菌这样的系统,其复杂性也远非基因或蛋白或代谢的总和。机体常见的疾病,如肿瘤、心血管病、代谢性疾病、神经—精神类疾病、免疫性疾病等,往往是环境暴露、遗传易患性和年龄等多层次、多因素组合同时复杂交互作用的结果,因此被称为"复杂疾病"。疾病的复杂性是固有的,不以人的主观意志为转移,不会因为医学的发达而消失。而且,不论在生物领域还是在电子领域,以及社会领域,复杂性都在迅速地增加。

表面上看似简单的疾病,其本质并不简单。在现实中存在着某些诊治不困难的疾病,但是诊治是否困难并不是衡量简单性还是复杂性的标准。事实上,诊治不困难的疾病其内在的过程并不简单,正像蚯蚓这种物种看似并不复杂,但是蚯蚓的大脑比高速运算的芯片还复杂。

疾病的复杂性本身就是复杂的。疾病的复杂性存在着差异,既不可以拿低层次的复杂性代替高层次的复杂性,也不可以拿高层次的复杂性否定低层次的复杂性。正是基于此思想,20 世纪 70 年代美国学者研发了一种针对短期住院病例的疾病补偿评价工具——DRGs(Diagnosis Related Groups,疾病诊断相关分组),以尽可能地体现疾病的不同性质、不同层次的差异性。该工具结合患者的年龄、性别、住院天数、临床诊断、病症、手术、疾病严重程度,以及合并症、并发症及转归等复杂因素把患者分入 500～600 个诊断相关分组,并以此作为医疗机构的补偿依据,改变过去单纯依靠一种疾病补偿医疗机构的做法。

(二)疾病的复杂性表现

疾病的复杂性表现为身体结构、疾病过程、病因联系、疾病表征和疾病假象五个方面的复杂性。

1. 身体结构的复杂性表现

身体结构—功能系统是一套复杂的结构,此结构的病变,至少有相当一部分是复杂的。为满足机构功能的需要,与之配套的是一套复杂的身体机体。为实现瞬间成像、辨色、感受温度、感受湿度、判断视物的性状、搜索记忆库中的相关内容等功能,身体每个视网膜细胞经视神经向大脑的解码成像中枢发送大量的信号。而组成身体的化学元素有六十多种,由于比重不同、组合方式不同,导致身体的成分多样性大,表现为身体的整体复杂性高;另外身体结构层次从蛋白质、细胞核中的基因、组织器官到功能系统,不同层次逐级整合组合成复杂性高的生命体。身体成分的缺失或超量、机体结构的制约因素、引发疾病的机制都相当复杂。

2. 疾病过程的复杂性表现

疾病发生发展的终极原因是各种联系的相互作用。联系的相互作用有线性和非线性之分。线性意味着单一、均匀、不变、可逆,是一种比较简单的联系;非线性意味着多样性、差异性、可变性、非均匀性、不可逆。疾病发生发展过程中各种非线性联系的相互作用是疾病复杂性的内在机制,如人体结构—功能系统受到操作,在有效诊疗时间窗内救治,有一部分是可逆的,有一部分则是不可逆的。可逆的过程一般相对简单,不可逆的过程相对比较复杂。基因研究结果显示,人类基因数量少于预计的数量,说明一种基因可能与多种疾病相关,即一种基因与疾病并非是一种简单线性关系。中国基因研究专家也认为,人类基因比预想的少说明生命科学是最复杂的科学,非线性很强。

3. 病因联系的复杂性表现

疾病的演变过程,其因果关系的复杂性有多种多样的表现。从质的角度看,生物性的致病因子、心理性的致病因子和社会性的致病因子相互影响、相互作用,形成复杂的耦合效应。从量的角度看,情况较为复杂,表现为有因无果、一因一果、一因多果、多因一果、因素相关引起一果、多因多果等。如由于个体差异表现为有因无果的情况,咽部检出脑膜炎链球菌,带菌者并非均发生流行性脑脊髓膜炎。多因多果方面,是疾病因果关系中比较复杂的情况。其又可分为因因并存引发一果,如吸烟、空气污染引起肺癌;因因相关引起一果,如"狗咬伤+伤口污染+注射不合格疫苗"引起狂犬病;因因协同引起一果,如吸烟的石棉工人肺癌的发病率远高于单纯吸烟或单纯接触石棉者肺癌的发病率之和。

4. 疾病表征的复杂性表现

人类所面临的疾病是一种复杂现象。有的疾病临床表现具有特异性,有的则无;有的疾病症状表现较典型,有的则不典型;有的患者同时存在两种以上疾病,不同症状之间相互作用;有的患者疾病症状极不明显,甚至无症状;有些疾病随着病情的发展,可以出现继发症掩盖原发症,或原发症掩盖继发症的情况;有时由于一种病变先后侵犯多个器官,或几个病变同时存在,交叉影响,使临床表现变得极为复杂。以症状疾病为例,患者在疾病条件下,生命活动异常表现未被感知、未被发现的现象,是疾病本质的一种隐匿的、特殊的表现形式。无症状现象的制约因素十分复杂,与疾病发展所处的阶段和病变程度有关,与疾病基本矛盾双方力量对比状况有关,与患者机体应激状态有关,与患者的个体差异有关,与病原体运动方式和作用部位有关,与病变部位的解剖结构有关,与用药状况有关,还与人们对疾病症状的认识水平有关。针对这种无症状的疾病,治疗时也需要针对具体问题进行分析。有的无需治疗,如甲状腺结节,由于医疗影像技术的进步,许多低于1cm以下的甲状腺结节都可以被发现。有专家认为,甲状腺结节一般不需要治疗,更不需要手术,甚至包括甲状腺癌,因为它是一种懒惰的癌症,不转移,不进展。有的部分需要治疗,如对于无症状高尿酸血症患者,其轻度者可不做治疗,但浓度超过一定标准(540 μmol/L),应给以别嘌醇治疗为宜。有的无症状疾病需要治疗,治疗方法与有症状的同类疾病相同,如无症状卒中的治疗与有症状的脑梗死大致相同。有的需要特异性治疗,如无症状的心肌缺血的发生机制是心率加快导致心肌需氧量增加,硫氮卓酮能降低心肌需氧量,从而发挥抗心肌缺血作用。

5. 疾病假象的复杂性体现

中医里有一种现象被称为"假象"。如,真热假寒,这种病症表现为内有真热而外见某些假寒的症候,即所谓的"热深厥亦深""阳盛格阴证"。针对此症,医生如果只是针对"寒"症状进行治疗,那么便会误判而且还会耽误疾病的诊治。因此,在纷繁复杂的疾病表现中,有真相,也有假象。疾病真相是疾病本质正面的、一般的表现形态,在现行的理论体系下,疾病真相与疾病本质一致或基本一致,是疾病本质的一般表现形态,与疾病本质的吻合率高,解释力强。疾病假象从反面反映疾病本质,是疾病本质特殊的表现形态,与疾病本质相左或相去较远,吻合率低,解释力弱。疾病假象的特点是疾病假象往往以否定方式反映事物的本质。疾病假象对疾病本质的表现具有完全不一致性和(或)基本不一致性的特点。前文所述"阳盛格阴证"多由阳热内盛,格阴于外,阳气内闭而不能布达四末,故有外四肢甚凉甚至厥冷,恶寒甚,神识昏沉,面色紫暗,脉沉迟(或细数)等似为阴寒证的"假象"表现,掩盖了真热之相,是导致临床误诊误治的重要原因。疾病假象还受到诸多因素制约:如某一系统疾病以另一系统疾病的症状为主要表现而形成假象,患者的功能代偿或失代偿而形成的假象,不同疾病的症状相互掩盖而成型的假象,以不典型症状为表现形态的假象,患者机体反应低下而形成的假象,辅助检查方法的局限性和结果的相对性导致疾病假象,误诊疗效形成的假象,患者的某种生理特征形成的假象,等等。

疾病假象的形成具有复杂的原因。疾病假象的依据可以是不同疾病之间的相互影响,可以是器官、组织、细胞之间的相互关系,可以是内分泌或免疫方面的不同作用,可以是疾病自身的病理过程,可以是机体内部生理、生化方面的变化,可以是遗传学、分子生物学层次上的内在机制。疾病假象的形成还有感官的局限性的影响。临床医生由于感官的局限性造成认识疾病本质能力的局限,使其在进行视触叩听、诊断治疗过程中对疾病的外部表现认识上形成假象。

疾病诊断、治疗和疗效及其关系也体现了疾病表征的复杂性。疾病治疗的前提是能够正确地识别病症,正确地识别病症也是正确治疗的基础。但是有时治疗成功与否和诊断之间也并非都存在因果关系。如不明原因的肺炎虽然诊断不够明确,治疗方案也未尽切合实际,但是由于机体本身的免疫能力和自身的修复能力,经过一段时间治疗也可痊愈,甚至在诊断错误的情况下,由于抗生素治疗手段的共通性,也能够取得一定的疗效。有时诊断尽管准确无误,因缺乏特效疗法,或在处理时对疾病发展阶段的特点考虑不周,治疗措施欠妥,也会达不到理想的治疗效果。因此,诊断、治疗和疗效的关系同样具有复杂性。[112]

(何小菁)

参考文献：

[1]刘虹.医学哲学：从意识哲学走向身体哲学[J].医学与哲学,2016(9A)：25-27.

[2] Langer M M. Merleau-Ponty's Phenomenology of Perception：A Guide and Commentary[M].London：Macmillan Press,1989：111.

[3]刘虹.论患者感受[J].医学与哲学,2016(8A)：6-10.

[4]莫里斯·梅洛-庞蒂.哲学赞词[M].杨大春,译.北京：商务印书馆,2000：154-155.

[5]汪子嵩,希腊哲学史：第1卷[M].北京：人民出版社,1997：803-832.

[6]杨立昊,许远理.具身认知与具身情绪[J].信阳师范学院学报(哲学社会科学版),2014(2)：33-38.

[7]叶浩生.镜像神经元的意义[J].心理学报,2016(4)：444-456.

[8]Yackle K,Schwarz L A,Kam K,et al.Breathing Control Center Neurons that Promote Arousal in Mice[J].Science,2017(6332)：1411-1415.

[9]Ptacek J,Mcintosh E G.Physician Challenges in Communicating Bad News[J].J Behav Med,2009(4)：380-387.

[10]张琼英,王瑜,李小青,等.不同水温对超声内镜检查患者影响的临床研究[J].华西医学,2016(5)：932-935.

[11]马华维,郑妍,姚琦.疼痛的心理学研究[J].心理学探新,2012(4)：363-368.

[12]卫生部统计信息中心.中国医患关系调查研究：第四次国家卫生服务调查专题研究报告[M].北京：中国协和医科大学出版社,2010：124.

[13]王晓娟,胡君娥,付沫,等.护士静脉穿刺体位的调查分析[J].护理学杂志,2012(13)：54-56.

[14]陈永祥,刘虹.基于 AIMSF 理论的医疗告知研究[J].中国医院管理,2016(11)：62-64.

[15]叶浩生."具身"涵义的理论辨析[J].心理学报,2014(7)：1032-1042.

[16]叶浩生.认知与身体：理论心理学的视角[J].心理学报,2013(4)：481-488.

[17]阿德勒.理解人性[M].陈太胜,陈文颖,译.北京：国际文化出版公司,2000：3.

[18]李恒威,王小璐,唐孝威.如何处理意识研究中的"难问题"？[J].自然辩证法通讯,2007(1)：35-40.

[19]达马西奥.感受发生的一切：意识产生中的身体和情绪[M].杨韶刚,译.北京：教育科学出版社,2007.

[20]姜海婷,胡丹,陈家应.多维视角下暴力伤医事件与应对策略[J].南京医科大学学报(社会科学版),2017(2)：117-118.

[21]Melamed S.Usefulness of the Protection Motivation Theory in Explaining Hearing Protection Device Use among Male Industrial Workers[J].Health Psychology,1996（3）：

209-215.

[22]卞冉,李红菊.人格—健康关系模型述评[J].中国健康心理学杂志,2003(4):275-278.

[23]米尔滕伯格尔.行为矫正的原理与方法[M].胡佩诚,译.北京:中国轻工业出版社,2000:120-145.

[24]刘虹.人文医学引论[J].医学与哲学,2019(40).

[25]岩佐茂.环境的思想与伦理[M].冯雷,李欣荣,尤维芬,译.北京:中央编译出版社.2011:20.

[26]包海燕.人文医学理念融入现代化的医院环境中[J].临床医药实践,2009(3):1462-1463.

[27]程荣尧,何延政.医院文化学[M].成都:四川大学出版社,2014:190.

[28] Starfield B.Is Patient-centered Care the Same as Person-focused Care? [J].The Permanente Journal,2011(2):63-69.

[29] Bloom J R,Stewart S L,Johnston M,et al.Sources of Support and the Physical and Mental Well-being of Young Women with Breast Cancer [J].Social Science & Medicine,2001(11):1513-1524.

[30]仲冬梅,毛鑫群,蒋艳.癌症患者家庭功能的研究现状[J].解放军护理杂志,2014(12):35-38.

[31]肖勃,谢文娇,张帆,等.焦虑症与抑郁症患者心理防御方式社会支持和家庭功能研究[J].中华行为医学与脑科学杂志,2006(9):797-799.

[32]龚幼龙,严飞.社会医学[M].3版.上海:复旦大学出版社,2015:276.

[33]苏珊·桑塔格.疾病的隐喻 [M].程巍,译.上海:上海译文出版社,2003.

[34] Guo J H, Kleinman A.Stigma:HIV/AIDS,Mental Illness,and China's Nonpersons [M].Berkeley:University of California Press,2011:37-262.

[35]刘晓梅,楚廷勇.日本社会医疗保险全覆盖的经验——兼评我国的医改方案[J].探索与争鸣,2010(7):63-67.

[36]刘继同.中国社会医疗保险制度40年的历史经验、结构困境与改革方向[J].人文杂志,2019(3):20-29.

[37]林基伟,刘旭生.医患关系道路上的人文医学[J].医学争鸣,2015(4):16-19.

[38]齐格蒙特·鲍曼.全球化:人类的后果[M].郭国良,徐建华,译.北京:商务印书馆,2001:2.

[39]孟君,张大庆.大众医学史[M].济南:山东科学技术出版社,2015:55.

[40]李传俊,徐国桓,赵兴烈.高科技与医学人文[M].广州:广东人民出版社,2001:435.

[41]杜治政.守住医学的疆界[M].北京:中国协和医科大学出版社,2009:65.

[42]刁宗广.医学人文精神与医学科学精神的融通[J].医学与哲学,2001(8):22.

[43]郑木明,林新宏.人文精神是医学的旗帜[J].医学与哲学,2007(3):24-25.

[44]吴雪龙,陈明华,姚荣英.安徽省住院医师医学人文素养培育现状分析[J].包头医学院学报,2018(7):111-113.

[45]王一方,赵明杰.医学的人文呼唤[M].北京:中国协和医科大学出版社,2009:190.

[46]董平,王晓燕.现代医学发展中的科学精神与人文精神[J].医学与哲学,1997(8):404.

[47]肖峰.论科学与人文的当代融通[M].南京:江苏人民出版社,2001:292.

[48]崔瑞兰.医学伦理学[M].北京:中国中医药出版社,2017:63.

[49]埃德蒙德·胡塞尔.欧洲科学危机和超验现象学[M].张庆熊,译.上海:上海译文出版社,1988:5-6.

[50]杜治政.守住医学的疆界——关于医学中的科学主义与金钱至上主义[J].医学与哲学,2002(9):7-11.

[51]朱平芜.论人生境界[J].中州学刊,1998(3):75-80.

[52]侯淑芳.关于人生境界的界定[J].佳木斯大学社会科学学报,2005(1):4-6.

[53]陈良运."境界"说溯源新得[J].江苏社会科学,1992(1):88-92.

[54]姜海婷,刘虹.医患沟通中的"工具行为"及"交往行为"研究[J].医学与哲学,2016(11A):50-52.

[55]郎景和.外科手术的临床决策[J].中华妇产科杂志,2009(10):721-725.

[56]刘虹,张宗明.关于医学人文精神的追问[J].科学技术哲学研究,2006(2):28-31.

[57]王彩云,郑超.价值理性和工具理性及其方法论意义——基于马克斯·韦伯的理性二分法[J].济南大学学报(社会科学版),2014(2):48-53.

[58]郎景和.做医生的三重境界[J].保健与生活,2014(6):52-53.

[59]钟南山.简论医德的内涵[J].中国医学伦理学,2006(3):3-4.

[60]潘立勇.宋明理学的人格美育理想及其现代意义[J].文艺研究,2000(1):63-72.

[61]熊义志.论个人职业定位和发展的分析方法[J].人力资源管理,2011(3):26-27.

[62]金慧,易琳琳,戈文鲁.论"儒医"的三重境界及其启示[J].医学与哲学,2015(11):39-42.

[63]金可溪.论人生价值[J].东岳论丛,1982(3):31-35.

[64]陈智,李海蛟.冯友兰人生境界说简析[J].内蒙古大学学报(哲学社会科学版),2001(5):6-9.

[65]彭锋.冯友兰"人生境界"理论的美学维度[J].北京大学学报(哲学社会科学版),1997(1):57-62.

[66]程相占.冯友兰人生境界论的审美维度[J].孔子研究,2004(5):19-27.

[67]邓联合,徐建科.论冯友兰的人生境界理论[J].学海,2005(3):112-117.

[68]杜治政.关于医学人文教学几个问题的认识[J].医学与哲学,2006(5):5-9.

[69]时统君,高修银.论医学人文信仰及其价值[J].中华医学教育探索杂志,2008(3):267-269.

[70]陈永祥,刘虹.人文医学知识结构认知的调查研究[J].医学与哲学,2015(2):20-23.

[71]李永.当代社会的人生境界论析——评《当代社会人生境界思想研究》[J].中国教育学刊,2017(7):155.

[72]刘虹.论身体哲学思想对医学发展的历史价值[J].医学与哲学,2018(11A):1-6.

[73]鲁逐荣,方学韫.病前状态[J].医学与哲学,1983(4):11.

[74]童孟明."第三状态"概念及原因[J].医学与哲学,1986(10):55.

[75]高广德."第三状态"人的医学伦理学问题初探[J].医学与哲学,1989(13):28.

[76]McIntire Charles.The Importance of the Study of Medical Sociology[J].Bulletin of the American Academy of Medicine,1894(19):425-434.

[77]Stern Bernhard J.Social Factors in Medical Progress[M].New York:Columbia University Press,1927.

[78]威廉姆·考克海姆.医学社会学[M].杨辉,等译.北京:华夏出版社,2000:9.

[79]孙本文.社会变迁[M].上海:世界书局,1929:10-11.

[80]Engel G L.The Need for a New Medical Model:A Challenge for Biomedicine[J].Science,1977(196):129-136.

[81]王丽宇.医学与社会[M].上海:上海科学技术出版社,2008:10.

[82]菲利普·亚当,克洛迪娜·赫尔兹里奇.疾病与医学社会学[M].王吉会,译.天津:天津人民出版社,2005:50.

[83]邱鸿钟.医学与人类文化——医学文化社会学引论[M].长沙:湖南科学技术出版社,1993:423.

[84]威廉姆·考克海姆.医学社会学[M].7版.杨辉,张拓红,等译.北京:华夏出版社,2000:226.

[85]Parsons Talcott.Social System[M].London:Routledge,1991:235.

[86]Goffman Erving.Asylums:Essays on the Social Situation of Mental Patients and other Inmates[M].New York:Anchor Book,1961.

[87]Gabe Jonathan,Mike Bury,Mary Ann Elston.Key Concepts in Medical Sociology[M].London:Sage Publications,2004:9.

[88]张文娟,魏蒙.中国人口的死亡水平及预期寿命评估[J].人口学刊,2016(3):18-28.

[89]Havighurst R J.Successful Aging[J].The Gerontologist,1961(45):8-13.

[90]黑格尔.小逻辑[M].贺麟,译.北京:商务印书馆.1980:83.

[91]王小英,况立洪.从还原论到系统论看医学模式的转变[J].黔东南民族师范高等专科学校学报,2006(5).

[92]谭智敏.基于哲学视角的中医全科医学思想初探[D].济南:山东中医药大学,2012.

[93]匡调元.试探 21 世纪西方医学发展趋势[J].浙江中医学院学报,2002(6):1-4.

[94]武铁平.模糊语言学[M].上海:上海外语教学出版社,1999:136.

[95]姜南宇,潘宏铭,李达.肺腺鳞癌的研究进展[J].癌症进展,2017(4):345-349.

[96]维克托·舍恩伯格,肯尼思·库克耶.大数据时代[M].盛杨燕,周涛,译.杭州:浙江人民出版社,2013:67-72.

[97]Mayer-Schonberger V,Cukier K.Big Data:A Revolution That Will Transform How We Live,Work and Think [M].London:John Murray Publishers Ltd,2013:174-180.

[98]Holland J H.Emergence——From Chaos to Order [M].Oxford:Oxford University Press,1998:1-9.

[99]孙连仲,朱志勇,田盛静,等.模糊思维[M].西安:三秦出版社,1994:64.

[100]Burgess D J.Cancer Genetics:Initially Complex,Always Heterogeneous[J].Nat. Rev.Cancer,2011(11):153.

[101]Bunnell C A,Shulman L N.Will We be able to Care for Cancer Patients in the Future? [J].Oncology(Williston Park),2010(14):1343-1348.

[102]南娟,曹志成.肺癌的个体化靶向治疗[J].中国肺癌杂志,2013(8):C21-C34.

[103]杨磊,鱼星锋,李妍,等.女性人格特征、情绪控制与乳腺癌发生危险的相关分析[J]. 中国健康心理学杂志,2016(2):202-205.

[104]李胜君.支气管哮喘患儿的心理干预[J].中国医药指南,2012(36):509-511.

[105] Di Marco F,Santus P,Centanni S.Anxiety and Depression in Asthma [J].Curr Opin in Pulm Med,2011(17):39-44.

[106]Powledge T M.That Precision Medicine Initiative? A Reality Check[EB/OL]. (2015-02-03)[2017-12-16].https://geneticliteracyproject.org/2015/02/03/that-precision-medicine-initiative-a-reality-check.

[107]叶水送.对"精准医学"要精准理解[N].科技日报,2016-11-14(1).

[108]吴雨婷.被滥用的 PET-CT 检查[N].健康时报,2016-02-04(24).

[109]黄健,贺晓恒.18F-FDG PET-CT 显像在健康体检中的意义[J].南方医科大学学报 2010(7):1755-1757.

[110]杜治政.论新的医学人文观[J].医学与哲学(人文社会医学版),2008(7):8-14.

[111]黄欣荣.复杂性科学的方法论研究[D].北京:清华大学,2005:3.

[112]刘虹.医学哲学范畴[M].北京:科学出版社,2014:6.

第六章　人文医学的实践范畴

　　相互关怀,是维系身体与身体之间、身体与社会之间、个体与群体之间、人类与自然之间关系的纽带。医学人文关怀是对患者身体整体状况的关注、关爱和关情,是医学关怀的精髓,医学技术关怀和医学服务关怀是医学关怀的技术维度和服务维度,三者都是医学人文本质在医学实践中的生动体现。

　　医院人文管理是医学人文关怀的组织机制,是彰显医学人文本质为基本特征的医院管理路径。医务社会工作,是将社会工作的内容纳入医疗领域的活动,是医学人文关怀的实践形式之一,是医学人文关怀的具体实施和落实。

第一节　关怀与医学关怀

一、关怀

（一）关怀思想渊源流长

　　中国传统文化中的关怀思想在《老子》《论语》《孟子》等著述中有较为丰富的表达,如孔子的"仁者爱人"思想蕴含的关怀思想影响深远;孟子的"老吾老,以及人之老,幼吾幼,以及人之幼"是中国古代关怀思想的闪光点。但总体而言,中国古代关怀思想包含于道德思想之中,未有系统的、独立的研究,其特征是以忠孝人伦为核心、君臣秩序为目的、家国社稷为重心、愚民驭民为手段。归根到底,道法两家、孔孟之道与政治统治涉入过深,远离现代关怀思想中的具体的人和平等的关系这一本质内涵。

西方的关怀思想可以追溯到亚里士多德的友爱观,他在《尼各马可伦理学》一书中,强调友爱是个体之间以善意为基点的相互关爱,是当代关怀理论形成的理论之源。关怀思想的哲学基础是存在主义和人本主义思潮。德国哲学家海德格尔认为:关怀是人对其他生命所表现的同情态度,关怀是良心的根源,关怀是生命最真实的存在。[1]萨特的存在主义以"人的存在"为重心,强调人的价值,强调对他人的关心,强调要负有责任感。马斯洛的人本主义心理学提出需要层次论,将人看作是有着多层次需要、渴望关怀的人。卡罗尔·吉利根是哈佛大学的著名教授、女性主义关怀伦理学的奠基人,她强调人是在相互关系中存在的,提倡通过关怀来减少伤害,提出了关怀渐次由自私走向真善境界的三个阶段,即:一是对自我的关怀,二是对认识的人的关怀,三是对陌生人的关怀。

(二)缺乏关怀的时代

17世纪80年代,以牛顿力学体系的建立为标志,经典物理学诞生了。至19世纪末,以经典力学、热力学和统计物理学、经典电磁场理论为支撑,经典物理学的大厦巍然耸立。人们为经典物理学的辉煌所倾倒,似乎可以凭借经典物理学洞悉、揭示、运用大自然的一切规律。科学俨然替代了宗教的位置,成为风靡一时的新"宗教"。有用性成为度量一切事物的准绳,实证主义方法君临人类认识领域,粗暴地放逐了形而上的哲思,心灵和身体感受的诉说被打入冷宫。

经过18—20世纪的四次工业革命,生产过程依次实现了机械化、电气化、自动化和智能化,生产能力和效率迅猛提升。科学技术帮助人类获得了极大的物质文明成果,人类的征服欲得到空前满足。技术主义吞噬人类的一切情感和价值追求,甚至人的身体都可以毫无顾忌地为科学技术所摆布。迷失了自我的人类沉溺于、依赖于技术、数字、符码,物质欲望成为生活的唯一动因,主体的人异化为工具,沦为利益的附庸。个体内心充满着苦闷、焦灼、孤寂、烦躁,人与人之间的相互理解、关怀和爱被相互提防、嫉恨、仇视所替代。我们生活在一个缺乏关怀的时代,尤其是人文关怀和终极关怀。

(三)关怀理论的内容

关怀是指对身体生存与发展状态的关注,对身心健康的关注,包括对身体发展的一系列问题的关注如身体权、人格、价值、理想和对自由与解放的追求。

关怀理论包括关怀范畴、关怀关系、关怀价值等方面的内容。

关怀范畴。关怀是给予对方以关注、关情、关爱的认知、情感和行为。关怀理论的代表人物内尔·诺丁斯认为,如果一个人注意到某人的想法和利益,他就开始关怀这个人。被关怀方即关怀对象是多维的,不仅包括人与人之间的相互作用,也包括对事物、社会、自然、环境、地球的关怀。关怀的内容因关怀对象的不同而异,如对人的关怀内容有物质层面、精神层面和哲学层面的关怀,对地球的关怀内容有地球环境、资源、地理、与人类的关系等层面的关怀。

关怀关系。关怀方与被关怀方的相互作用构成关怀关系,体现为三个向度的互动:关怀方与被关怀方由共情而产生的理解和认同,关怀方向被关怀方发出关怀行为,被关怀方在接受关怀行为后做出回应。关怀关系是关怀方与被关怀方之间的共情关系而不是涉及身份、职务的主导—从属关系;关怀关系是一种涉及关怀方和被关怀方的伦理关系而不是对等交换关系,关怀方的付出与被关怀方的认同、回馈之间是不可计算的;关怀关系是一种道德、责任层面的关系。关怀方通过关怀活动完善自己而不是做慈善或施舍,当关怀方将自我完全同被关怀方融为一体,化他为我、他就是我的时候,双方就一同走在关怀的行程中。

关怀价值。相互关怀,是人类的本能、本性;获得关怀,是人类的基本要求,是人类活动的基本内容。每一个个体都在相同或不相同的关怀中才得以生存和发展。相互关怀,是维系身体与身体之间、身体与社会之间、个体与群体之间、人类与自然之间关系的纽带。关怀是全球性整体观念的核心范畴。每一个个体都是人类大家庭中的成员,负有相互关怀的责任;人类命运共同体的存在方式,要求关怀从家庭、宗族、种族、国家这样的层次上升到人类共同体的水平。关怀理论是一种深沉的人文主义思潮,它缓解社会的冷漠,促进世界走向和谐,促进人类走向祥和繁荣,推动全球发展和合作。

二、医学关怀

（一）医学关怀的内涵

医学关怀是医学、医疗机构和医务人员对患者、患者近亲属和相关社会公众的健康状况、身心疾患、身体感受给予关注、关情、关爱的认知、情感和行为。医学人文关怀、医学技术关怀和医学服务关怀是医学关怀的基本形式。

（二）医学关怀的价值

给予医学关怀,是医学的内在本质。人在这个世界上生活的目的、意义可以有许多,要实现这些目的和意义的条件也有许多,但最基本的条件是人的健康;人在这个世界上不确定的事情会遇到许多,但最确定的事情是生老病死。因此,每一个人和医学有着一种无法摆脱的关系。从珍惜生命、关爱生命的角度而言，医学在本质上就是关怀性质的。

获得医学关怀，是患者的基本需要。生命从它刚刚孕育于母腹之中开始，就受到了医学的关爱，医学迎接着生命的曙光，医学又送走了生命的晚霞。医学和人的关系，从医学哲学的角度来定位，应该这样来认识：医学不仅仅是一种通常意义上的职业，医学是一种关爱生命、关爱人的事业，在所有的职业中医学以人文为本。

（刘　虹）

第二节　人文关怀与医学人文关怀

一、人文关怀

人文关怀是对人的生存境遇、情感心绪、价值追求给予关切、帮助和支撑的态度和行为。人文关怀具有民生、精神和哲学三个层次。

民生层次的人文关怀的主要维度是指民众的基本生存和生活状态、基本发展机会、基本发展能力和基本权益保护等，其本质是满足人的物质需求，如住房、教育、医疗、就业等。

精神层次的人文关怀的主要维度是人的公平、公正、尊严、尊重、自由、解放等，其本质是满足人的精神需求如成就感、价值感、归属感、幸福感等。

哲学层次的人文关怀的主要维度是精神生活、价值追求、人性完善、灵魂净化等，其本质是满足人的心灵需求，如精神家园、永恒和超越等，美国宗教哲学家蒂利希称之为终极关怀。

二、医学人文关怀的内涵、形式和内容

医学人文关怀是对患者身体整体状况的关注、关爱和关情，是医学关怀的精髓，是医学人文本质在医学实践中的生动体现，是人文医学的研究对象。

（一）医学人文关怀的形式

就医学人文关怀的形式而言，医学人文关怀可以分为间接途径和直接途径两类。

医学人文关怀的间接途径是通过理论、知识、管理等形态体现的医学人文关怀，包括临床实践中有关伦理、法律、医患沟通问题的理论，卫生法律法规、医学伦理原则、医学人文管理如伦理审查等。这些理论、知识和管理形态，与医学人文精神的区别在于其特征上是就临床实践中医学人文关怀的具体问题提供实施指导或对策，而不是形而上的精神层面的、价值层面的学理研究。

医学人文关怀的直接途径是态度、行为、环境等形态体现的医学人文关怀，包括医学专业态度、医学人文服务、医学人文环境等这些患者直接感知的关怀形式。

（二）医学人文关怀的内容

就医学人文关怀的内容而言，医学人文关怀包括对患者躯体健康和生活质量的关怀、心理健康的关怀和医学终极关怀几个不同层面的内含，呈现着从生物学基点回归终极关怀的轨迹。

对患者躯体健康和生活质量的关怀是医学人文关怀的第一个层面和基点。从希波克拉底时代一直到现代，医学的主要任务是致力于使患者摆脱躯体疾患的病痛。对患者躯体健康的关怀是对患者生命人文关怀的物质基础，离开了对疾患有效的控制和处理，对患者的人文关怀是没有根基的，是苍白无力的。提高患者生活质量，提高患者生活舒适程度是医学人文关怀的基本措施。在第一个层面上予以医学人文关怀，不可把患者的躯体从患者生命的整体中剥离出来，医生眼睛里不可只有病原体、症状、病灶。如果活生生的、整体的患者渐渐地从医生的视野中淡出，医生更多地是关心这个病是否可治、能治，关注检验报告上的客观数据，而不是这个人的主观感受和生命的价值体现，那就与医学人文背道而驰了。

对患者心理健康的关怀是医学人文关怀的第二个层面和中坚。医学仅仅解决患者躯体的病痛是远远不够的。人是躯体和心理的统一体，疾病过程同时体现在躯体和心理两个方面。在躯体受到侵害的同时，心理亦遭受到恶性刺激。在不同的疾病过程中，心理疾患和躯体疾患的关系可能有主次地位的互换，但不可能是有无状态的取舍。患者的心理状况对患者生理疾患的影响十分明显。患者心理问题处理得是否成功，直接关系着对患者躯体问题的处理结果。现代医学对患者心理高度关注，对患者心理健康的关怀是医学人文关怀的重要组成部分。

对患者生命的终极关怀是医学人文关怀的最高层面和极致。终极关怀是彻底的关怀,是医学的人文关怀的哲学形态。终极关怀最初是宗教学的范畴。宗教对人的关怀一直延伸到人的心灵,超越生命界限延伸到永恒,这是宗教充满魅力的原因之一,值得医学借鉴。医学终极关怀是对身体价值的高度体认:医学敬畏身体,而不是身体乞怜于医学;医学是身体的仆人,而不是健康的主宰。医学终极关怀,是将身体健康视为最终目的,医学本身退为手段。医学终极关怀是医学回归人文的最高境界。

(刘　虹)

第三节　医学技术关怀与医学服务关怀

一、医学技术关怀

(一)医学技术关怀的内涵

身体的存在涉及的不仅仅是生物的进化,还有文化的进化、社会的进化和技术的进化。身体的存在不得不借助于技术,身体是与技术共在的存在。直立行走与手的解放使得身体能够发明和发展技术,并在技术打造的世界中塑造身体自身。身体只能存在于自身之外的环境中,而技术则是身体之外环境中的精灵。身体和技术一起从莽荒时代走向今天,谛结了一种原始共生关系。身体应该独立存在的命题,只是自我意识的独吟自唱。就整全性身体而言,身体也是技术性的存在。裂解身体与技术的关联,实际上是裂解了身体与世界的关联。身体与技术共在的价值在于技术给予身体的关怀。技术主义将技术凌驾于身体之上,与其说是技术的异化,还不如说是对身体与技术关系认识的偏颇。医学技术是人类为救治身体疾患而发明和发展的医学手段、方法和技能的总和。医学技术存在的价值是给予患者身体以技术关怀。医学技术是医学文化亮点,是科学技术、精神文化、社会历史在医学中的交集和融汇。医学技术是当代医学的象征,重新铸造了医学的存在状态和存在方式。当代医学因为拥有高新技术而走向医学发展的高峰。医学技术有三大人文特征:

第一,受制于医学伦理,只能在伦理范围内行走,并非技术可达就必达。而其他行业是唯恐技术不达,倘若技术可达,必将发挥到极致。

第二，臣服于人类身体，只能为身体平衡态服务，并非再造或创造身体。而其他行业是唯恐创造不力，倘若新物可得，必将替换至最佳。

第三，听命于医学人文，只能以关怀身体为使命，并非挟技术而谋钱财。而其他行业是唯恐利润不丰，倘若可获暴利，必将无所而不为。

由是观之，医学技术是为患者身体健康而存在、发展的，归根到底，医学技术是医学关怀的物质力量。

医学技术关怀是医学关怀的技术维度。医学技术关怀是以诊疗技术或疾病防控技术为手段，以保护身体、医治疾病、维系健康为内容的关怀形式。人类通过创造技术改变了自己，技术是人的本质要素之一；医学通过技术改变了医学，技术也是医学的本质要素之一。从蛮荒走来的医学，无法卸去现代技术重回神农尝百草和希波克拉底时代。适宜的医学技术，是医生救人性命的利器，是患者求生的最后一线希望。

当代医学技术不只是单纯的临床技能，它脱胎于工具中性的属性，与身体、生命、健康结缘，跃升到超越技术本身的人文境界和关怀语境，融人文与科学、工具与价值、理性与感性、目的与手段、理智与情感、求善与审美、创新与继承、医理与伦理等科学—人文因素为一体。医学技术与其他技术的根本区别就在于它是以技术关怀为存在的技术，在本质上是属于关怀范畴而不是工具范畴，因此，医学技术不仅是医学实践的形式，更是无与伦比的生命价值和多维的科学—人文因素之集萃体。

（二）医学技术关怀的价值

人文关怀是求善的形式，科技是求真的途径。医学的人文性质决定了医学技术关怀是求真与求善的统一，以求真为求善的手段，以求善为求真的目的，即技术是关怀的手段，关怀是技术的目的。把医学技术关怀目的的实现和身体健康的增进作为发展医学技术的宗旨，在医学技术的运行过程中灌注和显示医学技术关怀价值，使追求医学技术的至臻至强服务于、融汇于维护身体健康的至善至美之中；使医学工具理性和医学价值理性协调一致，并以医学价值理性统驭医学工具理性；使医学技术的应用满足身体健康需要，彰显医学关怀、医学技术关怀的独特价值。医学技术的价值是指其发明和使用与身体的健康息息相关，这种解除病痛、挽救生命、排忧解难、造福众生的技术手段，从其本质而言，不仅仅是一种体现"真"的力量，更是一种体现"善"的力量。

解除病痛、挽救生命是医学技术居功至伟的价值体现。在很多情况下，有这项技术和没有这项技术的区别是:有,意味着生的光明;无,意味着死的黑暗。如果说有什么是人类社会最有价值的技术,那一定是解除病痛、挽救生命的医学技术。20 世纪 60 年代之前,为了解决肝切除手术中肝脏出血的问题,采用低温麻醉法,在患者腹内放置冰水或将患者置入医学专用低温液中降低体温至 32℃后再行手术。这种方式术后并发症高发,死亡率高发,手术医生经常面对手术成功了但患者却死亡了的尴尬。吴孟超发明常温下肝门间歇阻断切肝法,成功解决了术中的出血问题,手术成功率达 90%。器官移植是 20 世纪生物医学领域中具有重大意义的技术,至今先后有 11 位与此领域有关的科学家获诺贝尔生理学或医学奖,是医学领域中获该奖最多的学科之一。当今,器官移植已成为治疗人类各种器官终末期衰竭性疾病的首选治疗方法,截至 2011 年,全球已有约 130 万病人接受了器官移植治疗。中国临床器官移植在老一代医学家的带领下发展很快,吴阶平、裘法祖等医学家的首例肾移植、肝脏移植手术揭开了我国器官移植的序幕。进入 21 世纪,我国各种器官移植全面迅速发展,成为仅次于美国的第二大国。2015 年,中国实行了 1 万多例器官移植个案,占全世界的 8.5%。[2]类似常温下肝门间歇阻断切肝技术、器官移植技术,医学技术的进步挽救了成千上万患者的生命。这样的医学技术,是彻头彻尾、至高无上的技术关怀、人文关怀。

排忧解难、造福众生是医学技术惠及百姓的价值体现。在很多情况下,有这项技术和没有这项技术的区别是:有,意味着活得愉快;无,意味着活得苦恼。如果说有什么是人类社会最有价值的技术,那一定是排忧解难、造福众生的医学技术。在人类的自然生殖中,约有 10%的夫妇不能正常孕育后代,不孕症药物治疗效果不甚理想,千千万万对夫妇、千千万万个家庭因此生活在苦恼之中。2010年 10 月 4 日,英国生理学家罗伯特·爱德华兹因体外受精技术领域作出的杰出贡献而获得诺贝尔生理学或医学奖。医学伦理学给这项医学技术点亮了绿灯。罗伯特·爱德华兹的体外受精技术(试管婴儿)得到应用之后,全世界诞生了 500 万个试管婴儿,几百万对夫妇实现了为人父母的夙愿,几百万个家庭充满了新生命带来的喜悦。这样的医学技术,是温暖人心、造福社会的技术关怀、人文关怀。

医学技术关怀实现的前提是医德引领下的医术进步,是价值理性主导下的技术理性的发展。远离医学人文,仅仅有诊断治疗的机械化、自动化、智能化的医学肯定不是一种好的医学。如今,医学技术异化被描述为伤害身体的异己力量,批判医学技术理性的话语冲淡了医学技术为身体带来更多选择的事实。可是,医学技术自己是登不上主宰的地位的,它一直是某些价值主体实现某种目的的工具,其异化完全是人类价值选择的结果。

二、医学服务关怀

(一)医学服务关怀的内涵

医学服务关怀是医学关怀的服务维度。医学服务关怀是通过医学工作使服务对象受益的关怀形式。医学服务关怀的主体是医疗机构、公共卫生部门和卫生行政部门,对象包括现实的患者和潜在的患者,从某种意义上说,医学服务的对象是社会公众群体。医学服务关怀的目标是提供人性化的就医服务、安全可靠的卫生服务和惠民利民的卫生管理服务。医学服务关怀的实施面是患者和相关社会公众的身体整体,是生命周期的全部。

医学服务的内容包括三个方面:一是医疗机构提供的医疗服务,如诊疗、护理、保健、康复等内容;二是公共卫生部门提供的公共卫生服务,如妇女产期保健、计划免疫接种和管理、儿童保健、主要慢性非传染性疾病的防控与管理、重点传染病的防治和计划生育等内容;三是卫生行政部门提供的卫生管理服务,如医疗卫生政策的制定和实施、医疗卫生机构组织行为的监控与调整等内容。

(二)医学服务关怀的价值

提供具有整全性的医学服务是医学服务关怀的价值所在。"整全性"中的"整",是指对身体的整体性关怀;"整全性"中的"全",是指对生命周期的全过程的关怀。什么样的医学服务可以体现关怀特征和价值?回答这个问题的进路是:第一,与身体的整体性存在方式相适应;第二,与生命周期不同阶段遭遇的健康问题相适应。如此,具有整全性的医学服务呼之欲出。整全性的医学服务是一体化、系统性、连贯性的医疗卫生服务,涉及对服务对象多维度、多层次、全过程的关注、关爱。在整全性的医学服务境遇中,涵盖从孕育到死亡的全过程,健康促进、疾病预防、诊断、治疗、疾病管理、康复和临终关怀是一个有机关联的系统和整体,患者的身体整全性得到尊重,不再被分割,不再面对碎片化的服务。这就是医学服务关怀的真谛。

(三)医学服务关怀的显现

人性化就医环境体现医学服务关怀的关键词是就医感受。医院是医疗服务的主要场所,通过门诊流程改造、信息化预约平台建设、医院建筑布局优化、服务态度改善等途径,可使患者远离嘈杂、生冷、繁琐、混乱,置身于安静、温馨、便利、有序的诊疗环境中。

卫生保健体系体现医学服务关怀的关键词是安全、可及性好。卫生保健从妇幼保健、预防接种到养老服务,涉及身体成长过程的不同阶段,通过有力管控,使患者和相关公众远离保健工作中各种违法违规事件,置身于安全、可靠、可及性好的卫生健康保障体系之中。

卫生政策体现医学服务关怀的关键词是惠民。在我国现行体制下,卫生政策的关怀惠民力度是最强的。医学服务关怀的效果很大程度上取决于卫生政策的力度。通过加大国家卫生经费的投入,坚守医疗服务公益性质,推行全民免费医疗制度、分级诊疗制度,加强居民健康管理与健康保健事业建设,使全民置身于坚实有力、全覆盖的医学服务关怀体系之中。

(刘　虹)

第四节　医院人文管理

一、医院人文管理的内涵

（一）医院管理不同于企业管理

医院管理与企业管理的重要区别在于:企业是生产某种产品的组织,企业管理的基本目标是通过内部管理实现产品生产的最大效益;医院是给予患者医学人文关怀和医疗技术服务的场所,医院管理的基本目标是通过内部管理实现对患者的诊疗救治和医学人文关怀。因此,企业管理的目的最终指向物质生产的成果和效率,而医院管理的最终目标是护卫患者的身体安康。简言之,企业管理是"员工—产品"模式,医院管理是"员工—患者"模式。因此,医院管理要有选择地运用管理学的一般原理和方法和有选择地借鉴企业管理的成功经验。将医院管理视为与企业管理般一致无二,是医院管理的误区;将对医院员工和患者的管理作为实现高收入目标的手段,是对医院人文本质属性的迷失与背叛。

（二）医院人文管理的涵义

医院人文管理是以彰显医学人文本质为基本特征的医院管理路径。医院人文管理通过人文理念的树立、人文管理的实施、人文服务的提供和人文环境的营

造等医院文化行为,实现彰显医学人文精神,为患者提供优质服务的组织目标。医院人文管理的内涵包括两个方面:

一是以员工为根本。即强调对医务人员的尊重、理解和欣赏,为医务人员提供精神和情感支撑,通过医务人员人生价值的提升而实现医学人文观念提升、医学人文素质提升、医学人文行为规范提升的医院人文管理的目标。医务人员的价值或者说医务人员本身是目的而不是手段。医院员工在医院人文管理中不是最重要的资源而是主体;充分调动医务人员的积极性、主动性和创造性不是医院人文管理活动的目标而是条件;医院员工形成共同的价值观、行为规范和人文理念,增强医院凝聚力和向心力,提高医院的核心竞争力,更好地为患者服务不是医院人文管理的内在本质而是外在形态。医院人文管理的本质或者说以医院员工为根本的哲学内涵是,通过医院人文管理使员工的自我受到肯定、价值得以实现、人性获得升华。

二是以患者为中心。即强调对患者身体的尊重和关爱,整体人的疾患症状和身心感受都是医疗活动的服务对象。在提供高效诊疗手段的同时,关注患者身心需求,重视患者的切身感受,尊重患者合法权益,将人文关怀和人文服务贯穿于整个医疗服务过程的始终。以优质、高效的服务真正满足社会人群的健康需求,实现为患者健康服务的宗旨。

通过医院人文管理,有利于树立医院整体的人文理念,锻造人文精神,提升医院服务形象和品牌效应,从而提高患者对医院的信任度和社会美誉度;加强医院人文管理,有利于营造院内和谐的工作氛围和协同合作的工作局面,在不断丰富人文底蕴、提高人文素质的同时,充分发挥其才能和积极作用,从而提高凝聚力和向心力,最终转化为高度的责任心、爱心、同情心,为患者提供优质、高效的医疗服务,赢得患者的尊重和信赖;医院人文管理真正从患者的精神、心理和情感需要出发,通过规范服务行为、优化就医流程、营造舒适环境、加强医患沟通、尊重患者权利、提供全程立体化的人性服务等,有利于患者身心的康复,提高患者满意度。正是通过上述三个"有利于"的整合作用,形成职工满意、患者满意、医院满意、社会满意的良性循环,医患关系不断改善,从而达到医患和谐的新高度。

二、医院人文管理的价值

（一）体现人是目的

医院人文管理的价值首先体现在对患者身体的尊重和关爱。传统的医院管理虽然具有理性的权威和科学基础,但这种科学管理的局限性是十分明显的且自身无法克服。这不仅表现在指导方法的科学理性至上原则,还在于以此为基础的管理模式中,患者完整意义上的人被肢解了,患者感受被剥夺了存在的空间,患者尊严失去了应有的地位;医者及其工作沦为医疗机构和自我谋利的手段,医学及其服务沦为金钱的奴仆。医学人文管理的逻辑基础是这样一个命题:人是目的,不是手段;医学工作是手段,患者身体健康是目的。医学人文管理的根本宗旨是:关爱患者身体,维护身心健康;推进员工成长,增强个人幸福。

（二）体现身心关爱

生物—心理—社会医学模式最大的价值是将患者的心理感受和社会问题纳入医学关注的视野,而这恰恰是医学人文管理所关注的问题。患者的疗效并不是一个孤立的生物医学事件,医学人文管理强调对患者的生理、心理和社会需要进行全方位的关注。所以有人认为最有效的药物就是医生给患者的感受。在疾病无法治愈的情况下,医生给予患者的发自内心的尊重、温暖的关怀以及对生活的希望就是我们能给予患者的一切。

（三）和谐医患关系

医患关系是个复杂性问题,与人性、患者素质、医学复杂性、社会有关管理机制、医院管理和医学专业态度等诸多因素有关系。医院人文管理将对患者的身体和健康关怀作为终极目标,为和谐医患关系奠定了坚实的逻辑基础。医院的趋利行为不一定会导致医患冲突,但缺乏医院人文管理的趋利行为必定毒化医患关系。

（四）提高管理效率

人性和人心管理是管理的最高境界,医院人文管理正是这样一种积极的人性和人心管理。与其说医务人员的技术、知识成了医院竞争的基础和决胜的关键,不如说医务人员的积极心态、工作热情是做好医院工作的关键。医院人文管理通过提升医务人员的工作价值感,形成追求高质量完成工作的精神动力,从而从根本上提高医院管理效率。

三、医院人文管理的途径

（一）营造体现亲密特征和工作价值的职场氛围

医学职场氛围是医务人员工作场所的情势、气氛、格调的总和，包括具有亲密组织中的亲密感、医院文化氛围、管理激励氛围、职业环境氛围等要件。美国行为科学学派的著名代表人物赫茨伯格认为，对员工最有效的管理是使其感受到工作本身的价值。营造体现具有亲密组织中的亲密感和工作价值的职场氛围对于有效管理的意义在于：在这样的氛围下，有利于促使员工发自内心地认同自己工作的价值，将工作困难视为展现能力的机会，将工作成就视为个人价值的实现；薪酬待遇不是工作最主要的动力，工作过程是员工获得乐趣和价值感的源泉；员工具有对组织认同度高、完成工作积极性大、执行力强、工作质量好的特征。

医院人文管理的本质就是通过多维的管理举措，为员工营造体现具有亲密组织中的亲密感和工作价值的医学职场氛围，激发起医务人员工作的价值感、责任感和使命感，从而为患者提供可以感受到医学人文关怀的职业服务。

1. 医院文化氛围

医院文化氛围是指以医学人文精神为内核的医院员工所共有的思想作风、价值观念和行为规范的总和。医院文化氛围融汇传承性、公益性、事业性、时代性、人文性和先进性于一体，使医务人员真切感受到个人工作的价值和意义，与医院形成共同的核心价值观和行为规范，并内化为个人的理想、信念和追求，从而形成医院强大的凝聚力和向心力。营造医院文化氛围的形式是多样的。院训、院徽、院歌、院旗、标识系统等，可让医务人员在潜移默化中自觉地接受医院文化的熏陶。营造医院文化氛围的载体是多样的。积极组织文体活动、社会活动，可达到陶冶情操、净化心灵、促进情感交流、协调人际关系的效果，形成团结一致、积极向上、和谐融洽的医院文化氛围。营造医院文化氛围的进路是多样的。以医学职业道德教育为进路，通过医德医风建设、反商业贿赂等主题教育活动，可帮助医务人员形成正确的价值观，树立先进的执业理念，遵循大医精诚的为医之道，引导医务人员自觉地将医学人文精神作为统一的行为规范和价值观念，凝心聚力。

2. 成长激励氛围

成长激励氛围是指将员工个人发展目标与组织发展目标协同一致的激励机

制。比如,根据医务人员个人意愿和自身发展需要进行职业生涯规划,组织为个人的成长提供适宜的条件,激励员工能力的自我发挥,在医疗科研、新技术新项目运用与推广、学科建设等方面给予充分的自主权;鼓励自我提高和完善,在进修、深造、学术会议等方面多创造机会,政策上扶持,资金上保障等。

3. 职业环境氛围

什么样的管理举措可以激发员工对组织的认同感? 那就要让医务人员有"自己人""知情人"而不是"干活的人""挣工资的人"的感受。应实行院务公开、民主管理、民主监督,重大决策多方听取意见。再比如,以会议、橱窗、文件和网络等媒介使信息透明化,通过职代会、工代会、党代会、团代会以及民主党派人士座谈会等多种形式保证沟通渠道畅通,使得员工有表达对医院管理意愿的平台,在宽松、民主的职业环境氛围中,员工有了当家作主的心理感受,其责任感、自豪感、归属感和参与医院建设发展的激情应势而生,员工与医院的命运共同体由此而形成。

安全的执业环境是职业环境的底线。开展医患沟通的理论和技能培训,提高员工医患沟通能力,成立医患纠纷专门接待处置部门,可防范医患纠纷的发生、矛盾的恶化升级;通过购买人身意外伤害保险,推行医疗责任保险,参与第三方调节机制等形式,从而努力规避、降低、转移执业风险;加强综合治理和安全保卫,院内设立警务室,安装摄像监控器、红外报警探头等,可创造令员工安心的工作环境。

舒适的工作环境是良好职业环境的条件之一。温馨舒适的工作环境有利于员工放松心情、提高效率。可以从制定医院的总体发展规划入手,新建、扩建、改建原有的医院建筑,完善功能、优化布局,大力改善医务人员的诊疗工作环境。不断改善院容院貌,做好医院绿化、美化、亮化工程,营造温馨优美的花园式医院环境。完善后勤保障系统,完善餐厅、车库、文体活动中心等生活配套设施,解除职工的后顾之忧。加强医院人性化设施建设,营造温馨医疗环境。医院环境形象是医院内在气质的外在表现,赏心悦目、温馨融洽的就医环境能给患者以信任感和安全感。因此,医院不但设施要先进,设备要齐全,而且每一项设计、每一件物品的摆放和使用都要从患者舒适、方便的角度出发,使之充满浓郁的人性化气息。良好的院容院貌和温馨、清爽、舒适的就医环境可以减少患者因住院而产生的恐惧心理,体现对患者的人文关怀。

（二）提供感受人文关怀的专业服务

医学兼有自然科学和人文科学的双重属性。在医院,患者的需求包括技术性医疗服务和人文服务。人文服务就是指在医护过程中除了为患者提供必须的诊疗技术服务之外,还要为患者提供精神的、文化的、情感的服务,以满足患者的健康需求。在医院内,除了医院的医疗技术水平外,患者对于医院服务的关注度也在逐渐提升,即从单纯的治愈疾病、寻求技术性医疗服务为主,逐渐转变为注重就医感受、环境和流程等人文服务内容。医院管理以患者为中心,就是将管理视为对患者的人性化服务,这种人性化服务不能单纯只是一种管理策略,更重要的是这是一种长期植根于医院管理者意识之中的长久理念。它要求管理者必须把遵守社会道德规范、履行社会道德承诺当作医院管理行为应有的责任,自觉地肩负起医院在社会中生存并显示其存在价值的神圣使命。医院的一切工作都是为了患者,要始终坚持服务至上、患者第一的服务理念,以患者为本,努力满足他们多层次的需要,变被动、单一服务为主动、全面的服务。医前服务需遵循防病胜于治病的原则,提供健康咨询、义诊服务、科普宣传、医疗电话热线等;医中服务要提供细致、周到、优质的医疗服务,并做好患者的心理护理;医后服务要定期随访、及时指导、提供医疗保健等。要由要我服务的被动服务形式向我要服务的主动服务形式转变,由单向服务向整体、全面的服务转变,由一般服务向优质、高效、贴心的人性化服务转变,不断营造医院的服务优势。

医院人文管理是医院管理的最高层次。医学可以是一种职业、一种研究、一种学科体系、一种社会建制,但其本质只能是人文关怀。组织管理的最终目标指向经济效率无可厚非,但医院管理的目标如果唯利是图则将造成灾难。医院管理可以借鉴一般组织管理的原理、方法和措施,但医院人文管理是其中不能缺少的核心元素。医院人文管理关系着医务人员的幸福感、价值感,更关系到患者的身体安康,这就是医院人文管理的使命和价值所在。

（刘　虹）

第五节　医务社会工作

（一）社会工作与社会医务工作

社会工作指的是以利他主义为指导,以科学知识为基础,运用科学的方法进行的助人活动。[3]我国学者认为,广义的医务社会工作指的是健康照顾工作,也就是将社会工作的价值观应用于健康相关的服务中,提升人们的总体健康水平;狭义的医务社会工作指的是在社会工作价值观和医学伦理的指导下,运用社会工作知识、技能,协助受疾病、失能、伤害影响的服务对象及其家庭或相关社群恢复身心及社会功能的专业化服务活动。[4]7简而言之,医务社会工作,是将社会工作的内容纳入医疗领域的活动,是医学人文关怀的实践形式之一。医务社会工作的内涵随着社会变迁不断扩大,从最初的医院社会工作,逐渐过渡为医务社会工作,到如今逐渐还包括了健康照顾社会工作。

医务社会工作的历史可以追溯到西方的慈善工作,与天主教会的慈善服务紧密相关。早在16世纪,英国医院里就出现了救济贫困患者的人,他们是医务社会工作的原始形态。直到1895年,英国伦敦皇家自由医院聘用了社会工作者为患者解决与他们疾病相关的社会问题。同时,1894年美国纽约的医学研究生进修医院首先聘用了社会工作者在小儿科中服务。1905年,美国马萨诸塞州立医院的医生理查德·卡波特(Richard C. Cabot)也开始聘用社会工作者,他强调治疗过程中的心理因素和社会因素。由此,医务社会工作专业服务的制度正式诞生。如今,美国的许多医院都设置了社会工作部门,医务社会工作者和医生护士一样成为医院里的正式工作人员。

根据医务社会工作的发展和推广程度,有学者认为西方的医务社会工作主要可以分为三个阶段:初级阶段、迅速发展阶段和转型阶段。[5]8-9医学模式向生物—心理—社会医学模式的转变也要求医务社会工作更加关注微观心理、中观社区和宏观社会环境制度的影响。还有学者以不同时代医务社会工作侧重发展的内容将西方医务社会工作分为了四个阶段:医疗救助阶段、医院社会工作阶段、医务社会工作阶段、健康照顾社会工作阶段。[4]10

我国的医务社会工作发展起步于近代。1921年,中国的医务社会工作由美国的医务社会工作者埃达·浦爱德(Ida Pruitt)在北京起步。最开始医务社会工作的训练主要包括个案工作、领养服务和恢复服务。浦爱德首次将医务社工引入医疗机构,并且将专业化的训练引入中国,为中国的医务社会工作发展奠定了良好的基础。1931年,南京鼓楼医院、上海红十字医院等均成立了社会服务部,南京中央医院也于1932年成立了医疗社会服务部。[6]

1980年以后,我国社会工作专业教育和设置逐渐恢复。1991年,中国康复研究中心开始尝试启动专业社会工作服务。[5]10 2000年,上海东方医院建立了社工部。之后各大医院纷纷开始成立社会工作、社会服务部。2010年,中国医院协会医院社会工作暨志愿者服务工作委员会成立。自此以后,医务社会工作专业也逐渐在各个医学和综合类院校开设。2017年,中国社会工作联合会建立了医务社会工作的实践基地。

(二)医务社会工作的具体角色

医务社会工作者(简称医务社工)是医患沟通的桥梁。在医生和患者沟通的过程中,由于两者之间知识体系的差距,他们经常会产生不理解或者误会的情况。医务社工在其中便能起到较好的桥梁作用,将医生的专业术语通俗化,将病人的问题专业化,从而促进医患关系的良性发展。

在医患之间发生冲突的情况下,医务社工还可以及时充当两者之间的调解人。这就要求医务社会工作者既了解相关的医学知识,也能熟练使用社会心理学、个案工作等社会工作的专业方法。同时,医务社会工作者要有良好的人际关系处理能力,方能发挥好构建和谐医患关系的重要作用。

医务社会工作参与患者的心理和社会康复,以社会工作的专业方法恢复、重建患者的社会支持环境。我们以美国医务社会工作者杰西卡的例子[7]来说明医务社会工作如何发挥这一职能作用:

杰西卡是一名脊柱康复中心的医务社工。她的工作包括对患者进行生物—心理—社会测试来了解这名患者的需求和问题,帮助患者和原有社区的康复机构建立联系。她还会和家属保持一定联系,并引导其家人参与其中,确认患者和家属都已经做好下一步的心理准备,随时可以应对之后可能的突发状况。

医学强调人身体的解剖学知识,而医务社会工作则主要从患者的身体和心理健康出发关注他们的主观体验。杰西卡主要负责设计好案主离开医院的心理康复和社会支持重建工作,以社会工作"助人自助"的理念为出发点,协助患者和家属恢复原有生活状态,并重建新的社会支持系统。除此之外,还有的医务社会工作是在医院当中进行,比如癌症患者的心理康复、慢性病患者的生活习惯培养、焦虑症患者的个案追踪等等,这些都是医务社会工作的范畴。

医务社会工作者还是医疗资源分配的参与者和倡导者。莫藜藜提出,医务社会工作者在医院中不仅扮演"治疗者",还承担一些行政事务,比如培训、资金募集、研究等工作。[8]上海市儿童医院的医务社工不仅提供患者及其家庭支持,还有志愿者成长支持。他们让各个年龄层次的志愿者都在医院平台上找到适合自己的活动,包括小朋友的亲子公益、初高中学生的能力培养、大学生专业特长的发挥和白领的志愿服务、退休人员的志愿导医服务等。在此过程中，他们还会对志愿者进行专业应急培训，包括止血包扎、心肺复苏等。

除此之外，医务社工还可以和医院的医生合作进行专业研究，使医生了解患者的心理方面和社会支持方面存在的问题，从更符合生物—心理—社会医学模式的角度来分析解决问题。

（三）医务社会工作的主要工作方法

医务社会工作中的主要工作方法和社会工作中的方法基本相同，但也因为领域的差异具有特定的专业性。比如医务社会工作必须具备特定领域的医学知识，负责康复重建等工作的医务社会工作者还需要具备营养学、疾病治疗等方面的专业知识。本部分着重介绍医务社会工作的个案工作、小组工作和社区工作，几种工作方法在特定情况下有所交织。总体工作理念是帮助病患返回社会正常生活，并且重建生活的健康秩序，工作实质是提供医学人文关怀。

1. 个案工作

个案工作指的是社会工作者以个人或者家庭为服务对象，运用专业知识助人自助，增加个人或者家庭与社会环境的平衡性。个案工作广泛应用于医务社会工作当中，比如针对抑郁症患者的个人支持，针对癌症患者的康复辅助工作等。

深圳市龙岗区春暖社工服务中心曾接过一起个案工作，具体案例如下：

一名外来打工人员在深圳与人发生争执之后从桥上跳下，导致骨盆多发性骨折，之后被民警送到医院救治。起初这个男性没有身份证，没有家庭住址，也没有家人联系方式。经过社工了解，案主因为家庭贫困来深圳打工，已经多年和家人没有联系。于是社工与案主多次沟通，获得其真实姓名和信息，并通过派出所民警找到其家人联系电话。经过几次联系，社工终于与案主父母取得了联系，但是因为父母年事已高，不能前往深圳看望案主。社工及时察觉到案主和家人的关系以后，积极在其中沟通，并且鼓励案主积极进行康复训练，及早回家团聚。[9]

在医务社工的个案工作过程中，社工需要及时发现个案问题的特殊性，并且利用心理学、家庭社会工作等相关专业知识，帮助个人解决问题，重建社会适应能力和康复信心。另外，个案工作，往往还离不开对案主所处家庭和社区的分析，就要求社会工作者及时转换视角，分析案主面临的问题不仅是个人层面的问题，还和案主的社会或者家庭层面密切相关。

2. 小组工作

小组工作指的是在社会工作者的引导下,小组成员发生互动,建立关系,发展个人的社会经验和成长经历,满足小组内不同成员的需求,最终共同实现个人和小组成员的成长,如糖尿病患者的知识宣传和分享小组、小区中残疾人的互助小组等。小组工作可以利用小组中各个成员的潜能,发挥他们的社会功能,从而在互动过程中增加彼此对抗疾病的信心。

恶性肿瘤已经成为我国第一大致病死因。海门抗肿瘤协会通过小组工作的形式帮助了很多癌症患者抵抗癌症的折磨。2010 年,海门市成立抗肿瘤协会,每月的 12 日,抗癌协会都会组织会员活动,大家聚集在一起分享对抗病魔的经历,抗肿瘤明星还会分享自己的经验,从而给新的会员提供更多抗癌知识和信心。其中的一名抗癌明星在加入协会之后,便从患者的角度,根据相关资料编写了《肿瘤防治知识简介》《肿瘤康复期治疗》《常见食品的免疫保健功能》等,印刷之后分发给每一个会员,增加各位会员战胜肿瘤的信心、勇气和智慧。[10]

在这一案例中,小组工作的成员通过互相分享经验、学习彼此的成功抗癌经验,完成了互相学习、重建信心的过程,增加患者个人抵抗病症能力的同时,也增加了癌症患者整体的健康水平。这种成功的癌症互助经验可以扩展到所有类似病症当中,比如慢性病的互助小组、艾滋病的社会支持小组等。

3. 社区工作

社区工作指的是以社区为载体,以社区以及社区内的成员为介入对象的手法。上文提及的医疗社工杰西卡的实例中就包括了社区工作的方法。这种工作方法是通过动员社区内的人力资源来解决社区问题,从而满足社区的需要。社区作为现代人赖以生活的基本社会单位,在人们的社会支持中发挥着越来越关键的作用。家庭之外的小社会便是社区。在社区中获得良好的支持有助于个人获得较好的归属感和社会满足感,对于病患而言,将有助于他们的病后痊愈和心理修复。

具体而言,医务社会工作者可以帮助病患获得社区中的制度性资源,包括获得相关的医疗补助、社区内的便民服务和相关慈善基金会的援助等,为病患的家庭建立起社会支持网络和信息库。医务社工还可以通过社区募捐的方式给病患家庭提供一定的经济支持。另外,在一些特定疾病类型的患者中,医务社工还应该注意在社区中祛除居民对疾病的刻板印象,重塑病患的社会生活信心,避免居民对病患产生心理歧视,给病患心理康复造成障碍;协助病患及其家属和居委会、志愿者等服务机构建立联系,从多方面给患者家庭提供社会支持。

（四）医务社会工作与医学人文关怀

唐文认为,医务社会工作是医学人文关怀的重要形式,具体表现在以下几个方面。[11]

1. 为患者提供良好的人文关怀

医务社会工作者可通过开展患者心理卫生咨询,社会适应指导,健康科普知识传授以及患者和家属应对疾病、死亡等方面的社会心理调适工作,提高患者面临问题时的适应能力,调动患者机体内在的自愈力,促进患者尽快康复。藉此,医务社会工作者可以实现医疗服务的人文关怀与照顾,并与医护人员一起努力实现医疗的"全人"服务目标。

2. 使患者获得优质的医疗服务

医务社会工作者可为患者和家属提供医疗资讯,指导病人选择、确定最佳的就医计划,帮助患者获得相关的卫生法律、医疗价格、保险权益的保障;他们还可以促进医患沟通,倾听患者的要求与意见,化解医患矛盾,减少医疗纠纷;协调医疗资源,解决力所能及的实际问题,建立与医疗技术协同的社会服务途径,为患者提供全面、综合的优质医疗服务。

3. 树立医疗单位的良好社会形象

在医疗过程中嵌入医务社会工作是现代医疗服务的标志之一。医务社会工作者可通过参与医疗卫生单位的医疗管理工作,提供专业的医务社会服务,促进医疗单位各项服务功能的实现,有效缓解医患冲突,增加患者和家属的满意度,树立医疗单位和医务人员的良好形象,争取医疗服务对象,提高医疗单位的社会声誉和竞争力。

4. 促进医疗卫生服务模式的转变

现代医务社会工作为患者提供的疾病和健康风险的预防服务、疾病的医疗服务、治疗后期的康复服务,以及社区服务、家庭护理、健康教育和健康促进等超越医院的延伸性、连续性健康照顾。这些举措以最有效的方式促进了生物医学模式向生物—心理—社会模式的转变,实现了单纯临床医疗模式向预防、医疗、康复、保健的大卫生服务模式的转变。

5. 推进社会的健康和谐发展

医务社会工作可在为患者提供各项专业服务的过程中,通过提倡中华民族

"乐善好施,扶贫救困"传统美德的倡导功能,加强医患之间的交流协调,增加能减少冲突矛盾的沟通功能。宏观来讲,这一工作的顺利开展将减轻社会压力,增强社会凝聚力,改善医疗服务质量,提高人民生活质量,最终促进社会和谐发展。

(邱济芳)

参考文献:

[1]马丁·海德格尔.存在与时间[M].陈嘉映,王庆节,译.北京:生活·读书·新知三联书店,1987:34.

[2]马先松.《中华医学百科全书·医学伦理学卷》条目选载(二)[J].医学与哲学,2018(10A):45-47.

[3]王思斌.社会工作概论[M].北京:高等教育出版社,2014:2.

[4]赵怀娟,宋宇宏,杨正霞.医务社会工作[M].北京:北京大学医学出版社,2015.

[5]孟馥,王彤.医务社会工作与医院志愿者服务实用指南[M].上海:文汇出版社,2011.

[6]香港社会服务发展研究中心.医务社会工作实务手册[M].广州:中山大学出版社,2013:6.

[7]Sowers Karen M,Dulmus Catherine N.Comprehensive Handbook of Social Work and Social Welfare:Social Work Practice [M].New Jersey:Wiley & Sons Inc,2008:141.

[8]莫藜藜.医务社会工作[M].台北:桂冠图书股份有限公司,1998:3.

[9]唐春苗.案例研究——一线医务社工在三无个案中的反思[EB/OL].(2018-06-02)[2018-11-07].参见中国社会网:http://practice.swchina.org/case/2018/0129/30732.shtml.

[10]海门抗肿瘤协会:他们让癌症病魔望而却步[EB/OL].[2013-05-24].参见江苏文明网:http://www.jschina.com.cn/9658/201305/t1211325.shtml.

[11]唐文.医务社会工作者:医学人文关怀的使者[J].医学与哲学(人文社会医学版),2006(5):41-43.

实践路径篇

第七章　学科语境中的医学人文关怀

作为一个学科群意义上的人文医学包括医学法学、医学伦理学、医学心理学、医患沟通学、医学哲学、医学社会学、医学史等。医学人文关怀是人文医学学科语境中的关键词,人文医学的不同学科从其特定视角研究发生在医学场域中医学人文关怀的问题,显现出其独特的专业特征。

第一节　人文医学的实践价值

一、医学法学的实践价值

（一）医学法学视野中的医学去人文化现象

医学法学是研究卫生法律及其发展规律的一门学科,以保护公民的身心健康权益为根本宗旨。医学法学是我国卫生健康事业发展到一定阶段的产物,与传统的法学部门密不可分,它综合运用行政法学、民法学、刑法学、诉讼法学的调整手段以实现规范主体行为的目的,具有诸法合体的特征。同时,医学法学作为一门新兴的法学学科,以调整包括医患关系在内的健康相关社会关系为目的,由此区别于民法学、刑法学等传统的法学部门。在医疗服务领域,医学法学十分关注患者诊疗相关权益,包括平等就医权、医疗保障权、人格尊严权,等等。保护患者的人格尊严,实现医学人文关怀,是医学法学的目标之一。

在医学法学视野中,当前医疗领域去人文化现象时有发生。在诊疗服务层面,医生诊疗过程中过分关注对"病"的治疗,而忽视患者的身体感受,患者人格尊严权尚未得到全面重视。例如,为了临床教学需要,未征得患者同意,将患者的隐私暴露于实习医学生的面前;再如,患者知情同意权时常得不到重视,医生病情告知与沟通流于形式。在医院管理层面,医院设备设施等"硬环境"及就医流程、纠纷处理程序等"软环境"缺少应有的人性化考虑,可能会导致患者就医感受不佳。在社会管理层面,看病贵、看病难的问题还没有得到彻底解决,患者作为人的应有尊严不能全面实现。部分居民医疗保障不到位,医疗用品价格过高,导致他们有病不能看。地区之间、城乡之间的医疗资源分配不均衡,偏远地区、农村居民一旦生病,好医院难找,好医生更难找,辛苦不堪,幸福感全无。

(二)医学去人文化现象后果分析与原因分析

过去二十余年中,我国医疗服务领域医患冲突始终存在,医患关系处于高度紧张状态,这与医学去人文化现象迟迟得不到改善密切相关。医学去人文化不仅导致患者生命健康权益受损、医患关系紧张,甚至医务人员的人身利益也受到了不应有的冲击,辱医、伤医事件时有发生。一般认为,医学去人文化现象发生的原因主要涉及:第一,现代医学普遍存在的技术主义倾向。医务人员对疾病的诊断和治疗过分地依赖现代检验检测技术和药物药械技术,不重视与患者的沟通交流,忽视患者的就医感受及其对疾病康复的积极作用。第二,既往的医疗卫生体制改革模式,尤其是"以药养医"机制的存在,对医学人文化的实现存在不利影响。在以药养医的模式下,医疗机构及医务人员存在强烈的营利冲动,大处方、滥检查的现象时有发生,与"医乃仁术"的属性背道而驰。第三,社会信任危机波及医疗领域,医患之间相互不信任,医务人员为了维护自身权益、避免被患者"伤害",采取防御性的医疗范式(全面检查、不愿冒风险等),由此导致患者对医生的不满。第四,医疗资源相对不足,医护人员工作强度相当高,时常疲于应付工作,没有机会及时提升自己的医疗技术水平,甚至产生职业倦怠。第五,部分医务人员职业道德水平滑坡,缺乏作为医生应有的职业神圣感,难以做到"视病人如亲人"。

(三)医学法学的实践价值

1. 贯彻国家的医疗卫生政策,促进公民医疗平等权的实现,保护医务人员的权益

国家的医疗卫生政策是其领导医疗卫生事业建设的常用方式。但是,卫生政策并不具备法律规范的属性,也不具有国家强制力。通过医疗卫生立法,国家

的医疗卫生政策可以具体化、法律化,成为具有相对稳定性、明确规范性和国家强制性的法律条文。医疗卫生政策法律化之后,卫生健康主管部门和国家财政部门可以根据法律规定依法行政,积极投入人力和物力,为公民生命健康权益的实现提供物质保障和制度保障。需要强调的是,我国的医疗卫生政策同样也应当关注医务人员权益的保护。唯有如此,才能让医务人员安心地开展医疗服务,而不是迫不得已地将行医作为牟利的手段。

2. 赋予患者诊疗权利,明确医疗行为的基本规范及相关法律责任

在医学法学的语境下,医学人文关怀是通过赋予诊疗权利、规范医疗行为来实现的。譬如,医学卫生立法赋予患者知情同意权、隐私权,就是保证患者在诊疗活动中享有人格尊严的基本措施。同时,《执业医师法》《侵权责任法》又对医务人员的相关告知义务、病历资料的保管义务做了规定,医务人员面对知情同意或隐私保护问题时,就应当根据法律规定履行自己的义务,否则将承担相应的法律责任。由此,医学人文关怀得到了应有的体现。20 世纪 80 年代以来,我国的医疗卫生法律制度体系日臻完善,《医疗事故处理办法》《医疗机构管理条例》《执业医师法》《医疗事故处理条例》《侵权责任法》《医疗纠纷预防与处理条例》等法律法规陆续实施。通过权利设定及制度建构,患者诊疗权益保护制度逐步完善。

3. 确立医患沟通和救济的法律机制,增进医患信任

当前医患关系紧张的局面,与医患之间的信任缺失密切相关。同样是造成人员伤亡的事件,交通事故的受害者往往能平静地按照交警部门的建议处理纠纷,而医疗纠纷的案件中时常会发生伤医事件。究其原因,患方当事人在此前的很长时间内对医疗纠纷解决机制的公正性和有效性不信任,故而不愿意通过诉讼或调解解决纠纷。同样,在医疗服务过程中,患方如果对医方缺乏信任,完全可能对医生的善意行动妄加怀疑,实实在在的医学人文关怀反而无法被感受到;医方如果对患方怀有敌意,没有信心实施医学人文关怀,很难做到"把病人当亲人看"。可喜的是,这些年通过各界的不断努力,医疗纠纷处理制度越来越受到大众的认可,伤医事件也越来越少。今后的卫生法治建设中,应当进一步加强医疗服务中信任制度建设,通过制度的建构和优化,让患者和医务人员均能确信,医患之间都能为彼此的利益考虑,从而放心地履行自己的义务、享受自己的权利。

（顾加栋）

二、医学伦理学的实践价值

（一）医学伦理学视野中的医学去道德化现象

医学去道德化倾向就是在医学实践领域摒弃道德，摆脱慎独信念的内在自信，罔顾善恶是非的社会监督，使医学实践游离于道德束缚之外的现象。可以分为四个层面：伦理观念层面、医院管理层面、诊疗行为层面和医学科研层面。

1. 伦理观念层面：逐利弃义

我们这一代医学人心中充满着历史自豪感：在短短几十年时间里，在我们手上，中国的医学、医院走进了世界现代化医学的大家庭；医疗技术水平、医院环境、医院管理与西方发达国家的差距迅速缩小；14 亿人民中的 95％通过各种形式的医疗保险实现了享有基本医疗权利的梦想，"堂堂院门八字开，有病无钱莫进来"成为历史的故事。但是，我们这一代医学人心中还应该充满历史的罪责感：在短短几十年时间里，在我们手上，中国的医院、医生将医学这一人与人之间最温暖的救命之情活生生地演绎成为人与"铜板"的故事。中国上演的医生"宰"患者、患者杀医生、高值医疗耗材回扣涉案上亿元等丑恶现象，令全球医学界瞠目结舌，令中国医学伦理学、人文医学蒙羞。

发生在医学领域的去道德化现象的根源归根到底是逐利弃义！医本仁术的信仰、医学人文的理念、以患者为先的伦理原则挡不住逐利的本能冲动。柳叶刀由救人性命的技术关怀利器蜕变为谋取钱财的手段！关于医学人文精神和医学人文关怀似乎缺乏一致认同，又或许口头上认同，而实际上是理论和行为相背离。学者和医生难沟通，医院和患者相对立。一个有知名度的医学人文学者、医生、医院管理者组成的学术群内，有医院的人士公开说：没有钱，不要谈救死扶伤！更有医学圈内的写手，以站在医生的立场，为医生说话的身份示人，公然为逐利弃义的不良医学行为辩护，却能引起同行的一片共鸣。

怎样的医学伦理观念决定怎样的医学行为，医学伦理观念错了，一切都错了！医学与身体健康结缘，注定其属性是人文的而不是利禄的；医生以救治身体为职，注定其行为是伦理的而不是经济的。放逐了医本仁术的伦理观念，医学就会病入膏肓、无药可救！

2. 医院管理层面：金钱驱动

池塘里的水坏了，池塘里的鱼一条都活不了；医院管理出了问题，医院的科室和员工要洁身自好也难。因此，我国著名医学伦理学家杜治政教授呼吁要重视医疗机构伦理和医院伦理的问题。杜治政指出:这些年医疗卫生战线陆续发生了一些恶性的医学事件,如早些时间的手术戒毒、上海东方医院的人工心脏、上海某妇幼保健院切除少女子宫,近年来的长春疫苗事件、头颅移植、基因编辑婴儿等,都是医疗机构伦理缺失的产物。

医学伦理学的行善原则悬置,医学人文精神的动力引擎停摆,医院的运行全部以经济利益为驱动力。患者利益与医院利益发生冲突时,不惜以伤害患者利益为代价。在由技术、市场主宰的医院中,医患之间信任丧失,取而代之的是怀疑、对抗与冲突。先进技术虽使医学摆脱了昔日束手无策的状态,但同时也催生了对疾病和身体的过度干预,制造了许多疾病,医源性疾病、药源性疾病、生命医学化、生活医学化日益蔓延,医学进步与社会恐慌并存。医院由于追求利润转而嫌贫爱富,低廉的、便民的设备和药品被废弃,高端的、昂贵的设备和药品充斥市场和医院,医院与公平和公正渐行渐远。

3. 诊疗行为层面:技术异化

医学技术异化是指医学技术由实施技术关怀的手段转变为实现技术目的的主宰。在技术异化的背景下,医者的理性思维和人文情感、患者的情感和尊严都失去了自己的空间,为人类健康服务的医学技术从技术关怀的手段成为冷冰冰的医学主宰。医学技术异化,使客观、冷峻的医学替代了充满人文温情的医学,生命整体被肢解为脏器、组织、分泌物、数据、标本和基因,医师过度依赖高科技检验,热衷各种对新技术、新技巧的掌握,漠视医疗科技衍生出来的伦理问题。

20世纪以来,医学技术成为医学发展的强劲动力,当代医学最显著的标志是医学技术的张扬和异化。医学技术的发展给人类健康带来福祉,随同而来的还有尖锐的全球性的医学伦理问题,当代医学因此陷入深刻的焦虑和尴尬之中,陷落多重伦理困境之中。医学技术异化放逐了医学人文精神,导致医疗资源浪费、医疗过度、医疗纠纷增加、医疗费用高涨;医学技术异化遮蔽身体,忘却初心,使医学蜕变为机器的医学和牟利的医学。

在医学技术高歌猛进的今天,医患之间并没有因为有技术的帮助变得更加融洽;医学技术的异化,使得技术成为谋取名利的砝码,社会公众和患者对医学、医院、医生的信任度全面下滑,医患之间的情感因素被医学技术之网过滤殆尽;技术强权与私欲和权力纠合在一起,伤害了患者、伤害了医学、伤害了社会,也伤害了医务人员自身;被异化了的医学技术绑架的医务人员,迷失在利益迷宫中,心灵无处安顿。

4.医学科研层面:科研失范

医学技术异化导致某些研究者奉医学技术为圭臬和终极目的,罔顾这种技术给患者和社会带来的后果。换头术和基因"编辑"是为技术而技术的典型代表。其研究人员只考虑这项技术本身是否成功,成功后可以为研究者带来怎样的利益,而换头术和基因"编辑"产生的重大的、久远的伦理学、社会学、人类学、遗传学方面的后果则完全不在研究者的考虑之内。为了名利双收,借用医学科研的平台,刻意规避伦理与法律管制的现象已经触碰医学伦理的底线。具体表现在:

罔顾未知风险,悍然活体实验。相关医学人员在从事医学人体试验、头颅移植或身体再造的时候,并非不知道其行为面临的技术和伦理甚至法律的风险。然而,功成名就的欲念,使得医学暴力的始作俑者们敢于践踏伦理准则,受试者的身体在他们的眼中与小白鼠无异。合理推测,支撑他们的信念是:科学就是这样进步的!

利用技术突破,冲撞伦理底线。医学暴力的始作俑者们认定,迫于资本的压力,伦理会随着科技的发展而让步、妥协,甚至投降。辅助生殖破坏了传统的生育方式,但伦理学默许并为之辩护了。"试管婴儿之父"罗伯特·爱德华兹饱受伦理批评不是终获诺贝尔生理学或医学奖了吗? 因此,医学暴力的始作俑者们不是孤立的,有这样想法的人是一个群体:以成败论英雄,实现技术突破,迫使伦理让步!

行走规避路线,绕开法律约束。继 1946 年《纽伦堡法典》、1964 年《赫尔辛基宣言》之后,主要国家也颁布了一系列针对人体试验、诊疗手段、基因技术等相关的法律法规和伦理原则。医学暴力的始作俑者们基本上都是采取了规避法律管制的策略。塞尔吉奥·卡纳韦罗要和中国合作者在中国境内开展头颅移植手术,张进团队在未有法律限制"三亲婴儿"技术的墨西哥将胚胎植入患者体内等,都是出于这一考虑。

造成既成事实,抢占科研先机。医学科研竞争性很强。受利益驱动的医学暴力的作俑者们在高科技时代具有的共同心态是弯道超车,抢占先机,造成既成事实,以占据科技创新和突破的制高点,实现拥有话语权、拥有资源、拥有财富的根本目的。

假借造福患者,实谋名利双收。医学暴力的始作俑者们担心其行为的正当性、伦理性和目的性受到质疑,一般都是采取以解决患者疾苦而进行科学研究之名,行谋取名利双收之实的手段。在此过程中,必然对公众进行技术保密,在伦理审查环节做手脚,躲避监督,待时机成熟突然宣布;对患者利用其求医心切、不懂专业的弱势,在知情同意环节耍伎俩,愚弄患者,若出现差池则全身而退。

(二)医学伦理学的实践价值

1. 德性伦理:弘扬医学美德

弘扬德性伦理,铸就医学美德,锻造伦理品质,是为医学伦理学的实践价值之一。

苏格拉底和亚里士多德以及古希腊其他哲学家们都深刻地讨论过美德问题,并用"德性"一词表达对美德的定位。医生的职业与身体结缘,医者是否具有美德便成了迈进医学大门的门槛。医者美德,是闪耀着德性光辉的品质。仁爱、责任、诚信、严谨、普同一等、团结、廉洁,这是医学的精神和力量所在,这是医学的精髓和魅力所在。关于医者美德教谕,如西方医学之父希波克拉底的《箴言》、阿拉伯名医的《迈蒙尼提斯祷文》、医学道德的经典文献《胡弗兰德十二篇》、唐代大医孙思邈的《大医精诚》和《大医习业》等,都是人类思想史中不朽的伦理篇章。

我国著名医学伦理学家杜治政教授认为,医者美德是医学伦理的起点,是医学伦理的原德。医生是一个什么样的人,决定医生做什么样的事,从这个意义上说,美德具有医学伦理母德的性质。杜治政教授满怀激情地阐发了德性伦理的实践价值[1]:

> 孜孜不倦的美德追求,是医务人员力量的源头,它能唤起医务人员的巨大热衷,做出在一般情况下难以做到的奇迹,是那种仅有理性而无激情、无冲动的行为无法比拟的。美德,它催生了医务人员忠诚、责任、敢于担当的品格,使他们能够战胜诊疗中的种种艰难险阻,直到获得成功或将损失降至最小;美德,是医患双方的凝结剂,它能将医务人员与来自各方的患者凝聚为一体,共同战胜病魔,增进健康;美德,是医学发展的重要推动力,历史上无数的医学发明与创造,无不是在医务人员美德的激励下,孜孜不倦、辛苦追求的结果。当今医学伦理学面临的任务,不仅仅是破解医学技术飞速发展带来的种种伦理难题,同时更需要履行常规医疗实践的道德操守。我们应当大力提倡医生的美德,发扬美德伦理的主动创造精神,实现人性化医疗的理想。

规范伦理存在一定的局限性。普遍规范伦理的践行,必须以人们具有共同遵守普遍规范的德行作为前提。而现代社会对个人自主、自由和利益的张扬,恰恰有形或无形地驱除了应当遵守规范的德行,因而使得规范伦理难以兑现。当今社会许多基本道德规范和医学中的诸多伦理规范,有不少常常成为一纸空文,这就是人们基本德性缺失的结果。

在医学实践中,德性伦理的水平、姿态决定了规范伦理的执行状态。医学行为总是在一定的德性引导下的行为,即使有了正确的伦理规范,德性失范者照样会把好经念歪。正如杜治政教授所指出的那样:"尊重患者自主履行知情同意手续,如果失去了对患者生命的敬畏与尊重的品德,就会沦为一纸护身符。"[2]

2. 规范伦理:制定伦理规范

制定伦理规范,指导技术应用,规制医学科研,是为医学伦理学的实践价值之二。

规范伦理是以医疗技术应用和医学科研活动为指向的、医者须遵守的医疗行为规范。其目的是为医学技术应用提供伦理指导,为医学科研设置红灯或开放绿灯,保护患者合法权益。20 世纪医学发展的亮点是医学科学研究和医学技术飞跃式的发展,随之而来的医学技术应用伦理和医学科研伦理成为一个突出的问题,两者都直接关系着患者的尊严和生命。如知情同意、隐私保密、试管婴儿、代孕母亲、安乐死、克隆人、干细胞技术、基因编辑、生命合成、器官移植、新技术开发与研究的伦理审查、器官移植、辅助生殖、活体器官移植、生物科学研究伦理审核的规范等,这些已经形成并推行的伦理规范为保护患者权益、保证医学合乎伦理的健康发展作出了重要贡献。

3. 临床伦理:履行医学操守

应答临床问题,提供伦理指导,规范临床行为,是为医学伦理学的实践价值之三。

临床需要面对的问题,不仅仅是诊疗和护理的技术问题,还有随之而来的各种临床伦理问题。对这些问题的应答,涉及医疗质量、医疗安全,更涉及医护人员的道德操守、患者感受和医学人文关怀。胡大一教授多次提醒临床医生谨慎置放心脏支架,批评滥放支架的现象,这只是临床实践中与患者切身利益息息相关的伦理问题中的一例。在每个科室,都会遇到大量的临床伦理问题,像是否能够关闭呼吸机,有严重缺陷的新生儿如何处置,患者亲属的活体器官是否可以接受并用来挽救家族成员的生命,如何为长期受慢性病折磨的患者提供伦理学支持等诸如此类的临床伦理诉求的应答和处置,对医者和患者而言都具有重要的实践价值。

4. 医疗机构伦理和卫生政策伦理:把控公益性质

坚守公益性质,践行公益行为,坚持公益政策,是为医学伦理学的实践价值之四。

医院是一种社会建制,公立医院是体制内的机构,医务人员的行为直接受制于其所供职的机构。我国的卫生机构体制是纵向上按照等级划分为不同的上下节制的层级组织结构,顶层制定的卫生政策对各级卫生机构的制约作用是指令性的。医疗机构坚守公益性质,远离医院逐利倾向,是医者弘扬美德、自觉抵制过度医疗的体制保证。卫生决策部门尊重政策伦理,拟定和推行符合医学的公益性质和人文属性的卫生政策和医疗改革,是各级医疗机构坚守公益性质、践行公益行为的组织和行政保证,对医学和医疗机构的健康发展具有不可替代的意义。

（刘　虹）

三、医学心理学的实践价值

（一）医学教育价值

医学心理学在培养医学生人文素养方面有着自身的学科优势,具体表现在:

首先,培养医学生的整体医学观。近代医学教育主要为生物医学模式所导向,它片面地强调身体的生物属性方面,而忽视了身体的心理和社会属性方面,在医学实践上往往是"见病不见人",使医学的发展受到了限制。因此,传统的生物医学模式需要向生物—心理—社会医学模式转化。在医学院校为医学生开设医学心理学课程,就是应对这种医学模式转变的需要,其首要目的是树立医学生的整体医学观。让学生了解基本心理学原理与知识,知晓生理和心理的相互作用,明了心理社会因素在健康和疾病中起怎样的作用及如何起作用。因此,医学生除了具有良好的生物医学知识和技能外,必须补充必要的心理学等人文学科知识,使其医学知识体系更为全面。并以此作导向,对医学生未来的医学理论思维和医疗实践产生有益影响。

其次,掌握一些医学心理学研究和实践方法。在医学心理学体系中,心理评估、心理治疗与心理咨询属于其自身较为特殊的研究和实践方法,这些方法大多也可用于临床各科的研究和实践中,这对医学发展有重要意义。反过来,临床各科运用医学心理学方法所取得的成果,也将极大地丰富医学心理学的知识体系。

再次,医学心理学有助于医学生更好地与患者沟通。心理学上讲,一个人的成功 15％ 取决于专业技术，85％ 取决于人际关系。人际关系的沟通，包括医患关系的沟通，重要的是沟通当事人是否具有同理心。沟通是指人与人之间通过交流，围绕解决目标问题而达成共识的过程。同理心是人际沟通过程中非常重要的理念和技术，是一个心理学概念，指沟通者能否站在当事人的角度和位置，客观地理解当事人的内心感受及内心世界，且把这种理解传达给当事人的一种沟通交流方式与态度。培养医学生的同理心是医学院校进行人文素质培养非常重要的方面，是医学人文教学和研究的重要内容。通过医学心理学的课程，可以让医学生了解同理心、掌握同理心、运用同理心，并将这一理念和技术运用到未来的临床工作中去，以便更好地与患者沟通。

最后，理解医学心理学，也是掌握应对和处理医学生个人可能出现的人生难题的方法。人的一生中，难免会出现一些问题，包括各种心理冲突、挫折以及各种困境，如学业问题、婚姻家庭问题、急重疾病及慢性疾病等。当下的医学生心理问题发生率较高，自杀、自残、精神疾病等心理疾患问题经常见于医学院校校园，医学生的心理健康状况直接影响到他们的临床工作，因此，如何让医学生具有健康的心理、阳光的心态，是医学教育中非常重要的方面。日常的医学教育中，运用医学心理学中的心理健康知识、心理咨询技术和技巧，让医学生不仅知道自己应如何应对和处理自身的心理烦恼与问题，而且还应该知道如何教育病人和身边的人了解应对这些困境的方法，以帮助人们提高生活质量，促进心身健康，预防疾病的发生。

（二）临床实践价值

心理学理论和技术是现代医疗过程中很重要的理论和知识依据，人本主义心理学是现代医院模式中以病人为中心的核心理论之一。不论是无障碍医疗还是无障碍服务，以人为本的思想都是至关重要的，只要相信人、重视人、尊重人，一切问题皆可以找到解决的路径与方法；把病人作为一个整体的人来处理，综合考虑一个人的躯体、心理与社会因素的综合影响。正如心理学中人本主义的思想，每个人都是渴望积极发展的独立个体，尊重人的合理心理需求，帮助个体处理阻碍即可得到较好的发展。引申至医疗工作中，心理学视角下医学人文无论是对病人还是医护工作人员皆有很大的价值。

1. 临床工作方面

2016 年 7 月 22 日《光明日报》报道了《医患沟通好了，东北小伙儿笑了》的小故事："有一名小伙子从东北到上海治病，因想念刚出生的孩子，住院之初心情很差,常与医务人员闹别扭。上海第一人民医院松江南院的医务人员主动和他拉家常,一起分析病情及治疗方案,打动了小伙子。他不仅积极配合治疗,身体恢复很快,还主动做义工帮助其他病友。出院前,小伙子拉着医护人员,一起合影留念。"这是一例成功的以人文化解矛盾的案例,病中的小伙子思念自己的刚出生的孩子,也是人之常情,加之自己又生病,不能履行当父亲的责任和义务,心理产生焦虑和内疚等负性情绪。作为医生如果不能了解小伙子的心理需求,就会导致患者依从性差,并出现与医务人员闹别扭的情况。后来,医护人员主动和他拉家常,帮他进行负性情绪疏导,稳定其情绪,患者也通过做义工等投射的心理防御机制进行自我心理调节,找回自己的价值,恢复了自身的心理健康,融洽了医患关系。当前,医患纠纷以及由此引发的恶性伤医事件不时发生,令大众如芒刺在背。透过众多个案纷繁复杂的表象,去探寻医患矛盾产生的根源时,我们常常发现,医学人文精神的缺乏恰是症结所在。这种缺乏体现在部分医务人员的工作中,与个人修养、职业操守相关,也与社会教育缺失、理念错位、医疗体制机制的不尽完善相关,当然也与医务人员缺乏如何有效满足患者合理心理需求,如何掌握一定的稳定患者情绪的知识和技能等有关。因此,在临床工作中,有针对性地对医护人员进行心理学尤其是医学心理学的知识和技能培训显得非常必要。在临床工作中,以下的心理学技巧显得尤其重要:

(1)尊重。尊重就是指医务人员在价值、尊严、人格等方面与患者平等,将患者作为有思想感情、内心体验、生活追求和独特性与自主性的活生生的人去看待。临床工作中,医务人员能做到尊重患者,其价值在于:尊重是建立良好医患关系的重要条件,是有效助人的基础;尊重可以给患者创造一个安全、温暖的氛围;尊重可使患者感到自己受尊重、被接纳,获得一种自我价值感;尊重本身对患者具有治疗价值。

(2)倾听。患者诉说中,经常被医生打断会影响医患有效沟通。倾听,要求医护人员全神贯注地接收患方的全面信息,不随意打断患者,要准确理解并掌握患方重要信息。医患谈话中,医生应从诊断、治疗及服务的医学考虑出发,选取患者述说内容的关键信息,当时就应口头重复向患方确认,作为重要信息记录(记忆)下来。倾听技巧中的突出特征,是医护人员将医学思维与人文言行有效结合,医生获取患者信息并用医学知识和经验分析判断,整理出有利于诊断和治疗的信息,同时要兼顾对患者诉说时的尊重,否则,患者关键信息将缺失,也会降低患者对医生的信任。

（3）同理心。同理心一词，中文有多种译法，如"神入""共情""同感""投情""同理心""感情移入"等。在临床工作中，其含义主要为：第一，医务人员能否从患者内心的参照体系出发，设身处地地体验患者及其家属的精神世界；第二，医务人员能否把自己对患者内心体验的理解及患者急迫想了解的医学信息准确地传达给对方；第三，医务人员能否站在患者的角度来考虑患者的一些担忧，如疾病的严重性、治愈率、费用等。

2. 医院管理方面

人文精神除了为医院临床工作提供指导外，在医院管理方面也有很大意义。现代医院无论是医生还是护士，尽心尽力地为患者治疗疾病的同时也需要面对来自管理与科研的压力，过度劳累之下很难保证员工心理乃至生理健康。如果治疗者本身处于亚健康状况，那么治疗的质量也就难以保证了。因此，医院管理服务如何运用医学心理学，是管理者和心理学工作者应当认真研究的问题。

（1）以人为本，重视医护人员的心理健康

目前，各种研究和调查显示，医护人员心理健康状况不容乐观，心理健康水平低，心理问题多，具体表现为：①工作倦怠，工作压力大，通常表现为易疲劳、精力难以集中、注意力涣散、工作满意度低、有改行的意向；②身心健康问题多，常见的有睡眠障碍、紧张、焦虑、易激惹、过度敏感等情感脆弱现象；③患有各种心身疾病，如消化性溃疡、高血压、糖尿病、肿瘤等，另外还有社会尊重度低、没有安全感等心理问题。针对上述医护人员的心理问题，需要运用医学心理学的相关知识，对医护人员开展心理卫生知识教育，提高医护人员的自我心理调适能力，不断提高医护人员自身心理素质。当然，作为医院管理者，还可建立院内心理援助热线和心理咨询室，给予医护人员释放心理压力的机会和平台。对于那些可能患有心理疾病的医护人员，做到及时识别和心理疏导，必要时送专科治疗。改善医护人员工作和生活环境，与政府、媒体等进行沟通，改善社会对医护人员的偏见等，也都是维护医护人员心理健康的重要举措。

（2）人尽其才，充分调动每一位医护人员的积极性

马斯洛认为，职业应该为个人成长和满足高层次需要提供机会，除了金钱以外，工作应该满足归属与爱的需要、自尊和受到他人尊重的需要。在影响医生工作满意度的各要素中，影响程度从大到小依次为：领导行为、工作匹配、薪酬奖励、制度建设、医患关系、工作条件、宏观政策和工作自主。因此，作为管理者，如何调动每一位医护人员的工作积极性，满足其高层次的需要是值得认真研究的

课题。从心理学的角度看,建议从以下方面做一些尝试:

①人职匹配,根据医护人员的个性心理特征和专业特长,合理安排其具体工作岗位。对于那些容易使人产生职业倦怠感的岗位,必要时实行院内工作人员轮换上岗,以及从福利上予以适当补偿,以减少厌倦情绪,尽可能做到各部门人事相宜。

②制定合理分配要素及分配的制度,设置合理的薪酬水平。提高医护人员的福利待遇,从物质水平上满足其基本生理需求。制定合理的作息制度和绩效目标,优化工作流程,减少无效劳动,避免因绩效目标过高、工作劳累过度而损害医护人员健康。

③建立完善的后勤保障体系,营造良好的行医环境,确保医务人员行医安全及人身安全。鉴于目前医患矛盾突出、医患关系紧张的局面,医院有必要建立专门处理医患纠纷的行政机构,帮助医护人员处理医疗纠纷,让他们集中精力安心行医。

④建立有效的沟通渠道,营造人性化的工作氛围。医院管理层可以采取面谈、信箱、电话、网络等平台,加强与临床医护人员的有效沟通,一方面保障临床医护人员有事能够及时向上级请示汇报,另一方面方便管理层及时掌握临床医护人员的工作状况及思想动态,及时发挥管理者的行政职能作用。

⑤注重医院文化建设,为医护人员搭建更多交流机会,促进医护人员之间的相互了解和友谊,以此增强医护人员的组织归属感,提高医院的凝聚力。

⑥建立健全绩效考核制度和激励机制,为医护人员的职称晋升、学习深造、业务创新等提供平台和机会。绩效考核坚持公开、公平、客观、时效、反馈原则,考核过程公开透明、制度化。职称晋升和奖惩措施坚持公平、公正,推崇任人唯贤,防止任人唯亲。

(郑爱明)

四、医学社会学的实践价值

(一)现代医学的人文关怀与缺憾

现代医学自诞生以来,特别是在 19 世纪末到 20 世纪 60 年代这段"黄金时代",其在科学技术进步的驱动下取得了令人目不暇接、惊叹连连的成就。比如:病原菌的发现以及多种抗菌药物和疫苗的成功研制,使得现代医学能够有效地控制和治疗大部分传染性疾病,挽救了无数人的生命;在输血、麻醉、消毒和影像等技术手段的帮助下,现代医学成功地突破了传统医学的禁区,腹腔、胸腔、脑颅内的大部分病变可以得到有效的诊断和治疗;人工器官的研制和器官移植技术的产生,不仅能挽救患者的生命,而且能够恢复患者的生理功能;正处于快速发展阶段的基因治疗技术已经深入到人体组织的基因层面,利用基因转移技术将正常的外源基因导入靶细胞内以纠正或补偿基因缺陷能达到预防或治疗疾病,甚至是增强人体的生理功能的目的。简而言之,在科学和技术的帮助下,现代医学逐渐找到多种应对生理以及部分心理疾病的有效方法,显著降低了部分疾病的发病率、病死率和病残率,减轻了患者痛苦,延长了患者生命,实现了对生命的关怀。

然而,面对现代医学的辉煌成就,剑桥医学史学家罗伊·波特(Roy Porter)却担忧地写道:"在西方世界,人们从来没有活得这么久,活得这么健康,医学也从来没有这么成就斐然。然而矛盾的是,医学也从来没有像今天这样招致人们强烈的怀疑和不满。"[3] 相关研究表明,人们对医学的怀疑主要集中于现代医学在慢性非传染疾病的控制和治疗方面的低效,在资本逻辑下医学科学和技术是否能够保持价值中立性。对现代医学的不满则主要集中于医疗负担的不断增加、诊疗活动中"见病不见人"和过度诊疗等问题。

上述怀疑和不满的产生,部分是由现代医学自身的局限性所致,部分则是由医学运行体制、医学所处的社会环境等因素所致。现代医学以机械论生物科学为基础,把人体视为一部复杂的机器,由可以不断拆解和组装的单元构成。疾病是指人体构成单元的结构或功能出现异常,治疗疾病就是使用物理的(或者化学的)手段修复或替换结构或功能出现异常的人体构成单元。因此,在这种医学模式下培养出来的医护人员往往关注患者所患的疾病而非患者本身。但是,随着科学技术的进步和经济社会的发展,人们的生活水平和寿命得到提高,现代医学从两个方面暴露出自身的不足:一是疾病谱的改变。原来占据疾病谱主要位置的急性传染性疾病逐步被慢性非传染性疾病取代,但是慢性非传染性疾病并不像急性传染性疾病那样有明确的、单一的生物或物理的致病原因。慢性非传染性疾病的致病原因更多是个人不良的生活方式、复杂的社会文化、物理环境等,因此现代医学在慢性非传染性疾病面前失去了以往的疗效显著性。二是人们自我意识的增强。随着社会经济的发展,在基本的物质生活需求得到满足后,人们开始关注自我的社会认同。这种转变在医疗领域表现为患者不再满足于看病,而是希望在看病的过程中得到医护人员的认同,即把自己当作人来看待,并给予尊重。遗憾的是,机械论生物医学模式下培养出来的医护人员,既缺乏关怀患者的理念,也缺乏关怀患者的实践能力。

综上所述,现代医学曾经在预防和治疗人的生理疾病方面取得过辉煌的成就,较好地满足了那个社会历史时期的人们对生理健康的需求,但随着社会的发展,疾病谱的改变,人们自我意识的增强,现代医学的局限性也逐渐暴露出来并招致医学人文学者的批判。但需要指出的是,当代医学人文学者对生物医学模式的所谓"见病不见人"和"去人文性"的批判,并不意味着生物医学模式完全不关心人,而是说生物医学仅仅关注人所患的疾病是不够的。医学人文学者的批判,不是对生物医学模式的完全否定,而是揭示其局限性,为当代医学体系的完善、服务领域和服务内容的拓展和更好地满足人们的健康需求提供了方向。

至于资本对医学科学技术的价值中立性、医疗成本的影响以及由此引出的人文性评价问题则是极其复杂的问题。虽然当代众多医学人文学者对资本渗入医学科技和医疗行为大多持批判态度,但是他们大多立足于患者个体体验的立场和视角,而从医学运行体制的层面进行评价的研究目前尚少。因为个人与社会之间不仅存在统一性,还存在对立性,所以仅从个体本位角度看似不够人性化的医学,从社会本位的角度看会得出什么样的结论还有待研究去揭示。

(二)医学社会学的发展

医学社会学是社会学的一个重要分支学科,它把疾病和健康看成是一种社会现象而非单纯的生理现象,把疾病和健康、疾病的诊疗行为、健康促进行为、健康服务组织等现象和行动视为社会现象,从社会学的角度加以研究。医学社会学从产生到现在经历了四个发展阶段[4]。

(1)"作为社会科学的医学"(Medicine as Social Science)阶段(19世纪至20世纪50--60年代)。19世纪的西方主要资本主义国家经受着工业化造成的各种社会问题的困扰,以解决社会问题为目标的社会调查和社会运动开始兴起。与此同时,西方现代生物医学还处于萌芽状态,疾病的生物医学解释模式尚未确立。一些社会思想家、社会改革家、医学家开始从社会的视角探究疾病发生和流行的原因,并在当时形成了"医学是社会科学"的观点。这期间发表了大量有关疾病的社会原因的调查报告,其中具代表性的有:埃德温·查德维克(Edwin Chadwick)于1842年撰写的《大英帝国工人卫生状况的调查报告》,弗里德里希·冯·恩格斯(Friedrich Von Engels)于1845年发表的《英国工人阶级生活状况报告》,鲁道夫·魏尔啸(Rudolph Virchow)于1848年撰写的《西里西亚斑疹爆发原因及对策报告》等。

(2)"医学中的社会学"(Sociology in Medicine)阶段(20世纪40—60年代)。二战结束后,直接推动生物医学引入社会科学的主要问题有两个:一是战争给大量人口造成严重的精神健康问题,二是人们不愿意接受效果明确的疫苗接种。在大量政府和私人基金的支持下,医学研究项目开始招募社会学研究人员参加。由于这些学者受雇于医学研究项目,因此研究目的和研究问题均由医学专业人员确定,所以被称为"医学中的社会学"。在经费、研究或教学职位的吸引下,研究医学问题中的社会因素的学者开始自称"医学社会学家",美、英、德等国家的社会学协会内部相继成立"医学社会学专业分会",并且很快发展为协会内最主要的分支组织。

(3)"医学的社会学"(Sociology of Medicine)阶段(20世纪70—80年代)。进入20世纪70年代,虽然还有一部分社会学家继续从事"医学中的社会学"研究,但另外一部分社会学家开始摆脱医学家的控制,把医学视为研究社会的一个领域,从社会学的角度提出研究问题,确定研究目的。因此,这类取向的研究被称为"医学的社会学",并被认为是健康社会学走向成熟的标志,其中对医学采取批判取向的社会学研究被认为是健康社会学走向独立的标志。这类研究对医学领域内的医患不平等、性别不平等、医疗行业的自利性、医疗服务提供的不平等进行了广泛的揭露和批判。其中,具有代表性的研究成果主要有:托马斯·麦克恩(T.McKeown)的《医学的社会角色》证明19世纪中期的人口健康水平,特别是人均预期寿命的延长与医学的进步毫无关系;费雷德森(Freidson)的《医学职业》暗示医学职业是政治斗争的结果。在这个时期,健康社会学除了在美国和西欧国家继续发展外,还传播到东欧和亚洲各国。到20世纪80年代末,健康社会学已经发展成为具有全球影响力的学术研究领域。

(4)"健康社会学"阶段(20世纪90年代至今)。虽然很早之前就有健康社会学者提出用"健康社会学"代替涵义较为狭窄的"医学社会学",但直到进入20世纪90年代后,"健康社会学"这种表述方式才逐步兴起并有取代"医学社会学"的趋势。从"医学社会学"到"健康社会学"的演变,反映了该学科的研究领域从传统的医疗场所向与健康相关的全部社会活动领域扩展的态势。推动这个演变的医学动力是,威胁健康的主要原因不再是过去的细菌、病毒、营养缺乏,而是不良的个人生活方式、环境污染、社会压力等。社会学方面的动力则是后现代理论对社会的重新解释。

我国的医学社会学发展大体上可以划分为三个不太连续的阶段[5]。第一个阶段是 20 世纪 10—30 年代。我国第一代社会学家把中华民族的"积贫积弱"视为社会现象,运用西方的社会学理论和方法展开实证研究并力图推动社会变革,其中平民教育、城乡卫生防疫、乡村建设运动等都包含大量的医学社会学研究和实践内容,这个阶段与西方的"作为社会科学的医学"阶段极为相似。第二个阶段是 20 世纪 80—90 年代。这个阶段的医学社会学主要是以社会医学的面貌出现的,主要研究影响疾病和健康的社会因素,研究者们从精神心理因素、行为模式、生活方式和社会关系角度关注疾病与健康的关系。这个阶段与西方的"医学的社会学"相似。第三阶段为 2005 年以后。随着社会学学科的不断壮大,社会学专业出身的研究者不断加入到健康相关问题领域的研究,我国的医学社会学逐步从社会医学中分化出来。中国社会学会 2005 年学术年会暨第 6 届理事会在合肥召开,通过了筹建"医学社会学专业委员会"的决议,标志医学社会学正式成为社会学大家庭中的一员。作为社会行动的健康行为,健康服务组织结构、运行机制体制等社会学特色鲜明的主题成为医学社会学研究的主要问题,医学社会学进入了"健康社会学"时期。

(三)医学社会学的问题域和人文关怀

为了获得自身的合法性,虽然西方创始时期的部分社会学家宣传社会学和自然科学一样是价值中立的,但是随着对包括自然科学在内的科学与价值之间关系的深入研究,学术界逐渐开始认识到社会学、社会科学乃至自然科学都是价值关联的。西方社会学诞生时面对的社会危机主要是阶级斗争引发的社会秩序紊乱,所以孔德为实证社会学提出的根本任务是重建社会秩序。"在西方社会学后来的发展历史中,也找不到哪一个学术流派或哪一位社会学家是以价值中立的立场对待自己身处其中的现实社会或社会问题的。"[6]而我国的社会学诞生时面对的社会危机主要是列强入侵而导致中华民族危机,因此严复、康有为等人为中国社会学提出的根本任务是呼唤国民团结自强,实现民族复兴。改革开放后,著名社会学家费孝通先生在主持我国社会学重建时明确提出社会学的使命就是建立"美好社会"[7],曾任中国社会学会会长的郑杭生先生明确地把社会学的目标定义为"促进社会的良性运行与协调发展"[8]。

价值选择是主体性活动的本质属性之一,主体之所以能成为主体就在于他具有价值选择性,并在价值引导下开展主体性活动。因此,康德认为我们所认识的对象并不是"物自体"或者"自然"本身,我们研究的只不过是我们赋予"物自体"或者"自然"的"表象"而已。医学社会学从其诞生之日起就持有明确的价值追求,这种价值追求渗透在其问题域的建构中,或者说它的问题域正是在其价值追求的引导下建构的。纵观医学社会学的发展历程,不同的历史时期,医学社会学关注的重点问题有所不同,虽然未来的医学社会学还会不断地拓展自己的问题域,但医学社会学的问题域至少包含以下三个子域:患病体验、健康照护组织和健康服务的提供、健康的社会环境因素[9]。细细品味医学社会学的问题域,我们可以体会到浓厚的人文关怀。

患病体验是医学社会学研究的重要领域之一,它从社会行动者的角度揭示疾病、失能、死亡的意义建构过程及其对患者的社会生活的影响。如"医学化"研究日常生活中的疾病被现代医学接受为疾病的社会过程以及医学化后给患者带来的积极和消极的社会意义。"有争议的疾病"则研究日常生活中困扰人们正常社会生活、被人们认为是疾病却不被现代医学接受为疾病的社会事实的存在,以及这类事实对人们的日常社会生活的影响。"疾病的污名化"研究疾病在日常社会生活中的意义及其对疾病治疗、疾病预防的意义。"濒死体验"研究临终患者及其家属赋予濒死的意义,对患者本人及其家属造成的影响以及患者选择死亡的权利等。医学社会学的这些研究无疑能够帮助现代医学工作者认识疾病的社会意义和患者,摆脱"见病不见人"的视野局限,更好地开展疾病预防、疾病治疗、健康教育和死亡教育,更有效地推动健康行为模式的养成等。

健康照护组织和健康服务的提供是医学社会学研究的另一个基本领域,医学社会学家们在这个领域主要研究健康照护组织内的社会分层及其对健康组织运行的影响,医学权力的自治及其在多重社会力量冲击下逐步走向多元治理的社会历程,以药企为代表的资本对健康服务组织运行的(积极和消极)影响,健康服务组织内正式结构和非正式结构对服务质量的影响,等等。医学社会学的这类研究揭示了组织结构、组织文化、运行机制体制对健康服务系统和组织的运行的积极和消极影响,为健康服务系统和组织更好地服务健康事业所进行的自身改革发展提供了理论和知识的支持。

健康的社会环境因素是医学社会学最早开始研究的领域。医学社会学家们在该领域主要研究个人的家庭环境和所受的教育程度、个人所处的社会网络和社区环境、个人所处的阶层阶级等对个人健康状况、健康行为、患病风险以及易患疾病类型,经济发展与人群及社会整体健康的关系等问题。这类研究揭示出致病生物学因素背后的社会因素,拓展了疾病的生物医学解释,为疾病的社会预防和社会治疗提供了理论指导和知识支持。

概言之，医学社会学把疾病、健康和健康服务视为社会现象，从社会学的角度对疾病、健康的社会原因、社会意义以及健康服务组织的运行机制体制进行研究，不仅为我们认识疾病和健康从而更好地预防疾病、提高全社会的健康水平提供理论和知识的支持，而且从和谐、公平公正的价值理念出发，对健康服务系统和组织的运行机制体制进行研究，为健康系统和组织的健康发展提供反思性借鉴，展现了医学社会学独特的人文关怀。

（周业勤）

五、医患沟通学的实践价值

（一）医学去人文化现象在医患沟通中的表现

面对人的疾患，医疗行为本身就是实现救死扶伤、防病治病的目标，就是体现大医精诚和人道主义的精神，故医疗动机就具有高尚的、具有本原的人文性。但是，以科技手段为特征的医疗措施不仅直接干预人身体的疾患，还直接影响人的心理状况，好与坏的结果有时是不确定的。因此，实施生物医学的纯科技医药治疗时，应有相适应的人文言行，医技与人文必须并轨同向，才能证明医疗的高尚动机，才能增强医疗的实际成效。

医学脱离人文，在现代医学技术迅速发展的背景下逐渐兴起的技术至上主义，以及在商品经济浪潮冲击下出现的医患关系的严重物化现象，造成了现代医学发展的异化，其结果是把所研究的对象抽象化、概念化、理想化，人就单纯地被看作是多个器官的集合体，或者说是"器官与细胞的集合体"，使人与自然界的其他生物没有了本质的差别。人的意识、思维、情感被忽略了，产生了许多危机，如医患关系的技术化、医学目的的功利化、医学价值追求的利润最大化等造成的技术至上、经济第一、过度医疗等问题，使目前医患关系矛盾突出，医学的目的变得模糊，医学技术发展失控。其实质是科学与人文的矛盾在医学领域的具体反映，也引发了人们对医学的人文性的关注和认识。

近些年来大量医患纠纷的事实证明，如果不进行医患沟通，医患双方都会输。患者输在何处呢？那显然是一幅相当可怕的景象：患者就像一台被修理的机器，受到医者冷冰冰的"维修"，身体主要"部件"可能会修好，但心灵将受到损害。人性失真，费用失控，看病难，怕看病，纠纷多……面对这样的结果，患者和医者就不是同盟军了，而成为对立面，将加剧医患矛盾激化的程度。而医者输在何处呢？第一，医务人员和医疗机构将难以得到患者的积极合作，患者在时时维权，处处找"茬"，正常诊疗程序和规范难以执行，医务人员技术水平快速下滑；第二，医务人员和医疗机构常受患者和社会各界批评，社会声誉大大降低，医务人员弃业增加；第三，医患纠纷显著上升，矛盾激化程度加剧，医务人员人身安全得不到保障，正常医疗秩序受到严重干扰；第四，许多患者不敢到医疗机构就医，医院和医务人员收入大幅减少，医务人员不安心工作或趋利行为更加严重；第五，当医者及自己家人患病时，也将面临前面所述一样的不良待遇。

（二）人文医学在医患沟通中的应用价值

1. 人文医学在和谐医患关系中的应用

人文医学是指一种医学模式，其有别于人类已经历的或现在正在体验的"自然哲学医学""生物医学""生物—心理—社会医学"等医学模式，但又包含和超越以上任何的一种新模式，它伴随着医疗实践的整个过程，对促进、提升、完善人类健康医学的发展起着重要的作用。医患沟通是人与人的沟通，特别需要医者有仁爱之心，还要有人文知识，如对历史、文学、政治、法律、艺术、哲学、宗教、道德、语言及心理等知识都有一定的了解。从职业标准来说，需要有医学基本观和医学伦理道德。缺乏人文素养，即便有再多的沟通技巧，医者也难以心甘情愿地与患方沟通。人文素养是医患沟通技能的基础条件，决定了医者主动与患者沟通的态度，是医患沟通技能应用和提高的动力所在。

2. 人文医学在医患纠纷处理中的应用

加强医务人员的人文素质的培养不仅可以提高医疗服务质量，减轻患者躯体和心理的痛苦和压力，还能提高患者依从性、满意度，缓解医患矛盾，减少医疗纠纷的发生。医患纠纷的产生多数是由于医患之间缺乏沟通、互不信任所致。因此，在沟通中，医患双方应本着尊重、理解、解决问题的态度，以事实为依据，坚持公正合理、适度可行、互谅互让的原则。沟通途径、形式多种多样，如通过双方面对面、电话、书面、传统媒体（报纸、广播、电视）、网络媒体（电子邮件、微博等）、新闻发布会等形式进行沟通。根据纠纷的性质、大小以及患方的诉求，可以选择一种沟通方式，或者几种沟通方式相结合。一般的医患纠纷，宜采取当面和电话沟通的方式，充分表达各自的观点和意见；书面沟通的形式较为正式，多在患方或医方同卫生行政部门、司法机关、公安机关等沟通时采用；当患方遇到需要向不特定人群表达诉求和意见，或医疗机构向广大群众澄清事实、表达立场、通报结果等情况时，媒体报道和新闻发布会的形式较为常用。因此，充分认识每一种沟通方式的特点,合理选择有效的沟通途径,对于医患纠纷的处理和解决具有重要意义。

3.人文医学在医患沟通教育中的应用

我国目前的医学教育模式下,医学院校很难开设系统的医学人文课程,对医患沟通的教育也缺乏知识的系统性和针对性。长期以来,我国人文医学的课时和师资严重不足,发达国家的医学生人文学科课时达 $20\%\sim25\%$,而我国学生课时只占 7%。由于基础性的人文学科不足和融合于医学专业教育的人文医学薄弱,使得医患沟通等人文课程教育的深度和效度亟待拓展,迫切需要加强人文医学的学科建设、师资建设及课程建设,对学校相关专业教师进行人文医学知识培训,增强教育意识及教育的自觉性和积极性。此外,还要在人文医院建设中,对临床教师人文执业能力培养提出更高要求,充分挖掘临床专业教学中的人文教育资源。

4.构筑医患沟通中人文的思维

医疗的全过程是在医患相互沟通、相互知情、相互合作、和谐共处下展开的,不是那种在片面的科学、技术思想驱使下,医生将患者置于医学技术单向流程的工具性处理。人文的程序性医疗,包含医生、患者及其家属的多方意向参与,是个立体性程序,而非单向的工具性、线性程序。人文的程序性医疗的特性在于医患处在公平合理的社会合作系统中,这种程序将人文关怀贯彻医疗始终。

医患间的互信、诚信不仅是人文医学的核心内容,同时也是整个医疗过程的精神支柱。有了诚信的理性根基,医生可以大胆实施救治方案;患者对医生的信赖是对医生救治方案的无条件支持。在这种非强制性商谈理性中,医患双方要同时承担法律义务和道德责任。这种建立在诚信基础上的商谈理性,完全可以避免谁也不想看到的医疗纠纷的发生。人文医疗关系中的尊重—仁爱—诚信—互动—成功—满意,是良性的医疗轨迹,是医患双方不懈追求的理想。在人文医学中,医患双方都深知"猜忌是所有恶中最大的,它对引起猜忌的人给予的怜悯最少"。因此,猜忌是医患双方共同的敌人,人文医学的思维方式才是医患双方用仁爱与诚信共同构铸的人类精神家园的灵魂所在。

（王锦帆）

第二节　医学人文关怀的多路径实施

一、医学法学视野下医学人文关怀实现的路径

（一）医学法学实施医学人文关怀的一般路径

在医学法学视野下，医学法学实施医学人文关怀的机制与卫生法律关系运动密切相关。所谓卫生法律关系，是指根据卫生法律规范产生的、以主体间权利与义务关系为表现形式的特殊社会关系。卫生法律关系包括三项构成要素：卫生法律关系主体、卫生法律关系内容和卫生法律关系客体。所谓卫生法律关系主体，是指卫生法律关系的参加者，亦即在卫生法律关系中享有权利并承担义务的当事人（医方或患方）；所谓卫生法律关系内容是指卫生法律关系主体依法所享有的权利和承担的义务；所谓卫生法律关系客体，是指卫生法律关系主体的权利、义务所指向的对象（本质上说是一种利益）。卫生法律关系运动是指卫生法律关系的产生、变更和消灭。卫生法律关系运动以相应的卫生法律规范为前提，以一定的法律事实的产生为原因。法律规范设定了一定的行为模式，使法律关系当事人享有权利和承担义务具有可能性。相关法律事实一旦发生，法律规定的主体之间的权利、义务关系转化为现实的权利和义务。以一则典型的门诊医疗服务为例：患者到医院挂号就诊之法律事实一旦发生，患方和医方之间即形成了法律关系。医方应当依法开展诊疗服务，患方应当支付检查或治疗费用。医方经过检查发现，患者有必要做一项门诊手术，以根治疾病。医方拿出手术方案之法律事实一旦发生，医患之间法律关系内容发生变更，患者需要继续交纳治疗费用，医方则应当履行病情、手术方案和风险的告知义务，并依法依规完成手术。当双方全面履行义务完毕患者康复之后，医患双方的法律关系无疑即告终结。

医学法学中的法律责任追究机制是促进义务主体积极而全面地履行义务、保护权利主体权利的基本手段。在上文所举的门诊就诊法律关系的例子中，当医方手术违规时，医方即可能要承担民事赔偿责任甚至行政责任。因而，医方在医疗服务中当谨慎履行各项义务，从而促进患者权利的实现。

（二）医学法学实施医学人文关怀的具体路径

1. 患者权利立法与医学人文关怀

关于患者权利的内涵，有广义和狭义之分。通常情况下，当提及"患者权利"一词时，人们想到的是患者基于医疗服务关系而拥有的各项权利，这一类权利多属于民法及民事诉讼法方面的权利。而广义上的患者权利，还包括了宪法层面的医疗保障权等权利。本书主要讨论与医疗服务活动相关的权利立法。

（1）生命权与健康权

生命权是以自然人的性命维持和安全利益为内容的人格权。生命对于人的根本利益，使得维护人之生命安全成为法律的根本任务之一，反映到医学卫生法律上，便是确认和维护自然人的生命权，保障生命不受侵犯，从而维护人的生命活动的延续。健康权指人所享有和应当享有的保持躯体生理机能正常和精神健全不受任何伤害的权利。需要说明的是，基于疾病的自身特性及医疗活动的固有风险，医方并不能保证患者必定能获得其期望的生命健康利益，医方应当做的是为患者提供规范的诊疗服务。《民法典》第一千二百一十八条规定："患者在诊疗活动中受到损害，医疗机构或者医务人员有过错的，由医疗机构承担赔偿责任。"第一千二百二十一条规定："医务人员在诊疗活动中未尽到与当时的医疗水平相应的诊疗义务，造成患者损害的，医疗机构应当承担赔偿责任。"

（2）知情同意权

知情同意权由知情权和同意权两个密切相连的权利组成，知情权是同意权得以存在的前提和基础，同意权是知情权的价值体现。强调患者的知情同意权，主要目的在于通过赋予医疗机构及其医务人员相应的告知义务，使患者在了解自己将面临的风险、付出的代价和可能取得的收益的基础上自由做出选择，从而维护患者的利益。《民法典》第一千二百一十九条规定："医务人员在诊疗活动中应当向患者具体说明病情和医疗措施。需要实施手术、特殊检查、特殊治疗的，医务人员应当及时向患者说明医疗风险、替代医疗方案等情况，并取得其明确同意；不能或者不宜向患者说明的，应当向患者的近亲属说明，并取得其明确同意。医务人员未尽到前款义务，造成患者损害的，医疗机构应当承担赔偿责任。"同时，需要注意的是，相较于患者生命健康权而言，知情同意权又并非最优先的权利，当患者因故无法或不愿行使知情同意权时，医方基于病情的危急性，可以依法采取抢救措施。《民法典》第一千二百二十条规定："因抢救生命垂危的患者等紧急情况，不能取得患者或者其近亲属意见的，经医疗机构负责人或者授权的负责人批准,可以立即实施相应的医疗措施。"

（3）隐私权与个人信息权

所谓隐私权是指权利主体对仅与个体相关的信息、生活资讯进行支配并排除他人干预的权利。承认个体的隐私权,就是赋予个体可以决定何时、以何种方式、将哪些有关个人的信息公开给谁,以及未经许可不得公开的权利。《民法典》第一千二百二十六条规定:"医疗机构及其医务人员应当对患者的隐私和个人信息保密。泄露患者隐私和个人信息或者未经患者同意公开其病历资料,造成患者损害的,应当承担侵权责任。"应当注意到,与一般人格权一样,受试者隐私权的内涵也在不断扩展。

所谓个人信息是指以电子或者其他方式记录的能够单独或者与其他信息结合识别特定自然人或者反映特定自然人活动情况的各种信息,包括姓名、出生日期、身份证件号码、通讯联系方式、住址、婚姻家庭状况、财产状况、账号、密码、基因信息、行踪轨迹等。从传统法学理论层面说,个人信息与人的隐私及人格尊严密切相关。随着互联网科技的迅猛发展,大数据、云计算成为当今社会的重要特征。与传统意义上的个人信息不同,现代数据化技术背景下的个人信息在内容和属性方面有了新的特点。一方面,个人信息可以通过去识别化从而使得相关信息与个人身份脱钩,在进行大数据分析等技术运用中不会涉及个人隐私及人格尊严;另一方面,个人信息成为数据产业发展的基础,信息成为一种战略性资源,成为推动社会转型的决定性力量,具有极大的商业和社会价值。

（4）财产权

财产权是指以财产利益为内容,直接体现财产利益的民事权利。财产权是可以以金钱计算价值的,一般具有可让与性,受到侵害时需以财产方式予以救济。在临床医疗领域,患者一般需要支付一定的费用作为接受医疗服务的对价。然而,在当前医疗服务领域,人们通常所抱怨的看病贵问题以及技术滥用、过度医疗现象,都会涉及患者财产权保护问题。《民法典》第一千二百二十七条规定,医方不得对患者开展不必要的检查,此外还规定,医方有义务将患者的医疗费用清单提供给患者查阅、复制,让其对费用去向有清楚认识,也由此有机会对费用开支的合理性提出质疑。

（5）损害救济权

患者权利的实现是以国家权利救济制度为后盾的。患者在医疗活动中认为自身权利受到损害的,可以依法向医方主张权利,或者通过卫生行政部门、人民调解组织或人民法院等第三方主张权利。基于《医疗纠纷预防和处理条例》第二十二条的规定,发生医疗纠纷的,患方可以通过下列途径解决纠纷、维护权利:①双方自愿协商;②申请人民调解;③申请行政调解;④向人民法院提起诉讼;⑤法律、法规规定的其他途径。除此之外,基于《民法典》第一千二百二十五条、《医疗纠纷预防和处理条例》第三章相关条款的规定,发生医疗纠纷的,患者对病历资料、现场实物有权要求封存和启封,对病历资料有权查阅、复制;患者死亡的,其近亲属有申请通过尸体解剖查清死因的权利。如果认为医务人员及医疗机构存在需要追究行政法律责任或刑事法律责任的,患方还可以提起行政复议、行政诉讼或申诉、控告。

2. 医疗服务行为规范与医学人文关怀

医疗服务行为规范是卫生法律规定的医疗机构、及医务人员在医疗过程中的行为模式,包括授权性规范(通常表述为"可以做某事")、义务性规范(通常表述为"必须做某事"或"应该做某事")和禁止性规范(通常表述为"不得做某事"或"禁止做某事")。《执业医师法》《医疗机构管理条例》《医疗机构管理条例实施细则》等法律、法规、规章当中有一系列的规定。例如,《执业医师法》第二十二条规定:"医师在执业活动中履行下列义务:①遵守法律、法规,遵守技术操作规范;②树立敬业精神,遵守职业道德,履行医师职责,尽职尽责为患者服务;③关心、爱护、尊重患者,保护患者的隐私;④努力钻研业务,更新知识,提高专业技术水平;⑤宣传卫生保健知识,对患者进行健康教育。"《医疗机构管理条例实施细则》第五十八条规定:"医疗机构应当组织医务人员学习医德规范和有关教材,督促医务人员恪守职业道德。"第六十二条规定:"医疗机构应当尊重患者对自己的病情、诊断、治疗的知情权利。在实施手术、特殊检查、特殊治疗时,应当向患者作必要的解释。因实施保护性医疗措施不宜向患者说明情况的,应当将有关情况通知患者家属。"

3. 法律责任追究与医学人文关怀

法律责任追究是医学人文关怀目标实现的强制力保障。当义务人不按照医疗服务行为规范履行义务而使权利人的权利受到侵害时,医务人员或者医疗机构将需要依法承担民事责任、行政责任或刑事责任。医疗服务人文关怀不足并损害患者人格尊严权的,涉及的民事责任以赔偿损失为主,《民法典》第七编第六章对医疗损害侵权的民事责任做了相对集中的规定。符合《执业医师法》《医疗机构管理条例》规定的,还应当承担行政责任。此外,情节严重,构成犯罪的,还应当按照《刑法》第三百三十五条等条款追究刑事责任。

《执业医师法》第三十七条规定："医师在执业活动中,违反本法规定,有下列行为之一的,由县级以上人民政府卫生行政部门给予警告或者责令暂停六个月以上一年以下执业活动;情节严重的,吊销其执业证书;构成犯罪的,依法追究刑事责任:①违反卫生行政规章制度或者技术操作规范,造成严重后果的;②由于不负责任延误急危患者的抢救和诊治,造成严重后果的;③造成医疗责任事故的;④未经亲自诊查、调查,签署诊断、治疗、流行病学等证明文件或者有关出生、死亡等证明文件的;⑤隐匿、伪造或者擅自销毁医学文书及有关资料的……⑧未经患者或者其家属同意,对患者进行实验性临床医疗的;⑨泄露患者隐私,造成严重后果的;⑩利用职务之便,索取、非法收受患者财物或者牟取其他不正当利益的……"

（顾加栋）

二、医学人文关怀的医学伦理学途径

（一）医学伦理学实施医学人文关怀的一般途径

1. 在医学实践中显现医学伦理学的原则

医学伦理学实施医学人文关怀的一般途径是通过在医学实践中体现和贯彻四个基本原则和四项应用原则而显现的。医学伦理学的四个基本原则是不伤害原则、有利原则、尊重原则和公正原则,四项应用原则是知情同意原则、医疗最优化原则、医疗保密原则和生命价值原则。

通过制定合理的医疗卫生政策体现公正原则,通过提供适宜治疗、优质护理、便捷流程和舒适环境体现不伤害原则、有利原则、医疗最优化原则,通过实施医患共策体现尊重原则、知情同意原则,通过伦理委员会的伦理审查体现不伤害原则、有利原则、生命价值原则,等等。

总之,医学伦理学作为应用伦理学,实施医学人文关怀的一般途径是其理念、原则在医学实践的各种形态中的显现。

2. 实施医学人文关怀,驱逐"不关怀"

漠视患者的疾苦,对患者的诉求和救助不关注、不应答、不救助的现象谓之"不关怀"现象,其本质是违反医学伦理、违背职业道德、违抗规章制度的行为。驱逐"不关怀",是医学伦理学实施医学人文关怀的一般途径和基本目的。

背弃医学的人文本质和伦理责任,将医学作为趋利的工具是"不关怀"的根源所在。正本清源方能从根本上解决"不关怀"的问题,由此需要:坚持医疗公益性质的定位及其政策的落实是其基础;规范医学活动,依法治理违规违法的医学行为是其手段;践行医学人文关怀,肩负医学伦理责任是其目的。当前,远离"不关怀"的表现是:远离拒绝治疗、推诿治疗和过度医疗的医疗行为,远离冷漠、淡漠的服务态度,远离医患关系的物化现象,远离医疗腐败的种种行为。

(二)医学伦理学实施医学人文关怀的具体途径

医学伦理学实施医学人文关怀的具体途径,是医学伦理学四个基本原则和四项应用原则的具体运用,是患者直接感受到的医学人文关怀的可触面。下文以不伤害原则为例进行阐述。

1. 最大限度地控制不可避免的伤害

在对患者造成伤害的因素中,有一部分是应该将之控制在最低程度的,这一部分伤害因素是诊疗过程中无法绝对避免的。如很多检查和治疗,即使符合适应证,是必须实施的,也会给患者带来生理上或心理上不可避免的伤害;又如误诊误治、医疗事故等。医务人员的医学专业水平是决定医疗安全性和有效性的关键,是降低误诊误治、医疗事故发生率的关键。提高医务人员的知识和技能水平,是控制对患者的不可避免的伤害的基本举措。

2. 最大努力地去消除可以避免的伤害

在对患者造成伤害的因素中,有一部分是通过努力可以消除的。这一部分伤害因素与医务人员的医患沟通水平不高和医学人文关怀能力不足密切相关。如对患者的呼叫或提问置之不理,歧视、侮辱、谩骂患者或其家属,强迫患者接受某项检查或治疗措施、施行不必要的检查或治疗,医务人员的行为疏忽、粗枝大叶,不适当地限制、约束患者的自由,威胁或打骂患者,拒绝对某些患者提供医疗照护,拖延或拒绝对急诊患者进行抢救,等等。医务人员的医学人文素质水平是决定医学人文关怀实施的关键,提升医务人员的医学人文素质是消除对患者的可以避免的伤害的基本举措。

3. 正确处理不伤害原则与其他原则的冲突

不伤害原则在实施过程中,存在与其他原则发生冲突的情况。如在治疗过程中,一足部有严重溃疡的糖尿病患者有发生败血症的危险,需要截肢,此时不伤害原则与有利原则发生冲撞,正确的处理原则是两害相权取其轻。

(刘　虹)

三、医学人文关怀的医学心理学途径

人文医学通过具体的医学实践传达对人类生命的关爱,医学心理学是其实施途径之一。医学心理学是研究心理现象与健康和疾病关系的学科,在维护人类健康、防治疾病等方面有其重要的实践意义。它既关心个体心理、社会因素在健康和疾病中的作用,也重视解决医学领域中的有关个体的健康和疾病的心理或行为问题。

（一）临床各科须积极预防、发现和干预患者的心理问题

各大医院都开设临床心理门诊,关注临床患者的心理、社会因素对疾病的影响,加强医患沟通的实践技巧的运用,同时在疾病的治疗上重视心理治疗的作用,并运用心理学的技巧针对性地治疗疾病。

在临床各心身疾病的诊治中,应注重人的心理因素和躯体因素的相互作用、相互影响,注意预防和发现临床各科患者的心理问题,把心理咨询技巧自然融入医患沟通、医患关系及本专科的日常诊疗过程中。当患者的心理问题较复杂、严重而床位不能解决时,则可转介至精神科医生或者心理治疗师处理。治疗上,除了传统的躯体治疗,临床医生还重视针对性地采取相应的心理治疗技术。

（二）几种常见疾病和临终关怀的心理问题干预

1. 原发性高血压

高血压患者 A 型行为特征显著,如易害羞、易焦虑、具强迫性、追求完美、求全责备、沉默和自我控制,有些患者更多地表现为敌意、急躁、易怒、反对权威的人格特征。各种人际关系紧张、职业及社会地位的变更、家庭的矛盾事件、经济地位低下等生活事件都可引发患者强烈的焦虑、恐惧、愤怒甚至敌对的情绪,继而引起血压升高 20～80 mmHg。诸多学者研究发现,高血压病患者常具有双重矛盾心理,一方面有尽量表达的欲望,另一方面内心存在消极和迎合的需求,焦虑情绪的反应和心理矛盾的压抑是高血压患者发病的主要心理因素。社会结构、生活事件、社会环境及生活方式的变化,工作压力等都会导致心理压力增加,继而导致血压增高。

在医疗临床工作中,面对高血压患者,除了生物学的诊断外,临床医生还应关注患者自身存在的情绪体验、既往不良行为、人格特征、学习工作压力等社会环境因素所起的作用。在治疗中,临床医生除了施以适当的生物学治疗,还辅以患者专业的心理辅导,改善其行为习惯,优化家庭社会支持环境等,能有效地控

制血压,降低高血压并发症的发生率。

高血压患者的治疗可以运用心理行为疗法,尤其是有规律的运动疗法,如太极拳、体操、游泳等,对临界高血压、Ⅰ期高血压及部分Ⅱ期高血压患者有较好的效果,可减少血压波动的次数,改善左心室功能,降低血浆肾素活性与醛固酮的浓度,降低收缩压和舒张压。自我放松和自我心理调节是对原发性高血压很有效的心理治疗技术,如对于焦虑、烦躁、紧张、恐惧、易怒情绪的高血压患者,根据患者自身的情况,持之以恒地采用松弛疗法,如渐进性松弛疗法会取得较好的疗效。此外,生物反馈疗法不仅是Ⅰ期高血压与临界高血压的首选治疗方法,亦可作为Ⅱ期和Ⅲ期高血压的辅助疗法。

2. 冠心病

A型行为模式与冠心病的发病及复发关系密切,尤其对人抱有敌视的态度和竞争敌对倾向是冠心病发生的最危险因素。情绪与冠心病的发生和预后有关,急剧的情绪变化或者痛苦反应可引起患者猝死,多为急性心肌梗死。冠心病患者中,抑郁障碍的时点患病率是普通患者的3~4倍。焦虑情绪可使交感神经的活动增加,诱发急性心肌梗死或者心源性猝死,高度焦虑者心绞痛发生率为低焦虑者的2倍,在情绪变化时可引起心电图ST段和T波改变。愤怒、敌意是影响冠心病患者的负性情绪,对心功能的损害是最大的。此外,吸烟、缺乏运动、过食和肥胖及对社会适应不良等不良健康行为,通过机体的生理病理作用,会促进冠心病的形成。

临床干预中,通过访谈了解患者的情绪状态、应对方式、行为反应,也可通过A型行为问卷调查、生活事件量表等了解冠心病患者的人格特征和心理状态。在治疗中,对合并情绪障碍的患者给予药物治疗,根据患者自身的特点,给予心理支持与治疗,消除紧张,稳定患者的情绪,增强其战胜疾病的信心。针对性地进行认知疗法、放松训练、想象治疗,配合气功、生物反馈及音乐治疗等,改善其A型行为模式,减轻机体对外界刺激的过强反应,降低交感神经张力,恢复良性负反馈调节;注重矫正不良健康行为,如吸烟、酗酒、过食、肥胖、缺乏运动等。

3. 糖尿病

与糖尿病相关的心理社会因素包括生活事件、社会支持与应对方式、人格因素、负性情绪和精神障碍。有研究显示,Ⅰ型糖尿病症状出现前常常发生过重大生活事件和长期的家庭困扰,如地震、火灾、亲人丧失、父母离异等;糖尿病患者常缺乏广泛的社会关系和相应的社会支持,具备敏感、孤独、缺乏安全感、易紧张等消极的不良人格特点,负性情绪的患者对血糖控制的依从性下降,包括不及时按量用药、饮食控制困难、运动减少、社会功能受损、医患沟通不良等。

对糖尿病患者的心理诊断和评估,包括情绪状态、工作生活和人际状况等。依据患者自身的心理特点,施以恰当的临床心理干预。对早期的Ⅱ型糖尿病患者单用心理干预也能起到稳定糖代谢的作用。糖尿病教育、认知行为治疗及生物反馈治疗是采用得较多的最为常用的方法。

4. 哮喘

支气管哮喘是一种变态反应性疾病,患者常表现出情绪不稳定、表达贫乏、被动内向,有寻求援助和保护的迹象,很少有敌意或者攻击他人的倾向,具有 C 型行为的特征。心理社会因素可以诱发或者加重哮喘发作,5%~20%的哮喘发作由心理因素促发,单独的心理因素一般不引起发病,多个明显的生活事件积累可能会引发哮喘,如母子冲突、亲人死亡、弟妹出生、家庭不和、意外事件等突然的环境变化引起不愉快的感受,过度焦虑、愤怒、抑郁、恐惧、兴奋等负性情绪,长时期处于精神压抑或焦虑状态,会诱发哮喘的发作。

临床诊断中,临床医生从心理社会角度,倾听患者诉说病情,观察患者反应,了解其情绪状态、个性特点、成长历史、生活状态、家庭关系等情况,分析与发病有关的心理、社会因素,尤其是患者哮喘的可能诱因,为采取有效的心理干预做准备。临床心理干预中,床位医生重视指导患者以正确的态度对待哮喘,帮助患者评估他们面临的压力和生活状态,让患者形成轻松自然的生活观,学会腹式呼吸和合适的放松训练方法。

5. 消化性溃疡

消化性溃疡患者的易感人格特征主要表现为:内向、神经质、孤独、自负、焦虑、易抑郁,工作认真负责,有较强的进取心,有强烈的依赖愿望,易怨恨、不满,常常压抑愤怒。这些不良个性易引起个体社会适应不良,加之较多的生活中的事件压力致使溃疡的发生。战争、政治运动的冲击、亲人的丧失等日常生活重大变故都会增强个体患溃疡病的可能性或致使病情加重。此外,情绪应激状态中出现的焦虑和抑郁反应是患消化性溃疡的重要原因。

临床上,通过会谈或心理测评,了解患者的情绪水平、人格特点、心理反应及应激水平,依据患者的心理状态辅以合适的心理治疗,如支持性心理治疗、认知治疗、生物反馈治疗等,也可配合一般性治疗,规律地生活、免除过度劳累等,必要时辅助药物缓解负性情绪。

6. 功能性胃肠病

功能性胃肠病较常见的是肠易激综合证,是一组胃肠道功能紊乱综合征,表现为腹痛、腹胀、腹泻等消化系统症状,常伴有头昏、头痛、焦虑、抑郁、失眠等神经精神症状,反复发作并呈慢性化,一般辅助检查无法找到可解释症状的阳性发现。患者常常表现为神经过敏、内向、疑病倾向和癔症性人格特征。患者易受焦虑、抑郁、愤怒、恐惧和敌对等明显负性情绪的影响,致使结肠运动功能失调,分泌功能紊乱。

治疗中,对存在明显心理因素的患者施以心理治疗技术具有明显的疗效,对患者给予积极关注,发展建设性的人际关系有助于改善功能性胃肠病的预后。

7. 癌症

癌症是严重威胁人类健康的重大疾病,迄今为止,其发病因素尚不明确。临床研究发现,癌症的发生、发展与心理、社会因素密切相关,常见的心理、社会因素包括生活事件、个性特征、不健康的行为习惯等。通常,癌症患者发病前就存在某些心理、社会因素和特殊的人格特征,如不善表达和宣泄负性情绪,竭力克制本该发泄的愤怒情绪;行为上依从合作性强、回避矛盾、过分忍耐、屈从,过分自我克制、姑息迁就,因怕得罪人而放弃自己的需要,因无力应付生活的压力而感到绝望等。也有研究证实心理、社会因素应激与免疫功能高度相关。长期的心理应激和由此引发的不良情绪可激活丘脑-垂体-肾上腺皮质系统,使内脏器官血管收缩、血流量减少,导致细胞毒性作用发挥,使细胞变性、坏死,为癌症的发生提供物质基础。压抑、紧张的情绪可损伤细胞 DNA 的自然修复过程,为癌症的发生创造条件。此外,癌症治疗过程中,常常因药物、放化疗、手术等引起患者恶心、呕吐、脱发等不良反应。因此,对癌症患者进行积极的心理辅导和心理干预,使患者以积极的心态面对疾病和治疗已经成为癌症治疗的重要部分。

临床上,可依据癌症患者的心理特点,设计合适的心理干预方案,如通过认知治疗技术,改变患者的认知结构,消除不良情绪;通过行为训练如放松训练或生物反馈治疗让患者学会放松肌肉和心情,减轻癌症给患者造成的巨大的心理压力。

(1) 一般心理治疗。医务人员的言行时刻影响着癌症患者的心理,医务人员耐心、热情、和蔼可亲,暖人的言语及对疾病权威性的解释,对病人起着积极的暗示作用,利于患者增强战胜疾病的信心。

(2) 支持性心理治疗。一方面充分调动病人自身积极的心理因素,加以支持和发扬;另一方面对患者心理上的消极面积极进行疏导并予以宣泄,提高患者自身应对灾难性情景的能力。具体包括：针对应激源的应对；用倾听、疏导、支持、放松等方法减轻患者的不良情绪，提高患者的治疗依从性，必要时给予抗焦虑、抗抑郁药物；提高患者的应对技巧；恢复社会支持系统。

（3）临床护理中给予人文关怀。以患者为中心，在尊重患者的情况下，注意观察患者入院后、治疗中的心理变化，并给予相应的心理护理，使患者的焦虑、恐惧、孤独等负性情绪得以缓解，并提高患者治疗中的生活质量。

8. 临终关怀

临终关怀（Palliative Care）主要是为末期病患者及其家人预防和减轻痛苦，提高患者在临终前的生活质量的一种服务，包括对病痛、心理、社会和精神追求方面的评估和干预。医疗工作中，负责终末期治疗的医护人员注意观察并总结临终患者的心理特征，有针对性地提供心理支持和心理治疗，缓解患者的各种不良情绪，帮助患者树立正确的生死观念，增加患者对病情的科学认识，使者在有限的时间内也能积极参与和配合治疗，最大限度地减轻临终患者身体和心理痛苦，舒适且有尊严地走完人生的最后旅程。

针对临终病人的心理特征进行心理干预和心理治疗，能有效地缓解患者的焦虑、抑郁等负性情绪，提高生存质量，使其平静地度过最后的人生。临终关怀包括：

（1）建立良好的医患关系，关注患者的心理变化。积极关注患者的心理变化是建立良好医患关系的前提，也是进行心理干预的基础。医护人员要准确、及时地掌握患者的各种心理变化，制定相应的心理干预措施。

（2）心理支持。临终患者通常有两个主要的心理问题：孤独无助感和失落感。面对不可治愈的疾病，患者首先会对医疗产生失望感，医护人员以极大的责任感和同情心，从各个方面给患者以关怀、支持和安慰，这种精神上的支持、生活上的关怀，能使病人在心理上获得一种安全感。

（3）增强患者的信心和勇气。对于失去信心、消极等待死亡的患者，医护人员通过激发他们的求生欲望，增强其求生的信心和勇气，帮助其积极配合治疗。对患者进行死亡教育，正确面对疾病和死亡，采取乐观的态度，由消极被动变为积极主动。

（4）维护临终患者的尊严和生命价值。作为医者，把尊重患者、爱护患者摆在首位，保证患者的基本权利，坚持以患者为中心而不是以疾病为中心的原则，最后的日子里能满足患者的心理需求比满足生理需求更为重要，在政策、经济条件允许的范围内尽量满足患者的各种愿望,尽量让患者轻松体面地离开人世。不仅把病人当作人来看,更要当作一个完整的人来看待。

(5)宣泄情绪。主动关注、安抚患者,给予患者倾诉的机会,引导其将内心压抑、焦虑、悲观等负面情绪宣泄出来,尽量让患者感受到被尊重,能平静地面对死亡。

(6)放松治疗控制疼痛。晚期患者的疼痛程度越发严重,发作次数也越来越多,一方面应适当给予镇痛药物,另一方面尽量通过心理支持和放松等技巧鼓励和支持患者积极乐观地面对疼痛的折磨,减轻患者的心理压力,调整好心态,有效提高患者疼痛的可承受阈值。

(三)关怀医护群体的心理健康,注重人文素质培养

医学具有丰厚的人文传统,它的本源是人文关怀,传承人文价值,体现在以患者为中心的信念中。爱心、细心、耐心来源于医护人员自身的文化底蕴和人文素质。因此,要注重医护人员人文素质的培养,在实践中更多地融入人文关怀,加强医护人员的言行和心理辅导能力的培训。当前医疗纠纷案例数量居高不下,面对巨大的工作压力,医护人员唯有做到加强自身医疗技术水平和人文素质的提升,才能真正做到将关爱生命、敬爱生命的精神渗透于各种医疗技术之中,以患者为中心,以医救人、以诚感人、以心交人,为患者提供更优质的服务。为患者谋求最大利益,把患者的利益放在首位,是医学专业精神的核心,也是医学专业思想本质的最集中的表现。

医学心理学是一门新兴的交叉学科,其关于健康和疾病坚持的观点是:人是完整的系统;人同时具有生理活动和心理活动,心、身之间相互联系、相互作用;人与环境是密切联系的,人不仅是自然的人,也是社会的人;心理因素在人类调节和适应内外环境过程中具有一定的能动作用。这些观点充分体现了科学精神,体现了以人为本、重视人的价值、尊重人的尊严和权利的人本理念和求真、求善、求美的精神追求。医学心理学的教育尤其将价值观念、独立人格和人文关怀作为人本理念的下一级指标,促进建立全新的、与生物—心理—社会医学模式相适应的医患关系新模式,一方面要求医务工作者具有精湛的医疗技术,另一方面也需要医务工作者有一颗慈善的爱心,与患者充分交流合作,真正了解其痛苦和疾病的本质,发挥医务工作者和患者双方的积极性,更好地防治疾病,处理好临床中的相关问题,更好地治疗疾病。

(郑爱明)

四、医学人文关怀的医学社会学途径

（一）"社会关系与影响"是医学社会学的关键词

虽然国内外学术界从不同的视角给予了医学社会学的概念以不同的界定，但是，最能揭橥其本质内涵的关键词是"社会关系与影响"。"社会关系与影响"是医学社会学的关键词，也是研究医学社会学如何提供医学人文关怀的关键词。

第一位提出"医学社会学"概念并揭示其关键词是"社会关系"的是美国医学家麦克英泰尔（C.McIntire）。1894年，他在《医学社会学研究的重要意义》一文中，首先提出并这样定义医学社会学（medical sociology）这一学科概念："是把医师本身作为特定群类的社会现象并加以研究的科学，也是从总体上研究医疗职业与人类社会的关系的科学。"[10]我国学者指出："医学社会学研究医务人员、病人、医疗保健机构这些社会人群、社会机构，它们之间的相互关系以及它们与其他社会现象之间的关系。"[11]也有国内学者认为："医学社会学则是研究病人角色、医生角色、护士角色及其人际关系，研究医疗保健机构及其与上述角色和其他社会机构、社会过程的关系，是社会学的一个分支。"[12]

近几年来，国内学者将医学社会学的研究内容做了进一步的划分，突出了医学社会学中"社会关系与影响"的关键地位。[13]这些内容分为：①医院外部的社会关系研究，如医学理论发展、医疗卫生领域变革给社会带来的影响，社会改革、社会文化等因素对医学领域产生的作用；②医院内部的社会关系研究，如医院内部的社会生活研究，医学领域中特有的社会人群的研究，医院容纳的社会行为研究，医院容纳的社会关系研究；③医学领域的社会学研究，如公共卫生政策对医学的影响；④社会流行病学研究，如社会因素对疾病过程的影响。

综上，医学社会学的问题域集中在与疾病和健康问题相关的社会关系和影响因素上。医学社会学通过对这些问题的研究和阐释显示出独特的医学人文关怀方式。

（二）医学社会学的医学人文关怀方式

临床医学可以通过技术关怀、服务关怀等途径，使得医学人文关怀具有可触及性、具象性和形而下的特点，而医学社会学则通过理论阐扬和公众教育来改变社会公众群体和卫生政策决策集团的价值观念、社会态度和行为准则等提供医学人文关怀，因此，医学社会学的医学人文关怀方式具有抽象性、形而上的特征，这些方式可分述如下。

1. 促进医学模式转变

在生物—心理—社会医学模式落地生根过程中,"社会关系与影响"这个概念至关重要。一切与健康有关的事件都是社会事件。公众的医学社会学知识和价值观念的阙如、良好的就医社会态度和行为准则的失范、公共卫生政策制定者医学社会学考量的不足等,都是医学模式转变的消极因素。缺乏医学社会学视角和观念的医学模式难以在实践中发挥作用。医学社会学是以"社会关系和影响"观念的阐扬促进医学模式转变,以转变观念的方式为患者提供医学人文关怀。

2. 优化医院部门的管理

在医院顶层决策正确的前提下,医院科室管理水平就是医院管理的关键。科室管理的内容涉及人员、医疗、制度、质量、安全、财务、设备、事物、教学和科研等不同方面。业务专家身份的科室主任对科室的管理一般都是勉为其难的。医学社会学的理论用医学社会关系的思维方式审视和清理科室管理的脉络,从各种管理单元之间的关系入手,通过提高医院部门管理的质量,来保证为患者服务工作的运转顺利和效率,以提升管理水平的方式为患者提供医学人文关怀。

3. 改善医务人员的素质

医务人员的知识结构单一,认知过程长期为生物医学的思维模式所主宰,严重影响其整体素质水平。医学社会学的思维方式和专业视角对于改善单一生物医学知识结构,加注人文医学和医学社会学的元素,有助于医务人员全面、客观地理解社会环境对医学、健康和疾病的影响,理解医学活动中的多重社会关系,将医学现象还原到社会现象的语境中来,真正理解医学、健康问题的社会属性和意义,以改善主体自身素质的方式为患者提供医学人文关怀。

4. 提升医疗服务的质量

医疗服务质量的控制和提升是各种医学社会关系交相作用的结果,是医医间性、医护间性、医患间性的社会互动过程。医生对患者社会角色的认知对良性医患关系的建构尤其体现出医学社会学对医学社会关系研究的社会价值和作用上。医疗服务质量涉及医务人员、患者、医疗机构、医院管理的方方面面及其之间的相互关系,构成了控制医疗服务质量的长链,其中任何一个环节发生故障,医疗差错、医疗事故就有可能发生。因此,医学社会学是医疗服务质量管理的基础理论和实践指导,其以提升医疗服务质量的方式为患者提供医学人文关怀。

5. 调整医学社会活动

医疗卫生机构是为了解决健康和疾病问题而形成的组织系统。在医学社会建制运行过程中,交织着各种社会关系的互动,产生着各种社会问题。医学社会学是人文医学学科群中唯一一个研究医学社会建制的社会问题的学科,肩负着对内调整医医关系、医护关系、医患关系、患者行为、医疗行为、医学伦理与法规、医学价值观念以及医学高新技术的应用所带来的诸多社会问题的责任;对外则要应对卫生政策、医疗卫生改革、社会变革、文化因素与医学之间的相互影响和相互作用。这些问题的调整和应对,从根本上维护着患者公众的切身利益,以调整医学社会活动的方式提供医学人文关怀。

6. 提供健康决策依据

疾病防控的公共政策是实施疾病防控、保护人民群众身体健康等行政管理行为的政策依据,惠及面广、干预力度强、实施效果好。医学社会学的"社会关系和影响"的研究成果,如主要由社会因素引起的疾病的发生、发展和流行规律的研究成果,以及社会病的病因研究成果等,是国家制定防控疾病公共政策的依据,是以国家行政管理为方式的医学人文关怀。

(刘　虹)

五、医学人文关怀的医患沟通学途径

现代社会发展以人为核心,以满足人的需求为价值取向,以人与人、人与自然和谐发展为核心的发展理论成为全社会的共识。如今人们不仅需要优质的医疗技术服务,还需要从心理和精神上得到关怀与尊重。以人为本的核心内容之一是人的身心健康,其对应了现代医学模式的转变,同时对医疗服务也提出了更深层次的要求。在医疗卫生服务中,一方面要尽可能满足患者治愈身体疾病的需求,另一方面要对患方心理给予尊重、平等、关爱、同情等精神慰藉。医患沟通的重要目的就是给予患方更多人文关怀,促进其身心健康与和谐,使患方满意。

在现代社会,如没有健康的体魄、心理及社会适应力,很难想象幸福、快乐、安宁等人生的美好体验。当人们的物质生活水平提高后,人民群众对健康的渴求与日俱增,全民健康需要已成为一种最广泛、最重要的社会需要。但是,如果人们普遍畏惧和不满医疗机构和医务人员的医疗服务,并对医学常识和基本健康知识缺乏认识,那么人民的健康需要就会被压抑,维护健康的个人成本和社会成本必然增加,医患关系也会长期紧张。

　　维护个人身心健康必须使医患良好合作。对患者及其家庭而言,医患沟通可以使患者选择最适宜的诊疗方案,又好又快地康复身心,降低医疗费用。对健康人而言,医患沟通可以有效地提高大众医学与健康素质,提高预防保健的积极性和有效性,使政府医疗卫生各项政策得以更好地贯彻落实,使有限的医疗资源发挥出更大的作用。

　　从一定意义上说,医患沟通就是要消除人们对医务人员和医院的畏惧心理,增加人们对医学与医疗的正确了解。要让人们意识到、感受到医患双方是一家人,医务人员和医院是救护生命和维护健康最可靠、最可信赖的人和组织。医务人员更应认识到,医患沟通不仅是为患者康复而沟通,也是为每个人所做的健康沟通。

　　医患沟通是实现医学社会责任的前提和保证。医患双方本应携手合作,共同创造健康的身心、健康的生活、健康的环境,合力推动社会的进步。然而,我们目前正在承受着由于经济转轨和社会转型所带来的大量的新生社会矛盾和问题,其中,医患间的矛盾与纠纷乃至冲突成为社会关注的焦点及政府解决的难点,它给社会带来了相当大的负担和许多不安定的因素,对社会的进步发展起着制约的作用。

　　医患沟通要求医务卫生工作者发挥出主导作用,不仅要诊治伤病,还要以专有的医学知识和技能,以特有的医学人文精神,关注社会、呵护生命,承载救死扶伤的健康使命,在新时代推进健康中国的建设中,自觉地创造出具有人文温度的医疗服务新模式。

　　医疗卫生改革如何更科学、更有效,医务人员和医疗卫生机构是特别重要的直接承担者,是制定医疗卫生改革决策与管理最基础、最真实、最广泛的事实依据。政府和社会各界应积极创造条件,让医务人员全面参与到医疗卫生改革决策的过程中,发挥他们不可替代的专业优势和医疗卫生实施主体的作用。医务人员也更要认识现代医学的目的,通过多种政治参与形式为政府医疗卫生改革与管理出谋划策,不仅在医院内救死扶伤,还要在社会管理上扶危济困,把医学人道主义融入市场经济环境下的社会发展中去。

　　自古以来,患者就医与医者诊疗,医患双方共同与疾病抗争,并一直恪守沟通协作、合作共存、互相影响及互利互惠的思维和行为方式,共同使医学从无到有、从少到多、从简到精,使医学一直伴随着人类经济社会的进步而共同发展。所以,医患沟通是医学发展的动力源泉之一。现代社会中,医和患又背负着更多、更复杂的共同社会因素,现代医学的深入发展更需要医患双方携手共进。这一规律既是医学发展的规律,又是人类文明社会发展的规律,不会因任何个人意志而改变。

现代医学模式,即生物—心理—社会医学模式,自20世纪70年代美国恩格尔提出后,被全球医学界所倡导和宣传,但在我国尚未真正实施。医患沟通是一条通向现代医学模式的新途径和桥梁,它的新意和科学性就在于真正开始触动心理和社会因素来协助诊疗和保健康复等,它的价值还在于它是一个医患双方都欢迎的操作性强的实施平台和方法。

医疗服务的过程,最基本的环节是诊断、治疗及伴随其中的相关服务。医患沟通需要在这些环节中发挥一种架构作用。第一,医患沟通是为了更好地诊断疾病。医生收集患者尽可能多的疾病相关信息,并进行分析、研究,最后才能做出比较准确的诊断报告。这里的沟通是以询问病史和体格检查为主。一般而言,交流越多,获得的信息就越全面,诊断正确率就越高,误诊率就越低。

第二,医患沟通是为了更好地治疗患者。国内外大量临床事实证明,患者治疗过程中医患沟通作用有三:一是在治疗过程中,患者病情是变化的,因此诊断也应是动态的,这样才能确保治疗是正确和及时的,这就需要医护人员随时与患者和亲属沟通,掌握准确的病情信息,不断修正、精确诊断并调整治疗方案,以获得优良疗效;二是告知患者及家属真实病情,维护患者知情权,同时征求患者及家属对治疗方案(包括费用)的选择意见,增强医患合作性与患者的医从性;三是及时对患者和家属施以不断的积极影响和优良的服务,促进医患互动,增强患者的信心与抗病能力,减少并发症,增强疗效。

第三,医患沟通是为了融洽医护服务中的医患关系。在市场经济环境下,经营、价格、服务、权益、效益、诚信、声誉、法规、证据、管理、新技术、新药物、风险性等,都是以往医疗过程中所少有的复杂要素,平衡好这些随时都会发生纠纷的因素,需要较强的医患沟通观念和能力,特别要求医院的管理人员建立较科学完善的医患沟通的制度和规范,引导全体医护员工都来融洽医患关系。

第四,医患沟通能够妥善解决医患矛盾。由于医疗过程中的风险和种种不确定因素,医患矛盾和纠纷会一直存在下去。问题在于发生医患矛盾后,采取何种方法来化解,冷漠、对立、冲突、妥协都不是解决的良方。近些年来,国内外医疗卫生行业得出的基本经验是:通过医患沟通途径妥善解决矛盾,经济成本最低,社会效益最高,医患双方及政府和社会都满意。

　　患方在医院里最关注医务人员对他们是否有负责的态度,而表现医方负责态度的标准,关键在两个方面:第一,是否有及时有效的医疗行为;第二,是否有亲和善意的人文言行。临床医患沟通中,医疗措施和人文言行两者不能缺一,医疗本身是技术性的,但如何给予则是由人文态度决定的,医方的人文言行更应该主动显示善意,体现人道与仁爱的医学人文精神。这种善意具体到临床工作中表现为四项内容,即:给予患者适宜身心和经济的医疗方案,体现共情和关怀的医学照护,基于诚信和尊重的医患沟通,恪守伦理和法规的医言医行。只有全面地表达善意,才能使患者及其亲属感受到医方给予的温暖、安全、尊重及诚意的负责态度。

(王锦帆)

参考文献:

　　[1]杜治政.美德:医学伦理学的重要基础[J].医学与哲学,2015(9A):1-5.

　　[2]杜治政.梳理·整合·开拓·坚守——医学伦理学的回顾与思考[J].中国医学伦理学,2018(4):410-418.

　　[3]Porter R. The Cambridge Illustrated History of Medicine[M].Cambridge:Cambridge University Press,2006:6.

　　[4]Samuel W Bloom.The Word as Scalpel:A History of Medical Sociology[M].Oxford:Oxford University Press,2002:74.

　　[5]刘继同.中国医学社会学研究 30 年:回顾与反思(上)[J].学习与实践,2008(11):130-138.

　　[6]刘少杰.中国社会学的价值追求与理论视野[J].吉林大学社会科学学报,2006(6):66-72.

　　[7]丁元竹.费孝通:探求美好社会的学者[J].瞭望新闻周刊,2005(18):12

　　[8]郑杭生.社会学概论新修[M].北京:中国人民大学出版社,2003:3.

　　[9]Chloe E Bird,Peter Conrad,Allen M Fremont,et al. Handbook of Medical Sociology[M].Nashvile:Vanderbilt University Press,2010:12.

　　[10]刘宗秀.医学社会学概论(第一讲)　医学社会学的由来和研究对象[J].医院管理,1983(7):51-54.

　　[11]金德初.论医学社会学与社会医学是两门学科[J].医院管理,1984(12):44-46.

　　[12]阮芳赋.医学社会学概论(第三讲)　医学社会学与相关学科的关系[J].医院管理,1988(4):58-62.

　　[13]胡继春,张子龙,杜光.医学社会学[M].武汉:华中科技大学出版社,2013:5.

第八章　医学专业精神与专业态度

　　人类的行为,是在精神的指导下和态度结构的制约下发生的。精神引导态度,态度决定行为,行为反映态度。态度一经形成,具有不易更改的特征。医学专业态度的内在结构由医学专业认知、医学专业情感和医学专业意志构成,具有知觉属性、现象属性、排解属性、适应属性、映照属性和具身属性。

　　医学专业态度在实践中有十大表征:耐心、专注、语言、神态、情绪、倾听、告知、解释、微笑、共情。医学人文关怀是通过医学专业态度的表征传递和实现的。

第一节　医学专业精神与专业态度分析

一、专业精神与医学专业精神

　　我国著名人文医学家杜治政教授在医学专业精神研究领域造诣很深。他认为区别"医学专业精神"与"医学职业精神"有重要的学术意义和实践意义。

　　(一)专业精神

　　杜治政教授认为,专业精神是专业在形成和发展过程中逐渐积累的一种对专业社会责任和专业人员的行为规范的总认识,是以专业为基础而形成的一种适应专业行为所需要的一种意识、价值理念和行为规范,是专业存在和发展的本质特征,是维护专业的神圣性与崇高性的重要保障。[1]2 其社会内容包括专业的社会责任、价值目标、行为规范和科学作风四个方面。专业精神对于专业的意义和重要性在于：促进专业的稳定和发展，维护专业的稳定性和崇高性，在专业目标和专业限度内调控专业的社会作用，监督背离专业目标和专业宗旨的情况发生。杜治政教授提出警示：一个失去专业精神的专业，是很难被社会接受和认可的。

（二）医学专业精神

杜治政教授指出，医学专业精神基于医学专业的特点而产生，起着维护医学专业的社会责任和规范医疗行为的作用。[1]2 医学专业的核心理念是患者健康利益高于一切，且具有历史的继承性与时代性的特点。为患者谋最大利益，把患者利益放在首位，是医学专业精神的核心，是医学专业思想本质最集中的表现。这种专业精神是人类共同的、普遍适用的，没有东西方和民族之分，也没有古代与现代之差异，因而是衡定的、不变的。任何时候，医学只要背离了这一点，就失去了存在理由，医学就不成为医学了。

二、态度

（一）"态度"结构

态度（attitude）一词，源于拉丁语 aptus，意指适合、适应，是指对行为的主观的或心理的准备状态。美国哥伦比亚大学教授弗里德曼（Freedman）认为："态度对任何给定的客观对象、思想和人，都是具有认知的成分、表达情感的成分和行为倾向的持久不朽的系统。"[2]321 弗里德曼建构了由"认知""情感"和"行为倾向"三元素组成的"态度"结构。在这个结构中，"三元素"相互连接，不可或缺。

态度认知是态度主体面对态度客体时所具有的知识背景和思维方式。态度认知形成于对某种观念系统的认同和理解，形成于态度主体所置身的社会环境及其生活经历的积累。态度情感是态度主体对态度对象否定或者肯定的心理感受和情绪反应。情绪成分在态度中发挥关键作用，表现在：认知引导情绪，情绪修改认知、情绪左右行为倾向。行为倾向是态度主体实施行为前的心理态势，行为倾向的实现即行为产生。行为倾向中，叠印着态度认知和态度情感的影响。

态度结构是认知、情感、行为倾向三元素在一定的语境下共同构成的综合体，态度结构形成后，具有一定程度的难以更改的特征并直接影响态度主体的行为。在一定的意义上可以这样说：态度决定行为，行为反映态度。

（二）态度的"抗变化性"特征

由于认知、情感和行为倾向三元素结构的作用，态度一经形成，具有一种不易更改的特征。弗里德曼谓之态度的"抗变化性",并通过态度与事实的比较说明态度的抗变化性特征。

弗里德曼指出,态度和事实的区别在于三元素的存在或者缺失,如面对同一对象,同时具有认知、情感和行为倾向的是一种态度,而只具有认识而没有情感,则有可能是一种事实。面对同一对象,如果涉及态度,则其反应的方式具有"抗变化性"的特征,"人们不进行一场斗争,不面临一种特别大的压力,是不会改变他们的态度的"。态度之所以具有"抗变化性",是因为态度根植于认知和情感,根植于身体整体。因此,要改变行为,首先要改变态度;要改变态度,首先要改变认知和情感。[2]323

三、医学专业态度

（一）医学专业态度的结构和价值

1. 医学专业态度的结构

医学专业态度是医者对认知、情感和行为倾向层面形成的一种相对稳固的心理倾向,是一种比较持久的倾向性"内在结构",它包括三个方面:医学专业认知、医学专业情感和医学专业意志。

医学专业认知是对医学的性质、意义等的认识以及了解,如了解医学的特征是什么、医学执业环境如何、医学的价值和医务人员的社会地位等信息。

医学专业情感是对医学专业比较稳定的态度体验。积极的医学专业情感有医学专业幸福感、医学专业荣誉感等,消极的医学专业情感有医学专业倦怠感等心理状态。

医学专业意志就是对医学专业的选择、坚守和为医学事业而克服困难的心理状态。医学专业意志具有明确的目的性,与克服困难直接相联系,直接支配医学人的专业行为。

在医学专业认知、医学专业情感和医学专业意志构成的"医学专业知情意"三维结构中,"知"为理解医学专业的理智元素,"情"为认同医学专业的情感元素,"意"为坚守医学专业的人格元素,三者相互交融、相辅相成,构成稳定、统一的医学专业态度系统。

2. 医学专业态度的价值

医学专业态度是专业责任心和专业价值观的显现,因此,医学专业态度是事业成功的重要制约因素,决定成败的往往是细节,往往是态度。医学专业态度是专业认同的折射,反映了对专业的"爱""勤""敬"或者是"厌""惰""懈"的基本情愫,预示着职业行为投入、责任和质量,展现着职业道德和价值观品格。

（二）医学专业态度的属性

1. 知觉属性

知觉属性是反映医学专业态度与认知关系的属性。"知觉"在这里具有"认识""感受"和"理解"的含义。医学专业态度是医者的知觉触摸环境的方式,是其身体理解世界的途径。医学专业态度中,既有感性的成分,又有理性的元素;既有情绪的张力,又有认知的渗透;既有理念的蛰伏,又有行动的倾向。医学专业态度的知觉属性提示我们:医学专业态度是医者与环境沟通的一种特殊的、复杂的认知活动。

2. 现象属性

现象属性是反映医学专业态度与价值关系的属性。"现象"在这里具有"显象""显现"和"显示"的含义。医学专业态度是一种深刻的现象,是根植于医者内心的蕴含,这些蕴含包括人格品质、学识涵养、价值观念、情感情绪、行为方式等。医学专业态度的现象属性提示我们:医学专业态度包含着深刻的价值蕴含。

3. 排解属性

排解属性是反映医学专业态度与主体关系的属性。"排解"在这里具有"保护""消极"和"否定"的含义,即医者认知失调,情感、情绪占据支配地位,采取防御性的态度来进行自我保护,这些防御性的态度包括激烈对抗、情绪宣泄、消极对待、暧昧含混、完全否认等方式。医学专业态度的排解属性提示我们:医学专业态度有时是医者的一种情绪排解过程。

4. 适应属性

适应属性是反映医学专业态度与环境关系的属性。"适应"在这里具有"评估""调整"和"改变"的含义,即在内外环境的变化和压力下,医学人会对已持有的态度做出自省式的评估,并据此做出一定程度的适应性调整和适应性改变。态度的抗变化性是有条件的;当坚持原有态度产生的后果越严重时,适应性反应发生的可能性就越大。态度的适应属性提示我们:医学专业态度能够出于对环境应答而进入调整状态。

5. 映照属性

映照属性是反映医学专业态度与行为关系的属性。"映照"在这里具有"关联""呼应"和"一致"的含义,即医学专业态度与医学专业行为是相互关联、彼此呼应、趋向一致的。总体态度映照着总体行为,具体态度映照着具体行为,态度持有与行为发生的时间间隔越短,态度与行为的一致性程度就越高。医学专业态度的映照属性提示我们:医学专业态度对医学专业行为具有倾向性的引导。

6. 具身属性

具身属性是反映医学专业态度表达方式的属性。"具身"在这里具有"与身体相关""身体感受"和"感知"的含义,即医学专业态度的表达方式直接诉诸身体感受。有时医学专业态度表达的方式是细微的、隐匿的,甚至是微妙的,但是医学专业态度总是会产生直击患方的效果,患方可以品味出难以察觉的态度背后的深意和真意。医学专业态度的具身属性提示我们:医学专业态度是患方身体感受最敏感的语言。

第二节　医学专业态度的十大表征

2013 年,国内学者首次提出医学专业态度的十大表征是耐心、专注、语言、神态、情绪、倾听、告知、解释、微笑、共情。[3] 随后其学术团队对医学专业态度十大表征进行了实证研究和理论探讨。医学专业态度十大表征中,专业态度的知、情、意协调一致,有机统一;知觉、感受、具身等属性相互交融,互为表里,构成了系统的医学专业态度表征体系。

(一)耐心——医学专业态度的原点

耐心是医学专业态度的原点。耐心从字面上解释是不急躁、不厌烦。医者的耐心是一种控制情绪并向患者示善的能力,在实践中,医者的耐心可以通过多种形式来表现出来。[4] 如果耐心都成为问题,那么,良好的医学专业态度和医学人文关怀都无从谈起。

几十年如一日地对每一位患者都耐心并不是一件容易做到的事情。医学大爱的本质、患者及其疾病的复杂性决定了耐心必然是医学职业态度的基础。耐心是对患者的爱心,耐心是对工作的责任心,耐心是对自身的自信心。耐心应该成为医学永远的诺言。

耐心是影响患者感受的重要元素。医者耐心与否,会通过语言、语气、情绪、神态、告知和解释、肢体语言、接诊时间等渠道反映出来。有时一个微表情,医者自己没有意识到,但患者已读出了不耐心。患者对医方的耐心状态持有较为敏感的感受水平。

（二）专注——医学专业态度的基点

专注是医学专业态度的基点。所谓专注，就是集中精力、全神贯注、专心致志。从更深刻的涵义上讲，专注乃是一种精神、一种境界。专注是对医学和患者的尊重。医者应尊重患者，确保全方位的诊疗专注；尊重职业，保证充分的诊疗专注；尊重医学，重视医学人文关怀。[5]

专注源于强烈的责任感。一个对医学和患者具有高度责任感的人，会在诊疗过程中体现专注。专注来自淡泊和宁静，来自外在和内在。烦恼常常困扰我们，医学和患者需要医者排除干扰，保持专注。

专注体现在倾听、目光、神情、行为中。目光接触是最重要的身体语言，是非语词沟通中最主要的信息渠道，可以表达用语词难以表达的信息。目光接触的次数多少、时间长短及目光是否转移等，都能反应会谈者的兴趣、关系、情绪等许多方面的问题。患者受到医生的注视，感受到的是医生对他和他的病情的专注，感受到的是受到尊重。对医务人员来说，一方面要善于发现目光接触中所提示的信息；另一方面要善于运用目光作用于患者，使其感受人文关怀的信息。

（三）语言——医学专业态度的重点

语言是医学专业态度的重点。医者的语言是诊疗过程的组成部分，具有"治病"或"致病"的双重作用。医学之父希波克拉底曾经说过，医生有三大法宝，第一位是语言，第二位是药物，第三位是手术刀。

语言障碍是医患沟通障碍的首位致因。美国著名医学家刘易斯·托马斯指出："医学技术再发达，患者仍然需要医生那种给人以希望的温柔的触摸，那种无所不包的从容的长谈，但要保留这些是一件难事，在今天唯有'最好的医生'才能做到。"[6]

拥有诊疗话语权是医学专业的需要，善用诊疗话语权是良好的医学专业态度的核心。有学者基于布迪厄（或译为"布尔迪厄"）符号权力理论，揭示在诊疗话语权中，表达内容通俗易懂是第一要义，语气真诚亲切是人文关怀的体现；采取有效的沟通方式，可以增强话语的说服力；而医疗话语权过度张扬则会导致语言暴力。[7]

（四）神态——医学专业态度的视点

神态是医学专业态度的视点。神态是指面部表情、神色和姿态。神态具有传递即时、信息笼统、直观可及等特点。神态作为医学职业态度的重要内容之一,可以表现医生饱满的精神和充沛的精力,体现医生对自己专业技能的自信心,帮助医生取得患者的依赖和依靠,使患者从心理上得到安慰,使病情得以稳定。

患者认同度最高的医生神态表现是亲切和专注。医生的神态直接彰显了医生对待患者的态度,患者往往将医生负面的神态表现等同为医生对自己态度不好和不负责任的表现,从而直接影响医患关系,进一步也影响医疗质量。[8]

（五）情绪——医学专业态度的敏感点

情绪是医学专业态度的敏感点。情绪是身体不可分割的一部分。它其实是大脑储藏经验、回忆和大脑与身体相互协调和推动产生的心理现象,从某种意义上说,情绪是一种生命体征。情绪是对认知内容的特殊态度,是以个体的愿望和需要为中介的一种心理活动。情绪表达了人与客观事物之间极其复杂的相互关系,以及客观事物对个体的多方面的意义,组成了无法胜数的、十分多样化的情绪类别。

国内学者研究显示,医者最常见的正性情绪是平静和愉快,负性情绪是烦躁焦虑、厌烦、委屈和愤怒,出现负性情绪的比例约为正性情绪的两倍。工作压力是形成医务人员负性情绪的主要原因。[9]

情绪具有"迁移"的特征。医务人员负性情绪迁移会毒化医患关系,损害患者健康,引发医患纠纷,毁损医者形象。医者的情绪管理具有重要的实践价值,情绪管理即以最恰当的方式来表达情绪,应在正性情绪的氛围中工作,以体现医学职业态度中最重要的品质。

（六）倾听——医学专业态度的要点

倾听是医学专业态度的要点。狭义的倾听指凭借听觉器官接受语言信息,继而通过思维活动达到认知、理解的全过程;广义的倾听则包括文字交流、图像交流等各种方式。在临床实践中,倾听可以分为获取性倾听、辨别性倾听、理解性倾听、批判性倾听、治疗性倾听、欣赏性倾听等多种类型。

多项研究证实:对能够进行有效沟通而言,倾听是其中最缺乏的能力。世界卫生组织有一项统计:平均19秒,患者的主诉就被打断了!国内学者研究结果显示,患者在描述病情时,无论是门诊患者还是住院患者,描述时间能超过5分钟而不被医生打断的比例均不超过50%,在5分钟内打断患者诉说的医生超过75%,而且医生并不认为自己没有倾听患者。[10]倾听的匮乏,受到严重损害的不仅仅是医学职业态度;认真倾听患者向医者叙说的感受,包含着生物医学和人文医学的深刻内容。

倾听是一种能力,是一个逻辑的归纳、综合、演绎的过程,可以获得重要的临床信息。倾听是一个情感投入的过程,是一种关怀,是一种慈悲,是一种品德,是一种默默的支持与力量。倾听的关键是"倾心"——通过倾听理解患者的感受。

倾听的时候,医生应该沉静地坐下来,目光清澄地注视着对方,放下和屏蔽干扰,身姿微微前倾。用足够的耐心倾听患者的表述,同时创造有利于倾听的环境,学会有效倾听,通过倾听把握有价值的信息。倾听可以拉近医患双方的距离,从而达到有效沟通的目的,建立和谐的医患关系。[11]

(七)告知——医学专业态度的难点

告知是医学专业态度的难点。医疗告知是尊重患者知情权和自我决定权的重要方式。信息不明是引发患者心理恐慌的首位因素。研究显示,医疗告知在实践中出现的难点问题有:告知方式单一、告知内容不充分、患者对护理告知内容不理解、告知不够重视患者的感受。[12]

告知是负载医学人文关怀的理性形态。在医学人文关怀的路径中,告知最富有理性特征。临床告知不仅是信息的传达,还要传递医学人文关怀的温度。在告知过程中坚持科学原则、遵守卫生法律法规、弘扬医学伦理道德是正确告知的标准。告知要讲理,即符合医学科学标准;告知要讲法,即不违背卫生法律规范;告知要讲情,即高举医学伦理的旗帜。符合这个标准的告知,既是合理的,又是合法的,还是共情的。及时、主动、恰当地告知病情、诊断、治疗、预后、费用等内容,是相关法律法规、医学伦理、医患沟通、医院管理的要求,更是医学人文关怀和良好医学专业态度的要求。

(八)解释——医学专业态度的特点

解释是医学专业态度的特点。解释是对事物的现象、过程、状态、道理等进行描述,以说明其含义、原因、理由等。医者的解释,负载着医学科学、患者知情权、患者的心理需求、医学人文关怀、医学职业态度等多重价值。

患者通过医者的解释,了解病情状况、治疗手段、特殊检查的有关信息、诊疗护理注意事项、医院的有关规定等内容,是其解惑释疑的需求,也是其行使知情同意权利的体现。对于医者而言,满足患者对解释的要求,是其本身责任,也是义务。

不解释在患者的认知中,是有疑虑、没把握、嫌麻烦、不负责的同义词。不解释是引发医患纠纷的诱因之一。据研究,患者对医方解释的认同感普遍偏低,而问题在于医务人员对医疗解释、护理解释的自我评价却比较乐观；[13]患者最需要解释的问题是病情和预后；解释遇到的最大困难是"医学问题复杂，很难解释清楚""患者知识局限，解释效果不佳"[14]。

（九）微笑——医学专业态度的支点

微笑是医学专业态度的支点。在医院的氛围中，能够对患者持续地保持微笑的人，是心中有大爱的人，是具有悲天悯人的人文情怀的人，是具有很高的医学人文精神和素养的人。国内学者指出：医者的微笑，是其热情、自制、自信、宽容、从容的工作心态的反映，是医者情绪、智力、能力的体现。可以通过提升情绪察觉能力、情绪管理能力、情绪激励能力、情绪理解能力、情绪关系协调能力来改善、提升微笑服务水平。[15]

医者的微笑，是医治疾患的良药，可消除紧张、减轻疼痛；医者的微笑，是缓解医患关系紧张的良药。恰如其分的微笑，是医学职业态度最美丽的花朵：对入院患者关心的微笑、对危重患者细心帮助的微笑、对痛苦的患者温暖的微笑、对长期住院患者祝愿的微笑、对出院患者祝福的微笑、对手术患者友爱的微笑、对家属安慰的微笑……医者的微笑，是照彻患者心中最明亮、最温暖的阳光。

（十）共情——医学专业态度的最高点

共情是医学专业态度的最高点。共情是一种对他人情绪状态的感同身受、认知理解和协调反应能力。有学者指出：临床共情是共情在医学领域的具体表现，是医护人员必备的基本素养之一，对构建和谐的医患关系至关重要。[16]共情使患者感到自己被理解和尊重，促进患者自我表露，提高患者对医疗服务的满意度和依从性，进而改善患者健康状况。临床共情是医学职业态度的最高境界，表现为一种能够深入患者主观世界，了解、理解和谅解患者感受，并用各种方式向患者表达善意和关怀，与患者达成情感共鸣的能力。

在人文医学的视野中，共情是医患身体间性的理想状态，是临床工作者和患者之间的情感桥梁，是临床工作者深切感悟患者的情感、深入洞察患者心理感受的形式，是体现医学人文关怀、展现医学人文本质的窗口。

第三节　医学专业态度显现医学人文关怀

医学专业态度的本质是医学人文关怀，医学人文关怀以医学专业态度为表征,两者互为表里。通过医学专业态度的路径,才能走入医学人文关怀的阳光高地;通过医学专业态度的显现,医学人文关怀方显价值和意义,两者互为支撑。那么,医学专业态度怎样显现医学人文关怀呢?

（一）多向度地体现耐心

耐心是奠定医学人文关怀的逻辑基础。医者的耐心不仅牵涉患方信息需求与医方信息供给之间的不对称,更重要的是医者是否具有体谅患者的共情意识。有的临床工作者觉得工作太忙很难做到耐心,这种视诊疗时间有限作为无法保持耐心唯一原因的看法需要分析。作为医学人文关怀的基本路径,耐心的体现是多向度的,其实施要点是:可以通过沟通时间长短表现,也可以通过神态、情绪等行为方式表现;可以表现为口头语言传递,也可以由目视语言、肢体语言承载;可以在门诊的初诊、复诊开展,也可以在病房的查房、诊疗时进行;可以在工作时段表示,也可以在工余时段拓展。耐心是医学人文关怀的表现形式,是否耐心取决于有没有医学人文关怀的能力。保持耐心关键在于医者能够体谅患者承受的心理压力;体谅患者缺乏医学专业知识,有很多问题要向医生诉说和求得解释;体谅有的患者语言表达和沟通能力存在不足,沟通的时候可能不得要领。在患者看来,不耐心的医生是难以信任的、不负责的医生。

（二）多途径地表达专注

作为医学人文关怀的基本路径,专注可以通过倾听、目光、神情和精力集中等多途径表现出来,其实施要点是:倾听认真、目光注视、神情亲切、排除干扰等多途径的表达。医者的专注,源自于强烈的责任感,是对医学和患者的尊重,是保证治疗质量的基本要求,是体现医学人文关怀的有效途径。

有的医者觉得工作不够专注是因为工作压力大,而患者则将医者是否专注与医生的责任心或导致误诊联系在一起,认为医者不专注是影响医疗质量和医疗安全的因素之一。一位患者在访谈中说,为我看病的医生的眼神一直注视着我,我觉得医生很重视我,这个医生很负责。另一位患者批评他的医生:短短5～6分钟的看病时间,医生接了3个电话,这样精力不集中让人怎么放心?

（三）注重患者感受的语言

语言是传递医学人文关怀的基本方式,是诊疗过程的重要组成部分,有治病或致病的功效。当医者的语言传递共情信息的时候,具有心理暗示和治疗作用。患者对医者语言和语气包含内容的感受点往往落在医生是不是体认我的感受。作为临床共情的基本路径,医者要肯定患者的感受、认同患者的感受,其实施要点是：用语言对患者表达你对患者痛苦的体认，从而引发患者共鸣。一位患者"左心房早搏"，接受访谈时说：为我做"心超"检查的医生说我的"房早"不要紧，因为房室结构没有异常。我觉得这位医生不知道我是怎样地难受，仿佛我是无病呻吟似的。而我把"心超"检查单交给给我看病的医生，她看了以后，很同情地对我说，"房早"其实很难受。睡眠受影响了吧？心口闷对吧？……我当时感受到强烈的共鸣和感动，觉得这个医生懂我的病，找这个医生看病是最放心的！这位心内科医生的话语说出了患者的感受，与患者产生了共鸣而打动了患者。与患者的共鸣是医学人文关怀的灵魂，是语言传递共情的魅力所在。操作医学术语格式化的机械问答，给患者的只能是冷冰冰的感受。

（四）呈现善意和友好的神态

神态是显现医学人文关怀的生动表征。医者的神态直观、生动且难以掩饰，患者往往尽收眼底。医者的表情、眼神、动作、姿态等非语言沟通，占据医患沟通效果的半壁江山以上。作为医学人文关怀的基本路径，神态以生动可感的方式，显现临床工作者对患者的善意，其实施要点是：注意面部神态、肢体语言和行为语言流露出来的信息，防止引起患者不愉快的感受。医者的一个不经意的面部表情、体态、动作都会被察言观色的患者仔细解读。引起患者不愉快的神态包括冷漠、轻视、不耐烦、急躁等，很多都是稍纵即逝其至医生本人并没有意识到的微表情。在患者眼里，医者关切的神态是可亲可敬的形象，向患者呈现善意和友好的神态，是医学人文关怀最为直接的表达。

（五）迁移愉快和希望的情绪

情绪是表达临床共情的感性体验。情绪也会"交叉感染"，发生由 A 向 B 和由 B 向 A 的双向迁移。作为医学人文关怀的基本路径，医者的情绪在向患者迁移的时候，会对患者健康产生有益或有害的效果，其实施要点是：提高情绪管理能力，向患者迁移积极情绪，引发临床共情；防止消极情绪的迁移，避免不良情绪对患者造成伤害。良好的人际关系和情绪状态可能会促进共情的出现，相反，不良的人际关系和消极的情绪状态则可能会抑制共情。医者的负性情绪损伤医患关系，是医学人文关怀的巨大障碍。

（六）于无声处显关爱的倾听

倾听提供医学人文关怀无声的关爱。倾听是人类最缺乏的能力。医者的倾听具有临床医学和人文医学双重价值。于临床医学而言，倾听中可以收获病史、诊断思维线索、患者个体差异等具有重要意义的诊断信息，倾听具有一定的心理治疗价值;于人文医学而言,倾听是医患沟通的前提,没有倾听就没有沟通,倾听是医患交流和满足患者心理需求的重要手段。作为医学人文关怀的基本途径,倾听是对患者无声的关爱,是达成共情的有效途径,其实施要点:倾听的关键是"倾心"——用心去听;用心倾听要有"仪式",静静地坐在患者身边,屏蔽干扰,专注地注视着对方,此时,共情的暖流走过信任的桥梁,连接彼此。当时间有限而患者诉说的内容较多时,医者选择引导话题无可厚非,但果断打断患者是不可取的。拒绝倾听患者的感受,医患信任将塌陷,临床共情跌落。在患者住院期间,专门安排一次认真的倾听应该是可以做得到的。即使要中断患者的谈话,也要递上共情的阶梯,让对方理解你的工作安排和对他的尊重。一位医生在门诊遇到话语不断的患者,他真诚地对患者说:您看我现在有很多患者要看,不能仔细地听你讲述。下午我在办公室,可以安排一个时间听您讲,您看可以吗?患者连声说不好意思。这位医生告诉我们他这样做的依据是古德曼定律。美国加州大学心理学教授古德曼说没有沉默就没有沟通,我们可以理解为这里的沉默就是指倾听。因此,没有倾听就没有沟通。我们还可以发挥:没有倾听就没有关怀。

（七）优化内容和方式的告知

要实现通过告知提供医学人文关怀的目标,优化告知的内容、改善告知的方法具有显著的实践意义和价值,有关研究指出,这些方法有充实告知内容、优化告知方式、进行告知培训等。[17]

国内学者研究认为,医方告知不充分的患者占50.3%。[18]为了改善医疗告知,有必要参考颇有创见的"AIMSF"医疗告知理论,具体包括:"A"为充分准确告知(Adequate & accurate),指医务人员在对患者进行医疗告知的过程中要对诊疗的信息进行充分、准确的告知,确保患者能够对自己重视的病情等信息得到充分、有效的了解。"I"为个性化告知(Individual)。这里的个性化告知指针对不同患者的学历、职业、费用支付方式、就诊科室等方面进行评估,提出个性化的方案,使患者对自己的病情、治疗方案等有更加清晰的理解,从而提升医患沟通的流畅度,和谐医患关系。"M"为多方式告知(Multi-ways)。传统的知情同意书等形式已经不能有效地应用于各种不同情况的患者,诸如图示、幻灯片展示等多种告知方式的运用,可以提高告知效率,有助于医患间顺利沟通。"S"为告知技巧和知情同意知识的学习(Skill Learning & Informed Consent)。提升医疗告知水平还需要在临床实践中不断穿插告知技巧的学习。知情同意制度是对患者权益的重要保障,知情同意知识的学习有助于合法地进行告知。"F"为告知情况反馈(Feedback)。医患之间的信息不对称常导致医疗告知的信息不畅,及时对医疗告知的情况进行反馈与跟踪,有利于医务人员"对症下药",熟悉患者所关注的告知重点,从而有效地提升告知质量。

（八）构建医患信任的解释

解释是落实医学人文关怀的核心环节。合理的解释可以满足患者的心理需求,提供医学人文关怀,体现临床共情的本质。由于医学的专业性和科学性、医学的复杂性和病情的不确定性,患者渴望医者的解释以消除心中的种种疑惑。能够帮助患者解除疑虑、缓解心理压力的解释,不仅是重要的良好医学职业态度的内容,更重要的是,由此可以建构医患相互信任的关系。

解释,有的时候就是多说一句话,早说一句话,或者主动说一句话。但这一句话可以打消患者的疑虑,体现了医学专业态度的温度。入院时多说一句话,使患者感到关心;查房前多说一句话,使患者感到安心;查房后多说一句话,使患者感到放心;操作前多说一句话,使患者消除担心;操作后多说一句话,使患者体验细心;检查前多说一句话,使患者不再烦心;留标本前多说一句话,使患者减少忧心;出院前多说一句话,使患者不必费心;为了安全多说一句话,使患者倍感热心;为了康复多说一句话,使患者增强信心……

（九）暖在患者的心里的微笑

医者恰如其分的微笑是医学人文关怀的美丽花朵,医者的微笑不同于其他服务行业的微笑礼仪,也不仅仅是为了向患者展示亲和度。医者的微笑不仅负载着素质和礼貌,更重要的是体现着对患者的关爱和尊敬;不仅传递着善意和美好,更重要的是输出语言难以表达的认同和知心。临床工作者的微笑可以打开患者的心结,温暖患者的心灵,促进医患关系的和谐。

实证研究证明,微笑不在技术而在真诚。就微笑技术而言,医患双方看法比较一致,绝大多数认为发自内心的和彬彬有礼的微笑即可,而对达到笑露八颗牙的标准及注重微笑的弧度,牙齿、颧骨和下颚状态的所谓微笑技术并不看重。由此可见,微笑服务重在感知过程的真诚、贴心,而无须过多强调和培训微笑技术。伪装的情绪会导致精疲力竭,医生、护士微笑的灵魂是真诚:微笑不仅仅只是一种表情,更是一种感情,它向患者传递着一种真实的情感,希望能把善意、友爱、亲和、快乐给予患者,增加其自信和力量。淡化微笑技术、追求真诚,能避免僵化的、不合时宜或过度微笑服务的提供,更符合微笑服务增强人文关怀、促进医患和谐的初衷。[19]

（十）提升医学温度的共情

病患当前，一心赴救，无作功夫行迹之心。为了患者敢于承担责任，这是医者的基本责任；站在患者的立场，从患者的角度去感受、去观察、去体验，这是做一个有温度的医者的境界。共情是医学专业态度中最高层次的内容，实现共情不仅是一种专业态度，还是一种职业技能。提高医学共情能力研究是医学人文走向临床的重要课题。[20]

有学者提倡引入"巴林特小组"培养医者的共情技能。[21]巴林特小组简而言之，即是案例角色扮演和讨论。可以通过巴林特小组迅速提升工作经验和生活阅历，在角色扮演中设身处地体会各方的情绪，以及不同处置方式带来的心理感受等，从而提升共情技巧。

总之，态度是一个深层次的、内涵丰富的问题，医学专业态度是一个与医学人文精神、医学人文关怀紧密相连的问题。

（乔学斌）

参考文献：

[1]杜治政.关于医学专业精神的几个问题[J].医学与哲学（人文社会医学版），2007(3).

[2]弗里德曼，西尔斯，卡尔·史密斯.社会心理学[M].高地，高佳，等译.哈尔滨：黑龙江人民出版社，1997.

[3]刘虹.医患沟通管理模式和医学职业态度研究[J].南京医科大学学报（社会科学版），2013(6)：486.

[4]邵建文，刘虹.公立医院医务人员耐心现况[J].解放军医院管理杂志，2017(12)：1134-1139.

[5]叶历能，刘虹.基于患者—疾病—医学人文层面的诊疗专注研究[J].中华医院管理杂志，2017(6)：423-424.

[6]刘易斯·托马斯.最年轻的科学：一个医学观察者的手记[M].李绍明，译.青岛：青岛出版社，1996：51.

[7]姜海婷，刘虹.基于符号权力理论的医疗话语权研究[J].医学与哲学，2016(11A)：40-43.

[8]詹若颖，刘虹.医生神态表达状况分析[J].南京医科大学学报（社会科学版），2017(2)：138-141.

[9]陶伟，季国忠，刘虹.江苏省三甲医院医务人员情绪管理现状分析[J].中国医药导报，2016(35)：165-168.

[10]李朝阳,刘虹.医生服务态度的实证研究[J].医学与哲学,2014(10A):41-45.

[11]束璇,刘虹.江苏省部分医院医务人员倾听状况的调查与分析[J].医学与哲学,2016(11B):87-89.

[12]赵宇,刘虹.江苏省部分医院护理告知现状调查[J].护理学杂志,2016(14):78-80.

[13]陈培霆,刘虹.护理解释的护患调查[J].南京医科大学学报(社会科学版),2017(2):312-315.

[14]王诗婕,刘虹.江苏省部分公立医院护理人员解释状况研究[J].南京医科大学学报(社会科学版),2019(1):66-69.

[15]林安,顾翔,刘虹,等.基于情绪智力理论的医务人员微笑状况研究[J].医学与哲学,2019(4):58-61.

[16]沈超,刘虹.临床共情的基本路径研究[J].南京医科大学学报(社会科学版),2018(3):182-187.

[17]赵宇,刘虹.护理告知现状的调查研究[J].护士进修杂志,2016(22):2025-2027.

[18]陈永祥,刘虹.基于 AIMSF 理论的医疗告知研究[J].中国医院管理,2016(11):62-64.

[19]赵盼盼,刘虹.江苏省部分医院护理人员微笑服务现状调查[J].护理实践与研究,2016(19):70-72.

[20]任树荣,刘虹.护理共情的基本路径研究[J].医药高职教育与现代护理,2018(3):141-146.

[21]陈玉鑫,蒋骏,刘虹.江苏省部分医院护理共情现状调查[J].医学与哲学,2017(11B):84-87.

第九章　叙事医学与平行病历

　　叙事医学是一种具有叙事能力的医学实践,它通往患者的内心世界,是由患者诉说自身疾病感受故事组成的"情感叙事",而不是依赖医学数据或检测仪器、假设和推理获得的"科学知识"。医学叙事不仅仅是叙事者的叙说,叙事本身也是激发叙事者和阅读者、医生和患者产生共鸣和共情的载体。

　　平行病历是将叙事医学理念引进临床的一种方法,它要求医生记录患者的疾病与痛苦的经历体验及主观感受等,以非技术性书写,作出一份人文记录,为医生理解患者与反思医疗行为提供参考。

第一节　叙事医学

一、叙事、医学叙事、叙事医学

（一）叙事

　　叙事是人类最基本的言语活动和话语事件,是人类借以组织人生经验的主要方式。当我们开始运用口头语言或书面言语讲述认识对象的时候,叙事就开始了。叙事可以分为理性叙事和个体叙事两种。理性叙事追求普遍法则的发现和揭示,个体叙事关注身体感受。叙事人通过叙述事件、描述事物、情感和意识活动来塑造形象,借以反映生活。

（二）医学叙事

医学叙事是通过医务人员的口吻叙述患者身心感受的个体叙事，是一种生发医患共情，引发医学反思的叙事形式。从作品的切入角度和主要内容划分，医学叙事作品有四种：一是患者感受叙事作品，这是一种标准疾病叙事，表达患者的内心感受与痛苦，描述疾病体验。二是医者反思叙事作品，是医者在照护病人过程中对自己职业角色和医患关系的理解。三是诊疗事件叙事作品，患者的症状体验通过与医生的深度沟通，最终得出诊断和治疗方案。四是理论医学叙事作品，即使用主流医学话语所表达的对健康或疾病身体的社会文化理解。在叙事作品中，这四种角度和内容是可以转换和兼有的。

（三）叙事医学

丽塔·卡伦（Rita Charon）是美国哥伦比亚大学内科学教授，其于 2006 年出版的专著《叙事医学：尊重疾病的故事》系统、深入地阐述了叙事医学的定义、特征、要素、方法，疾病叙事对患者和医生的意义，叙事医学的实践和教学手段，叙事对改善健康照顾的作用等。

在丽塔·卡伦的书里，叙事医学、医学叙事和平行病历是这样定义的：叙事医学表示一种具有叙事能力的医学实践；医学叙事是倾听身体的诉说、讲述生命的故事；平行病历是将叙事医学理念引进临床的一种方法。

二、叙事医学的要素和方法

（一）叙事医学三要素

叙事医学包含着不可分割、层层递进的三要素：关注、再现、归属。

叙事医学的第一要素是倾听。任何医疗工作都始于对患者的关注，而倾听是关注的开始。医者认真倾听患者的叙说，包含着生物医学和人文医学的深刻内容。倾听不仅可以获得重要的临床信息，而且也是传递医学人文关怀的途径。倾听还是叙事医学的基础。不倾听患者，就无法走入患者的世界；无法走入患者的世界，叙事医学就无从谈起。

叙事医学的第二要素是再现。医生在日常工作中，或多或少都会反思自己的实践，有时医生会一再回味让人痛苦和兴奋的临床工作经历，这其实就是一种自发性的再现。叙事医学要求医生自觉地反思自己的工作以及所见所闻，并以书写平行病历的形式将其再现。书写的过程本质上是一个认知和发现意义的过程。再现是叙事的主要方法，叙事书写揭示的不仅是客观事实，对医生来说，再现的过程是深化共情的过程,它不仅是一个理解患者的过程,也是自我反思的过程,是自己情感的宣泄过程,是为负面情绪找到出口、为自己的工作找到意义的过程,它具有独特的个人化特征。这一过程有助于降低职业倦怠感,提升职业满足感。

叙事医学的第三要素是归属,这是由关注和再现过程而螺旋上升得到的信任,是结果。通过倾听患者的讲述,医生得以关注作为独立个体的患者;通过平行病历的书写,医生会进一步关注患者的生物学维度和情感维度,并试着从他/她的角度看问题,实现与患者的共情;同时再现的过程也会促使医生关注自己的情感维度,对自我有更深入的了解。由于对全局有了更深刻的认识,医生会竭尽全力去做到最好,从而可以与患者建立归属关系,即和谐的医患关系、具有治愈效果的治疗关系。卡伦认为,归属关系不仅局限于医患之间,它还可以表现在带教老师和学生之间、同事之间、医生之间的伙伴关系,甚至是医生与自己的和解。[1]

(二)叙事医学的方法

叙事医学方法包括精细的阅读与反思性写作。阅读是形成叙事医学能力的第一步,是培养叙事判断力和共情能力的基础。阅读疾病叙事,欣赏其折射出的文化意蕴和审美指向能帮助医生理解疾病、患者和身体,帮助医患双方进入存在的、诗性的、超越话语的意义层面,实现自觉的创造性的经验改造。

反思性的写作是将患者的疾苦、患者的内心世界、医生对自己诊疗工作的反思等内容,以平行病历的方式书写的过程。

第二节　平行病历

一、平行病历的内涵与特征

(一)平行病历的概念

平行病历是叙述患者疾苦感受和医者共情、反思活动的医学叙事作品。医学叙事作品有别于格式化的临床病历,但同样都是体现诊疗质量、医患沟通、人文关怀的医学文献,是对临床实践不同侧面的记载或叙述,因此称为平行病历。"平行",意味着记录"病"的临床病历与书写"人"的平行病历共同构成一份完整的医学文献,两者于医学人文的本质、医学人文关怀、医学诊疗护理活动、医患共策、医患沟通都是同行、共在、不可或缺的。

平行病历作为一种医学叙事作品,有别于文学叙事作品。文学叙事作品需要艺术性的创作,其时间、地点、人物、事件是允许虚构的。平行病历可以采用一些文学创作的方法,如人物性格的刻画、伏笔的预设、冲突和转化的描写,但需要明确的是,平行病历是临床诊疗护理事件的真实写照,有真实性、专业性的要求。医务人员每天都与扣人心弦、生动深刻的诊疗护理事件、患者感受、医者反思的生命故事相遇,平行病历不需要也不宜虚构。

(二)平行病历与病历的特征比较

平行病历的特征可以通过形式和内容两个方面与病历进行比较而呈现出来。

病历是指医务人员在医疗活动过程中形成的文字、符号、图表、影像、切片等资料的总和。病历的形式特征是表述专业性、结构程式化、风格共性化。病历不仅是诊疗活动的客观记录,同时也是进行医疗质量管理的专业文本,有时还是医疗案件的诉讼证据。病历语言表述专业要求高,结构符合卫生行业管理部门的规定,是风格严谨的技术文本,没有预设自由发挥写作风格的个性空间。从病历的形式而言,病历重在严谨的术语表述、规范的文本结构和统一的科学风格,规范和客观是其关键。

平行病历的形式特征是表述非专业性、结构非程式化、风格个性化。平行病历表述的非专业性,并不是说平行病历中不能出现专业术语,恰当使用专业术语可以增加平行病历的感染力,但构成平行病历的基本语言不是专业术语,而是叙事语言。平行病历没有也不可能有统一的、规范的程式要求,每一例个体叙事都是独有的生命故事,每一位患者的内心体验都是特殊的心路印迹。平行病历基于医生的独自视角、独立思考、独到写作,是体现叙事者价值取向、情感世界的叙事文本。平行病历作为叙事作品,可以包容叙事文体多维叙述风格,如顺叙、倒叙、插叙、补叙、详叙、略叙、先叙后议、夹叙夹议、直接抒情、间接抒情、以中心事件为线索、以人物为线索等。从平行病历的形式而言,平行病历重在对体现冲突、转折等的故事节点的演进,细节与情节是其关键。

病历书写的内容是相关文件规定的项目,除了一般项目如姓名、年龄、性别等等之外,包括主诉、现病史、既往史、家族史等病史信息,还有体格检查的信息,实验室检查的信息,病程记录,入出院记录,护理记录,治疗方案,等等。从病历的内容而言,病历重在对疾病诊疗所需要的科学证据的探求、疾病过程的客观记载,以及治疗方案和护理计划的安排,指征和数据是其关键。

平行病历记载的是患者心灵世界的故事,描述的是患者穿越疾苦的独特体验,展示的是医患双方在疾患救治过程中的心灵颠簸,反映的是对疾病的意义的思索,揭示的是对医学的价值和功能的反思,体现的是提升医学温度的觉悟,书写的是医者自我排解、自我化解、自我分解负性情绪的心曲。从平行病历的内容而言,平行病历书写的内容特征是:充斥着情感的张力和价值的负荷,以共情和反思为关键。

(三)平行病历与医学叙事、叙事医学的关系

平行病历、叙事医学、医学叙事三个概念之间的关系,在丽塔·卡伦的书里,是这样揭示的:叙事医学表示一种具有叙事能力的医学实践。叙事医学不是并列于基础医学、应用医学、技术医学和人文医学的新的医学学科体系,而是一种以叙事能力的展现为手段的医学实践活动。医学叙事能力是认识、吸收、解释并被疾病的故事感动而采取行动的能力。平行病历是将叙事医学理念引进临床的一种方法,是医学叙事的具体呈现,是与诊疗活动相关联的关于患者感受的"临床札记""临症笔记"。这样,叙事医学实践通过医学叙事能力,采用平行病历的方法,通过双轨临床书写,协调人文与技术、医生决策和患者感受的医患关系,实现着医学人文关怀的目的。

二、平行病历的内容

(一)平行病历的一般内容

1. 病痛折磨、身心感受

启动共情—反思的人文关怀机制,提升医学温度和医学人文素质,是人文病历写作的基本目的和存在的价值所在。那么,启动共情—反思机制的钥匙是什么? 是观察、体认、体验、体谅、书写患者的病痛折磨和身心感受。患者身体受难的故事,是平行病历的主旋律。

2. 情绪崩溃、情感动荡

病患的过程,是患者陷落在一连串未知和不定的恐惧之中时,情绪崩溃失控、情感动荡不定的历程,是患者痛苦感受的集中表现。患者情绪的变换过程,是其身心状态和疾病状态的感性表现,是平行病历不可忽略的重要内容。

3. 生命阴影、死亡恐怖

疾患损伤身体、损伤生活、损伤生命，这是患者心中挥之不去的阴影；没有任何一位患者一开始就做好了面对疾患带来的重大生命变故甚至是死亡的心理准备。无法体认这一点，医者的共情就失去了基础。

4. 诊疗事件、医患冲突

诊疗事件是医患关系形成、医学共情、医学反思、医患冲突发生的缘起。平行病历中的诊疗事件是指影响患者生活状态、生命感受、心态情绪，影响医患关系和医患沟通的诊疗活动，既包括生物医学的内容，如病情诊断、临床处置、病痛伤害等，也包括人文医学的内容，如疾苦感受、医患沟通、服务态度等。这些诊疗事件是叙事的基本要件，是情节发展的基础材料。但是，诊疗事件和医患冲突本身并不是平行病历的核心内容，因此，对这一部分内容的把握关键点在篇幅上不宜过大，着笔力度不宜过重，文字表达应言意简赅。

5. 工作失误、认知变换

工作与成绩相伴，工作与失误为伍，失误是进步的先导；认知指导实践，实践改变认知，认知是进步的起点。临床诊疗工作是复杂的认识过程和技术过程，有失误、有不足不是问题，没有不断纠正失误、不断提高认知才是问题。平行病历的书写如果绕着写，只写感动，不写深刻，只写成绩，不写失误，失去的是诚恳和信任。

6. 人性真相、亲情纷扰

医疗场景发生的故事以其独特的视角折射社会万象、生活艰辛、人性冷暖。叙事者通过叙事告诉读者，患者的身体不仅是生理的，还是社会的、精神的；在出现病理性问题的同时，还夹杂着社会的、心理的问题。我们和患者之间的共情障碍，往往是源于我们将"病"与"人"相剥离，将生理的身体、病理的身体与社会的身体和心理的身体相割裂。平行病历仅仅书写患者生理性身体和病理性反应是不够的，仅仅书写患者的情绪焦灼、心理压力也是不够的。要将患者的身体放在生理、心理、社会、人性的统一场中去写，才能真正揭示患者身心问题的根源所在，写出患者的内心世界。

7. 温情感动、生命感悟

平行病历能留下有生命的故事，有温情的感动，有生命的感悟。人类之所以是会讲故事的生物，是因为故事里有温情，有生动，有感悟，有深刻。平行病历之所以有意义，是因为它书写的是疾患苦痛之中的生命百态，此刻的生动、此刻的深刻,直击心扉,刻骨铭心。

（二）平行病历的核心内容

1. 医患共情是平行病历的核心内容之一

美国心理学家丹尼尔·巴特森（Daniel Batson）把文献中对共情的定义总结为以下八种：知晓另一人的内心状态、以相应姿态回应另一人的姿态、感知他人的感受、把自己投射到他人的境遇中、想象另一人是如何思考和感觉的、想象处在他人的视角该如何看待问题、看到他人的痛苦感到沮丧、同情正在经受痛苦的人。[2]以上八点，是从共情产生的过程定义共情。医患共情，是指医者体验患者内心世界的能力。具有共情能力的医者，面对患者感受和情绪的态度是体察、体认、体谅，而不是专业教育、行为矫正和价值批评；医患虽无法亲历患者的遭遇，但可以把自己投射到患者境遇中去感同身受，扶助患者走出困顿的心境。

2. 平行病历书写过程中共情产生的节点

观察，是打开共情之门、体察患者内心的窗口。共情观察是医者有目的、有计划的知觉活动。观指观看等感知行为，察即分析思考，即观察不只是视觉过程，而是以视觉为主，融其他感觉为一体的综合感知，而且观察包含着积极的思维活动，因此是知觉的高级形式。医者观察患者的言谈举止，品味其中的病患痛苦；观察患者的神情心态，体察其中的惊恐焦虑；观察患者的情绪起伏，触及其中的压力困顿。医者共情观察和临床观察对象在观察过程中是融合在一起的，是走进患者内心并产生共情的基础。

倾听，是走进共情之径，是体认患者感受的必由之路。倾听，是医学人文关怀的无声关爱，是共情之源。倾听是一个情感投入的过程，是一种关怀，是一种慈悲，是一种品德，是一种默默的支持与力量。放弃倾听，绝无共情。

触动、弹拨共情之弦，是体悟患者苦楚后的感动。触动是医患共情之门的钥匙，感动是医患共情之歌的咏唱。具有感人力量的平行病历就出自叙事者通过观察、倾听受到的触动和感动。

书写、谱写共情之曲，是体现医患共情，成就平行病历的归属。平行病历的书写，发之于观察、倾听，形之于触动、反思，成之于书写。

3. 平行病历是表现共情的界面

平行病历表现共情的界面是展示共情故事的窗口。这些界面可以展示叙事者是如何把自己投射到患者的境遇中的。这些界面可以是：患者内心状态、患者身体感受、患者境遇困苦、患者不幸遭遇、患者视角立场、患者情绪心态、患者身心需求、医者回应患者等。

4. 平行病历的核心内容之二是医学反思

反思是主体内在的精神活动,是审视和评估亲历亲为亲思,提炼新的认识和价值观的意识活动过程。医学人反思,是医学内在的、自觉的、共情基础之上的、发自肺腑的自我督查、自我检讨、自我纠偏、自我升华的思维活动;平行病历中的反思,扬弃哲学反思的抽象和生冷,体现充满生命温度的、感性和理性统一的深刻,其核心价值在于对既往经验的审视、思考、总结,对现时工作的检视、检讨、追问,对未来走向的设计、谋划、改进。

平行病历反思的表现形式有两种:一种是批评式反思,又称为直接反思,是从理论和原则出发,对某种言行形成的自我检视、自我批评。这种形式的反思理论性强,问题揭示直接而尖锐。另一种是感悟式反思,又称为间接反思,是对工作中经历的事件有所感悟而产生的自我点评、自我勉励。这种形式的反思表达平缓,悟性色彩明显。平行病历中的反思以感悟式反思最为常见。叙事者采用感悟式反思的方式,感悟到要通过共情才能走进患者的内心世界,真真切切地体验到患者的疾苦和困顿。

反思是平行病历的核心价值所在,因此是重点。反思需要具有一定的理论修养,还要具有超越自我的高度、批判自我的气魄,因此也是难点。可以从掌握反思表达的进路入手突破这一难点。

所谓反思的进路,是指在平行病历中表达反思的途径。反思专业态度是一阶反思进路。专业态度是医学人文关怀的表征,是共情的生动体现,是影响医患关系的重要元素。医学专业态度是通过耐心、专注、语言、神态、情绪、倾听、告知、解释、微笑、共情等具体形态表现出来的。以耐心为例,耐心是影响患者感受的基本元素,也是共情的逻辑基础。无法耐心,遑论共情?面对疾苦,习惯性地没有耐心,需要反思的不仅仅是工作压力大、时间紧张等原因,而是专业基本素质的问题。再以解释为例,医者的解释负载着医学科学、患者知情权、患者的心理需求、医学人文关怀、医学专业态度等多重价值,是医学人文关怀的核心内容。不解释在患者的认知中,是有疑虑、没把握、嫌麻烦、不负责的同义词,不解释也是引发医患纠纷的诱因之一。如果患者表现出不安心、不放心、有担心、有烦心、没信心,在平行病历中可以就"解释"行为予以反思,反思自己是否或能否在时间节点上多解释一句:入院时、查房前、查房后、操作前、操作后、检查前、检查后、出院前。

反思诊疗护理行为是二阶反思进路。通过诊疗护理行为解除或缓解患者的身体疾苦,让患者恢复健康是人文中的人文,是最高层次的又是最可触及的医学人文关怀。缺乏反思,医学活动失去的是生命深度,平行病历失去的是终极价值。诊疗护理行为中可反思的内容十分丰富,如是否重视患者在就医过程中的主观感受? 是否能用更低的成本让患者得到更好的医疗效果? 是否主动规避了过度治疗? 是否选择了个体化治疗策略? 反思诊疗护理工作的得失正误,事涉敏感,触及利益,是难点中的难点,折射着叙事者的医学水平、道德良知和人格品质。

反思共情状态是三阶反思进路。医者的共情状态是建构和谐医患关系的根基。医学行为是一种人道主义活动。缺乏共情,医学活动失去的是人文温度,平行病历失去的是叙事力量。在平行病历中,反思是否安抚了患者的情绪? 是否体认了患者的病痛? 是否将自己投射到患者的境遇中? 是否体认、体验、体谅了患者的感受?

反思价值取向是四阶反思进路。反思需要勇气,还需要深度。归根到底,价值取向影响甚至决定着医学行为。对价值取向的反思是最为根本、最为彻底的反思。价值取向反思涉及的问题有:诊疗护理工作的根本目的是什么? 技术手段的价值指向是什么? 采用的医疗手段会给患者和社会带来什么? 医院、医生的利益和患者的利益发生冲突的时候,你的选择是什么?

三、平行病历的结构

(一)选材

临床发生的事件,不都是适合作为平行病历的素材的。那么,适合作为平行病历的素材有哪些特点呢? 一般而言,平行病历选材时要注意其代表性、适应性和故事性。代表性即所选素材本身负载着叙述者所要表达的思想内容,对医学实践具有一定的启示意义;适应性即所选素材适合于平行病历这种文体,具备叙事作品的基本要素,如时间、地点、人物、情境、冲突等;故事性即叙述者掌握所选素材的情节演进经过、细节材料、冲突转化、人物背景等故事演绎元素,能形成叙事。

(二)标题

标题是首先进入读者眼帘的信息,好的标题不仅引人注目,而且是叙事作品的提纲挈领也是画龙点睛之笔。某些媒体常用的为了吸引眼球的"标题党"手法不足取,但一个隽永深透的标题是使平行病历增色的不可或缺的元素。有一平行病历写急诊患者的抢救,故事情节是从医务人员争分夺秒,听闻救护车警笛声就冲出急救室开始的。作者先后拟以"急诊室里的故事""急救"为这篇叙事作品的标题,但总觉得特点不足,缺少一种将读者拉入故事的力量,几经推敲,标题定为"120警笛响起",标题本身就设置了悬念,成为这篇作品的亮点。

(三)时间、地点、人物、情境

时间、地点、人物、情境是平行病历的基本元素。要明确的是,平行病历的主要着力点是情节,是情节推进中所包含的共情和反思。因此,平行病历中的四元素不是都要占用很多笔墨。时间和地点可简要交代,人物这个点用笔不宜过分铺张。小说和剧本中的故事是为刻画人物服务的,平行病历中人物刻画是为故事服务的。情境是故事发展的环境,用笔力度要满足故事发展的需要。情境在平行病历中可以分为病情情境和心情情境两种。病情情境是故事演进的专业背景,文字不在多,在于突出关键词。患者的病情是其一系列身心反应的根源,医者对患者病情的认知水平影响诊疗质量,影响沟通水平。病情情境的文字可以有专业术语,但不宜是实验室数据的罗列。病情情境包含故事可能出现的多种走向,处理好相关的伏笔十分重要。心情情境是决定故事情节走向的内在因素,这一部分要选择典型元素揭示患者的内心世界,注意伏笔的安排。

(四)冲突、转折、情节、细节

冲突 冲突是平行病历高潮形成的起点,是故事最精彩的部分。医患之间的冲突,从现象而言,有的是对诊疗方案的认知分歧,有的是对职业态度的意见反应,有的是对医疗服务的不满情绪,有的是对医院医生心生怀疑,有的是患者痛苦感受与医者的共情障碍。医学场景中的冲突,往往是多层次的,呈现一波未平一波又起的势态。书写冲突,是平行病历的关键节点。正面、客观、深入地揭示冲突,是平行病历的重要叙事内容。

转折 转折是平行病历高潮的顶峰,是积极、妥善、有针对性地处理冲突的过程。创造性的转折情节,是行为者人文关怀、共情传递、心灵沟通的展示,是平行病历体现生动与深刻的亮点。

情节 冲突—转折的叙事,是形成平行病历高潮的核心节点。要真实而又有温度地写好疾病故事,展现患者风起云涌的内心世界,强化冲突—转折的感染效果,情节处理十分重要。平行病历的情节是指作品中表现共情和反思主题的随着人物情感发展变化的一系列的诊疗、护理、沟通事件。平行病历的情节和细节与文学创作的情节是有区别的。前者是叙事者对事件和人物的客观、真实的叙述,后者是创作者对生活的艺术的、虚构的设计。

细节 平行病历的细节是指作品中叙述事件发展的最小的组成单位。细节构成情节,情节组成故事。没有情节的精彩,就没有叙事的生动;没有细节的精致,就没有叙事的深刻。细节叙事从表面上看是写细节,其实是点化故事的玄机所在。有了这些细节叙事,平行病历才是活的,是有生命的。

(五)抒情、说理、共情、反思

平行病历是体现医学温度和医学人文关怀的文字,是疾病的故事,也是人性的故事和生命故事的载体。平行病历的特征是充盈着共情而不是检查数据,是满载着反思而不是医学术语。平行病历可以抒情,但在抒情和共情之间,抒情是手段,共情是目的;平行病历可以说理,但在说理和反思之间,说理是形式,反思是内核。平行病历的抒情书写与文艺作品不同,要力求自然平实而不是刻意张扬;平行病历的说理文字与政论文章不同,要依据患者感受讲共情之理而不是依据理论讲学术之理;平行病历的共情叙事要水到渠成,避免为共情而共情的生硬造作;平行病历的反思笔触要紧扣情境,由感而生,避免为反思而反思的牵强附会。

融温情、温度、生动、深刻、感性、理性、共情和反思为一体的平行病历,才是一篇好的平行病历。

第三节 平行病历中的医学人文关怀

平行病历书写的价值和意义在于它是实施医学人文关怀的形式和路径。那么,平行病历为何能够提供医学人文关怀以及怎样提供医学人文关怀呢? 可以从下列几个方面予以诠释。

一、提升人文素质

医者的医学人文素质是彰显医学人文关怀的内在决定因素。与通过理论学习提升医学人文素质相比较,人文病历的书写过程,是医者对患者疾苦的认识内化为医学人文情怀,通过共情—反思机制提升人文素质的过程。建立在这样一种自觉的、主动的、内在的自我教育、自我提升、自我建设基础上的人文素质建构行为,其效果非机械灌输或外在教育可比。

二、体现人文共情

当下的循证医学、临床路径、精准医学关注的是病症、共性指征、技术考量、数字证据、干预方法、程序告知;平行病历写作过程是叙事者共情发生的过程,叙事医学关怀的是病人、个别镜像、身体感受、人性故事、生命尊严、情感沟通。平行病历体现人文关怀,于医者而言,具有操作性好的优点;于患者而言,具有感受性强的优点。

三、促进自觉反思

反思是平行病历的核心价值所在。平行病历的情感故事不是娱乐作品,不是消遣文字,仅仅导向共情,使读者感动是不够的。人文病历要从叙事工具的身份走向人文价值的高地,出口只有一个——自觉反思。叙事只是方式,感动只是效果,反思才是根本,行动才是目的。是否促进反思,是考量一篇人文病历质量的关键指征。

四、和谐医患关系

医学、医院、医生和患者相遇,从开始到结束都应该是关心、关怀和关爱(三关)。医患关系从开始到结束都应该是同情、共情和温情(三情)。医患关系走偏的症结所在正是"三关"和"三情"的流失,技术主义、生理主义、消费主义的猖獗和各种利益的驱动。当医学、医院、医生眼中只有技术和金钱的时候,恶劣的医患关系必然是常态。人文病历的写作过程,是一个关注患者、倾听患者、邀请患者参与决策的过程,是打捞日益散落的"三关",提升不断降温的"三情",建构和谐医患关系的有效之举。

五、排解负性情绪

情绪是人的生命体征(除非是处于昏迷状态或持续植物状态)。情绪有不同的质态,如良性的或负性的情绪态。无论是哪一种质态的情绪都有投射迁移的属性。医务人员工作负荷重,压力大,风险高,职业倦怠感普遍。工作中如果将负性情绪迁移至患者,会引发医患纠纷,恶化医患关系。平行病历的书写,是一个整理思绪、梳理认知、舒缓压力、变换心境的过程,具有排解、化解、分解医务人员的负性情绪的功效。

六、提高医疗质量

平行病历具有的一个独特的临床价值就是有益于医疗质量的提高。平行病历承载着患者的整体信息，能够改善医者对患者认知的深度和广度；平行病历体现的共情温度暖化了医患之间的交流方式，提高了医患之间的信任度和依从性；平行病历推进的反思活动，对避免过度治疗、防范误诊误治、改善专业态度、优化医疗服务都具有内在催化、促进作用。

（刘　虹）

参考文献：

[1]郭莉萍.叙事医学及其在临床医学的实践[J].中华骨与关节外科杂志,2017(6)：488-491.

[2]Batson C D.These Things Called Empathy:Eight Related but Distinct Phenomena[M].Cambridge:MIT Press,2009:3-15.

第十章　临床共同决策

临床决策是诊疗过程至关重要的部分。传统决策模式多为家长式决策或知情决策，存在着诸多缺陷。共同决策的出现，使临床决策模式的研究与实践进入了一个崭新阶段。它是技术与人文有机结合的一种双轨决策，强调了患者平等参与、医患共情的重要性。它颠覆了生物医学的"科学"理念，从"全人"层面强调对患者的关爱，追求患者利益最大化，体现了医学的本质属性。

第一节　临床共同决策的价值

一、共同决策，改变传统决策方式

（一）决策、临床决策和共同决策

决策是管理学中的一个术语，是为了实现某一特定目标而借助于一定的科学手段、技巧和方法，对影响目标实现的诸因素进行计算、分析和判断后，从两个或两个以上可行方案中选择一个最优方案，并组织实施的全过程。

临床决策是为了实施对某一患者所患疾病的有效诊疗，通过运用先进的医疗技术和权威的医学知识体系，从两个或两个以上可行诊疗方案中选择一个最适合患者的方案，并组织实施的全过程。临床决策是医生开展诊疗工作的核心环节，也是衡量医生价值、维护患者利益的一个重要维度，直接影响患者的康复和日后的生活质量。

医生接诊患者时,必须直面的一个问题是如何确定诊疗方案,即如何做出临床决策。按照传统的生物医学模式,通常会由权威的专业学术组织给某个特定疾病制定一套诊疗方案作为诊断与治疗的"指南"。当接诊患者后,医生按照诊疗指南的要求,给患者制定相应的诊疗方案,让每个患者都得到"标准化"的诊疗措施。这种传统决策模式,是以医疗技术为主导的单向决策,被称为家长式决策。它的特征是医生在医疗活动过程中注重最新的学术进展和技术成果,像家长一样代替患者做出决策,为患者选择"最优"诊疗方案;患者像子女一样完全听从医生的意见并配合医生进行诊治。

传统决策的另一种模式是知情决策。在患者法律意识和维权意识不断增强的情况下,以尊重患者自主性为道德基础的知情同意应运而生。医生将各种可供选择的诊疗方案一一告诉患者,让患者根据自己的判断从中权衡作出选择。显而易见,这是一种患者自主决策,被认为体现了对患者知情同意权的尊重。

（二）共同决策

然而,随着社会进步和经济发展,医生主导或患者自主的决策模式已不能满足人们对医疗服务日益增长的需求。医疗技术的进步使同一种疾病可供选择的诊疗方案变得多样化,各种诊疗方案的临床效果及不良后果也各不相同,有时甚至相差甚远,而人不仅拥有生物学特性,还具有社会学特征,影响健康和生活质量的各种因素错综复杂。因此,作为医疗主要利益相关者,患者有必要获得更多、更相关、更全面的医学信息,并就各种诊疗方案的利弊进行权衡,结合自身利益充分表达自己的意愿,参与医生对诊疗的决策。于是,一种新的决策模式——临床共同决策,开始出现在医疗实践中。

早在 1972 年,美国学者罗伯特·M.威奇（Robert M.Veatch）就在《变革年代的医学伦理学模式:什么样的医生—患者角色最符合伦理学的关系》一文中提出了共同决策的概念,呼吁重视患者在医疗活动中的自主性。[1]1980 年,布罗迪（Brody）在《美国内科学杂志》发表文章,鼓励患者积极参与临床决策过程。1997 年,查尔斯（Charles）等人撰文提出了共同决策原则,即医患共同分享、共同参与、共同制定方案。[2]2009 年,彼特·华许（Peter Washer）在他的专著《临床医患沟通艺术》中指出,共同决策的关键因素包括以下四方面:至少有医生和病人两方参与,病人家属也可能参与其中;参加双方应该共同分享相关的信息;双方应尽量就首选诊疗方案达成一致;最终实施的诊疗方案应建立在达成共识的基础上。共同决策是技术与人文有机结合的一种双轨决策,颠覆了生物医学的"科学"理念,从"全人"层面强调了对患者的身体、心理、情感和社会角色等方面的综合考量,追求患者利益的最大化,体现了医学的本质属性。随机对照研究表明,与家长式决策和知情决策相比,共同决策能让患者积极参与到医疗过程之中,有效提高患者抗击病魔的主观能动性,改善患者对诊疗计划的依从性,提高治疗成功率,从而实现患者利益的最大化。

家长式决策注重医疗活动的技术性,认为医生是绝对的技术权威,患者只是生物学意义上的躯体异常与功能障碍。这种模式彰显了医生的单一主体性,医生处于绝对主导地位,是决策的制定者。由于患者没有话语权,更没有权利参与决策,只是呈现疾病的载体,故决策过程与患者几乎无关。

家长式决策是一项技术性很强的诊疗活动,但它忽略了医学的本质属性,完全没有意识到临床决策同时也是一项富有人文情怀的救助活动。这种单一的技术决策将患者的心理活动、情感体验、价值取向、最佳利益都排除在决策之外,常常使整个医疗活动陷入心理、情感、道德、价值和财务的困境中,从而引发患者的不满。

知情决策作为另一种传统决策方式,表面上看是在家长式决策基础上的一种进步,因为它颠覆了医生的决策权威,医生在决策过程中不再扮演家长角色,而只是信息的提供者。知情决策赋予了患者决定医疗决策的主体性与合法性,强调了患者的自主性,尊重了患者知情、同意、选择的权利。然而,在当前的临床医疗实践中,知情决策存在着严重不足。

知情决策的前提是假设患者能够理性分辨诊疗方案的优劣,然而由于医学的特殊性和复杂性,很难想象没有接受过系统医学教育的患者仅仅依靠医生提供的一些信息,就能充分认识自己的疾病,并能独立对诊疗方案做出正确选择。显然,对于大部分患者而言,通过这种决策方式做出正确选择是很难实现的。由此可见,知情决策表面上尊重了患者知情、同意、选择的权利,实际上是医师放弃了对患者的责任。

事实上,由于患者医学知识的局限,对自身疾病至多一知半解,有时甚至一无所知,因此很少有人能真正实现理性自主的知情决策。同时,由于目前医患之间缺乏信任,医患沟通不畅,医生的防御性医疗行为也较为普遍,撒网似的各种检查所产生的大量信息更使患者无所适从,知情决策由此变得更加困难了。于是,在知情决策的实施过程中出现了这样的情况:医生按照知情同意的要求对患者进行告知,通常只是对着程式化的模板为患者做一番宣读,或者将印好内容的

《知情同意书》往患者面前一放让其自己去看,患者似懂非懂地听过或看过后便以签字同意告终,知情决策就此演化为一种毫无意义的形式主义。

尤其值得警惕的是,知情同意作为保护患者获得最大利益的手段,在现实中往往成为医患间性的隔阂,一些医务人员甚至将之作为免责的盾牌。医院外科各科的术前知情同意书中,将手术中发生率很低的风险悉数列于其中,患者(及其近亲属)面对诸多风险,往往难以决断,在同意与不同意之间挣扎,即使签署了同意书,患者及其亲人承受的心理压力也可想而知。知情同意在这里真的成为患者的"生死状"。由此可见,传统决策方式存在着很大的缺陷,基本上是单纯的生物学决策,患者的社会属性没有得到重视,"全人"关怀更是成了一句空话,其弊端越来越突出,已经不能适应现代医疗环境下的医疗服务了。

二、共同决策,体现医学伦理精神

道德伴随医疗行为与生俱来,是内在于医学的一个构成要素,医学道德现象实际上是一种医学人文现象。医学伦理学运用一般伦理学原则,从道德视野探究医学领域中人与人、人与自然、人与社会的关系,评价人类的医疗行为和医学研究是否符合道德规范,解决医疗卫生实践和医学科学发展过程中的道德问题。由此可见,医学伦理学是医学人文最重要的构成部分,在其发展过程中,无论是道义论还是生命论,基本原则依然是不伤害、有利、尊重和公正。[3]

不伤害原则要求医生在实施每一个诊疗措施时,既不伤害患者的身体,也不伤害其心灵;既不伤害患者本人,也不伤害其所关心和爱的人,包括他们的情感和心灵。[4]不伤害原则是临床共同决策的首要目标,从医学伦理学角度看,共同决策完全是由医学目的本身决定的,是一种必然行为。

有利原则要求医生的医疗行为必须以维护患者利益、促进患者健康、增进患者幸福为目的。基于身心合一论观点,患者利益包括客观利益如祛痛、缓解、改善、治愈、康复等,也包括主观利益如受人尊重、被人赞扬、因康复而恢复社会角色的心理满足等。共同决策的实施过程正是实现有利原则的过程,患者充分表达自己的意愿,与医生共同选择最符合自己利益的诊疗方案,从而使个人得到最大获益。

尊重原则要求医生尊重患者及其亲属,在医患关系中尊重原则的重要程度超乎想象。推行共同决策,医患之间相互尊重是必要前提。在尊重患者、医患互信的基础上,患者将自己的生命健康交给医生,医生尽最大努力为患者解除病痛。尊重还包括对患者自主性决定的尊重,这个决定既包括选择治疗的权利,也包括选择放弃治疗的权利。共同决策中,患者利益不一定符合大众价值观,这时医生一定要尊重对患者自我的"有利"。

公正原则即公平正直、没有偏私,要求医生在医疗服务过程中公平、正直地对待每一位患者。[5]公正原则事关如何赢得患者的信任。不同的患者虽然千差万别,但人人都享有平等的生命健康权和医疗保健权,同时患者与医生在人格尊严上也是平等的。在医患关系中无论医学知识还是医疗信息,患者都处于弱势地位,患者有权要求医务人员给予公正、公平的关怀。事实上,如果不同文化背景与社会角色的患者都能在接受诊疗时平等地参与临床决策,那么公平性就会有很大的提高。

临床决策通常要在两个以上诊疗方案中做出选择,共同决策不但是最合理、最符合医学伦理学原则的解决方式,还为医学伦理学的基本原则提供了解释依据。同时,医学伦理学还有助于我们更加理性地看待共同决策,理解共同决策的积极意义,使其从理论探索层面进入到解决实际问题的应用层面,从而在医疗实践中更加有效地发挥积极作用。

三、共同决策,落实医学模式的转变

医学是伴随着人类伤痛、疾病的出现而萌芽的。自有人类便有伤痛、疾病,于是便有了医学。医学随着人类社会的发展一路走来,从原始医学、古代医学、经验医学发展到近代医学。1953 年,沃森和克里克发现 DNA 双螺旋结构,开启了分子生物学时代,人类迎来了现代医学阶段。

科技进步带来了医学技术的飞速发展,新技术、新设备不断推出,新药物、新疗法不断涌现,认识和治疗疾病变得越来越"科学"。然而,这种"科学"的医学观把人看成单一的生物体,单纯从解剖、生理、病理、生化等生物学特性上去探讨疾病的原因、发病机理、预防措施和治疗方法,将生物学指标作为认识疾病的终极标准,由此衍生出一种医学模式——生物医学模式。

生物医学模式信奉"科学"的医学观,以生物科学指导临床实践,从分析还原角度认为化学和物理学变化足以解释复杂的生物学现象,用身心二元论将身体与精神割裂开来,认为疾病完全可以用偏离正常、可测量的生物学变量来说明,从而忽略了对患者心理、社会因素的关注。于是,医学对其本质属性的认识和把握能力被弱化,不可避免地开始了与人文性的脱离,不断在生物医学模式下

寻求纯自然科学性的发展。

然而，人不单纯是细胞、组织与器官的总和，生命也不能简单地还原成一堆有机或无机分子。人生活在一定的社会环境中，具有任何自然物和动物群体所不具备的意识、智慧和理性，个性、情感、文化、习俗和气候等众多因素都会对人体健康产生影响。但是，在生物医学模式下，医生撇开了心理、社会和环境因素，简单地从人的生物学特性上进行思考，试图在组织、细胞或生物大分子层面寻找解剖形态和生物化学上的变化，从而确定诊疗疾病的技术路径。

当医生集中精力关注实验室检查结果、各种数据和图像时，患者却在从情感与社会的角度去认知自己的疾病，关注的内容与医生大相径庭。疾病打乱了患者的生活习惯、心理状态、日常工作、人际关系和社会角色，患者对这方面的忧虑常常胜过对疾病本身的关注。然而，这些在患者眼中十分重要的问题却遭到了医生的忽视，医患之间出现了分歧。

生物医学虽然为人类健康做出了重大贡献，但它引导医生过度相信技术，出现了只见"病"不见"人"的现象，医生不能设身处地为患者着想，只考虑如何维持躯体功能，不考虑患者的心理感受与社会压力，导致医学远离人文性，医患关系变得紧张，并由此引发出医疗实践中的一系列问题，生物医学模式已经不能适应时代的要求了。

20世纪70年代提出的生物—心理—社会医学模式，从更高层次上强调必须在关注人的生物属性的同时关注人的社会属性，要求技术与人文并重，使医学变得和善温暖。要实现生物医学模式向新的医学模式转变，医患之间必须构筑一个能够顺畅交流的平台，通过医患互信而达成意识上的共鸣和行为上的一致，最终由医患共情走向携手共进。在这样的时代背景下大力推行共同决策，对生物医学模式进行改革，使其朝着新的医学模式转变，就显得十分必要了。

四、共同决策，践行人文医学

医学是科学与人文的统一，是直接面对人的生命健康的科学。医学之所以为医学，就因为它自身所具有的人文性，这是医学的本质决定的，体现了医学的内在属性。生物医学的出现弱化了医学的人文性，医生的人文素养也深受影响，科学技术与人文要素发生分离，医学变得不再温暖。

临床医学之父奥斯勒曾这样描述现代医学的弊病：科学与人文的断裂，技术进步与人道主义的疏离。英国教育家弗列克斯则说：把医学作为一种技术来掌握是非人道的。在科学与人文逐渐走向融合的今天,提升医生的人文素养,将科学精神与人文精神有机地糅合在一起,是让医学回归人文本质的不可或缺的前提条件。

人文医学有别于生物医学,作为医学的一个部门分支,它把人的生命和价值等属性因素置于核心地位,将人文关怀贯穿于医疗活动的全过程。当医生与患者相遇时,面对的不仅是这个人身上的"病",更是这个病了的"人"。医生在接诊患者时,应不忘医学的初心,遵从伦理的规范,俯下身子与患者平等地进行心理和社会交往,彰显医者仁心,使医疗技术与人文关怀实现有机融合。

人文医学的一个重要特征就是它的实践性。践行人文医学,就是要将思想层面的人文精神转化为实践层面的人文关怀,使人文关怀贯穿于每一个临床诊疗环节之中。它要求医生在诊治患者的过程中关爱病人、敬畏生命、体恤患者的身心痛苦,以将心比心的情怀倾听患者讲述疾病的故事,通过共情走进患者的生命,让患者真切地感受到来自医生的关爱,从而对医生产生信任,医患双方互相理解、互相依赖,形成相融相通、同甘共苦的局面,最终结成同心,对生命承担起共同的责任。

践行人文医学,医生要做的事情很多,比如如何超越生物学层面,从心理、社会、环境等角度去看待患者? 如何将医生的临床思维与患者的就医思维融合,使医患双方能够进行更加顺畅、有效的沟通? 如何从伦理角度对患者做到不伤害、有利、尊重和公正,实现患者利益的最大化? 如何将"以病人为中心"的服务宗旨真正落到实处? 诸如此类的问题,都具有人文医学实践性的现实意义,其核心是通过推行共同决策,使医患双方信息相通、情感相同、立场与共、利益一致,在共情、共享、共担、共策的基础上实现共同成长,最终结成医患命运共同体,使医患双方成为同一条战壕里的战友,携手抗击病魔,开创医患和谐的新局面。

五、共同决策,构建和谐医患关系

医患关系是医务工作者与患者在医疗过程中产生的一种专业性人际关系。从狭义层面来说,医患关系主要指医生、护士与患者及其家属之间的关系。根据医疗活动中医务人员与患者的地位及互动情况,1956 年美国学者萨斯与荷伦德在《内科学成就》发表的《医患关系的基本模式》一文中,将医患关系分为三种基本类型。

一是主动—被动型医患关系。在这种情况下,患者被认为医学知识极度匮乏,在整个医疗过程中不能有自己的主张,必须无条件地服从医生的诊疗安排,不折不扣地予以执行。医生完全主动,是诊疗方案的决策者。

二是指导—合作型医患关系。在这种情况下,医患之间有一定的互动。患者在医疗过程中主动向医生求助,此时患者有一定的主动性,但必须听从、配合、执行医生的意志。医生的意见是权威的,患者可以提出疑问,医生给予解释,但患者不能过多提问、表示异议或不遵从医嘱。

三是共同参与型医患关系。在这种情况下,医生尊重患者的想法,医患双方在一起共同制定诊疗方案。这是一种医患平等的伙伴关系,有助于医患双方增进理解、改善关系。从最初的患者被动,到医生指导下的医患合作,再到在医生帮助下患者积极参与诊疗过程,医患关系有了很大的改善。

当前医患关系紧张,医患之间缺乏有效沟通是一个重要因素,主动—被动型和指导—合作型医患关系成了医患关系紧张的推手,已经不能适应当前医疗形势的需要。缓解医患之间的紧张状况,构建新型医患关系,在当前显得尤为紧迫,而共同参与型医患关系正是理想中的新型医患关系。

在共同参与型医患关系中,医生和患者处于平等地位,双方拥有相同的权利。医生尊重患者、关爱患者,患者信任医生、依赖医生,医患双方围绕疾病第一次真正携起手来,不仅平等相处、共享信息,还情感相通、利益与共,整个过程在相互之间高度信任、充分理解的基础上进行,患者与医生平等、愉快地进行交流。[6]共同决策,正是构建共同参与型医患关系的最佳决策模式。

六、共同决策,需要患者的积极参与

人文医学高度重视人的社会生存状态,从生物与社会相结合的角度理解疾病、健康和人的生命,从更高层次上实现了对人的尊重,推动了传统决策方式的转变,促进了共同决策的研究,为其在临床实践中的应用提供了强有力的支持。此外,另一个推动传统决策方式转变的重要因素,就是患者的积极参与。

今天的时代,已经是医学回归初心,医疗决策从争取权利向共享权利转变的时代。随着人们知识层次的提高和公民意识的增强,患者对医疗服务的需求日益增长,就医行为也发生了根本性变化,更好地了解自身健康、参与临床决策、谋取最大利益成了患者的心声,患者的医疗主动性有了极大的提高,变得渴望得到医生的帮助并积极参与医疗过程了。

当前形势下,医患双方乃至社会各界都在逐渐形成共识,认为患者积极参

与、医生全力帮助、医患携手合作对医患双方都非常有益,医疗的安全性、患者的依从性和医患之间的关系都会得到改善。医患双方与社会各界的这种共识,为患者积极参与、医患密切合作、临床共同决策打下了基础。

第二节　临床共同决策的实施方法

一、加强人文素质教育,落实"以病人为中心"的服务宗旨

人文素质是人类文化创造的价值,是人文精神的具体体现。就医生而言,人文素质可以看作是一种"以病人为中心"的精神,它是医生的灵魂,体现在医生对患者的服务上。推行临床共同决策,首先要不断提高医生的人文素质,培育医生关爱病人、敬畏生命、仁慈博爱的人文情怀,正确理解共同决策的积极意义,在临床诊疗过程中主动去实践,积极去推进,加强医患之间的有效沟通,赢得患者的信任与配合。

各级医疗机构当前正在进一步加强建设现代医院管理制度,建设先进的医院文化。通过多种形式的人文素质教育,使医生在医德医风、医患沟通、服务态度、共情共策、人文关怀等方面都有了较大的提升,与患者建立相互信任、相互依赖的平等关系,将"以病人为中心"的服务宗旨落到实处。

各级医疗机构在对医生进行毕业后继续教育的时候,不但要重视形而下的技术,更要重视形而上的道德,除了进行专业技术培训外,还应增加一定比例的人文课程,人文素质教育应该成为医学教育的永恒追求。[7]通过毕业后终身医学教育,持续向医生灌输人文知识,医生能够正确理解和掌握人文的内涵、生命的意义、医学的本质、医者的责任、患者的权益、医学与人文的关系,不断扩充自己的知识范畴,在提升技术素养的同时提升人文素质,从而培育"病人至上"的价值观,"帮助弱者"的人生观和"敬畏生命"的世界观,形成高尚的道德情操,真正承担起照护健康与呵护生命的神圣使命。

人文素质教育没有固定的模式,各级医疗机构可以根据自身实际情况开展教学培训,如授课式、讨论式、演讲式、参与式、体验式、查房式、多学科会诊式,等等。通过理论讲解、小组讨论、经验分享、案例分析、角色扮演、资料点评、视频教学等方式的实施,使教学培训形式多样、灵活有效。

当采取案例分析式教学培训时，可以根据具体情况设置不同内容的讨论模块，例如，如何正确理解恩格尔教授提出的新医学模式，如何提升与急诊病人的沟通技巧，如何取得患者信任，如何告知坏消息，如何处理晚期病人，如何做好对生命的终极关怀，等等。授课可以引入标准化病人教学法，采用双向互动的形式，让大家在开放式的宽松氛围中，充分阐述自己的观点，表达自己的意愿，使各种思想、观念、情感在教学培训中交融、碰撞、汇合，进而上升到一定的高度，达到人文教育"移情"的目的。

人文素质教育的内容，除了基础性人文教学培训外，还应结合当前的医疗卫生实践，如关于新时代医疗卫生职业精神、生物—心理—社会医学模式、医患沟通、医患关系、分级诊疗、医疗卫生资源配置等，这类课题的汇集可以使人文素质教育提升到一定的高度，从而进一步提高医生人文素质培养的成效。

二、走进患者的内心，充分了解其需求、就医期望和个人偏好

医学是随着人类痛苦的最初表达和减轻痛苦的最初愿望而诞生的，医生面对的是生物学意义和社会学意义互相叠合的病人。推行临床共同决策，必须高度重视患者的社会属性，了解社会与心理、生态与健康、文化与环境对患者的影响，了解患者需求、就医期望与个人偏好，懂得疾病诊疗对于患者的意义，从人性层面去刻画患者真实世界的基本特征。

患者需求不仅体现在治愈或缓解身体所患的疾病上，作为一个社会学意义上的人，还有类似马斯洛需求层次理论的"金字塔"状需求，包括生理需求（医疗服务的舒适性、便利性、早日康复）、安全需求（安心性、可靠性、隐秘性）、爱与归属的需求（关爱性、认同性、关系性）、尊重需求（自尊心、礼貌性、采纳性）和自我实现的需求（成长性、展示性、公益性）。患者对治愈疾病恢复健康的渴望、因疾病折磨带来的内心不安与恐惧、由于自身患病而带来的对家庭及社会关系的影响等诸多因素，催生了由低到高五个层次的需求。

就医期望是患者对医疗服务的数量与质量的某种主观愿望，如果达到了就医期望，患者满意度就会提高。患者有了就医需求后就会产生就医期望，期望医生拥有一流的技术，能够及时明确诊断，治疗效果既好又舒适，在治疗自己躯体疾病的同时能解除自己来自心理与社会方面的压力。除了对医疗质量的期望外，患者对服务态度的期望通常也很高，期望医生医德高尚，责任心强，有爱心，能够真诚地对待自己，与自己进行平等的交流，观察病情仔细，并希望医患之间

能够建立良好的关系。

个人偏好是患者依自身的价值取向、意愿、兴趣和嗜好,对医生提供的数个备选诊疗方案进行选择或先后排序的一种情感倾向,受到文化、信仰、习俗、经历、家庭境况、个人性格、病情轻重、对医学的认知等多种因素影响。个人偏好是多元的,不同患者对不同诊疗方案中风险与受益的评估、忍受疼痛的程度、副作用的接纳程度、医疗费用的关切程度等,均存在差异性。值得注意的是,极为严重的痛苦和忧伤可能导致个人偏好的改变,尽管大部分患者不管是生病还是感到自己正处在生命受到威胁的状态下,他们的偏好是不变的,但少数患者在生病的情况下,可能会表现出非常不同的偏好。[8]

共同决策实施过程中,医生一定要与患者进行深入、有效的沟通和交流,通过医患共情而取得患者的信任,走进患者的内心,充分了解其需求、就医期望和个人偏好,特别要注意识别患者的实际需求与医生预计的医疗需要之间的差异,将其纳入诊疗决策的机制之中。

三、贯彻知情同意原则,为共同决策创造条件

知情同意不仅是尊重患者权利的需要,也是有效开展临床共同决策的前提。只有在患者充分知情、分享相关医疗信息后,才能对各诊疗方案的利弊有一个比较清晰的认识,最终在医生的指导下,参与到诊疗方案的选择与决策中来。

需要强调的是,知情同意不等于共同决策,贯彻知情同意原则是医生必须遵循的道德义务,鼓励并要求患者参与临床决策则是医生人文精神的闪光。真正意义上的知情同意,一定会体现共同决策的理念。

在贯彻知情同意原则的过程中,医生如何让患者充分知情,明白自己目前的身体状况和可以选择的诊疗措施,了解这些诊疗措施的益处与缺陷,这就要求医生不仅要具有丰富的医学知识,还要能与患者进行有效的沟通与交流,把相关医学知识灌输给患者,加深患者对疾病的认知,使患者充分知情,避免误解。这时,医生必须摆脱主动—被动型和指导—合作型医患关系的羁绊,以共同参与型医患关系为基础,站在患者的角度思考问题,急其所急,想其所想,让患者感到自己受到了重视,从而对医生产生信任,使沟通变得顺畅。

共同决策强调医患沟通并不是从医生向患者的单向信息流动,而是医患之间公开、坦诚、良性的双向互动,医生不仅要把可供选择的各个诊疗方案以及各自的安全性、预期效果、潜在风险、不良反应、可能的并发症、医疗费用、预后等信

息详细地告诉患者,还要鼓励患者结合自己的实际情况,将内心深处对各诊疗方案的真实想法吐露出来。

临床实践中,知情同意目前还存在不少问题。一是重视程度不够,一些医生不把它当回事,在床头甚至走廊里简短地说上几句就算完成了告知;二是针对性不强,把一些有关疾病的普及性知识说一下就完事了,重点、要点、关键点根本就没提;三是对象主体不明确,有时因为患者的某些特殊情况,便只与家属交谈,而患者本人却毫不知情;四是谈话内容不规范化、不全面,注重讲治疗与效果,注重比较进口与国产药品、耗材的优劣,对各诊疗方案的利弊、怎样实施以及实施后可能出现的意外情况等却仅做简单交待,等等。

以上这些问题,均需医生认真对待,应在合适的时间和地点,以极大的耐心、通俗易懂的语言和各种有效的表达方式,反复向患者告知。比如对住院患者,在完成详细诊查、提出初步诊断后,医生要在患者情绪相对稳定的时候,在专门的医患沟通办公室(或在医生办公室,病情不允许时可以在患者的床边)对患者进行病情、诊断、治疗措施和医疗风险的告知,提供不同的诊疗方案,向患者耐心解释,详细交待,务必使患者听清楚、弄明白,在此基础上争取与患者达成共识,为最终确定诊疗方案打下基础。

四、深化医患合作机制,完善患者健康教育制度

医患之间的有效沟通与相互信任,是深化医患合作机制、实施临床共同决策极为重要的组成部分。医生与患者进行沟通时,不仅要介绍最新技术成果,还要关注患者的心理变化与社会压力,充分考虑患者利益,切实承担起医者的职责,维护好患者的身心健康。同样,患者为了获得医疗救助,主动产生就医行为,应该积极配合医生,与医生携手作战,共同面对病魔。医患双方的合作信任是医患关系的核心,医患之间应该建成"人"字一样互相支撑、互相依赖、互为一体的关系,使医患合作能够持续深化。

当前一个不争的事实是,患者缺乏医学知识,这也是患者有效参与临床决策的一大障碍。事实上,医方长期以来都不太重视对患者的健康教育,通常以院内宣传板报和医务人员的简单解释为主,内容粗浅,不系统,不通俗,针对性不强,于患者而言帮助不大。推行共同决策,必须让患者在接受医师诊疗的同时,就能够获得必要的医学知识,对自身疾病有一个较为正确的认识。其实,相关措施可以有很多,其中之一就是改革当前医疗服务的流程和方式,完善患者健康教育制

度,制定患者健康教育计划,规范患者健康教育的时机和内容,使患者健康教育真正落到实处。

患者健康教育是以患者为中心,针对到医院接受医疗服务的患者个体及其家属所实施的健康教育活动,目的是防治疾病,促进身心健康。当前,各级医疗机构都开始重视患者健康教育,许多医院对患者健康教育的时机、内容都做了明确规定,比如明确主诊医生要在患者入院、检查、手术、治疗、抢救、会诊、转科、出院等环节前,对患者进行相应的健康教育。

举例来说,门诊医生在给患者开入院证时,应向患者讲解疾病相关知识、住院原因、初步诊疗计划、大致住院天数、大致医疗费用、可能的治疗结果和其他有助于患者做出决策的信息;入院后,主诊医生要与患者做好医患沟通谈话,介绍疾病常识(包括病因、发病原因、临床过程、转归等),介绍所要做的实验室检查与辅助检查,解读诊疗方案,介绍饮食和营养、用药常识、疼痛管理、康复技能、医疗器具正确使用知识等,做好各种知情同意书的告知与签字。

为了让患者能够充分认识自己的疾病,与医生产生共同的认知,互相理解,积极配合,医生对患者的健康教育应该因人而异,充分考虑患者的社会角色、文化程度、价值观和个人偏好,采取不同的交流方式。例如,对于知识层次较低的患者,以详细讲解,耐心解释,看图片、录像为主,而对于知识层次较高的患者,可以运用多媒体课件、App应用软件等先进手段进行介绍,从而大幅度提高教育病人的效果和效率,使医患双方产生共识。在这个过程中,医生要提升自己的主动性,以通俗易懂的方式将信息传递给患者,保证健康教育的可及性、针对性和连续性,确保健康教育的质量,让患者对自己所患疾病有一个正确的认识,为共同决策打下基础。

五、充分的医患沟通和反复的方案斟酌,最后达成诊疗共识

医患之间充分有效的沟通是实施临床共同决策的基础。为了做到有效沟通,医生要主动修炼自己的沟通性情和意识,培养沟通能力,锤炼沟通技巧。沟通要围绕诊疗、服务、健康、心理和社会等相关因素,以患者为中心,以医方为主导,将医学与人文结合,通过医患双方各有特征的全方位信息的多途径交流,使医患双方达成共识并建立信任的合作关系。[9]

在具体实施的过程中,医生应主动启迪和调动患者的抗病意志,激发患者的诉说热情。这时候,医生要做一个专心的倾听者,尤其是要站在对方的立场上,

仔细地倾听患者所说的每一句话,切不可随意打断。由于患者对于自身疾病有着切身的体验,很多时候患者的一些观点其实更切合实际,更接近事实。因此,医生要从整体出发,把患者看成身心统一的社会成员,引导与鼓励患者全面客观地描述症状与感受,袒露内心的真实想法,充分了解其需求、就医期望和个人偏好。医患双方经过密切交流,在医疗、心理、情感上产生共识与共鸣。这时,医生要以通俗易懂的语言和各种有效的方式,将患者的症状、体征和各种检测数据及其含义向患者做详细的说明和解释。医生不仅要自己说清楚,更要帮助患者听清楚、听明白,并且正确理解,学到相关的医学知识。

在患者充分信任医生、分享医疗信息后,医生开始和患者一起探讨诊疗方案,实现由医患共情走向共同决策。这时,医生不仅是代表技术的治疗者,更是患者生命低谷中的陪伴者。多重角色身份的确立,让医生能将焦点集中在患者身上,根据患者的疾病、家庭、工作生活、社会关系、经济状况等综合因素,设计出多种诊疗方案,把这些诊疗方案的优缺点、每种选择的获益和风险、相关医疗行为的效果、相关措施的局限性、疾病的预后与转归、可能发生的并发症、可能出现的危险性、成本与效益等,以中性的态度详尽、如实地告诉患者,在患者充分了解情况并理解含义后,让其敞开心扉把各种想法和顾虑全部主动地讲出来,充分表达自己对诊疗措施的倾向性,然后医患双方一起对各种诊疗方案进行深入的讨论。

医患共同商讨的时候,医生要以患者为师,与患者进行反复的沟通、交流、权衡和商讨,医患一起讨论诊疗选择、获益与损伤等各种可能。这时,医生要高度关注患者的价值观、倾向性、个人意愿及处境,如肿瘤患者是否保肛、保乳、晚期肿瘤是否手术、实施化疗,临终患者是否不惜代价进行救治,以及治疗背后巨大的医疗费用问题,等等,必须反复斟酌并充分尊重患者的意愿。这时,医生不能过分着急,如果还有时间,可以让患者再好好思考,或求助于他人,或再去吸收新的医学知识,然后再作商讨。

在这个过程中,临床事实并不是做出正确决策的唯一凭据,患者的个人意愿同样重要,而且患者的价值观才是医疗决策最好的依据。因此,医生一定要高度重视医疗决策中患者的意见,在权衡利弊的过程中,将与结局相关的事项明确地呈现给患者。经过深思熟虑,患者的个人偏好得以形成,即可进展到真正的决策阶段,通过反复多次的方案斟酌,最后由双方共同做出最符合患者独特文化与个人信仰、最适合患者个体健康的决策,通过实施这一决策,使患者最大限度地获益,从而达到实现患者最大福祉这一终极目标。

第三节　临床共同决策中的人文关怀

一、共同决策是人文精神的核心体现

作为一种新的医疗文化模式,临床共同决策无论从医学人文层面、医学伦理层面、医疗技术层面抑或医患关系层面,都有着显著的先进性和鲜明的时代特征。这是一种民主决策,重点在"共同"两个字上,打破了传统"以医为大"的枷锁,让医生化身为患者值得信赖的朋友,同时不再把患者看作医疗服务的对象,而是看作医疗服务团队中的一员。由于医患双方互相理解、互相走近,最后互相共情、充分信任,医患之间基于这样一种特定的互动关系而进行充分合作,进而在较高层次上结成了一种全新的医患命运共同体——利益、情感、道德、价值共同体。

在共同决策的过程中,医生用心倾听患者的诉说,尊重患者对于疾病叙事意义的理解,并为所看到、听到的而感动,由此走进患者的内心,体验其心灵痛苦,从医患共情走向共同决策。这时候,医患之间形成了共感情、同命运的局面,医生对患者真正做到了德术并重、诚信友善,自觉尊重患者,全面关爱患者,给予患者人格上的尊重,使医学处处展现出其温情的一面。

身为患者,在共同决策的过程中能够充分感受到医生对自己的关爱,从而打消诊疗活动中存在的一些疑虑与困惑,产生安全感和信赖感,增强战胜疾病的信心,使治疗达到事半功倍的效果。共同决策使患者对当代医学的局限性也有了不同于以往的认识。在许多疾病面前,从技术层面而言现代医学科学还常常无能为力,但是诚如美国医生特鲁多所说,"有时去治愈,常常去缓解,总是去安慰",医生开给患者的处方不仅是药物,还有爱与慰藉。面对医生的关爱、帮助与安慰,处于病痛折磨中的患者得到了心灵的抚慰,从而有了笑对人生的勇气和力量。

共同决策过程中,医患之间信息的互通、情感的交流,医生对患者精神的安慰、人格的尊重,都体现了一种人性化的关怀,弥合了医患分歧。共同决策使医生的职业内容变得更为宽泛,医患命运共同体更是有力地打破了长期以来阻碍医患携手的藩篱,医患双方在共同的奋斗目标下,互相之间的合作关系变得平等有效,真正实现了将患者当作一个"人"来尊重,彰显了医者仁心,医学由此出现了医患同心的暖人景象。

二、共同决策使冰冷的技术变得温暖

传统决策的时候,医患之间缺乏技术层面的沟通,对于医疗技术方面的内容通常都是医生说了算,医生或是向患者简单通报一下作为知情,抑或医生甩出几个诊疗方案让患者自己挑选。这时的医疗技术是冰冷的,患者是被动的,根本就不被尊重,医患之间处于不平等的地位。

与传统决策不同,共同决策围绕"共情共策"这根主线,医生满怀深情地俯下身子,使自己的优势地位与患者的弱势地位处于平等状态。在整个临床诊疗过程中,医患之间进行多次沟通与深度交心,交流内容除了人文层面还包括技术层面,医患双方就此有了充分接触、互相了解、彼此互动、互相共情的机会。

这个沟通交流的过程,其实是医生与患者互相携手,共同对身体、疾病、生命、死亡进行哲学思辨的过程。这时候,医生根据不同的对象选择不同的沟通交流方式,由浅入深,自简至繁。在这个过程中,医生不仅加深了对病情的了解,感受到疾病给患者带来的痛苦,患者也对自己的病情有了进一步的了解,感受到医生对自己的关爱,明白了医生的良苦用心,从而全面理解医生,对医生产生信赖感,医患之间就此有了共同的情感共鸣。因为有了患者的信任,医生得以放下包袱,从而与患者以心交心,直至深度交心,分歧逐渐消除,医患走向同心。

现实境况下,医患关系之所以紧张,很大一部分原因是因为医患沟通不顺畅,患者对所患疾病了解甚少,对医疗技术一无所知,造成了许多误解,从而导致医疗期望值畸形升高。我们必须面对的难题是,直至今天现代医学对许多疾病仍然束手无策。在技术层面的沟通中,医生向患者普及相关医学知识,让患者对自身疾病有一个客观、正确的认识,虽然有时候会让患者产生对医学局限性的失望,但却能帮助患者更加理性地对待医学,从而体谅医学的无奈,并感受到医生的真情付出。患者因为理解了医生、体谅了医师,从而与医生更加贴近,医患关系得到改善。

共同决策通过医生与患者做技术层面的深度交心,使现代医学向前迈出了一大步。患者的知情权、同意权、选择权得到了充分保障,对医学与疾病的认知变得更加理性,由此形成的临床诊疗方案也更趋向于个性化、人性化,医疗技术不再冰冷,变得充满了人间的温情。

三、共同决策体现了对患者的"全人"关怀

1977年,美国纽约州罗彻斯特大学医学院精神病学和内科学教授恩格尔在《需要新的医学模式:对生物医学的挑战》一文中,批评了生物医学模式的局限性,提出了生物—心理—社会医学模式。他以系统论的原则构筑了由疾病、病人和环境(自然环境与社会环境)组成的一个系统框架。其中,他把健康或疾病理解为从原子、分子、细胞、组织、器官、系统到人(整体),以及由人、家庭、社区、人类组成的概念化的相联系的自然系统。[10]

共同决策将治病救人的科学精神和以人为本的人文精神有机地结合在一起,其核心要素是"共情"。当医生俯下身子聆听患者讲述疾病故事的时候,当患者心灵深处最柔软的地方被医生触摸到的时候,医患之间的距离一下子就拉近了,在医患双方产生心灵共鸣的同时,医生走进了患者的内心,看见了充满情感的"人",医学回归初心也就成了必然。

事实上,医生在服务患者的时候,如何耐性地倾听、暖心地抚慰、温情地陪伴,从而增强患者战胜疾病的信心;如何帮助患者正确认知疾病、度过生命重大的历史关口;如何不断提高诊疗的舒适性,最大限度地减少患者的痛苦;在制定手术方案时,如何尽可能减轻手术带来的机体损伤和心灵伤害;当一个未婚少女被诊断出子宫、卵巢方面的疾病时,如何尽最大可能去保留她的生殖功能,从而给她一个美好的未来;某些尚未得到充分肯定的新技术、新疗法,是否要在患者身上应用;在选择药品、耗材的时候,是否要考虑患者的经济承受能力;所有这些,既是生物学层面的医疗技术问题,又是医学作为人学的人文、人类爱的问题,是医患双方必须一起面对、共同考虑的。

在当今医疗技术不断进步的同时,只有超越生物医学的局限,将疾病和健康的生物学问题建立在人类经历的生物、心理和社会的背景下,给患者以"全人"关怀,才能正确回答上面提出的这些问题。在共同决策的过程中,医生为患者提供的超越生物医学的心理与社会帮助,极大地减轻了患者心灵上的痛苦与忧虑,增添了医患同心战胜疾病的勇气与力量。

四、共同决策强调了对患者的尊重

从患者的心理需要来看,患者生病住院发生角色转变之后,原有的社会角色

随之减弱甚至丧失,相应的权利和义务从正常的社会人群中脱离出来,一下子变成了一个需要帮助的人,处于被支配的地位。这时,患者在身体、心理和社会关系等方面,都迫切希望被认可、被理解、被尊重,包括亲朋好友的尊重和医生的尊重,而医生的尊重对患者来说意义更大。在患者生命处于低谷的时候,不仅希望获得医生的关注和重视,还希望能与医生建立良好的关系。[11]

从共同决策的实施过程来看,医生与患者充分地沟通与交流确实能够带来相互之间更多的理解,而患者在医生的帮助下亲自参与到诊疗方案的决策之中,更使患者真切地感受到来自医生的尊重,感受到医生充满了情义。社会角色退化的患者在接受治疗的同时享受到温情,心理上得到了巨大的安慰。在这里,来自医生的"尊重"就成了共同决策的一个关键点。

事实上,大多数患者身患疾病面临重大抉择的时候,他们心中想的并不完全是医学专业上的优劣,他们想的更多的往往是生活质量的好坏和社会角色的维护,在这一点上他们与医生的想法不尽相同,有时甚至相去甚远。在他们的眼中,疾病的发生发展、医疗设备的高端性和医疗技术的先进性固然重要,但医生是否真的尊重自己,是否真的理解自己的想法,是否真的愿意满足自己的心愿等问题,才是他们尤为关注的。患者的这些想法也许包括术后伤口是否疼痛,手术切口是否漂亮,能否像以前一样可以穿上比基尼去海滩,孩子的婚礼是否能去参加,住院花费能否承担,出院后是否可以继续正常地工作,等等。

共同决策提醒医生要换位思考,多从患者的角度看问题,注重细节,体谅和尊重患者的选择(特别是与医生的选择相悖却符合患者价值观的那些选择),在这个过程中患者能够清晰地感受到医生对自己的尊重——对自己人格与权利的尊重。良好、健康、和谐的医患关系,需要医生扮演的是"引导者""建议者""同情者"和"帮助者"的角色,而不是高高在上的"决策者"的角色。在共同决策的过程中,医患之间的真情互动,真正体现出医生对患者的全面尊重,医学的人文之光就这样被点亮了。

五、共同决策突出了医生的责任与使命

在当今这个医疗卫生观念、身心健康观念以及诊疗保健观念都发生着更新与转变的时代,无论从诊疗策略、医患关系方面看,还是从医德操守、职业信仰角度看,临床共同决策都有着鲜明的时代特征和积极的现实意义。它并不是在诊治疾病的过程中简单地主张医患平等,也不是通过共同选择而达到医患共责的目的。相反,它在强调医患合作的同时,突出了医生的责任与使命,要求医生牢记初心,一切以患者为重,把患者当作自己的亲人,千方百计为他们解除病痛,主动承担起救死扶伤、维护患者身心健康的神圣使命。

医学不是纯粹的科学,它是人类情感和人性的一种表达,有着深厚的人文底蕴。医生不仅是一种谋生的职业,更是一项神圣的使命,饱含对人类的无限大爱。实施临床共同决策,医生将担当责任,牢记使命,加强学习与实践,不断提高自己的医德修养与技术水平,培养自己的沟通能力、共情能力和决策能力,用将心比心的情怀去感受患者的病痛,以生命守护者和灵魂陪伴者的身份去帮助患者正确面对疾病,让患者处处感受到医学的人性温度和来自医生的爱。事实上,医者之爱无处不在,时时体现在医生的举手投足之间,比如倾听、沟通和共情。

倾听是医生对患者的一种尊重,一种无声的关爱。医生通过专心致志地听取患者的讲述,想象患者的境遇,理解患者的痛苦,进而与患者产生共同的情感,医患的思想由此达成一致。沟通是医生关爱患者的另一种形式,医生通过与患者一次次交心的沟通,充分体验患者的病痛,患者也能真切地感受到医生对自己的尊重,从而互相信任,互相依赖。

共情是人文关怀的最高境界,能使医生和患者产生情感上的共鸣,让医患共同走进彼此的心灵,获得共同的情感体验,达成共同的牵挂、共同的快乐与哀愁、共同的分享与分担,医疗过程由此变成了一种爱心的真情付出和倾情相助。此刻,医患之间已经不仅是利益的共同体,更是情感、道德与价值的共同体,医患携手共进,共同减轻疾病的痛苦,一起维护生命的尊严。

共同决策突出了医生的责任和使命,来自医生的关爱使患者变得更加勇敢、更加积极、更加自信,同时也更加信任医生,更加依赖医生,医患之间变得充满了人情味,医患关系由此走向和谐。

六、共同决策开创了医患一体、携手共进的新局面

生物医学模式下,医生与患者由于所处地位的不同,相互之间医学知识的不对称,以及对疾病感受性的差异,医患双方如果沟通不畅的话,很容易出现误解,从而导致临床诊疗过程中的分歧。虽然医患双方的期望一致,即医生希望自己对患者的诊治能够获得成功,患者也希望医生的诊疗措施有效从而减轻或消除自己的病痛,但是医患之间依然存在着很大的不同。医生常常会醉心于新技术和新疗法,而忽视患者由此增加的痛苦与费用;患者常常会心存疑虑,或担心医生的诊疗措施不正确而给自己造成损害,或怀疑医生实施过度医疗而增加自己的费用。同样,医生对患者也可能处处设防,面面俱到地实施防御性医疗措施。此刻,医患双方虽然都在抗击病魔的同一条战壕里,表面上看像是战友,实际上双方心中的所思所想却不一样,互相之间存在着很深的隔阂,矛盾随时都有可能爆发。

为了改变医患之间这种互相猜忌、互相提防的不良状况,医务界针对生物医学的弊端提出了"以病人为中心"的服务理念,强调对患者知情同意权的尊重,然而实施的效果并不理想,医患之间的隔阂并没有消除,医患矛盾依然很深。由此可见,在改善医患关系、增进相互信任、促进合作共赢方面,仅靠知情同意是远远不够的。共同决策在临床医疗实践中的应用,为增进医患信任、消除分歧、构建和谐的医患关系带来了希望。

推行临床共同决策,医生从内心深处把患者看作有血有肉有感情的人,用生物—心理—社会医学模式来指导临床实践,尊重患者的人格,同情患者的遭遇,理解患者的处境,倾听患者的述说,感受患者疾病背后的痛苦,与患者形成一种共同的情感,用医学的温情去抚慰患者那颗病痛的心。

作为患者,当医生以亲人般的姿态一次次与其进行沟通时,因内心深处最柔软处被触及而深为感动,他对医生产生了信任,从而消除了顾虑,把平时那些对亲人都不愿意说的话向医生说了,医患双方的各种意愿由此得以充分表达。在医生的倾心帮助下,患者平等参与到诊疗方案的讨论和选择之中。在整个过程中,医患双方始终在同一条战壕里面对共同的敌人——疾病,两者互相信任、互相理解、互相支持、互相配合,双方不再貌合神离,而是成为了真正的战友,通过共同努力而使诊疗决策变得更加完善,与患者的价值观完全契合。医患携手告别昨日的病痛,并肩迎接明天的彩虹。

共同决策提升了医生的人文素质,培养了医生的道德情感,消除了患者的疑虑猜忌,保障了患者的切身利益,增进了医患之间的感情,构建了医患命运共同体,开创了医患一体、携手共进的新局面,医学也因此展现出其最原始、最真实、最美好的一面。

(王　平)

参考文献:

[1] Veatch R M. Models for Ethical Medicine in a Revolutionary Age[J]. The Hastings

Center Report,1972(3):5-7.

[2]Peter Washer.临床医患沟通艺术[M].王岳,译.北京:北京大学医学出版社,2016:197.

[3]杜治政.人文医学教学中若干问题的再认识[J].医学与哲学,2019(7):7-7.

[4]李振良,李红英.临床医学实践案例伦理解析[M].北京:人民卫生出版社,2016:8.

[5]董园园.医学伦理学概论[J].中国实用乡村医生杂志,2017,24(7):38-40.

[6]周同甫,欧阳钦,李晓松.临床思维与临床决策[M].成都:四川大学出版社,2011:311.

[7]谷晓红,白俊杰,谭曦.医学生人文素质教育初探[M].北京:中国中医药出版社,2015:23.

[8]Milton C Weinstein.临床决策分析[M].曹建文,译.上海:复旦大学出版社,2005:208.

[9]王锦帆,尹梅.医患沟通[M].北京:人民卫生出版社,2013:1-4.

[10]Engel G L.The Need for a New Medical Model:A Challenge for Biomedicine[J].Science,1977(196):129-136.

[11]田国华,王朝晖,张元凯.医患沟通[M].北京:人民卫生出版社,2015:18-19.

第十一章　患者公众教育

患者公众是与医学、医院、医生有相应关系或一定关联的个人、群体或其他组织，患者公众是多重社会角色的集合。患者公众的素质是制约医学发展、医疗质量、医患关系、执业环境的重要因素。

患者公众教育既是提升患者公众素质的教育活动，也是医学人文关怀的重要方式；既是以政府为主体的社会管理行为，也是医疗机构的管理工作。

第一节　患者公众素质及其医学意义

一、患者公众素质

（一）患者公众教育的相关概念

1. 公众、患者公众、素质、患者公众素质

公众，是指与组织有相应关系或一定关联的个人、群体或其他组织。患者公众是与医学、医院、医生有相应关系或一定关联的个人、群体或其他组织，既包括现实的患者公众（如正在诊疗中的患者），也包括潜在的患者公众（如可能接受诊疗的人）。任何个人、群体都是潜在的患者公众。因此，患者公众是一个庞大的社会群体。

素质是指主体所表现的稳定的行为举止和内在的心理倾向。《辞海》中对素质的定义主要包括三种：一是人的生理上的原来的特点；二是事物本来的性质；

三是完成某种活动所必需的基本条件。患者公众素质是患者在接受医学诊疗服务过程中应具备的伦理、心理、法律和沟通等方面的基本条件。

2. 患者公众教育、患者公众教育目的

患者公众教育是以政府为教育主体,以患者公众为教育对象,以多维度的传播工具为教育手段,以提升患者公众素质、提升患者理性就医能力、提供医学人文关怀、建构和谐医患关系为教育目的的教育活动。

患者公众教育的目的是教育患者公众尊重生命、尊重医学、尊重医务人员的人格和劳动;知晓并遵守患者公众应该遵守的相关法律与规章制度;知晓并遵守患者公众应该遵守的相关伦理规范与要求;掌握医患沟通的知识和技能,具有控制负性情绪和理性思考的能力;支持和配合医院教学和科研,具有服从医院管理的意识和行为。

3. 患者公众教育的必要性

患者公众扮演着多重重要的社会角色:医学服务的对象、医患关系的主体、诊疗活动的参与者、医疗质量的体验者,其还是构成医疗环境的重要部分。患者公众的素质是制约医学发展、医疗质量、医患关系、执业环境的重要组成部分。

患者公众角色对相关知识、能力和素质具有一定要求:医学和医院管理的基本知识、就医时遵行伦理行为和法律的行为能力、相应的医患沟通能力、控制情绪、理智思考的能力、尊重医学和医务人员的基本素质,以及配合诊疗、支持医学教学和科研的意识与行为,等等,都是合格的患者公众应该具备的。

患者公众教育事关社会文明和公民素质,是政府的社会责任。非理性就医是破坏社会稳定的重要因素。有学者对江苏省三级医院1 136名医务人员和1 088名患者进行了患者公众教育调查,发现部分患者在患者义务、疾病风险、疗效期望、医疗事件归责等方面的认知缺乏理性,并得出结论:患者公众教育是避免患者非理性就医的重要途径。[1]每一起恶性伤医事件的背后,都有着患者公众在健康危机中无所适从、焦虑烦躁等负性情绪爆发,非理性思维和素质低下的背景。我国缺乏患者公众教育的理念、语境和平台,患者公众一直缺乏接受教育的机会和途径。

患者公众教育是医院管理的重要工作,是净化社会环境的重要举措,对此应有积极应对。患者公众教育是医学人文关怀的方式,因为其符合患者的根本利益;患者公众教育是医院管理行为,因为其涉及医患关系、执业环境和医疗质量。

（二）患者公众素质分析

理性患者是社会对患者公众的角色定位,这一社会角色应该具有特殊的素质要求,包括伦理素质、心理素质、法律素质和沟通素质等内容。

1. 患者伦理素质

黑格尔说:"伦理是活着的善。"[2]伦理是依循善良的理念认知世界、处理各种关系的理性行为选择。患者伦理素质是指患者以善为信念,在认知和处理就医过程中各种关系时所需要的基本条件,表现为患者伦理认知和患者伦理行为。

良好的患者伦理素质体现在认知和行为方面,即在就医过程中,患者能够遵循就医道德准则。这些具体道德要求主要包括尊重医务人员的职业自主权;尊重、体谅医务人员;信任医务人员,尊重医嘱;主动配合参与治疗与护理;个人利益服从社会公益;遇到纠纷以科学为据、以法为度等。[3]不良的患者伦理素质体现在认知和行为方面,即伤医辱医、不当获利、伤害其他患者及公众、贿医等行为。[4]

患者伦理素质存在问题,意味着患者的就医认知和行为的善恶标准存在偏差,进而导致违背伦理的就医行为发生,甚至由违背伦理到违背法律。中国医学科学院率全国九院校开展的"全国医务工作者从业状况调查"中有关暴力辱医伤医问题的调研结果显示,患者的道德水平低下、目无法纪、缺乏医学科学知识等是导致暴力伤医辱医的重要原因。[5]因此,提升患者伦理素质是患者公众教育的主要内容。

2. 患者心理素质

患者的心理素质由认知因素、个性因素和适应性因素三个方面构成。疾患在使得患者的躯体受到伤害的同时,也损伤了患者的心理素质。在疾病过程中,患者常常发生认知错位、个性扭曲、适应性不良的情况。患者心理素质的良性表现有心态平和、情绪稳定、乐观、态度积极等。患者公众心理素质的不良表现多种多样,如依赖性增强,被动性加重,行为幼稚化,要求别人关心自己;主观感觉异常,对脏器活动的信息特别关注,常有不适之感;易激惹,情绪波动大,易发怒,易伤感;遇事易发火,事后又懊悔不已;焦虑、恐惧反应及抑郁情绪相当常见,经常处于痛苦的"思考"状态;惧怕病痛、惧怕疾病过程、惧怕诊疗失误、担忧失去健康、担忧失去正常生活的能力、担忧家人在各方面受牵累、惧怕伤残、惧怕死亡;害怕孤独,患病后特别思念亲人,希望有人陪伴在身边;猜疑心加重,重患者常察言观色,捕捉只言片语推断自己的病情是否被隐瞒;自卑感加重,特别是那些慢性患者、伤残患者；等等。

3. 患者法律素质

简单地说，法律素质是一个人对法及法律的认识深度和实践能力。患者法律素质是指患者应当具备的就医素质方面的认知、思维和行为等素质。患者法律素质是社会评价中的一个理性范畴，它不仅包括法律信仰、法律意识、法律知识、法律情感等，还包括对医学法学和医学哲学问题的理解、领悟及理性思维的能力。患者法律素质包括：就医时的法律思维能力，问题表达能力和对就医过程中出现的医疗纠纷、医疗事故等事实的探索能力。在这三个方面的能力中，就医时的法律思维能力是患者法律素质的核心。

患者法律素质的高低，与整个社会的医疗文明程度息息相关。公民整体的法律素质影响和决定着依法治国的进程，患者法律素质也是依法治国的基础。因为，社会公民都可能成为患者，患者法律素质与国民整体素质水平之间存在相关性。同时，一般患者都缺乏系统的医学教育和法律教育，这就需要国家和社会对患者法律素质教育给予重视，加大对患者法律素质教育投入，同时也需要社会要素积极介入，为患者法律素质教育的顺利开展奠定社会基础。

患者法律素质公众教育是提高患者法律素质的重要途径和有效手段。从患者的个体角度而言，为了安全、顺利就医，患者应具备一定的法律素质；作为理性的患者而言，一旦发生医疗纠纷、医患矛盾，为了能够理性地认识疾病与疗效，患者也应具备一定的法律素质。法律素质已经成为现代患者不可缺少的素质之一。没有患者的进步就没有国家医疗卫生事业的进步与发展，而且国家医疗卫生事业的进步与发展、社会的安定与和谐都体现出了对患者法律素质提升的迫切需要。为提升患者法律素质，患者法律素质公众教育是一个行之有效的途径。患者法律素质公众教育的最终目的是通过教育的方式，使患者掌握一定的法律知识，提升法律意识，形成法律素质，培育法律信仰、法律情感，以及加强培养对医学法学和医学哲学问题的理解、领悟及理性思维的能力，最终实现能够在就医过程中运用法律手段维护自身的合法权益。

4. 患者沟通素质

沟通是人与人之间、人与群体之间的思想与感情进行传递和反馈的过程。沟通是人们分享信息、思想和情感，以求思想达成一致和感情通畅的过程。沟通过程不仅包含口头语言和书面语言，也包含形体语言、个人的习气和沟通方式，还包括物质环境——赋予信息的任何物质、事实或数据。沟通涉及的活动包括商讨、座谈、交流、劝说、教授以及谈判等。沟通素质是指人类社会中个体与个体之间正常交往时不可或缺的心理品质。

患者沟通素质是指患者在就医过程中所具备的相融、相通、和谐、共进的心理品质。良好的患者沟通素质体现在患者具有良好的沟通能力上。患者沟通能力包含着表达能力、倾听能力和设计能力（形象设计、动作设计、环境设计）。患者沟通能力是患者个人素质的外化形式，它关系着患者的知识、能力和品德。良好的患者沟通能力，有利于患者在就医过程或者发生医患纠纷时，找到矛盾的焦点，及时走出困惑，及时解决医患矛盾。

二、患者公众教育的意义

患者公众教育需要国家政府部门、社会团体、企事业单位和社会公众共同参与，探索患者公众教育的内容结构、工作机制，通过科学管理，优化社会资源配置，最终达到患者公众教育的理想成效。2018 年国务院颁布的《医疗纠纷预防和处理条例》第二十一条明确规定："各级人民政府应当加强健康促进与教育工作，普及健康科学知识，提高公众对疾病治疗等医学科学知识的认知水平。"通过患者公众教育，可以达到以下相应的三个目的：

（一）感知医学人文关怀，提升患者人文医学常识与技能

患者在接受公众教育过程中，其认知、情绪、感受、思维和行为浸润于医学人文关怀之中，使良性的患者具身认识和患者具身情绪得到引发；患者的身体、环境、活动和感受等因素受到患者公众教育的良性刺激，有利于其人文医学常识和技能的获得。患者感受上承患者具身刺激、患者具身认知和患者具身情绪，下连患者具身意识和患者具身行为，是患者公众教育过程中关注的中心。

（二）提高患者健康素养

德国哲学家黑格尔认为，一切都在感受中，如果愿意也可以说，一切出现在精神的意识和理性中的东西都在感受中有其起源和开端，因为起源和开端无非是指某物在其中显现出来的最初的、直接的方式。原理、宗教等只在头脑中是不够的，它们必须在心中、在感受中。患者公众教育使患者更好地认识疾病与健康的关系，回应患者的精神诉求，提升患者的精神面貌与增加健康知识，提高患者的健康素养。

（三）共建和谐医患关系

患者公众教育可以使患者理解医学与医生，理解医者存在的真正价值，通过

普及医学健康知识来提升患者理性就医能力;正确认识医患关系,理解到医患之间既不是买卖关系也不是契约关系,而是复杂的医学人文关系;从医护人员的角度,可以更好地体认患者感受、体察患者感受和体谅患者感受。

以上三个层次的患者公众教育中,核心是前两者。感知医学人文关怀,提升患者人文医学常识与技能,进而提升患者健康素养,是患者公众教育的主要目的。

第二节　患者公众教育的方法

患者公众教育的方法主要可分为传统的患者公众教育方法、信息化的患者公众教育方法和体验式的患者公众教育方法三大类。传统的患者公众教育方法主要通过电视、广播、报纸、电话、橱窗、科普活动、随诊、随访等形式实现;信息化的患者公众教育方法主要通过教育网站、短视频、微信、微博、虚拟医疗体验、互联网医院、APP、手机游戏等形式实现;体验式的患者公众教育方法主要通过公众体验医院、医生体验患者、情感交流会、家庭出诊、博物馆专题活动等形式实现。通过各种患者公众教育,能够引发患者良性的患者具身认识和患者具身情绪,提升道德水准,提高健康素养,并且在和谐的医患关系下,使医务人员能够更好地体认患者感受、体察患者具身认知和体谅患者具身情绪。

一、传统的患者公众教育方法

(一)电视

电视是电视台通过载有声音、画面和图像的信号传播作品的一种信息传播形式。由于电视节目的发展,节目类型复杂多样。患者公众教育涉及的电视节目包括新闻类节目、财经类节目、文化娱乐类节目(包括影视、综艺、娱乐咨讯等)、生活类节目和谈话类节目(深度访谈)等。电视凭借声音和画面形象,对新闻事件可以进行全方位、多角度、多层次的关照,可将其放在社会的大系统中,介绍新闻背景、分析新闻事实、推测发展趋势、揭示社会意义。患者公众教育类电视节目可以通过谈话形式,选择公众普遍关心的医疗热点问题,邀请医疗卫生领域的"公知",通过建立叙述系统,融宏观与微观、深度与广度为一体,阐明医疗热点事件的社会意义,引发电视节目受众的思考。医方也可以与电视台进行合作,主动提供医院人文特色建设内容。医方通过与电视台建立友好合作关系,不仅可以有效地、正面地宣传自己,打造自己医院的形象,而且可以用人文理念去感化患者。同时,制片人可以选材真实的案例,制作一些医疗题材的影视作品,展现医疗行为的真实流程,让公众对医院中紧张而繁忙的工作有切实的体会。

（二）广播

广播是广播电台通过无线电波或导线传送声音的一种信息传播形式。广播是靠声音来传播信息的。患者公众教育利用广播形式,通过播音员对人文医学科普类专业知识和技能的消化、吸收、认识和演绎,从而对公众理解、接受科普知识与技能提供帮助。广播以声音为传播特色,其魅力还在于,适合所有具有听觉的患者,无论患者年龄大小、文化程度高低。广播还有可移动性和便携性。患者可以随时随地、方便地从广播中了解最新的医疗健康信息。广播是靠声音来传播信息的,好的主持人主持患者公众教育栏目的风格、对患者公众教育内容的把握,能提升患者公众教育栏目的吸引力;而他们对患者公众教育内容的再创造、再提高,融进了自身的认识,能对患者加以引导,对患者认识、理解、接受医学科普知识会产生很大的影响。广播所能传播的患者公众教育的内容可以有基本医学常识、健康产品推介、卫生保健手段、医疗科技水平等。还可以开设互动栏目,通过与患者的对话互动来拉近双方关系,从而使患者具有切实体验的感觉,通过具身刺激,体察具身认知。新型的车载广播适合在家庭氛围下进行健康教育广播,家庭成员在收听、讨论的过程中持续关注患者公众教育话题,接受医学科普知识的能力得到加强。

（三）报纸

报纸作为公众传播的重要载体,是以刊载新闻、时事评论为主的定期向公众发行的印刷出版物,具有反映和引导社会舆论的作用。患者公众教育中,通过报纸可以设置人文医学基本常识相关的特定的患者公众教育内容相关栏目;可以开设患者公众教育专栏,将卫生保健知识、医疗机构信息、医疗科普知识、卫生服务简介等人文医学知识内容进行定期推广;也可以组织一些人文医学基本常识讨论专版,鼓励患者积极投稿,发表自己的见解和观点,从不同角度发表患者的看法;还可以开展辩论板块,给患者公众教育加入一些娱乐元素。

（四）电话

电话是通过电话机传递和接收电信号来双向传输话音的一种信息传播形式。通过电话通信可以实现声能与电能相互转换,并利用"电"这个媒介来传输音频、视频。患者公众教育中,以医务工作者为主体的教育机构或团体,通过电话访谈的方式与患者进行广泛接触和交流,他们可以以家庭为单位,了解患者在生活中可能存在的问题以及生存状况,传播患者公众教育的人文医学基本常识和健康的生活理念。未来还可以将人工智能与电话的基本功能进行结合。相较于人的记忆,人工智能的信息存储与对大数据的处理会在未来占据主体,患者公众教育可以利用人工智能进行监测,与患者交互健康信息,再借助社会工作者所能够提供的交流与情感抚慰,可以使患者公众教育的效果更佳。

（五）画册

画册是图文并茂的一种信息传播方式。画册作为患者公众教育的宣传手段是具有高影响力、高利用率的。一般画册包括图形构成、色彩构成和空间构成三要素。信息传播方面,因为画册够醒目,能让人一目了然;因为画册可以配有精简的文字说明,所以相对于单一的文字、图册,画册具有较强优势。在患者公众教育中,通过画册醒目、明了和精简的文字说明,能让患者一目了然,产生具身刺激,提升患者具身认知。画册是患者公众教育图文并茂的一种理想表达,一本优秀的患者公众教育画册,应该给人以医学人文艺术的感染、医学人文实力的展现、医学人文精神的凝练。

（六）橱窗

橱窗是指通过外形类似窗户的宣传栏进行信息传播的一种形式。患者公众教育中运用橱窗,通过视觉手段为患者提供人文医学常识的视觉体验,可让患者公众教育更有趣、更完整,并研究出吸引患者延长接受患者公众教育的时间。患者公众教育通过橱窗宣传具有三点优势:一是真实性,通过道具、色彩、灯光、文字、图片等手段,将人文医学常识显示出艺术性美感;二是变化性,橱窗空间虽小,但它同样具有上下、左右、前后三度空间的层次变化,能容纳患者公众教育的物品;三是适应性强,能适应季节气候的变化,适应患者心理的变化,适应患者公众教育的要求,另外还可以根据患者公众教育的主题变化,及时调整橱窗广告的内容。通过制作相应的公益橱窗广告,可以具体形象地介绍患者公众教育的理念。医院可以通过橱窗展现其人文特色与经营理念,普及人文医学常识与健康、保健措施的知识等。

（七）科普活动

科普活动是以开发公众智力和提高素质为使命,以科普为主题开展的一种有组织、有目的的群体性活动,旨在向公众普及科学技术知识,倡导科学方法,传播科学思想,弘扬科学精神,是促进公众理解科学的重要渠道。患者公众教育中,科普活动用以动员患者参与人文医学常识与技能的学习与培训,提升患者的卫生保健能力,提高患者人文医学常识和健康素养。患者公众教育的科普活动可以通过成立专业的科普协会或组织开展,利用患者普遍能够接受的专门的载体和灵活多样的宣传、教育、服务形式,适时、适需地传播医学人文精神、人文医学知识,实现患者公众教育专业化内容的广泛扩散、转移和形态转化,提高患者的人文医学知识与健康素养,从而实现良好的医患关系。患者公众教育组织推动的科普活动可以联合地方政府和社区委员会、商业团体等举办患者公众教育的相关活动,比如科学论坛、健康产品推介会、义诊会、运动会等。

(八)随诊

随诊是指医疗机构的医务人员根据患者病情,并结合诊断治疗、临床教学和科学研究等方面的需要,对离院后的患者约定定期或不定期来医疗机构复查,或医生主动到患者家中访视,或用电话、信件、邮件方式调查了解病情转归或进行健康指导而主动联系患者的过程。患者公众教育可利用随诊这个途径,并将其与电话访谈、人工智能技术相结合,共同来监测患者的病情转归或是预后处理情况。通过随诊,可以适当减轻患者交通、经济等方面不必要的负担,同时可以利用搜集到的患者相关病情信息,完善患者的居民健康档案。

(九)家访

家访是家庭访问的简称,是进行个别家庭教育指导的一种常用的有效方式。患者公众教育中,通过家访可以了解每一个患者的家庭状况、生活环境和患者的健康素养,还可以掌握患者家庭陪护的真实状况;通过家访也可以帮助患者家庭树立正确的健康理念,解决家庭陪护方面的一些困惑,增强患者及其家庭成员的责任意识和信任度,使患者及其家庭成员主动参与到健康管理中,使患者更好、更快地恢复健康。患者公众教育的家访与随诊不同,家访的教育主体主要是社工、家庭医生以及居委会等组织和个人。患者公众教育的家访与随诊相结合,可体现出医疗、预防与康复相结合的健康养护理念。为了更好地开展患者公众教育,社区可以家庭为单位建立社区居民的健康档案,按照健康状况进行分级管理,合理安排家访。家访是患者公众教育的一项重要内容,它是连接社区和家庭的重要纽带,是增进社会关系和医患关系的重要桥梁,是提高患者公众教育效果的重要途径。

二、信息化的患者公众教育方法

（一）网站

网站是指在因特网上根据一定的规则，使用标准通用标记语言制作的用于展示特定内容的相关网页集合。简单地说，网站是一种信息组织、存储、传播与沟通工具。患者公众教育中，患者可以通过健康教育网站来发布自己的健康需求信息，也可以通过网页浏览器来访问健康教育网站，获取自己需要的健康需求信息或者享受互联网提供的智慧医疗服务。健康教育网站主要提供健康知识和发布医疗机构的医疗活动、门诊排班、专家介绍和宣讲会等信息。健康教育网站通过开设互动交流版块，可以与患者进行实时交流。患者公众教育中，可以设置网上工作室，通过设置多个不同的专题栏目，包括医院科室排行榜、专科动态、查医问诊等，不仅可以实时搜集和发布各类健康信息，而且可以方便地宣传各种患者公众教育活动。

（二）短视频

短视频即短片视频，是一种新型的互联网内容信息传播方式，一般是在互联网新媒体上传播时长在几分钟以内的视频传播内容。随着移动终端的普及和网络的提速，短平快的大流量传播内容逐渐获得社会移动终端用户的青睐。患者公众教育中，健康主题的短视频可以在各种新媒体平台上播放，高频推送。患者公众教育中，短视频的内容可以融合人文医学技能分享、医患关系热点、医学专家访谈和健康知识传播等主题。患者公众教育的短视频，可以单独成片，也可以制作成系列栏目。通过健康医疗知识短视频，向患者进行公众教育，可以宣传人文医学常识和健康就医理念，加强医患的交流，拉近彼此间的距离，消除一些思想观念和知识水平上的隔阂和误解，促进患者理性就医，减少医患纠纷，缓解医患矛盾。

（三）微信

微信是为智能终端提供即时信息传播服务的免费应用程序，可实现跨通信运营商、跨操作系统平台的信息传播。患者公众教育中，通过语音短信、视频、图片和文字，可以传播人文医学常识与技能。微信作为即时信息传播服务软件，依据其衍生的人文医学专家或健康管理的微信公众号、小程序等，可以推送患者关注的基本人文医学常识与健康保健措施，提升患者健康素养。比如患者公众教育过程中，可以开发"个人医生"的小程序，利用移动采集到的患者运动数据实时辅助分析患者个人的健康水平;也可以通过设置与健康管理专业人员的微信公众号进行关联,实现健康知识交流与问诊咨询服务;还可以通过设置小游戏程序,模拟就医过程与实景,提高患者就医体验的获得感。

（四）微博

微博是一种基于用户关系,分享、传播以及获取信息的社交网络平台。微博发布信息速度快,传播信息效率高。患者公众教育中,通过微博,患者在获取人文医学常识或技能时,具有很强的自主性、选择性,患者可以结合自己的具身刺激、具身认知等人文医学知识背景,依据兴趣偏好,决定是否采纳微博内容。患者公众教育中,微博主体发布人文医学常识与技能的吸引力强,则会使患者更感兴趣,关注该微博的患者人数也越多。患者通过这种关注机制,可获得、分享简短实时的人文医学常识与技能。微博所能够传播的健康知识是十分广博的,从健康的心态到良好的体态、最先进的健康科技等,其传播效果也是不容忽视的。

（五）虚拟医疗体验

虚拟体验是一种虚拟现实技术,是通过计算机仿真系统创建和体验虚拟世界的一种信息传播方式。患者公众教育中,可利用计算机仿真系统生成一种模拟医疗环境。通过模拟医疗环境,创建一个融合多源信息、交互式的三维动态视景和实体行为的系统,使患者沉浸到该模拟医疗环境中。虚拟医疗体验也可以利用头盔显示器把患者的视觉、听觉封闭起来,产生虚拟医疗视觉,同时利用数据手套把用户的手感通道封闭起来,产生虚拟触动感。模拟医疗环境采用语音识别器让患者对接受的操作命令做出响应,头、手、眼均有相应的跟踪器追踪,使患者有一种身临其境之感。虚拟医疗体验系统有基于头盔式显示器的系统、投影式虚拟现实系统,也可以据此开放基于可穿戴设备、物联网的虚拟医疗体验手机游戏等。

（六）互联网医院

互联网医院是指作为实体医疗机构第二名称的智慧医院,以及依托实体医疗机构独立设置的智慧医院。互联网医院是在传统医院和诊疗理念上的拓展,要求患者拥有足够的人文医学常识和健康素养以及自信心来进行自我病情识别、自我诊断和自我治疗。互联网医院与患者公众教育要达到的效果有所重合,互联网医院传递的是一种新的诊疗理念,对于患者的医学知识和认知水平要求较高。

（七）APP

APP 是应用软件英文"Application Software"的简称。APP 是用户可以使用的各种程序设计语言，以及用各种程序设计语言编制的应用程序的集合，分为应用软件包和用户程序。一般情况下，APP 更多的是指应用于移动设备中的应用软件。患者公众教育中，可以通过 APP 满足患者大部分健康信息需求，增强患者人文医学常识，提升患者具身认知。APP 作为新兴的、易于被人们接受和使用的应用软件，在患者公众教育方面可以实现患者公众教育网站的相关功能，比如健康知识发布、远程挂号、远程问诊等。除此之外，更具有人群针对性和信息的综合性，为不同疾病、不同需求、不同年龄、不同地区、不同经济水平的公众提供合适的人文医学常识教育和健康信息推送。同时与患者公众教育相契合的还有一些健康监测、养生、美容、运动等类别的 APP，可以将这些整合做出专属于患者公众教育主题的 APP。

（八）手机游戏

手机游戏是指运行于手机上的游戏软件。随着智能手机的迅速普及与网络技术的快速发展，基于移动互联网的手机游戏已经成为移动终端的一种主要应用。患者公众教育中，通过将人文医学常识嵌入手机游戏中，可以增加患者的虚拟就医体验，使患者能够更好地认识疾病与健康、医学与医生，更好地看待医疗行为，处置医患关系，提高自身的健康素养。

三、体验式的患者公众教育方法

（一）公众体验医院

公众体验医院是指通过在社会公众的各个群体中选取部分具有代表性的患者来医院体验各方面的服务，并听取相关人文医学常识介绍与学习医疗卫生保健技能等。患者通过体验生动、现实的医疗环境，能够了解基本的人文医学常识和医疗卫生保健技能，提升医学认知水平，而且可以通过患者在社会公众中的良性传播，进一步提升医院的形象与知名度。

（二）医生体验患者

医生体验患者是指医务人员换个身份角色，从患者的具身刺激、具身认知出发，提出对于医务人员在人文关怀方面的基本要求，同时增强医生对于自身工作状态的理解以及对于患者具身反应的认识。医生体验患者的内容，可以从患者就诊问诊、挂号、就医、检查、取药和随访等环节，体验患者在就诊治疗、检验检查和护理服务过程中的具身感受。通过医患角色的转换，医务人员体验患者的医患沟通与交流过程，实现医患共情，达到医患双方相互体谅、主动交流、合作共进的效果。

（三）情感交流会

情感交流会是在患者中建立情感交流的谈话会，可由社会工作者引导，通过具有相同或相似具身刺激、具身认知的患者相互交流与互相帮助，克服对于疾病的恐惧，促进患者配合诊断、治疗，与医生多交流、多互动，建立信任、和谐的医患关系。患者这一公众教育中，利用情感交流会，实现患者这一公众教育主体通过解答疾病的疑问与恐惧，建立对疾病的正确认识，维持患者与他人、社会的良性联系。

（四）家庭出诊

家庭出诊是指通过改变家庭医生问诊方式，让家庭医生去患者家中出诊，将患者家作为诊室、病房，利用家庭医生与患者较为熟悉、亲近的关系，在出诊过程中亲身说法，向患者以及家属普及一些基本人文医学常识和卫生保健措施。家庭出诊的形式，有利于拉近医患双方关系，建立信任基础以及实现人文医学常识与技能的传播。同时，在家庭出诊的模式下，可以提高医疗服务的针对性与可及性。

（五）博物馆专题活动

博物馆兼具研究、展览、教育三种功能，通过医学专业博物馆，可以启发患者了解与掌握人文医学常识与技能。医学专业博物馆通过对不同年龄人士提供高质的教育以及文化活动，促进患者了解人文医学的历史、发展，熟悉医疗卫生保健等方面的内容。博物馆专题活动的开展不仅仅实现了人文医学常识的教育，还可以拉近普通患者与专业医学的距离。

无论采用哪种患者公众教育形式，在进行患者公众教育的过程中，需要区分不同患者的实际情况而实施针对性的患者公众教育。对于重病的患者要有切实的关怀服务，比如面对癌症患者，由蔚蓝丝带关爱癌痛患者协作组持续帮助癌症患者有效控制疼痛，并在整个癌症诊疗过程中始终给予关注。针对重病患者，患者公众教育中还需要备有专业的精神抚慰师，持续关注患者的心理状况与情绪变化，倾听患者内心的真实想法，给予专业的心理帮助。对于轻症患者，首先要消除其对于疾病的恐惧，灌输疾病的相关知识以及保持健康状态的生活方式。患有艾滋病、性病等疾病的病人一般会讳疾忌医，在对他们实施患者公众教育时,需要打破歧视,使这些患者能够得到及时治疗,同时要重点加强卫生与性教育。

患者公众教育需要分层次进行。公众由于年龄、教育水平、所处地区、宗教信仰、生活习惯等方面存在差别,需要为之提供分层次、分地区、分情况、分阶段的教育活动,必要时还可以与家庭教育、学校教育相结合。

"有时去治愈,常常去缓解,总是去安慰。"患者公众教育的内容除关注人躯体的健康外,还应该关注公众的心理与社会适应性上的健康,教育的过程中要尊重公众自身价值、心灵、精神以及情感。患者公众教育过程就是医学人文意义的延伸过程,即尊重个人的自身价值,关注人的精神生活,尊重人对医学的理性思考,使个人能够解放个性,达到身体、心理以及灵性上的健康状态。

第三节　患者公众教育中的医学人文关怀

关怀理论的代表人物内尔·诺丁斯认为,如果一个人注意到某人的想法和利益,他就会开始关怀这个人。通过患者公众教育提升患者人文医学常识与技能,提升患者理性就医水平,是关注和满足患者的需要,体认和体贴患者的感受,符合患者根本利益的行为,从这个意义上说,患者公众教育是医学人文关怀的方式。那么,在患者公众教育中,如何体现医学人文关怀呢? 可以从对患者公众的知、情、意、行四个方面予以关注。

一、匡正患方认知错位

患者公众认知是其心理活动和行为的向导,认知的错位,将导致情感、意志和行为的偏差。患者认知的困惑不仅来自于知识结构和背景,而且受社会的、体制的和医方不良行为的影响。患者公众的这些认知错位主要有对医学技术和诊疗效果期望过高,对医方信任度较低,对就医伦理和法律、患者义务了解甚少和就医观念等方面的认知问题。匡正,此时是一种关注,是一种关怀。

（一）匡正对疾病过程复杂性的认知错位

由于缺乏相应的知识背景,在治疗效果不理想的情况下,患者及其家人很难认同其客观的原因在于疾病过程的复杂性。患者一般对于如个体差异、症状不典型、疾病假象、疾病无症状等表象层次的复杂性难以理解,而对于疾病内在的复杂性如病因、病理,对于疾病的过程变化发展的复杂性等知识则更为缺乏。

（二）匡正对医学水平渐进性的认知错位

医学的发展是一个渐进的过程,在不同的分支和不同的病种方面,其成熟度不均衡。对相当一部分疾病,医学干预力度有限,甚至对一些疾病至今仍束手无策,而患者公众对此缺乏认识。

（三）匡正对误诊误治难免性的认知错位

从医学目前所处的水平而言,诊疗效果具有或然性;从一个医生的成长过程来说,误诊误治具有必然性。临床医生的成长过程,某种意义上是从误诊较多到误诊较少的过程。但是,部分患者公众无法认同这一点,尤其是当误诊误治成为现实发生在自己身上时。如在医疗确诊率为70%左右这个问题上,国内外医学界意见一致,认为各种急重症抢救成功率在70%~80%,相当一部分疾病原因不明、诊断困难,甚至有较高的误诊率、治疗无望。在很多情况下,疾病的治疗过程和结果存在成功与失败两种可能,相当一部分患者公众对此缺乏基本的知识,对误诊误治无法完全避免的医学现象坚决不予认同,对医疗效果期望过高,从一开始就埋下了医患纠纷的伏笔。对此,要通过各种教育途径解说医学的复杂性和患者个体的差异性,让患者公众对诊疗效果的期望值回归理性阈值。

（四）匡正对维护自身权利的认知错位

患者懂得维护自身的权利,如知情权、选择权,无论对患者个人还是对医学,都是一种进步。但是,由于患者医学专业知识的阙如,在维护患者权利的时候出现认识误差,往往与其根本利益相左。如临床遇到气管异物的患孩需要立即施行气管切开造瘘术,而患孩的母亲因不了解手术的必要性而不同意手术,其结果恰恰是患者最根本的权利——生命权的丧失。

在患者公众的伦理、法律、义务认知与责任的问题上,媒体、社会公众和患方群体对此的认知有一个基本前提,那就是患者是弱势群体,如果遭遇医患纠纷,应当追究道德和法律责任的对象是医方。发生医疗纠纷时,医生或医院都成了被谴责的对象,而患者、患方的道德责任却被淹没在泛滥的同情中。当患方失去了道德责任的负担与法律责任的压力,不能平等地承担社会道德责任,遵循法律法规,那么,部分患方违背伦理、法律的要求,拒不履行患方义务的行为就成为必然了。患者公众教育的任务之一就是要从认知上扭转这一局面,讲清、讲明、讲透患者公众应依循伦理要求、遵守法律规定以及履行患者义务与享有患方权利的一致性,改变部分患者公众只要权利、不讲义务、不讲伦理、不讲法规的不良状态。

（五）匡正对医患关系的认知错位

医患关系是医学实践中最基本的人际关系，是特定时间空间条件下、特定的情景中形成的人与人之间的关系。医患关系具有多方面的内涵，如医患关系的平等互动、医患关系的人文属性、医患关系的经济制约、医患关系的道德境界、医患关系的法律底线、医患关系的文化背景等，这些内容之间相互联系、相互作用。任何割裂其联系的认识，强调一方而否认另一方的观点都是片面的。患者站在一己的立场上往往不能全面地把握医疗和医疗关系。易出现的认识偏差往往是片面强调对患者有益的方面而割裂医患共同体之间的联系。这种认识的局限有时受到伤害的正是患者自己，如片面强调知情同意权而不认同在必要时患者权利的让渡，在危急状态下，有时会贻误救治。患者公众教育要使患者明白：医学的每一个成功都是患者的福音，病魔的每一次得手都是医学的憾事。患者用戒心筑起壁垒，使医生心怀疑虑，被隔断的会是医生向顽症的冲击；舆论用关注构成压力，使医生瞻前顾后，失去的将是患者的生命和健康。医生的工作不仅需要专业知识和技术条件的支撑，更需要患者认同和鼓舞的目光。患者当配合医生，理解医生，放弃成见，善意度人；要支持医生，信任医生，尊重医学规律，尊重医生人格。医患双方是天成的共同体，从戒备、对峙走向理解、合作，走向和谐通融、主客合一，是医患关系由觉醒达至觉悟境界的必由之路。

二、传授患方须知的德与责

通过各种条件和方法，向全社会、全体患者公众传授患者公众应该知晓的德与责，让患者公众知晓就诊过程中什么是可为的、什么是不可为的，是患者公众教育体现医学人文关怀的主要内容。

（一）患者之德

患者道德是患者在疾病状态下所表现出来的思想品质、人文素质、修养境界、就医态度和遵医行为的总和。简单地说，是指在医疗过程中调整患者行为的规范和准则。患者道德的基本要求是：

（1）及时就医。病患是一个影响他人的社会事件。作为社会成员，患者要从全社会成员的共同利益出发，为社会公共利益着想，及时寻求医疗帮助、解决病态。这是患者的社会责任，也是基本的患者道德要求。特别是传染病患者，及时治疗、控制传染不是单纯的患者个体利益、医院利益的问题，而是涉及全社会及子孙后代健康的社会道德问题,因此,及时就医是珍爱生命、崇尚公德的表现。

(2)规范就医。依循社会公认的规范医疗方式,以免造成医治上的延误和损失,是维护社会秩序和社会安定的基本要求,也是患者道德准则的要求。遵守医生的正确医嘱,接受必要的检查、服药、注射、手术,改变不利健康的嗜好、生活习惯及不良人格特征,既是对个人负责,也是对全社会公共利益负责。

(3)遵章就医。遵守医院的公共秩序和各种规章制度,在维护社会的整体利益的同时维护患者个人的利益;远离和拒绝破坏医院规章制度、损坏医院公共财物、伤害医务人员的恶劣行为。

(4)理性就医。尊重和理解医务人员的劳动,尊重医学科学,理解医生是高风险、高技术、探索性的职业;理解医学的局限性、误诊误治的难以避免性;积极进行医患沟通,遵法处理医患分歧。

(二)患者之责

患者之责是指患者在就医行为中应当履行的责任,也称为患者义务。中华医学会医学伦理学分会提出的患者责任包括以下五项内容。

(1)提供与疾病有关真实情况的责任。真实地提供病史、治疗后的情况(包括药物的不良反应);不说谎话,不隐瞒有关信息,不故意隐瞒或夸大病情;保存和提供旧病历资料和检查结果。

(2)遵从医嘱,配合诊断和治疗的责任。配合医生的诊断、治疗工作;遵循医嘱,接受必要的医学检查和治疗方案,服从护理人员的管理。

(3)爱护个人身体,积极恢复健康的责任。改变自己不安全的、不健康的、危险的行为(例如吸烟、贪食、不锻炼、无保护的性行为等),使自己不再成为患者,尤其是不成为"不治之症"的病人。

(4)遵守医院规章制度,维护医院秩序,尊重、爱护、支持医务人员的责任。医院的各项规章制度是维护患者利益的可靠保障,是患者必须要履行的责任。违反医院规章制度,往往会引发严重后果。患者应尊重医务人员人格,配合和支持医务人员的工作。

(5)交纳医疗费用的责任。在尚未实行免费医疗制度的情况下,交纳相关费用是患者必须履行的责任。自觉按规定交费是保证患者正常治疗的客观需要。

(何小菁)

参考文献：

[1]赵盼盼,钱东福,刘虹.江苏省三级医院患者公众教育现状调查[J].中华医院管理杂志,2018(11):922-926.

[2]黑格尔.法哲学原理[M].范扬,张企泰,译.北京:商务印书馆,1961:164.

[3]郭清秀.试论患者就医道德[J].医学与哲学,1987(9):40-41

[4]李家伟,景琳,杨莉,等.道德责任视角下患者不良就医行为研究:现象及对策[J].中国医院管理,2011,31(10):44-47.

[5]王亮,李梅君,张新庆.暴力侮辱伤医状况的调查分析[J].医学与哲学,2014(9A):47-49.

第十二章　医院人文管理与人文医院建设

医学的发展历史一直都伴随着人文的发展,医学的本质属性之一就是其内在的人文性,在近代医院向现代医院的转变过程中,不仅表现为现代管理理论向医院管理的广泛渗透、影响和迅速发展,而且在医疗服务供求关系及优质医疗资源稀缺的背景下,要求人们重新审视医学和医院管理的目的。将人文融入医院管理全过程,不仅是医院人文建设的内在需要,也是现代医院管理的发展趋势。

第一节　医院人文管理的概念、地位和作用

一、医院人文管理的概念

（一）管理与人文管理

把管理作为一门独立的学科进行系统研究,只有一二百年的历史,但管理实践却与人类的历史一样悠久。自泰罗和法约尔开创管理学以来,学术界从不同的视角对"管理"进行了不同的定义。如法约尔认为管理是由计划、组织、指挥、协调及控制等职能为要素组成的活动过程。彼得·德鲁克则认为管理是一种以绩效、责任为基础的专业技能。郝伯特·西蒙则以提出"管理就是决策"而闻名于世。国内学术界在综合研究多种管理定义后,目前为大多数学者所接受的管

理定义是："为了有效地实现组织目标,由专门的管理人员利用专门的知识、技术和方法对组织活动进行计划、组织、领导与控制的过程。"[1]

由于市场经济诞生于西方,西方管理思想发展迅速,经历了科学管理、行为科学到现代管理思想林立阶段,其发展趋势是不再局限于人的经济性,而是越来越全面地认识人,认识人所具有的人文性,全面质量管理、人本管理、学习型组织等理论都或多或少涉及人的人文性。纵观 20 世纪的百年管理史,可以将其划分为五个阶段,即"以绩效为中心的科学管理,以人本为中心的行为科学管理,以技术为中心的现代管理,以东方文化为中心的柔性管理,以及以流程整合为中心的创新管理"[2]。人文管理是融合东方伦理型管理、西方法理性管理、管理心理等为一体的创新管理,正如托夫勒所言,"西方管理文明如果没有东方哲学的注入,是没有灵魂的;而东方文明如果没有西方科学文化的注入,就会缺乏科学支撑,缺乏制度效应"。[3]人文管理本质上是管理创新,其使命是实现人的自由和全面发展,追求人与人、人与自然以及人与自身的和谐。人文管理通过整合资源,创新需求,以人本身的价值为出发点,其管理特征必然体现为:与人之间的亲密特征;尊重、理解和欣赏的特征;沟通协作的特征;人与自然和谐共生的特征;人与自身身心健康、和谐的特征。

(二)医院人文管理

医院人文管理是以医学人文理念为核心,对医院管理理念、流程、制度和运行机制进行整合和改造的创新管理,是人文管理理论在医院管理的具体体现和应用,是彰显医学人文本质为基本特征的医院管理路径。

医院人文管理不同于企业人文管理,就企业管理而言,企业人文管理多处于理想状态,绝大多数企业无法克服企业的人文目标与经济利益之间的分歧,更多倾向于将人文管理作为实现企业经济增长和管理优化的手段,容易与企业的人本管理混同。而医院本身并不等于企业,尽管借鉴和使用了企业管理的先进经验,但公立医院的管理本质上属于公共管理的范畴,正是医院管理本身应当具有公共性、合法性和效率性的价值特征,才使得医院人文管理从理论到现实不仅有其必要性,而且具有现实可行性。医院人文管理本身体现了公共性的价值特征。公共性是现代公共管理首要的规范性取向。[4]医院人文管理的"公共性"应当体现为两点:一是以公益为目标,公立医院的公益性体现的是所有合法公民的利益,而非某一个或一些阶层的特殊利益;二是要求民主参与价值在公共管理过程中的实现,医务人员包括患者等应当以多种形式参与医院管理。

医院人文管理本身体现了合法性的价值特征。医院人文管理的目标不仅体现为公共性，而且必须与社会的认同、价值观和法律的原则保持一致，具有合法性。合法性将对医院管理在权利义务和社会责任方面产生约束，不仅为医院带来良好的医疗秩序和效率，同时还体现了社会的公正；不仅保持了医院价值的正当性，而且使得医院绩效实现其公益性具有高效率。

医院人文管理本身体现了效率性的价值特征。医院管理的目标之一正是研究如何将有限的医疗资源进行高效的使用以实现组织目标。只是医院人文管理的效率性价值特征并非仅限于一般经济效率的理解，而是在实现医院人文管理目标即公益性前提下的效率。在这一层面上来理解，医院管理者及医务人员不应仅认为有效率的管理才是合人文的，而应是合人文的管理才是有效率的。医院人文管理的效率一般体现在两个方面：一是组织取向，即组织效率；二是结果取向，即管理效率。医院组织效率是通过内部管理和资源的内部配置而实现的效率，为医院提供高质量的医疗服务及实现人文管理目标创造了前提；而医院管理效率则侧重于组织外和服务对象，从结果上看体现为医院高质量医疗服务及人文管理目标实现的效率。

二、医院人文管理的地位和作用

人文管理是在"人本来该是什么"这个本源问题解决以后，能够在实践中真正实现"把人当人"的管理理念和哲学[5]，它是以信任和互利为基础，形成医患之间、医院与社会之间的良性互动的管理模式。医院人文管理不仅有克服市场失灵和政府失灵的优势，而且有助于克服医院单纯逐利和偏离公益性的发展方向，回归医院管理的人文本质。

医院人文管理的作用机制体现在医务人员和患者两个方面。一是医院内部管理应以员工为根本，强调对医务人员的尊重、理解和欣赏，为医务人员提供精神和情感支撑，通过医院人文管理使员工的自我受到肯定、价值得以实现、人性获得升华；二是医院医疗服务应以患者为中心，强调对患者生命的尊重和关爱，将人文关怀和人文服务贯穿于整个医疗服务过程的始终，真正实现为患者健康服务的宗旨。医院人文管理的作用机制是把人文作为管理目的而非手段，超越了医院的人性化管理和人本管理。

（一）有利于患者权利落到实处，真正实现患者利益至上的管理理念

患者的道德和法律权利不能仅仅停留在语言和文字上，也不能作为装饰医

院的物品,只有将人文作为医院管理的出发点和归宿点,才能真正将人文融入管理之中,真正实现患者的各项权利,实现医院患者利益至上的管理理念,这是人文管理与人本管理区别的试金石。否则,医院人文建设始终在人本管理的视域里,只能成为实现医院经济利益的手段,当医学人文与经济利益发生冲突时,医学人文常常被抛弃。当然,人本管理视域下的医学人文建设相对于忽视医学人文建设的医院来说还是具有极大进步性的。同时,人文管理也要培养患者的参与精神和权利意识,培养患者尊重、理解和信任医务人员的公民精神。

（二）有利于医院管理模式的创新,实现经济效益和社会效益的统一

医院人文管理并非简单地理解为回归计划经济时期以公益性为主导的医院管理,那是对医院人文管理的误读。经历了传统行政模式下的医院管理、市场经济下企业化式的医院管理发展阶段后,公立医院管理正在经历"何为公益性"的反思,这与公共管理中对传统公共行政"效率至上"观念的批判和反思是一致的。医院人文管理作为创新管理,是对传统行政模式下公益性为主导的医院管理的继承和批判,同时扬弃了企业化医院管理的优缺点,不仅实现了公益性的真正回归,而且进行了管理流程再造,以人文融入管理,以人文引领医院管理的公益性,以人文促进医院管理效率的提高,实现经济和社会效益的有机结合。

（三）有利于医务人员医学人文精神的养成,构建和谐医患关系

医务人员医学人文精神的养成不仅依靠医学人文知识的认知、教育和自我的人文修养,而且以人文为基础的管理制度、工作流程和环境氛围显得更为重要,这恰恰是医院人文管理的内在要求。正如我们要求医生的思维不能再停留于生物医学模式,我们对医务人员的评价也不能仅仅停留在技术因素的考核上,很难想象一个医疗回扣、红包和过度医疗盛行的医院能真正践行医学人文精神。正如经济学家阿罗所指出的,"医疗市场中医患双方处于信息不对称状态,从而使购买医疗服务出现很大的风险和不确定性"[6]。当我们在使用制度约束医务人员滥用私人信息的同时,也需要制度来肯定医务人员自身的价值,公开化和透明化地支付符合市场经济规律的合理薪酬。在医院人文管理的模式下,医务人员的医学人文精神与医院管理的人文目标有机结合、保持一致,提高了医疗服务质量,有利于达成和谐医患关系。

医院人文管理与人文医学的关系体现在:医院人文管理是人文医学在医院管理中的运用;医院人文管理是体现医学人文精神、落实医学人文关怀的体制保证。

第二节　人文医院建设

一、人文医院的涵义

人文医院是指医院在经营管理规范、综合实力增强的基础上,通过人文精神的弘扬,营造医院内部以人为本的人文环境,在对员工实施人文管理的同时激发员工的人文道德关爱,运用体现人文关怀的服务手段去解除病人痛苦的一种医院发展模式。人文医院建设作为进一步推动公立医院改革和发展的重要举措,是我国医院发展进入新阶段的重要标志。人文医院建设是文化建设的深入发展(高级阶段)和创新探索,其使柔性的医院文化和刚性的发展模式相融合,将文化建设落到实处,彰显医院的人文特性。

国内外医院人文建设理论与实践的研究基本上是基于医院文化建设的实践。国内从医院面临实际问题出发,创建"文明医院""平安医院""优质医院""现代化医院"和"人文医院"等;国外基于希波克拉底的《箴言》与《日内瓦宣言》,探索建立"患者至上""一切以患者为先""以服务达卓越""追求卓越""以人为本"和"患者第一,员工第一"的医院,突出以人为本,以患者利益为先。国内外医院管理者与实践者不断探索人文医学建设的理论与实践。文明医院是对医院在物质文明和精神文明建设方面的成绩进行的评估;平安医院是以创造良好的执业环境,改善医患关系为基点的评估;优质医院是"以病人为中心,以保障安全、提升质量、改善服务、提高效率"为主题的评估活动;现代化医院是从医院技术、管理、服务、设备、人才和文化等方面的现代化程度进行的综合评估。这些评估方式结合政府和医疗机构工作的重点,针对当时医院发展中面临的重点问题,从不同的角度选取了不同的评估内容,对我国医院的发展产生了重要的作用。但是针对当前医患关系紧张、医务人员职业倦怠的现象日益突出的严峻现实,医院管理者仍在不断探索医院管理的方向与路径。国外医院人文建设方面也在不断尝试与变革,如前文所述美国医院的"患者至上""一切以患者为先""以服务达卓越"和"追求卓越",日本与韩国医院的"以人为本",新加坡医院的"患者第一,员工第一"等,都是以人性化管理医院的理念指导医院管理实践,在一定程度上弥补了我国医院管理的短板,为我国的医院管理向人文管理方向发展提供了依据。然而国外的这些理念在运用到中国的医院管理实践中时,在适应我国医疗卫生实际环境,尤其是医院管理文化、人性化服务理念解读等方面,存在着难以本土化的问题。

二、人文医院建设的特征

公立医院的改革不仅需要改革体制和机制,更需要提升医院管理水平和医务人员的医学人文素质。良好的医院人文建设,不仅可以融洽医患关系,还可以增强医疗团队的凝聚力,提高医院核心竞争力,促进医院科学、高效的管理。医院人文建设可以说是进一步推动公立医院改革和发展的重要举措,是我国医院发展进入新阶段的重要标志。医院人文建设贯穿于人文理念、人文管理、人文服务和人文环境的每个环节和细节中。通过上述四个环节的紧密配合,最终保障"患者利益至上"的核心价值观的实现。人文医院建设是一种以彰显医学与医院组织的人文本质为基本特征的新型医院组织模式,是深化公立医院改革,彰显公立医院公益性质和人文性质的重要改革创新。因此,我们认为人文医院建设体现出以下几个方面的特征。

(一)人文医院建设体现医学使命

公立医院改革的指导思想是"坚持公立医院的公益性质,把维护人民健康权益放在第一位",深刻揭示了医院人文建设是解决公立医院改革深层次问题的重要举措。公立医院作为我国医疗卫生事业的主要力量,发挥着保护人民群众身心健康、防治疾病的重要作用。在市场经济的背景下,公立医院的改革和发展出现了技术主义盛行和趋利性张扬的令人担忧的危险倾向。紧张的医患关系已经成为影响社会和谐的重大民生问题。医学、医院、医务人员的形象受到社会公众的强烈质疑,学术界批评蜂起。医患矛盾是转型期社会矛盾在卫生系统的集中反映,其成因是多方面的,既有医疗服务自身的问题,也有体制机制、医疗保障、舆论监督和社会环境等方面的问题。要解决这个问题,从根本上讲需要从两个方面努力,一是要深化医药卫生体制改革,把人民群众关注的看病就医问题解决好;另一个是要加强医院本身的医院人文建设。

(二)人文医院建设彰显医学本质

医学的本质属性是社会性和人文性,医学的终极价值是医学人文价值。抽去医学的人文性,就抛弃了医学的根本。因此,医学是关爱生命的事业,人文精神是其本质内核,人文关怀是其基本职能。人文医院应以人文理念为指导,以人为工作主体,以人为服务对象,用内在的人文管理保障人文服务的实现。人文医院建设正是一种以彰显医学人文本质为基本特征的医院管理创新。[7] 从人文管理理念建树、人文素质的培养、人文技能的训练和人文环境的营造等医院人文建设内容不难发现,这些正是彰显医学人文本质的基本特征。医院开展人文建设,不仅可以融洽医患关系,还可以增强医疗团队的凝聚力,提高医院核心竞争力,促进医学事业本身的发展。

（三）人文医院建设突出医学关怀

医学是关爱生命的事业,人文精神是其本质内核,人文关怀是其基本职能;医院不仅需要提供良好的医疗技术服务,也是传递医学大爱的场所;社会需要的是德艺双馨、具有医学人文素质的医务人员,需要的是远离趋利性、走向人文性的医疗卫生服务。医院人文建设是一种以彰显医学与医院组织的人文本质为基本特征的新型医院组织模式,是深化公立医院改革,彰显公立医院公益性质和人文性质的重要改革创新。因此,医院人文建设进一步突出了医学关怀,使其成为推动公立医院改革和发展的动力,人文医院也将成为我国医院发展进入一个新阶段的重要标志。自 20 世纪 80 年代开始,我国将医院推向市场,迫使公立医院开始逐利经营,医院管理者虽然一直在探索一条良性发展之路,但无论是提倡"五讲四美",还是提倡"平安建设",都没有从根本上找到医院的发展之路。从人文医学的角度探索医院管理改革的方向与路径,从医院生态的角度提出人文医院建设在我国作为医院管理的阶段性产物被正式提出。现阶段有关人文医院建设的研究已经有若干家医院进行了尝试,但是不难看出这些尝试还处于初级发展阶段,并没有深入到医院管理的内核中。

我国对于人文医院的理念探索与实践尝试已经在医院管理中有所展开,各个医院从不同角度实践医院人文建设的相关内容,医院的服务模式和制度机制都有了重大变革。但人文医院的研究基本上以医院文化建设的实践总结为主,大都未跳出医院文化建设或人文管理的狭隘视角,距离国际先进管理水平还有差距,尤其是在推行人性化和个性化服务中还有很多不足之处。人文医院建设需要以全新的视角和系统的思考,深入探讨医院人文建设的内涵与特征,探索医院人文建设的标准与实施路径。

第三节　医院人文管理中的医学人文关怀

一、人文关怀：制约医院发展的瓶颈

中国古代把医学称为"仁术"，认为医学"非仁爱不可托，非廉洁不可信"。很长时间以来，社会对医疗部门的批评，主要不是医院的技术设备落后，也不是技术水平太差，而是由于医院过于看重经济、醉心于谋求增加医院的收入，许多病人因负担过重而看不起病。医院眼中只关注钱，自然也谈不上关爱病人。医院救死扶伤的形象、医生白衣天使的形象无形中在人们的眼中变单薄了。这正是产生医疗纠纷的重要原因，也是一个老问题。

老问题为什么今天却引起了人们的普遍关注？原因有三：第一是医学在经历了经验医学、近现代医学之后，其技术层面空前发展。现代医学完全是现代科学技术装备起来的医学，从诊断到治疗的各个环节，无不充满着技术，医生几乎离不开技术，医院也等于是技术堆积起来的场所，似乎有点像用技术装备起来的工厂。于是，在医院和医生面前，病人只不过是一个肉体的物质，活生生的有精神灵感的人消失了。医生越是精通科学的思维方法，就越有可能使他的心趋向于把人看作物。现代医学本身改变着运用医学的医生的人格，不断夺去医生对生命尊严的尊重。这就是说，现代的生物医学本身蕴藏着一种排斥人文精神的倾向。医学越科学，这种倾向就越突出。

第二是因为现代医学的迅猛发展，对身体和生命的干预愈来愈大、愈来愈深，几乎达到可以随意控制生命和死亡，可以人工复制生命、修饰基因、组装生命，可以制造与动物混合的嵌合体，这就威胁到人类尊严，威胁到生命的神圣性和不可欺凌性，并可能给人类带来难以预测的后果。特别是因为医学技术的高度发展及其对生命干预能力的增大，在医学界出现了一种盲目骄矜和恣意放纵，技术主义的思想影响广泛，认为医学可以为所欲为而毫无顾忌。这当然不能不引起人们的关注和忧虑，促使人们不能不考虑医学与人的关系。

第三是市场给医学带来了冲击。当今社会是一个市场经济的社会，医学要在市场经济的环境下生存，不仅要面对国内的市场，而且也面对国际市场。医学不可能拒绝市场，但医学接受市场也带来了许多负面效应，其中最突出的就是对医学目的和宗旨的冲击,对人和生命的冲击。什么是市场? 市场就是对最大利润的追求。"亚当·斯密宣称,当个人在追求他的私利时,市场的看不见的手会导致最佳的经济后果。"[8]

医学以追求最大利润为目标,其后果是不可想象的,也是最令人忧虑的。是钱重要? 还是人的生命和健康重要? 这就是当前摆在我们面前的问题,这也是医学人文性质为何引起人们普遍关心的原因。

二、医院人文管理中的医学人文关怀

医院人文管理中的医学人文关怀,是一个有待不断探索、完善与发展的课题。从目前我国许多医院所积累的经验来看,医院人文管理中的医学人文关怀至少应当包括以下八个方面的内容[9]:

(1)满腔热情的服务态度。即对待病人的态度热情、主动,有责任感,服务意识鲜明,处处能为病人着想,以病人为本。

(2)在全部诊疗工作中,为病人提供疗效好、损伤小、价格廉的最优服务,提供全人服务,即生理、心理、社会多方面的服务,使病人能在较短时间内恢复身心健康,使医学成为充满人性的医学。这是医学人文关怀最为重要的,也是病人最为盼望的。

(3)提倡使用适宜技术,不搞过度医疗,不搞重复检查,不滥用高新技术,尽力减轻病人的经济负担。

(4)重视和正确处理当今医学技术所面临的许多伦理社会问题。目前这方面的问题很多,如认识和处理不当,也会导致严重的人文缺失。如放弃治疗、安乐死、精神外科手术、辅助生殖与移植技术的伦理等,都无不与人文关怀密切相关。

(5)在医院服务程序上,即在住院、出院、病人生活管理、履行知情同意原则、对待医疗差错和处理医疗事故、医疗费用公开透明、病人在医院的行走路径、对待年老幼小等特殊病人等各方面,体现对病人的关怀,处处为病人着想。

(6)医院的管理制度和规章的制定要体现人文精神,并且以此作为规章制度的落脚点。如收费项目和收费标准、对待交不起钱的病人的处置、适宜技术与高新技术的运用、药品的选用等,无不体现出人文关怀精神的有无。

(7)合理安排医院治疗流程和病人在院内来往的路径。医院每天都充满着大量的人流、物流、信息流,病人为了看病需要在院内多次往返。如何把这

样一个庞大复杂的"流"安排得井井有条,使病人感到方便、舒适,是医院人文关怀的重要方面,也是医院管理的一大学问。医疗空间的虚实搭配,医疗流程的区域分布,服务窗口之间的路线便捷流畅,标识物的明确设置,以及不同科室的分布与衔接等,无不体现着人文关怀。近些年来,国外医院在这方面有许多改进,可供我们参考。

(8)人文精神和人文关爱的环境的营造,包括病房的布置、医院环境的美化等。当前,医院人文关怀中,改进服务态度、注意医师的沟通技巧、医院人文环境的营造、提高医师人文执业能力等已引起重视。但是对患者来讲,人文关怀最重要、最实惠的是为病人提供最优服务,不搞过度治疗,不滥用高新技术,尽最大努力减少医疗差错,以及在医院管理和各种规章制度方面,体现出对患者的关爱,为患者提供方便和低廉的费用。医院人文关怀的核心问题是坚持患者利益第一,在谋求医院与医生的利益时,不损害患者的利益,在两者间选取恰当的平衡点。当前某些医院在人文关怀的外在形式上做了很多努力,而且也得到患者的欢迎,但在医院利益上却是分毫不让,仍是设法多收,可收可不收的一律要收费,可少收的也要努力多收。同时在如何提高诊疗水平,缩短住院时间,降低医疗成本,减少医疗差错等方面,似乎未引起足够的重视。目前一些医院拜金主义盛行,在医院管理中,重视高、新、尖手术,重视新、贵、进口药及上先进设备,重视医院名气,重视上级拨款,重视医院产值,重视自我并购,重视上级评价,在形形色色的各种重视中,唯独不重视治愈率、复发率、床位周转率,不重视患者负担减轻的情况和患者投诉这些切实关系病人利益和医院宗旨方面的问题,而这正是医院人文关怀的关键所在。

(李　勇)

参考文献:

[1]周三多,陈传明.管理学原理[M].南京:南京大学出版社,2009:12.

[2]陈荣耀.百年管理史的文化诠释[J].上海市经济管理干部学院学报,2008(5):34-41.

[3]李博.伦理型管理与法理型管理[J].西北人文科学评论,2010(12):167-173.

[4]黄健荣.公共管理新论[M].北京:社会科学文献出版社,2005:83.

[5]李宝元.回归人本管理——百年管理史从"科学"到"人文"的发展趋势[J].郑州航空工业管理学院学报,2006(5):90-94.

[6]郑大喜.制度伦理与社会转型期的医德建设[J].医学与哲学(人文社会医学版),2008(17):27-28.

[7]陈洁.人文医院的内涵与管理模式探析[J].中国卫生事业管理,2014(9):663-665.

[8]威廉·D.诺德豪斯,萨缪尔森.经济学(上册)[M].北京:对外经济贸易大学出版社.1998:81.

[9]杜治政.守住医学的疆界[M].北京:中国协和医科大学出版社,2009:180-187.

第十三章　人文医学的教育与教学

人文医学的教育与教学是人文医学研究中的应有之义。人文医学的教育与教学体现出教育与人文双重属性的要求,具有独特的特征、目标及与之相应的原则与方法。同时,人文医学的教育与教学也急需来自临床实践的互动参与。本章主要探讨人文医学教育与教学的特征和目标,阐述人文医学课程教学的方法。

第一节　人文医学教育教学的特征和目标

人文医学因为现代医学发展、社会转型因素和医患双方需求提升的共同作用而越发重要。本节通过历史梳理、理论阐释和文献研究,厘清人文医学教育与教学的特征和目标。

一、人文医学教育与教学的特征

总体而言,人文性是人文医学教育与教学的必然要求。全人性和通识性是当代高等教育的共通理念,赋予了医学教育和人文医学教学新的目标,即培养具有正确价值观、积极人生观、整全知识和广博视野的高级人才。具身性为人文医学教育与教学如何走向情境化提供了科学解释。

（一）人文性

医学从诞生之时起,就不乏人文的因素。被尊为"医学之父"的希波克拉底不仅提出四体液说和希波克拉底箴言,他对医学的解释中,将医生的三大法宝归纳为:语言、药物、手术刀。因此,在医学诞生初期,语言就被作为首选和最重要的医疗法宝。爱德华·特鲁多医生著名的墓志铭"有时去治愈,常常去缓解,总是去安慰"更加阐释了人文医学的意义。中医形容"古人善为医者,大医医国,中医医人,下医医病","夫道者,上知天文,下知地理,中知人事",说明仅会医病不懂医人的医者只能归为最低级的医生。

诸多学者谈论医学定义时,直指医学的社会属性。现代医学之父威廉·奥斯勒认为,医学实践的弊端在于"历史洞察的贫乏,科学与人文的断裂,技术进步与人道主义的疏离"[1];德国病理学家和社会医学家微耳和(或译为"魏尔啸")提出,医学是一门社会科学,而政治学不过是大规模的或更高级的医学;医学史专家亨利·西格里斯特做出这样的解释:医学的目的是社会的,它的目的不仅是治疗疾病,使某个机体康复,而且它的目的还要使人得到调整……为了做到这一点,医学经常要用科学的方法,但是它的目的仍然是社会的,并进一步解释了医患关系的应然状态——"利益共同体""同一个战壕里的战友""最应该互相信任的群体"。

医学发展的历史始终伴随着人文性。一段时间以来,医学作为自然学科的属性不断被强化,医学的确定性和与之相随的标准化教育成为人文医学遭到忽略的直接诱因。国际医学教育潮流影响了我国医学教育的走向,如《牛津英语词典》(*The Oxford English Dictionary*)将医学定义为预防与治疗疾病的艺术和科学,其中的艺术直指医学具有不确定性的层面。《中国青年报》以《医学是一种"人学"》、《光明日报》以《科学与人文:医学的双重属性》为题阐述人文性是医学的当然属性,医学首先应着眼于"人"而非疾病。人文医学本身就是医学人文性和作为"人学"的医学之体现,人文医学教育教学需要通过整体设计和课程建设来实现医学双重属性的融通。

(二) 全人性和通识性

全人教育作为对现代教育"非人化"回应的一种教育思潮,从教学心理学角度阐释教育的根本目标是培养具有正确价值观、积极人生观和整全知识的"全人"。通识教育是针对现代大学分科和知识割裂严重现象的教育回归,强调通过跨学科互动和知识整合的学习,提供给学生广博的知识基础和视野,从而促进学生人格的完善和兴趣的旨归。通识教育在理念层面与全人教育一脉相承,在实践层面更为全人教育提供了实施的平台。

1. 全人教育

全人教育思想最早可追溯到古希腊时期亚里士多德的自由教育论,文艺复兴时期的人本主义学者将人的身心或者个性的全面发展作为教育的培养目标，之后的让·雅克·卢梭、威廉·冯·洪堡、约翰·亨利·纽曼、弗朗西斯·帕克、约翰·杜威、亚伯拉罕·马斯洛、卡尔·罗杰斯等均强调"完全的人""完人""完整的人"。20 世纪 70 年代末，隆·米勒把这一思想定义为全人教育。1990 年 6 月，80 位学者在芝加哥签署《教育 2000：全人教育的观点》，提出全人教育的十大原则，标志着全人教育从一种思潮转变为激进的教育改造运动。之后全人教育思想传播到加拿大、墨西哥、澳大利亚、日本等国家和中国香港、中国台湾地区，形成一种世界性的教育思潮。

全人教育的原则可归纳为三部分（详见表 13-1）：①人类共同体发展与个体发展的关系处理，人类发展、民主社会、地球人文建立在个体正确价值观、积极人生态度的基础之上；②个体作为独特并有价值的学习者，在学习历程中拥有自我选择的机会和表达意见的权利，并为此承担个体责任；③教育是基于整全的、精神的教育，教育过程应通过个体与自然界、社会、内心世界多维联结而实现，教师

表 13-1　全人教育的十大原则

序号	原则	解释
1	为人类的发展而教	个体发展优于国家经济的发展，教育应重新审视个人作为"人"的价值
2	为参与式民主社会而教	公民的同情心、体谅、正义感、原创性思维和批判思维
3	为培养地球公民而教	强调普遍价值，引导人们追寻生命的意义、爱、同情、智慧、真理、和谐
4	为地球的人文关怀而教	激发个体对地球的人文关怀，认识到每个人在生态环境中所扮演的角色和所肩负的责任
5	将学习者视为独立个体	每个个体都是独特、有价值的；重新审视年级、教材以及标准化测验的适切性
6	选择的自由	学习者在学习历程的每个阶段都应有自我选择的机会，并对课程和学习过程发表意见，同时负起教学成败的责任
7	整全的教育	个体在生理、社会、道德、伦理、创造性、精神各方面的发展
8	精神和教育	个体天赋、能力、直觉和智慧表达的独特性；学习评价和同学竞争不利于精神发展
9	经验的关键作用	个体与自然界的经验联结，个体与社会的联结，个体与自己内部世界的联结
10	教育者的新角色	教师和学习者建立相互学习、共同创造的教学过程；教师必须以学习者为中心，了解并尊重每个学习者的需要

参见刘保存.全人教育思潮的兴起与教育目标的转变[J].比较教育研究,2004(9)

角色更新为学习者的支持者,教学是师生相互生成的过程。

2. 通识教育

通识教育继承自由教育(又称博雅教育)理念,发端于 19 世纪的美国,源于现代大学学术分科太过专门、知识被严重割裂的客观现实。其教育目标是在现代多元化的社会中,为受教育者提供通行于不同人群之间的知识和价值观。[2]其发展从先导式人物芝加哥大学校长赫钦斯时期,到 1945 年哈佛红皮书《自由社会中的通识教育》成为通识教育实践的指导性纲领,再到 1947 年杜鲁门总统时期高等教育委员会的报告《美国民主社会中的高等教育》,实现美国高校通识教育全覆盖。20 世纪以来,通识教育课程已广泛成为欧美大学的必修科目。目前,通识教育已是世界各大学普遍接受的国际化议题,也是大学精神的课程实现方式。哈佛大学通识教育课程体系目前为八个模块,分别为审美与阐释、文化与信仰、经验理性、道德理性、生命科学、物理科学、世界社会和世界中的美国[3],辅以大班讲座、小班讨论的教学形式。哥伦比亚大学通识教育核心课程包括当代文明、文学人文、美术人文、音乐人文、主要文化、外语、大学写作、自然科学前沿、自然科学、体育,共计十门。其中,除主要文化、外语、自然科学和体育,其他均为必修课。当然,还有诸多其他大学采用个性化的方式完成通识教育的课程融合,如芝加哥大学使用"经典名著阅读计划",建立贯穿大学四年的"共同核心科目"等。目前,世界各国大学的通识教育体系和通识课程设计更多地是参考哈佛模式。

全人教育强调通过建立新型师生关系和教学互动机制,促进具有正确价值观、积极人生态度和整全知识的个体的生成,这种个体又是基于个人天赋、能力、直觉和智慧的独特表达,因此,全人教育反对完全标准化的课程和测验,不赞成学习评价和同学竞争的学习环境。全人教育为人文医学的实现提供了基于大教育背景的参照,人文医学教育教学实践是医学院校通识教育课程的践行。体现医学教育中的全人性和通识性,是人文医学教育教学的应有特征。

(三)具身性

自古希腊开始,身体在教育与教学过程中就受到贬抑或忽略。在传统的教育模式里,身体要么是通向真理的障碍,要么仅仅是一个把心智带到课堂的"载体"或"容器";学习被视为一种可以"离身"的精神训练。自 20 世纪 80 年代中期以来,在西方的心理学、哲学、神经科学、认知人类学、计算机科学、AI等领域中,"具身认知""具身心智""具身化"等概念日益被广大研究者所提及和关注。

真正把身体作为学习的主体,强调身体对心智塑造作用的是法国现象学家莫里斯·梅洛-庞蒂。他在著作中以"肉身化的主体"替代了传统哲学中的"意识主体",提出认知、身体、环境一体观。海德格尔"存在"概念清楚地体现了认知、身体和环境三者之间的联系,即心智在大脑中,大脑在身体中,身体在环境中。[4]戈德曼(Goldman)和威格莱蒙(Vignemont)将身体对认知活动的影响概括为身体解剖学的解释、身体活动的解释、身体内容的解释、身体形式的解释。[5]具身认知观中的身体,除了我们通常所指的解剖学意义上的身体外,它还指一种经过"历史进化"了的身体,处于特定情境中的"情境性"的身体,"社会化"了的身体,以及形成了身体图式的身体。[6]

传统认知以身心二元论为基础,把心智划分为认知、情感和意志三阶段,认为认知是理性的标志,是心智过程的根本;传统教育受官能心理学影响,以"形式训练"即通过对记忆、思维等"官能"的强化训练来提高心智能力,再迁移至其他学习内容。这种基于心智的训练缺少身体的感觉运动体验或身体的空间位置等成分的参与,忽视了学习过程中的身体活动及其对学习结果的直接影响。同时,学习不仅基于身体,也根植于环境,人类之所以具有如此特征的身体,是因为环境的要求。具身学习主张把心智根植于身体,把身体根植于环境,从身体与环境互动的视角看待学习。学习既不是孤立于中枢过程的信息加工,也不是外部环境条件对行为的机械作用。具身学习是个体最大限度地利用内部心理资源和外部环境条件,以达到心智、身体和环境之间动态平衡的过程。具身的人文医学教育与教学实际可参考具身认知的根植原则[7]:

(1)主题聚焦。学习者进入教育过程中,由于个体本身或环境条件的变化,其个体的初级平衡可能被打破,人文医学的学习需要学校、教师帮助学习者在心智、身体和环境之间确定不平衡点,并且帮助他们在更高水平上恢复新的平衡。

(2)认知吸取。学习者进入新的学习环境后,最初的学习动力更多来自于环境的压力。如何将外在压力转变为个体内在的需求,是人文医学教育教学过程中的认知汲取。

(3)社会参与。学习不是一个孤立于个体内部的私有过程。具有内部学习需求的个体加入到社会互动中,通过陈述、表达等方式互相分享观点,并对观点进行修正,人文医学教学需要实现个体与环境的互动。

(4)社会结构。这里的社会结构不是指政治和组织结构,而是学习者所处群体的关系模式,这一结构由学习者自身的知识观念和能力水平所决定。在学习者所处的群体中,包括了熟手、专家、初学者和新手,群体间的相互影响和限制也是人文医学教学中主要注意的方面。

具身性和根植原则对人文医学教育教学提出了情境化的要求。身体的经验在情境的展开中获得实现,教师或学生在这种情境中体验到与知识接触的快乐,体验到身体的意志和归属。情感的心智和理智的心智在这种情境中双双获得成长。[8]

二、人文医学的教育与教学的目标

人文医学的教育教学应根据人才培养要求和国际医学教育趋势做出努力和调整。

(一)实现立德树人的培养目标

培养什么人,是教育的首要问题,是教育工作的根本任务,也是教育现代化的方向目标,因此,要努力构建德智体美劳全面培养的教育体系,把立德树人融入思想道德教育、文化知识教育、社会实践教育各环节,贯穿基础教育、职业教育、高等教育各领域,学科体系、教学体系、教材体系、管理体系要围绕这个目标来设计,教师要围绕这个目标来教,学生要围绕这个目标来学。高等教育的人才培养目标是要培养品德优良、知识丰富、本领过硬、信念执着的高素质专门人才和拔尖创新型人才。

医师培养目标明确规定了人文素质要求。例如,《执业医师法》第三条规定:医师应当具备良好的职业道德和医疗执业水平,发扬人道主义精神。2012 年发布的《教育部卫生部关于实施卓越医生教育培养计划的意见》要求"强化医学生医德素质和临床实践能力的培养";"培养医学生关爱病人、尊重生命的职业操守和临床实际能力"。立德树人的要求体现在医科院校的办学实际中,即人文医学的精神倡导和课程建设中。

(二)符合当代世界医学教育的发展趋势

随着医学教育的全球化,人们逐渐认识到各国的医学教育目标必须实现一致。1999 年,经纽约中华医学基金理事会批准,建立了专门的国际医学教育组织,同时制定了"全球医学教育最低基本要求"[9],从而为各国医学教育标准提供了可参考的国际标准。标准共计 7 个方面,分别为医学职业价值、态度、行为和伦理,医学科学基础,交流与沟通技能,临床技能,群体健康和卫生系统,信息

表 13-2 "全球医学教育最低基本要求"中的人文医学要素

指标	序号	具体要求
职业价值、态度、行为和伦理	1	认识医学职业的基本要素,包括这一职业的基本道德规范、伦理原则和法律责任
	2	正确的职业价值包括追求卓越、利他主义、责任感、同情心、移情、负责、诚实、正直和严谨的科学态度
	3	懂得每一名医生都必须促进、保护和强化上述医学职业的各个基本要素,从而能保证病人、专业和全社会的利益
	4	认识到良好的医疗实践取决于在尊重病人的福利、文化多样性、信仰和自主权的前提下医生、病人和病人家庭之间的相互理解和关系
	5	用合乎情理的说理以及决策等方法解决伦理、法律和职业方面的问题的能力,包括由于经济遏制、卫生保健的商业化和科学进步等原因引发的各种冲突
	6	自我调整的能力,认识到不断进行自我完善的重要性和个人的知识和能力的局限性,包括个人医学知识的不足等
	7	尊重同事和其他卫生专业人员,并具有和他们建立积极的合作关系的能力
	8	认识到提供临终关怀,包括缓解症状的道德责任
	9	认识有关病人文件、知识产权的权益、保密和剽窃的伦理和医学问题
	10	能计划和处理自己的时间和活动,面对事物的不确定性,有适应各种变化的能力
	11	认识对每个病人的医疗保健所负有的个人责任
交流与沟通技能	12	注意倾听,收集和综合与各种问题有关的信息,并能理解其实质内容
	13	会运用沟通技巧,对病人及他们的家属有深入的了解,并使他们能以平等的合作者的身份接受医疗方案
	14	有效地与同事、教师、社区、其他部门以及公共媒体之间进行沟通和交流
	15	通过有效的团队协作与涉及医疗保健的其他专业人员合作共事
	16	具有教别人学习的能力和积极的态度
	17	对有助于改善与病人及社区之间关系的文化和个人因素的敏感性
	18	有效地进行口头和书面的沟通
	19	建立和妥善保管医疗档案
	20	能综合并向听众介绍适合他们需要的信息,与他们讨论关于解决个人和社会重要问题的可达到的和可接受的行动计划
批判性思维	21	在职业活动中表现出有分析批判的精神、有根据的怀疑、创造精神和对事物进行研究的态度
	22	懂得根据从不同信息源获得的信息在确定疾病的病因、治疗和预防中进行科学思维的重要性和局限性
	23	应用个人判断来分析和评论问题,主动寻求信息而不是等待别人提供信息
	24	根据从不同来源获得的相关信息,运用科学思维去识别、阐明和解决病人的问题
	25	理解在做出医疗决定中应考虑到问题的复杂性、不确定性和概率
	26	提出假设,收集并评价各种资料,从而解决问题

管理,批判性思维。7 个方面细化为 60 项要求,其中至少有 3 个方面共 26 项是属于医学人文教学应承担的任务,详见表 13-2。1998 年,世界医学教育联合会启动了国际医学教育标准项目,2003 年颁布了"本科医学教育全球标准",2011 年启动了标准的第一次修订工作,"本科医学教育质量改进全球标准"(2012 年版)问世。标准仍然分为基本标准和质量改进标准两个层次,共计 9 个领域和 36 个亚领域,其中与人文医学相关的指标,详见表 13-3。"全球医学教育最低基本要求"明确了医学生培养的素质能力要求,其中人文要素得到大量的体现;"本科医学教育全球标准"和"本科医学教育质量改进全球标准"规定了医学院校在人才培养中的若干方面,其中诸多要素直指人文医学。这些要求、标准和具体的描述为人文医学教育教学改革提供了思路,也设定了目标。

《美国和加拿大地区医学教育报告(2010 年)》中,用"结果导向型"培养模式替代传统的"基于时间型"培养模式,从关注培训过程如入学标准、课程设置等以备"受过训练的"从医者转变为着眼于学生毕业时所达到的能力水平,如重要的知识、技能、学习工作态度以及行为方式等。[10] 在我国,即岗位胜任力问题。有学者具体阐释人文岗位胜任力包括 6 个方面:判断诊疗实践及其他医疗实践

表 13-3　《本科医学教育质量改进全球标准》(2012 年版)中的人文医学要素

1. 宗旨和结果	1.1 宗旨	基本标准	具备能够适应医学的任一分支领域职业发展的基础(B1.1.3)
			致力于终身学习(B1.1.6)
			确保宗旨满足社会公众的健康需求、医疗服务体系的需要,同时兼顾其他方面的社会责任(B1.1.7)
		改进标准	医学研究目标(Q1.1.1)
			全球卫生视角(Q1.1.2)
	1.4 教育结果	基本标准	知识、技能和态度在基本层面的表现(B1.4.1)
			在医疗服务各领域的未来角色定位(B1.4.3)
			终身学习的决心和能力(B1.4.5)
			社区的医疗需求、卫生系统和其他社会责任的要求(B1.4.6)
			确保学生具备与同学、教师、其他卫生领域从业者、患者及其家属相处时应有的良好方式(B1.4.7)
		改进标准	明确学生参与医学研究的目的(Q1.4.2)
			关注全球卫生相关的结果(Q1.4.3)

续表 3

2.教育计划	2.1 课程计划模式和教学方法	基本标准	确保课程计划培养学生具有终身学习的能力(B2.1.3)
		改进标准	激发、培养和支持学生对自己的学习负责(Q2.1.1)
	2.4 行为和社会科学以及医学伦理学课程	基本标准	社会科学(B2.4.2)
			医学伦理学(B2.4.3)
			医学法学(B2.4.4)
		改进标准	社会和医疗卫生体系当前和预期的需求(Q2.4.2)
			不断变化的人口和文化环境(Q2.4.3)
	2.6 课程计划的结构、组成和期限	基本标准	保证基础生物医学、行为与社会科学和临床学科内容之间的协调(B2.6.1)
		改进标准	确保相关专业、学科和课程的横向整合(Q2.6.1)
			确保临床医学与基础生物医学和行为与社会科学的纵向整合(Q2.6.2)
			设置选修课程作为教育计划的一部分,平衡核心课程和选修课程(Q2.6.3)
5.教师	5.1 聘任与遴选政策	基本标准	描述能够充分胜任生物医学基础科学、行为和社会科学及临床科学课程教学要求的教师类型、职责和比例等(B5.1.1)
			为生物医学、行为和社会科学及临床科学领域的教师指定具体的职责范围并加以监督(B5.1.3)
7.教育评价	7.1 教育监督与评价机制	改进标准	总体结果(Q7.1.3)
			社会责任(Q7.1.4)
	—	改进标准	调整医学院校宗旨和结果,使之与社会的科学、经济和文化发展相适应(Q9.0.3)
			调整课程计划的内容及各部分之间的关系,使之与基础生物医学、临床医学、行为与社会科学的发展以及人口特点、人群健康与疾病模式、社会经济文化环境的改变相适应(Q9.0.6)

参见世界医学教育联合会,中国教育部临床医学专业认证工作委员会秘书处译.本科医学教育质量改进全球标准(2012 年版).中华医学教育杂志,2014,34(3)

是否安全、效优、价廉的能力;确定并评价处理诊疗实践中伦理社会法律问题是否适当的能力;医患和医际沟通的能力;适应社会、医疗体制、医疗团队合作的社会适应力;对患者关爱和亲和的能力;对各种困难、挫折的心理承受力。[11]

世界高等医学教育的人才培养目标发生了从培养专业"操刀手"到关注"全人教育"的转变,医学教育的属性不应只停留在专业上,而应是教育属性基础上的医学人才培养,这是全人教育和通识教育落实到医学专业教育中的最佳诠释。

正如美国学者佩莱格里诺（Pellegrino）所说："医学人文学科在医学中具有正当的合理位置，它不应只是一种绅士的品质，不是作为医疗技艺的彬彬有礼的装饰，也不是显示医生的教养，而是临床医生在做出谨慎和正确决策中应必备的基本素质，如同作为医学基础的科学知识和能力一样。"[12]

第二节　人文医学的教育与教学的方法

人文医学的教育与教学首先需要来自管理部门和所在院校的整体设计，本节主要对人文医学的教学设计进行阐释，并尝试对几种具有代表性的教学方法作介绍。

一、人文医学的教育与教学的整体设计

据统计，美国经认证的医学院校有 133 所，人文社会科学类课程占总教学课时数的 20％～25％，其中 68 所医学院校将人文类课程列为必修课程，斯坦福大学医学院、哈佛大学医学院、杜克大学医学院等 24 所知名医学院校开设 The Doctor-Patient Relationship 课程。[13]纽约大学医学院将艺术鉴赏引入医学教育，建立集文学、艺术、医学素材为一体的免费共享资源库，为医学人文教育提供便利的教学和科研资源。[14]哈佛大学医学院 New Path Way 项目可视为人文医学教育教学的经典范本，哈佛大学医学院 1985 年启动此项改革，从人文社会科学课程、专业训练中的人文渗透和隐形教育三个方面加强医学人文教育。[15]其主要做法是开设一定数量的医学人文必修课和大量选修课，必修课包括生物科学技术的社会学研究、医学社会史、当代法律和医学问题、社区卫生中心的医学人类学等，选修课主要有医学伦理学、社会医学、医疗管理等，其中医患关系类课程贯穿于临床前期以及整个临床教学阶段；教育内容关注现实问题，突出教育实效性，按照理论教学和临床需求来组织授课内容，教材或讲义内容则直接从法律杂志、医学伦理学杂志和医学卫生政策期刊中采编而成；课堂讨论采用临床中出现的较新的热难点问题，教学内容丰富且具有针对性。

在我国，严格来说，将"人文医学导论（或基础）""医学伦理学""医患沟通与医学社会学""医学心理学""医学法学""医学哲学""医学史"7 门课程作为医学生的核心人文医学课程是恰当的。[16]目前来看，大多数的医学院校开设有"医学

伦理学""医学法学""医患沟通学"和"医学心理学"必修课程,"人文医学导论"
"医学社会学""医学哲学""医学史"等人文医学课程则开设情况不一。从人文医
学课程总体设计来看:

(1)先修课程。"人文医学导论"可通过新生研讨课的形式开设,思想政治
课程也可视为人文医学课程的先修课程进行设计,如"思想道德修养和法律基
础"课中可融入医学伦理学、医学法学、医学心理学的部分内容,"中国近现代史
纲要"可融入医学史的部分内容等。

(2)必修课程。"医学伦理学""医学法学""医患沟通学"等课程可根据课程
内容拆分,有些可安排在前三年,有些适合安排在后两年;针对实习阶段学生分
散的特殊情况,可采取多样化的教学方式,如案例讨论、医疗访问、专题报告等;
可引入实习医院师资进入课程教学,如医患沟通的课程教学可选择医院相关科
室医生承担门急诊、内科、外科、妇科、儿科等的沟通教学。

(3)选修课程。医学院校的选修课程应成为人文医学课程的有效补充,除
"医学哲学""医学史"外,还应该结合学校资源开设更多的人文社科类选修课程。
哈佛大学医学院为学生提供了 280 门选修课,其中医学人文选修课达 40 多门。

(4)课程实践。人文医学课程应根据每门课的特点,设置一定比例的实践
课时,实现讲授、阅读、讨论、实践、论文写作并举的教学。理论讲授需要尽力摒
弃简单地宣读幻灯片的做法;审慎地向学生推荐阅读书目,安排学生有适量的时
间阅读必要的书籍,特别是古今中外的一些著名的医学伦理文献;讨论形式多
样,可以结合课堂教学进行,也可由学生自行组织,争取做到每门课都要有不少
于 1/3 的时间讨论;实践可结合医学人文教育实践基地和第二课堂进行,如人体
解剖学实验室可设立敬畏生命实践基地,在医学法学课程实训室可开设模拟法
庭,第二课堂可在基层和社区进行,如在鼓励和组织医学生开展社会调查、社区
服务、慰问走访、保健宣传、健康咨询、体检义诊等多种医德实践活动;最后是对
自己的收获加以总结,形成论文。

(5)课程融通。基础阶段的生物医学课程可融入人文医学的内容和精神,
如解剖学课程可与遗体捐献等伦理学内容联系起来,生理学课程可与人口老龄
化等全球健康问题等社会学内容联系起来;临床阶段的实习轮转可实现基于案
例或问题的人文教学,如过度医疗、放弃治疗、临终关怀等主题,还可以临床伦
理、沟通、法律等为范围,设置医患纠纷的案例讨论和问题式教学。

二、人文医学的教育与教学的基本原则

我国人文医学的教育与教学既要遵循大教育范畴的基本规律，也有基于医学教育属性的基本原则。

（一）理论与实际结合

理论联系实际原则，是指教学必须坚持理论与实际的结合与统一，用理论分析实际，用实际验证理论，使学生从理论和实际的结合中理解和掌握知识，培养学生运用知识解决实际问题的能力。理论联系实际原则所反映和要解决的矛盾，主要是保证所学知识与其来源——社会实践不致脱节，学生掌握的知识能够运用或回到实践中去。在人文医学教育教学中，书本知识的教学要注重联系实际，要求从以下几方面予以结合：①书本知识与知识转化的结合；②教材内容与实际案例的结合；③课堂教学与实践教学的结合；④教师引导与学生自学的结合。

（二）医学与人文融通

医学具有人文属性，其含义包括两层内容：一是医学活动过程的人文意义，主要是人性的医学；二是提升到目的上的人文意义，是指科学与文化相融基础上的医学，是科学与人文两种文化在医学根本的价值上具有的一致性。在教育层面上，强调理性的含义是医学人才的培养要做到全面发展与职业培养的统一，就是要探讨如何在医学教育中贯穿人文素质培养，建立适应现代医学和社会发展需要的新一代高素质医学人才培养模式。在工作层面上，理性的意义就在于以人为本的医疗服务与讲究效益的医学发展和谐统一，即医疗活动中充分体现医学人道主义和人文关怀，现代社会对医疗服务的更高要求体现在医术与艺术将在医务人员行为中得到统一，人文医学由高素质的医务人员来承担，由此也将对医学人才的培养提出更高的要求。

（三）走向临床

"早临床，多临床，反复临床"是近年来针对医学生临床水平提升而对教学提出的新要求，人文素质作为医学生专业素质的应有之义，也应在临床能力提升中得到体现。目前的人文医学教育更多依靠学生在校期间的人文医学课程教学和进入临床阶段后带教老师的言传身教，这一现状取得了一定的成效，但仍然存在如下问题：①人文医学课程的实践教学有待改进；②临床带教过程中的人文教育存在随意性，缺乏统一标准的考量。这两个问题都直指人文医学教育如何走向

临床实际。走向临床意味着人文医学课程的教学将引入临床师资的参与，也要求对临床带教中的人文教育赋予同质性的考核机制。

三、人文医学课程教学的微观方法

人文医学课程的教学方法因不同院校课程内容、课时安排等设置的差异无法统一，这里仅列出比较典型的几种教学法作为参考。

（一）传统讲授

传统讲授是以教师为主体，以讲课为中心，目前仍为应用最广泛的一种教学法。其基本做法、相关条件要求、相适应的考试评价方法、教案讲稿要求、备课试讲做法等，都有成熟定型的范式。讲授法具有节省教学资源，保证知识传授准确性、系统性和连贯性等优点，使用现代技术手段也丰富了传统讲授的形式。但这种教学方式也存在不利于调动学生学习积极性、不利于培养学生独立思考能力、学生对知识的运用能力得不到体现等缺陷。教师应根据教学内容和教学对象灵活运用，如课程的理论部分可通过传统讲授进行，并辅以其他教学方法的使用。

（二）案例教学

案例教学（Case-Based Learning，CBL）是"以案例为先导，以问题为基础，以学生为主体，以教师为主导"的小组讨论式教学。其特点是可以充分调动学生积极性，巩固已学的理论知识，提高学生分析、解决实际问题的能力，但对教学的连贯性和案例的质量要求较高，需要学生在已学理论知识基础上，对案例的内容做好详实准备，才能在课堂上充分讨论，达成教学效果；同时低质量的案例还会扰乱学生的逻辑思维。目前使用较多的是单一课程中的案例教学，即结合课程内容设置某些案例，供学生进行课堂讨论。实际上，案例教学法在临床医学教学中不自觉地使用着，如就某一主题运用涵盖该主题知识点的典型临床案例组织医学生学习和讨论，但在教学方法、案例选择、规范实施等方面尚无规范、系统的研究。武汉大学医学院"贴近临床"的教学改革，温州医科大学人文"第二课堂"教育，都是"床边教学""身边案例教学法"的运用和实践。

（三）基于问题的学习

经典的 PBL（Problem-Based Learning）是一种模式课程，以学生为中心、教师为导引，以小组为单位围绕着一个问题进行讨论，将问题作为学习和整合新知识的起点，学生在解决问题的过程中学习到必要的知识，学习正确的临床思维和推理方法。培养自学、团队协作、沟通交流等能力是 PBL 的根本目标。PBL 具有调动学生学习的主动性和积极性,提高学生对所学知识的运用能力的优势,但因我国医学教育实际存在学生学习观念需要扭转,整体能力相对欠缺,PBL 师资、教材和评价都存在一定不足等问题,因此目前来看,PBL 较适用于研究生教育以及较好的本科院校,或作为传统教学方法的补充而进行。

PBL 具体实施方法如下:①6~8 名同学组成 1 个学习小组,配备 1 名导师,在导师的引导下,学习小组完成一个接一个的学习周期。②每个周期把问题的呈现作为开始,这个问题应该描述了某个知识领域引人注目的发现或者以实际经验为依据的现象;学生分析这个问题,并尝试着分辨出问题所隐含着的相关真相,从而把这个问题再现出来;当学生们把问题的定义理解清楚之后,他们会相互合作,运用以前学到的知识,提出问题的最初解决方案;当然,此方案一定存在某些不足,不能完全解释问题,需要学生根据这些不足设定学习目标。③学生们通过各种手段自学完成他们各自的学习目标后,回到小组中来向他们的同伴汇报自己的成果,大家进一步讨论、修正最初的解决方案并设定下一步的学习目标。④通过不断重复学习周期,学生可以获得相关领域的理论知识,同时也可获得自学技巧等;在整个过程中,导师不再是知识的传授者,而是在一旁引导学生完成讨论达到预定的学习目标的指导者,促使学生学以致用、友好和谐地进行讨论。

PBL 教学打通了学科间的壁垒。在通识和基础课程阶段,重在培养学生爱护生命的医学人文精神和探索求真的科研勇气,并配合专业课教学进度,从引导学生涉猎查阅文献到融入法学、伦理学、社会学等知识关联,再到与病理、解剖、生化、免疫等基础知识的关系,直至引入临床常见的急症病例;在临床课程阶段,注重培养学生沟通交流、团队合作、批判性思维和临床整体思维能力,因而将以器官系统为中心的整合案例和多系统疾病的整合病例注入教学,帮助学生实现向临床医生的角色转变。学生课程成绩由导师打分、学生互评和现场答辩三部分构成,通过形成性评价帮助学生持续改进。

PBL 教学实现了师资间的流动。学校每学期举办一次导师培训班,各学院的教师均可报名,但需要经过严格培训并编写 PBL 案例直至通过评审后,才可获得导师资格。组建好的导师团队接受学生和督导的考核,每学期进行导师淘汰和增选。

(四)团队教学

团队教学(Team-Based Learning,TBL)是在 PBL 基础上逐渐兴起的一种新型成人教学模式,以学生为主体,以团队为基础,通过不同形式实现了学生主动学习、讨论式学习和互学互教的拓展性学习。其缺陷与 PBL 相似,包括学生耗时多、对学生的素质和能力的要求仍较高以及对师资和教学条件的要求较高等。目前美国已有 70 多所医学院校应用了 TBL 教学。

TBL 开展前需要教师做如下准备:①设计 TBL 教学课程。教师确定各单元的教学目标,并为学生准备关于预习目的与要求的提纲和提供参考资料,同时还须认真准备各单元的预习确认测验试题和在课堂教学中进行讨论的应用练习。②分组并形成团队。将学生分成若干小组,分组须遵循 TBL 的原则:减少影响团队凝聚力的因素,合理分配小组成员的各种资源,小组的大小适当,小组成员保持相对稳定不变等。③设计评分方案。TBL 中个人的课程成绩包括:个人表现得分,由个人测验成绩和期末考试成绩组成;团队表现得分,主要是团队测验成绩;同行评价得分,在 TBL 结束后,各小组成员评价组内其他成员在参与团队中的表现、个人表现、组员对团队贡献大小、出勤率等方面,一般以不同的得分或划定不同的等级进行评价。

TBL 的实施流程包括三个基本阶段:①预习准备过程。学生在预习参考资料或提纲的指导下,通过课前的个人独立预习,熟悉掌握教学单元的课程内容。②预习确认测验过程(RATS),包括个人预习确认测验、团队预习确认测验、申诉和教师总结反馈。各教学单元最先进行的是评价学生个人预习情况的预习确认测验,测验的内容主要由侧重于概念的单选题组成;当个人预习确认测验完成后,学生立即通过团队讨论完成同样题目的测验;团队测验完成后,老师将评分后的个人和团体的答卷交还给学生,让他们针对测验题目展开讨论;讨论后允许和鼓励任何申诉,即可向老师提出任何意见或疑问;待所有团队提交了申诉,教师可通过一个小型的演讲或讲座来解决学生提出的问题。③运用课程概念过程。将团队式概念运用于学生讨论与活动中,每个学生在团队中必须积极参与,并记录讨论结果。在讨论结束后,各小组选代表发表团队的讨论结果,并与班级里的其他小组讨论自己的答案;最后老师总结该单元的学习情况并进行评价。

(五)情境教学

情境教学是指在教学过程中,教师有目的地引入或创设具有一定情绪色彩的、以形象为主体的生动具体的场景,以引起学生一定的情感体验,从而帮助学生理解教材,并使学生的心理机能得到发展的教学方法。目前国内的情境教学更多使用于中小学教学和语言类教学,中医和古文课程也在逐渐使用。其核心在于激发学生的情感,一般认为学生情感高涨和欢欣鼓舞之时往往是知识内化和深化之时。可采用的途径包括生活展现、实物演示、图画再现、音乐渲染、表演体会、语言描述等。具体实施过程是:①带入情境,在探究的乐趣中持续地激发学习动机,变被动学习为自我需要;②优化情境,在体验的乐趣中感知教材,变单一的"听"为多侧面的感受;③凭借情境,在创造的乐趣中,自然地协同大脑两半球的相互作用,变复现式的记忆为灵活运用知识;④拓宽情境,在认识和分析世界的乐趣中,平衡两个信号系统的发展,变封闭式的读收为开放式的广泛储存。

目前在医学教育教学中广泛使用的标准化病人、叙事医学、情景剧等形式都是情境教学的体现。

1. 标准化病人

标准化病人(Standardized Patient,SP)又称模拟病人、病人演员或病人指导者。1998年,美国国际医学生教育委员会规定,在美国行医的外国学生必须参加多站式SP临床技能考试;2001年,美国标准化病人导师协会成立;之后从美国到欧洲和亚洲,临床技能实验中心和SP的结合已经成为临床技能教学的主流。由于SP通过对临床环境的逼真模拟和教学指导途径,能同时对病人、教师和评估者起到多重作用,这一设计被各国医学院校用于医学专业教育、评估和研究。近年来,SP已经进入人文医学课程的教育教学中,德国海德堡大学曼海姆医学院在医学教育的前两年,要求学生必须参加沟通和交流的课程,这些课程里会重点使用SP,如病史采集、术前宣教、信息告知和咨询谈话等。[17]以医患沟通课程为例,SP参与到医患沟通技能模拟实训中,能够有效地实现课堂的情境化,通过现场模拟、视频拍摄、课后反思的实训过程,学生在行医中如采集病史、体格检查、患者投诉等方面,可以得到系统、全面而又规范的学习。

2. 叙事医学

2001年,美国哥伦比亚大学教授丽塔·卡伦提出"叙事医学"的概念,认为叙事医学是"在医学实践中运用叙事能力去认知、吸收、解释,并且被疾病的故事所感动"[18],继而启动"叙事医学"研究项目,把病人的疾病故事放在理解疾病的显赫位置上,并开设了传统医学课程之外的叙事医学课程,于2009年开始招收叙事医学方向的理学硕士。美国宾州州立大学还开设了"以绘画形式讲故事和医学叙事"的相关选修课。美国南加州大学医学院则与人类学家合作,开辟了叙事与疾病、治疗的文化建构研究领域。英国伦敦国王学院于2010年启动了医学人文学理学硕士项目,设置了必修核心模块"医学人文主题"和"医学人文技能",

课程通过基于人文主义的文学阅读和有助于职业发展的反思性写作等方法,培养本科医学生和参加继续教育临床医生的反思、移情等叙事能力。[19]中国台湾学者陈(Chen)证实了为期两个月的叙事医学项目可以作为提高医务人员共情能力的教育工具。[20]叙事医学理念和课程已成为国际化趋势。

叙事医学教学的主要方法是细读经典和撰写平行病历,并积极借助工作坊、实践项目来推广较为成熟的叙事训练。丽塔·卡伦认为通过对不同内容和体裁的文学作品的阅读,可培养临床医学和医学生的倾听和理解能力,实现"参与"过程。[21]平行病历要求医护人员在书写临床标准病历之外,还要用非技术性语言书写病人的疾苦和体验。除此之外,与患者交换日志和反思性写作都是较好的实践方式。

3. 情景剧

情景剧教学以案例和情景为载体,引导学生进行自主探究性学习,以提高其分析和解决实际问题的能力。身临其境的学习体验更能充分激起学生的兴趣和共鸣,使得课堂气氛活跃生动并促进专业技能的多样化。[22]在欧美发达国家,情景剧教学广泛运用于学生课程教学和教师发展培训中,我国目前护理专业的课程教学使用该形式较多,通过病情观察—汇报病情—医嘱处理—操作评估—实施操作—操作评价—护理记录等真实、形象、生动地演绎出现实临床剧情。[23]情景剧教学的基本步骤是:①教师以剧本案例为伏笔导出课程内容,讲述流程步骤和重点难点以及注意事项,完成理论讲授部分;②教师启动情景剧表演环节,学生分组后根据剧本设定的剧情情境,分别进行角色扮演、角色互换等,并表现出与角色相适应的情况和项目;③教师随机抽取部分学生进行课程情景剧的现场展示,并就过程中出现的问题进行讲解,其他学生也可将小组情景剧活动中的疑问和困惑提出来,进行班级讨论;④教师课后对情景剧教学进行教学反思,分析讨论教学效果并提出改进措施,用于教学的持续性改进。此方法在人文医学课程中均可操作。

(六)慕课和翻转课堂

慕课,即大规模开放在线课程(Massive Open Online Course,MOOC),是"互联网+教育"的产物。目前慕课的范围不仅覆盖了广泛的自然科学,也包括了社会科学和人文学科。慕课实现了学习题材、学习时空、教育关系的扩大化,是教师引导学生进行自主学习的文化工具,但课堂教学的本性和慕课的"技术中心研究"的弊端,使慕课无法取代课堂教学的存在。

翻转课堂是大教育运动的一部分,与混合式学习、探究性学习等工具方法在含义上有所重叠,其目标是为了让学生通过实践获得更真实的学习,互联网尤其是移动互联网催生了翻转课堂教学的产生。翻转课堂要求教师重新调整课堂内外的时间,将学习的决定权转移给学生,不再占用课堂时间来讲授理论,将更多的课堂时间用于与学生交流讨论;要求学生自主规划学习内容、学习节奏、风格和呈现知识的方式,在课前通过慕课、视频讲座、阅读文献、同学交流等形式完成自主学习,更强调主动的基于项目的学习能力培养。翻转课堂和讨论式教学是实现知识与能力有机结合的有效途径。通过建立医学与人文知识的联系,翻转课堂和讨论式教学能够指导学生运用批判性思维探索结构、功能与人文之间的关系。

总体来看,各种教学方法存在内在联系,各具优势和特点,人文医学课程教学应根据授课内容及授课对象进行综合应用。对理论性强、难以理解的知识仍应采用传统的理论讲授方法,而对于较为浅显易懂以及与人文实际关系较密切的、更新速度较快的知识点,适合采用 PBL、CBL、TBL、情境教学法等,如在人文医学实践课中可进行自主性和合作型学习,构建以应用、融合和分析能力为特色的实践型综合教学模式。[24]

第三节　人文医学的实践教学

理论与实际相结合是教育尤其是高等教育的基本原则,这一原则体现在高等医学教育中,就是在人文医学的课程设计和实施中,不仅注重理论性的提升,更要关注理论向实际的转化,人文医学的实践教学就是基于此开展的。

一、人文医学实践教学的意义

人文医学实践教学的意义在于促进医疗质量提升、带动医护人员观念转归,人文医学实践教学也需要来自临床的全面参与。

（一）人文医学实践教学促进医疗质量提升

对现代医学学科属性的认知已从自然科学转变为"人学"[25],这就意味着随着社会的发展,人们的就医行为不仅是对疾病的治疗,还是满足基于身体整体诉求的过程。这至少应包括对患者就医心理的照护和社会性因素的关注,如基于道德、伦理、法律、心理和医患沟通的医疗质量评价。简而言之,当前医院医疗质量已经不完全取决于基于疾病的治疗水平,人文医学的临床实践有助于从上述维度全方位提升医院的整体医疗水平。

（二）人文医学实践教学带动医护人员观念转归

较长时间以来,医患双方习惯于基于疾病的沟通,这是典型的自身主体性的沟通认知表达,即通过医方或患方的自我中心化倾向呈现出医患隔离的交往知识论特征。基于身体的医患沟通要求医患双方关注个体的人本性、社会性和差异性,通过医患主体性的解构及重构,形成主体间性、他者性知识论下医患双方的交往关系表达。观念的转变首先依赖医护人员的意识转归,并通过医者对患者就医思维的导引,形成基于医患主体间性的医患人文沟通。临床中的人文医学实践教学有助于将临床师资引入人文医学教育,带动医护人员人文观念的转归。

（三）人文医学实践教学需要来自临床的全面参与

人文医学实践教学并不狭隘地仅限于在医院范围内进行,学校课程中引入临床师资、SP 参与教学、临床案例视频观摩等都是实践教学的有效方法。但不论是临床进课堂,还是课程进临床,都需要医院的师资参与和临床病例的教学转化。目前来看,引入医护人员打造人文医学教学师资团队,积累临床病例以设计人文医学教学案例,是人文医学课程效果提升的重要内容。

二、人文医学实践教学的设计

人文医学的实践教学不能仅限于教师个人或课程层面的微观对接,需要通过学校与附院（附属医院）层面的沟通协调来实现整体布局,以师资互通和课程渗透来实现人文医学教学的综合提升。

（一）学校与医院的协同管理

人文医学实践教学需要打通学校与附院之间的师资和课程通道。临床师资尤其是带教老师的人文医学意识及水平直接影响医学生进入临床后的人文状态,而临床师资的人文医学状态又更多地受制于医院的人文性,以及大学与附院之间的协同。课程作为人文医学实践教学的载体,是临床师资介入人文医学教育的重要抓手。

1. 师资建设

就师资而言,需要给予从事人文医学教育的临床师资一定的认定和激励。①身份认定。将从事人文医学教学的临床医生纳入院校师资体系,通过教师身份认定、课时纳入临床工作量统计、阶段性的教学能力提升培训等方式提升临床医生从事人文医学教育教学的积极性。②教学学术支持。临床医生有繁重的医疗任务,但他们又具备丰富的医患沟通经验,有较高的教育背景,具备良好的科研素质和研究能力,同时又是医疗环境改善的重要受益者。因此,各类医学学会、医疗行政部门和科研主管部门、附院所在大学可以给予一定的人文医学项目研究配额、资金资助或政策倾向,调动临床医师尤其是人文医学临床带教医师开展人文医学临床实践研究的积极性,提高人文医学实践研究临床成果的转化率,同时以教学学术的发展反哺于人文医学实践教学水平的提升。

2. 课程建设

就课程而言,需要搭建以课程为抓手的人文医学实践教学的校院联合平台。①人文医学系列课程可在学校教育阶段引入临床师资进入课堂,如"医学导论""医患沟通学""医学伦理学"等课程设计部分与临床结合紧密的章节内容,由临床师资以专题教学的形式在课堂内完成,这是帮助学生早临床的有效方法。②在进入临床见习实习和规培阶段,临床师资承担起人文医学教学的主要任务。部分课程如"医患沟通学"可尝试在学生临床阶段再进行授课,理论部分由专业教师承担,内外妇儿和门急诊的医患沟通内容可由各科室医师讲授。同时,更多的人文医学实践教学需要临床带教老师在学生的见习、实习、规培等环节中润物细无声地进行,这本身也对临床师资的人文素质提出了更高的要求。基于导师制、师徒制的言传身教和人文传递,构成了人文医学实践教学的重要乐章。

(二)培养人文医学的临床师资

首先,医院领导应高度重视人文医学教学,可依托医院教学部门联合医务部等相关部门组织精干力量成立人文医学教研室,拟定完善的人文医学素养考核指标体系,重点考察带教老师的临床技能、传授与启发人文心智相结合的教学能力,科学、规范地挑选一批人文医学临床带教师资骨干。

其次,定期选送一批人文医学带教医师去国内外的综合型大学进行人文知识的系统培训和思维方法训练,夯实其理论基础,扩展其知识面,提升其人文医学教学水平。

再次,成立人文医学临床研究的学术组织或教研机构,积极申报继续教育项目,利用论坛、讲座、读书会等多种方式,定期请历史、文化和哲学学者来医院讲学授课,营造医院人文氛围,改良医院人文环境,使临床医师成为名副其实的精英。

最后,要将人文医学素养考核与年终考核指标挂钩,使师资培养落到实处,让临床医师的人文素养真正成为根植于内心的修养和不需要提醒的自觉。

(三)临床实践教学关键环节的人文渗透

基于医学生早期接触临床的门急诊导医、暑期见习和临床实习等关键实践环节,可设计针对性的人文医学教育内容。

在接诊患者环节,重在培养学生爱护生命的医学人文精神,注重自身形象、着装、语调语气和肢体语言的运用的引领,体现专业与素质、知识与修养、医术与医德、科学与医术的结合,营造和谐的医患关系。如通过接待患者、观察患者,理解患者的体态语言,以开放性问题代替命令式问题与患者进行沟通等。

在见习实习和规培中,带教老师可利用病情告知、治疗方案选择和调整等交流机会,对医学生进行如下人文教育:①换位思考的医患沟通意识;②在患者知情权与合理告知之间的交代病情能力;③医患沟通的技巧;④心理学、法学、伦理学、社会学等关联知识及临床运用;⑤规避医患之间发生矛盾的可能。对于特殊的或不易沟通的患者及家属,带教老师应通过言传身教的示范行为,帮助医学生建立沟通信心、重视沟通过程。

同时,带教老师还可以在交班、教学查房、床边教学等活动中,结合实际病例和临床沟通中的实际问题进行案例讲解,以日积月累的方式,强化医学生在人文和沟通方面的意识,提升临床人文能力。

最后,可以借助出科考核、阶段考核、毕业考核和技能竞赛等机会,增加人文医学实践技能考察专项,以考代培、以赛代练。在大科轮转阶段结束时,要求学生提交1~2份人文医学病案,并以人文医学教研室的名义开展优秀病案点评和展示,病案质量考核计入最终规培毕业成绩。人文医学教研室和带教老师还可尝试用撰写平行病历、进行临床阅读、分享临床人文反思等形式提升人文教学实效性。

总之,医学人文教育教学是关系到医学健康发展、人民健康生活的重要工作。杨叔子指出:"人文教育的基础地位在于它关系到民族存亡、国家兴衰、社会进退、人格高低、思维智愚、言行文野及事业的成功。"[26]人文医学教育的基础地位在于它关系到医学发展、医学性质、身心安康、人民幸福,即民族的未来。

(张　玥)

参考文献：

[1]郎景和.人文关怀是医学的本源[J].协和医学杂志,2018(5):479.

[2]哈佛委员会.哈佛通识教育红皮书[M].李曼丽,译.北京:北京大学出版社,2010:45.

[3]罗旻.哈佛大学通识教育的理念创新与改革——哈佛大学通识教育工作组报告[J].北京航空航天大学学报(社会科学版),2015(5):95-104.

[4]莫里斯·梅洛-庞蒂.知觉现象学[M].姜志辉,译.北京:商务印书馆,2005:105.

[5]Goldman A, Vignemont F de. Is Social Cognition Embodied[J]. Trends in Cognitive Sciences,2009,30(10):154-159.

[6]陈波,陈巍,丁峻.具身认知观:认知科学研究的身体主题回归[J].心理研究,2010(4):7-8.

[7]Goel L. Situated Learning: Conceptualization and Measurement[J]. Decision Sciences Journal of Innovative Education,2010(1):45-46.

[8]邱关军.从离身到具身——当代教学思维方式的转型[J].教育理论与实践,2013(1):61-64.

[9]Core Committee of Institute for International Medical Education. Global Minimum Essential Requirements in Medical Education[J]. Med Teach,2002(2):130-135.

[10]Brian David Hodges. A Tea-Steeping or I-Doc Model for Medical Education? [J]. Academic Medicine,2010(9):34-44.

[11]曲巍,张锦英.医学人文与医学教育改革[J].医学与哲学,2015(4A):1-3.

[12]Pellegrino E D. Humanism and the Physician[M]. Knoxville: University of Tennessee Press,1979:17.

[13]Banaszek Adrianna. Medical Humanities Courses Becoming Prerequisites in Many Medical Schools[J].Canadian Medical Association Journal,2011(8):441-442.

[14]Sharon K Krackov, Richard I Levin, Veronica Catanese, et al. Medical Humanities at New York University School of Medicine: An Array of Rich Programs in Diverse Settings[J]. Academic Medicine,2003(10):977-982.

[15]孙鹏,陈俊国,柏杨,等.从哈佛医学院看美国医学人文教育[J].中国高等医学教育,2012(12):117-118.

[16]杜治政.医学生的培养目标与人文医学教学[J].医学与哲学,2015(6A):1-6.

[17]牟琳,刘瑞.标准化病人建设,助推医学生综合素养提升——中国首届国际 SP 医学教育论坛综述[J].医学与哲学,2018(3A):96-97.

[18]Charon R. Narrative Medicine[J]. Narrative,2005(3):262-279.

[19]Bolton G. Medicine and Literature: Writing and Reading[J]. J Eval Clin Pract,2005(2):171 -179.

[20]Niepel C,Brunner M,Preckel F.The Longitudinal Interplay of Students' Academic Self-concepts and Achievements within and Across Domains:Replicating and Extending the Reciprocal Internal/External Frame of Reference Model［J］.Journal of Educational Psychology,2014(4):1170-1191.

[21]Charon R.What to Do With Stories:The Sciences of Narrative Medicine[J].Can Fam Physician,2007(8):1265-1267.

[22]McCallum J,Ness V,Price T.Exploring Nursing Students' Decision-making Skills Whilst in a Second Life Clinical Simulation Laboratory［J］.Nurs Educ Today,2011(7):699-704.

[23]袁义厘,耿桂灵,张红.模拟情境演练法在护理综合性实验教学中的应用[J].中国高等医学教育,2007(11):17-18,24.

[24]Rajunor Ettarh.A Practical Hybrid Model of Application,Integration and Competencies at Interactive Table Conferences in Histology(ITCH)［J］.Anat Sci Educ,2016(9):286-294.

[25]韩启德,医学首先是人学,医道首先是温度［EB/OL］.(2018-10-30).http://www.msweekly.com/show.html? id=104147.

[26]杨叔子.是"育人"非"制器"——再谈人文教育的基础地位[J].高等教育研究,2001(1):7-10.

后　记

　　人文医学的萌生和发展,迫切需要一部基础理论和学术研究并重、具有较高创新度和专业水平的著述。

　　2017 年初,本书编写工作正式启动。南京医科大学人文医学团队成员合理分工,群策群力,严谨治学,反复砥砺,历经三载,始得初稿。

　　我们这个团队,是一个知识结构合理、学科门类齐全、充满创新意识的团队。这个团队中,集合了哲学、伦理学、法学、管理学、社会学、心理学、教育学、科学技术史、临床医学等领域的专家、学者。他们担任着医学哲学、医学伦理学、医学法学、医学心理学、医学社会学、医患沟通学、医学史、医学信息管理、人文医学等人文医学各学科的教学和科研任务;我们的团队中,还有从事临床一线的临床专家和医院管理专家,他们将临床工作者的声音带入到我们的作品中。因此,《人文医学新论》是不同学科思想相互激发的产物。

　　需要强调的是,莫里斯·梅洛-庞蒂的身体哲学思想、现象学研究方法,是贯穿本书的学术脉络。由此,《人文医学新论》显现出以身体和身体感受为主体、以医学人文精神为理论研究纲领、以医学人文关怀为实践研究进路的基本特质。

　　荣幸的是,本书得到了我国人文医学创建者、著名学者杜治政教授赐序。在作序过程中,杜老师精心审阅、精心把关,逐章逐节逐句提出修改意见。序中不仅对本书内容进行了深刻的解读与点评,而且,提出了一系列人文医学重要的学术问题,阐发了一系列重要的学术观点,指明了人文医学进一步深入研究的进路。这是本书最有价值的收获。

　　建构人文医学的理论体系,廓清人文医学研究的问题域、研究进路,将人文医学的思想用之于临床实践,是一项具有挑战性和创新性的工作。本书写作过程中,我们深感学力有限,敬请专家、学者批评指正。

刘　虹　姜柏生
二〇二〇年七月十日